운동해부학

ANATOMICAL KINESIOLOGY

ORIGINAL ENGLISH LANGUAGE EDITION PUBLISHED BY
Jones & Bartlett Learning, LLC
5 Wall Street
Burlington, MA 01803 USA

Anatomical Kinesiology, Michael Gross

운동해부학

ANATOMICAL KINESIOLOGY

초판 1쇄 발행 2021년 1월 11일

지은이 Michael Gross
옮긴이 김기진, 김창선, 김훈, 박순희, 안근옥, 이승주, 이한준, 장유태, 전경규, 정덕조, 지용석
펴낸이 이광재
펴낸곳 도서출판 한미의학(2021 Printed in Korea)

책임편집 오인택
본문편집 서영주
책임교정 이순례, 전용찬
마 케 팅 이종희
경영관리 이종희, 박희숙

출판등록 1999년 7월 13일 제22-1586호
주소 서울시 마포구 동교로 23길 36 리앤리빌딩
전화 02-336-3477
팩스 02-336-6762
메일 k_medical@hanmail.net
www.hanmibook.co.kr

ISBN 979-11-90322-23-2 93510
정가 26,000원

운동해부학

ANATOMICAL KINESIOLOGY

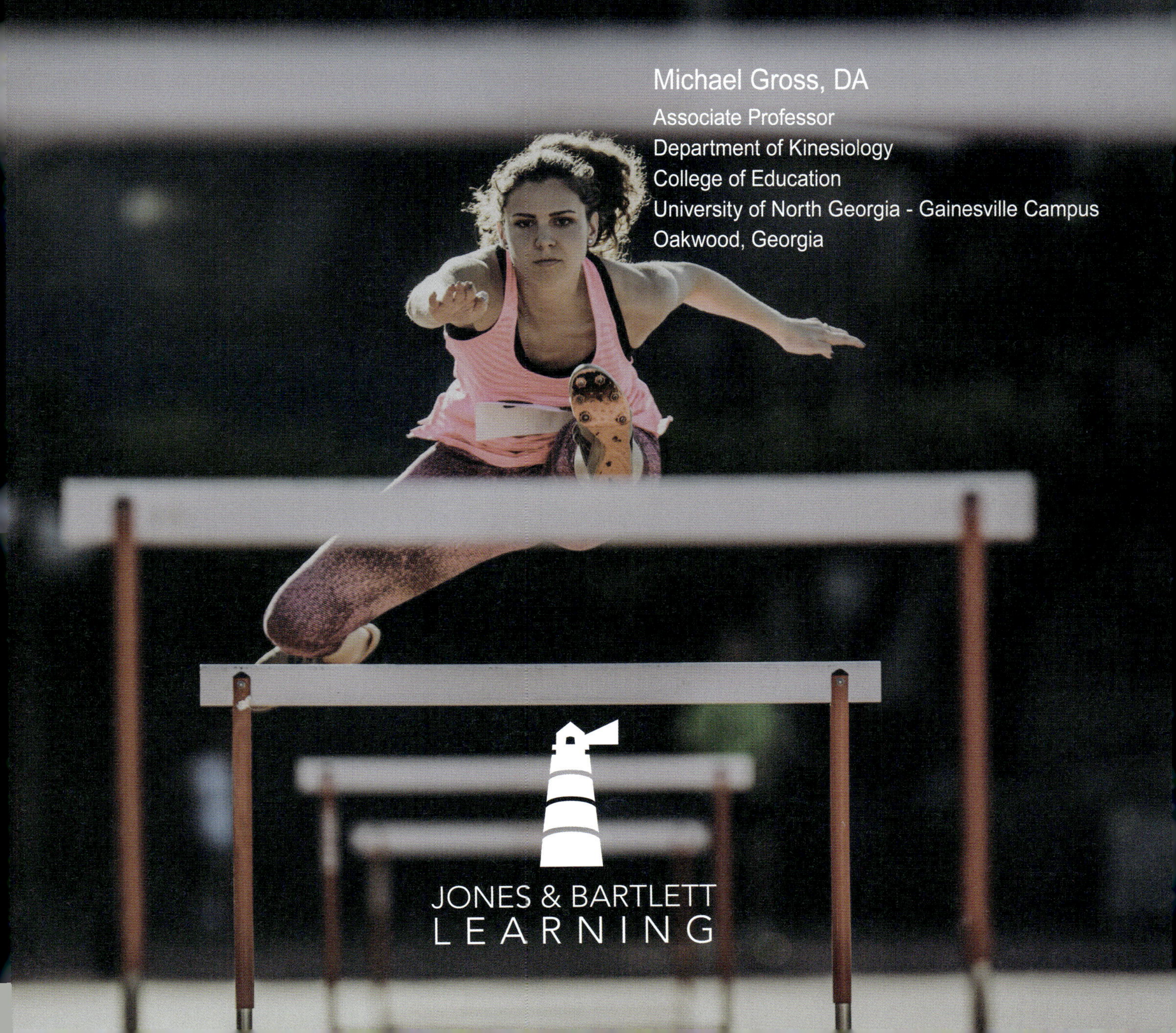

Michael Gross, DA
Associate Professor
Department of Kinesiology
College of Education
University of North Georgia - Gainesville Campus
Oakwood, Georgia

JONES & BARTLETT
LEARNING

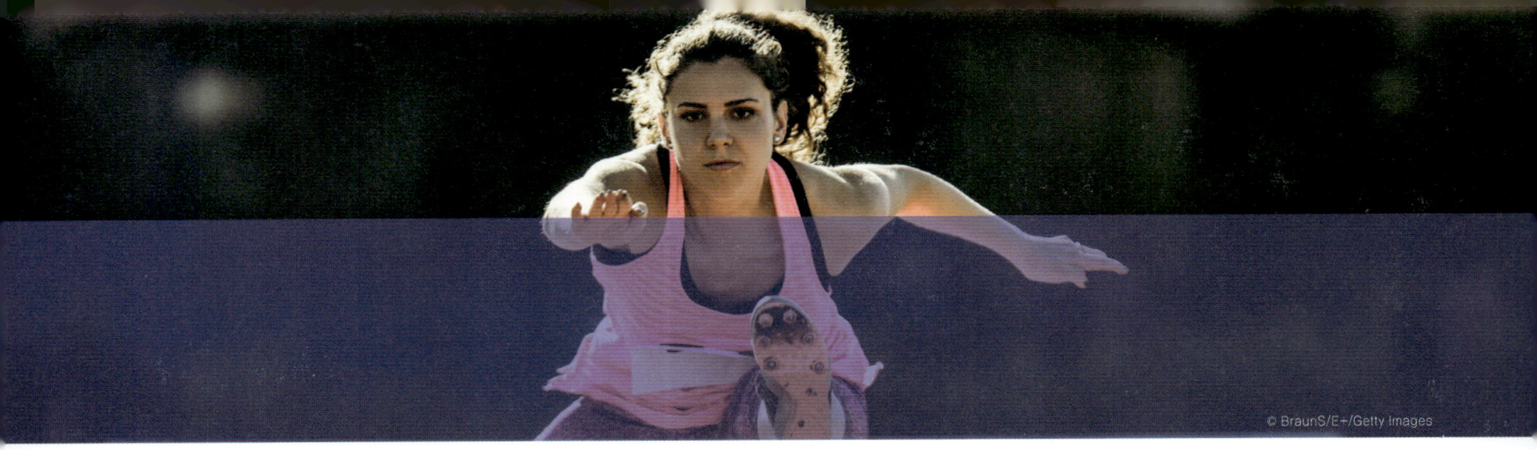
© BraunS/E+/Getty Images

역자소개

공동역자

이름	소속	학과
김기진	계명대학교	체육대학 체육학전공
김창선	동덕여자대학교	체육학과
김 훈	대구대학교	체육학과
박순희	충북대학교	체육교육과
안근옥	한국교통대학교	스포츠학부 스포츠의학전공
이승주	강남대학교	복지융합대학 스포츠복지전공
이한준	울산대학교	스포츠과학부
장유태	프리포먼스	대표
전경규	인천대학교	체육학부
정덕조	서원대학교	체육교육과
지용석	한서대학교	레저해양스포츠학과

(가나다 순)

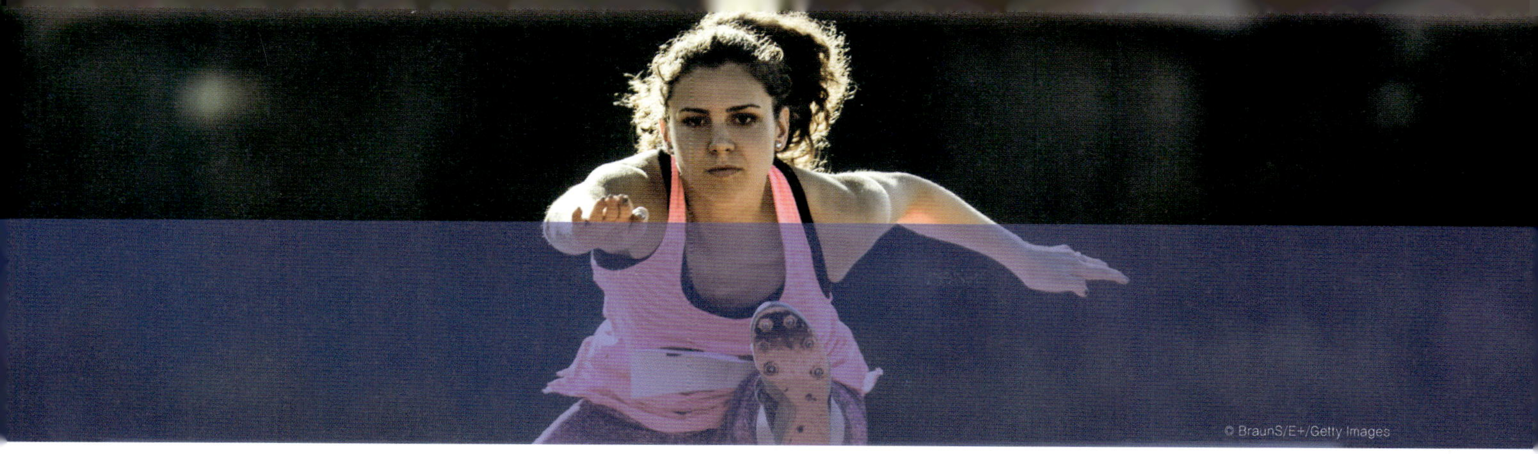

© BraunS/E+/Getty Images

역자서문

운동과 스포츠 분야에서 인체의 구조와 움직임에 대한 지식은 중요하다. 가히 절대지식이라 할 수 있다. 걷고 달리고, 뛰는 기능은 이러한 구조에서 나오기 때문일 것이다. 운동과 스포츠를 이해하고 지도하기 위해서는 이러한 해부학적 지식이 기초가 된다.

이 책의 원서 명칭은 anatomical kinesiology로 우리말로 직역하면 '해부학적 운동학' 이라는 뜻이다. 미국 North Georgia 대학의 운동학과(Department of Kinesiology)의 Michael Gross 교수가 오랫동안 선수 트레이너 생활과 대학 교육 속에서 얻은 해부학적 관점을 운동학(kinesiology)에 집약하여 저술한 첫 번째 에디션이다. 운동학을 해부학적 시각으로 보는 책이라고 해야 할까? 아무튼 운동을 이해하기 위해 해부학이 도와주는 역할을 하는 내용이라는 뜻일 것이다. 책의 명칭은 우리나라 어순에 맞춰 운동해부학이라 하기로 한다.

체육학과에서 오랫동안 인체해부학 강의를 해오면서 갈증 같은 것이 있었다. 왜냐하면 인체해부학부터 임상해부학, 사람해부학, 해부생리학, 기능해부학 등 다양한 교재가 있었지만, 스포츠나 운동과는 거리가 있는 내용을 다수 포함하고 있어 내용이 많고 교재로 사용하기에는 부담이 있었다. 또한 일부 운동학 관련 번역서들도 있었지만, 교정이나 재활 쪽에 무게가 실려 처음 체육을 전공으로 하며 해부학을 접하는 학생들에게는 어렵게 느껴질 것 같았기 때문이다. 그러나 이 책을 처음 접하고 그런 갈증을 깰 수 있는 방법이 생긴 것 같아서 좋았다. 이 책은 군더더기가 없다. 오로지 운동과 스포츠를 전공으로 하는 이들에게 필요한 기능과 관련된 해부학적 내용만을 그것도 학습자 편의 중심으로 체계적으로 제시하고 있다.

이 책은 몸의 구조와 함께 움직임을 담당하는 근육 작용에 대하여 포괄적이면서도 간결하게 설명하고 있다. 총 5부로 구성되어 있으며 앞의 1, 2부에서는 기초 파트로 운동학과 관련된 뼈와 근육, 신경계통에 대해서 개괄하고 몸통과 팔, 다리의 뼈의 구조를 이해하도록 구성되었다. 3, 4, 5부에서는 응용 파트로 이해하기 쉽게 역순으로 발에서부터 다리, 몸통, 그리고 팔과 손에 이르기까지의 움직임과 이것을 일으키는 근육 작용에 대해 상세하게 설명하고 있다. 예를 들어, 무릎은 4개의 움직임을 하는데 각각 굽힘, 폄, 안쪽돌림, 가쪽돌림 작용을 하는 신경과 근육들을 체계적으로 설명하고 있다. 이렇게 체계적이면서도 운동(움직임) 집약적인 설명은 기존의 다른 해부학 책들과는 차별화되는 내용으로 운동에 대한 인체 구조와 기능을 쉽게 이해하도록 도와주고 있다. 이러한 면에서도 이 책은 각 대학교 체육 관련 학과에서 공부하는 학생뿐만 아니라 선수 트레이너, 필라테스, 요가 등의 운동 전문가들의 전문성을 높이는 것에 크게 도움이 될 것으로 생각된다.

이 책에서 사용되는 해부학적 우리말 용어는 신용어와 구용어를 병용하고 있다. 용어 사용은 해부학용어(제6판)와 한국의학검색엔진(korean medical library engine,

KMLE)을 기준으로 하였다. 괄호 안에 구용어와 영어를 병기하였으며, 2회 이상 사용 시에는 신용어(영어)를 사용하였다. 질병명은 임상에서 통상적으로 사용되는 용어를 선택했으며 사람의 이름, 학명, 약물명, 수용체, 내인성 물질 등은 원어로 표기하여 이용자의 편의를 도모하였다.

이 책의 번역에는 총 11명의 선생님들이 같이 하였다. COVID-19 언택트 상황의 여파로 충분한 토의가 힘들었지만, 온라인을 통한 반복된 교정 과정을 거치면서 원서 내용에 충실할 수 있도록 노력하였다. 모든 일들이 그렇겠지만, 우리나라에서 처음 번역되는 책인 만큼 부족한 점들이 있을 것 같아 마음이 편치 않다. 다시 출간되는 기회가 있다면 다양한 의견을 수렴하여 보다 완성된 책으로 거듭날 수 있기를 기대한다.

어려운 대외 여건 속에서도 이 책을 우리나라에도 소개하기 위하여 발굴에서부터 계약체결, 번역자 섭외, 출판까지 대부분의 과정을 직접 챙겨주신 도서출판 한미의학의 이광재 대표님께 깊은 감사의 말씀을 드린다. 또한, 완벽한 편집을 위해 수차례의 교정을 마다하지 않고 이 책을 완성시켜주신 오인택 과장님 이하 편집부에도 깊은 감사를 드린다. 도서출판 한미의학은 해부학을 필두로 하여 운동생리학, 운동영양학, 운동처방, 트레이닝 등 다수의 체육 관련 전문서적을 출판하여 체육학의 학문적 발전에 크게 기여하고 있다. 체육인의 한 사람으로서 다시 한 번 깊은 감사의 말씀을 올린다.

옮긴이 일동

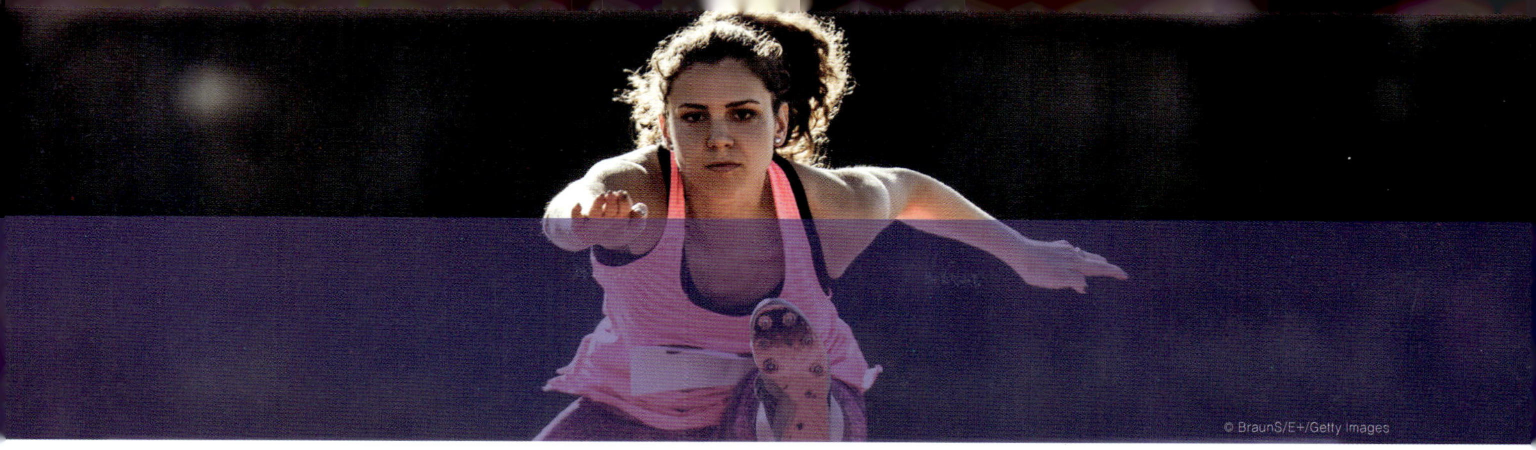
© BraunS/E+/Getty Images

머리말

Preface

운동해부학(anatomical kinesiology)에 온 것을 환영한다! 이 책은 생체역학, 운동생리학, 선수 트레이닝, 스포츠의학, 재활 및 건강 과학, 기타 관련 분야의 대학생을 대상으로 작성되었다. 이 책이 대학생들의 미래 전문 분야에 대한 연구의 토대를 마련해 줄 것으로 기대된다.

목적

이 책의 주된 목적은 대학생들이 인체 운동에 있어서 가장 중요한 근육작용에 대해 마스터하는 것이다. 좀 더 구체적으로 말하자면, 이 책에서는 근육의 명칭과 위치, 부착 부위, 움직임, 그리고 근육을 움직이게 자극하는 신경에 대해 설명한다. 어떻게 이러한 지식 없이 퍼스널 트레이너나 근력 컨디셔닝 스페셜리스트, 스포츠 코치, 체육교사, 운동과학자, 운동생리학자가 되고, 또 어떻게 트레이닝 프로그램을 설계할 수 있는가? 어떻게 선수 트레이너나 운동치료사, 물리치료사 또는 다른 의료 전문가가 이러한 지식을 갖추지 않고 재활 운동 프로그램의 설계가 가능할까? 이 책의 내용들은 이러한 모든 직업과 그 이상의 많은 직업의 전문가들에게 훌륭한 기초를 제공해 줄 것이다.

이 책의 구성과 접근 방법

이 책은 5부 18장으로 구성되어 있다. 제1부는 4장으로 구성되며, 운동해부학과 관련된 기초 정보를 제공한다. 제1장 해부학의 기초에서는 인체의 개요에 대해 설명하고, 본문에서 사용되는 필수적인 용어를 정의한다. 예를 들어, 이 장에서는 다양한 동작이 제시되고 정의된다. 이를 통하여 이후의 장에서 설명되는 근육의 작용에 대한 동작의 응용들을 파악하고 이해하기 쉬워질 것이다.

제1부의 나머지 세 장에서는 각각 골격계통과 근육계통, 신경계통을 다루고 있다. 이 세 가지 계통들은 운동해부학과 가장 관련이 깊다. 뼈는 관절을 중심으로 배열되어 있어 다양한 신체 움직임이 가능하다. 그러나 근육의 작용이 없으면 뼈는 움직일 수 없다. 또한 이 근육들은 신경계통이 움직임의 명령을 내리지 않는 한 뼈에 작용할 수 없을 것이다. 따라서 신체 운동에서 이 세 가지 계통들의 서로 관련되는 역할을 이해하도록 학습되어야 한다.

제2부에서는 뼈와 뼈의 주요 부위에 초점을 두고 설명한다. 제2부를 학습하고 나면, 각 뼈의 이름이나 위치, 그리고 상징적인 주요 부위를 이해하게 될 것이다. 여기서 얻은 지식을 토대로 그 후 관절 구조와 근육의 부착 부위를 이해할 수 있게 될 것이다. 제2부에서는 이를 효과적으로 학습하기 위하여 세 개의 장으로 구성하였다. 제5장에서는 몸통뼈(축골격)를 설명한다. 제6장과 7장에서는 각각 팔뼈와 다리뼈에 대해 설명한다.

마지막 3, 4, 5부는 이 책의 "심장"이며 교육학적 목적이 담겨 있다. 제1부와 2부에서 다뤄진 내용들은 모두 이들과 연결된다. 제3부는 다리에서 시작된다. 다리를 먼저 제시하는 것은 경험으로 볼 때 학생들이 배우고 습득하기에 더 쉽기 때문이다. 일단 학생들이 이 부위에 대해 많이 알게 되면, 나머지 신체 부분에 대해서 정복할 수 있다는 자신감을 갖게 될 것이다. 제4부와 5부에서는 몸통과 팔로 이동하며 체계적으로 설명하고 있다.

3, 4, 5부의 각 장들은 신체의 한 부위에서 발생되는 운동과 그 운동을 일으키는 근육 작용에 대해 설명한다. 근육은 각각 개별적으로 작용하고 있지만, 관절의 일반적인 움직임(예를들어, 무릎 굽힘)에 따라서 근육들은 무리(그룹)를 이루어 작용한다. 신체 움직임을 위한 주요 근육들과 근육 무리들의 명칭, 위치, 부착 부위, 움직임, 신경 자극 등에 대해 설명한다.

이 책의 특징

목차의 구성

이 책의 목차는 첫 번째 단계부터 건너뛰는 것 없이 순서대로 진행하다가 다시 거꾸로 돌아가는 논리적인 순서로 구성되어 있다. 예를 들어, 근육은 다리에서 시작하여 신체의 위쪽으로 올라가면서 설명하고 있다. 왜냐하면 신체 부위에서 다리가 팔보다 배우기 쉽고 편하기 때문에 먼저 시작하고, 책 후반부에 가서 조금 더 어려운 몸통과 다리 부위와 씨름하도록 구성되어 있다.

각 장의 내용 구성

각 장에 제시된 정보의 순서도 학습자들에게 도움이 되도록 설계되어 있다. 위에서 말한 바와 같이 근육 부착 부위, 근육의 움직임, 신경 작용은 개별적으로 제시되지만 의미 있는 순서로 그룹화되기도 한다. 발목의 근육들이 하나의 예이다. 첫 번째 근육 그룹은 다리의 앞쪽을 덮고 있는 것을 설명하고, 그 다음 측면의 근육과 마지막으로 뒤쪽에 있는 두 개의 근육 그룹으로 이어지는 것을 설명한다. 4개 그룹들은 각각 4개의 발목 운동 중 하나를 일으킨다. 먼저 세 근육 그룹의 설명을 하면, 그들이 일으키는 움직임을 비교적 쉽게 이해할 수 있지만 네 번째 그룹은 이해하기 어렵다. 따라서 이 순서를 적용하면 마지막 운동을 일으키는 마지막 근육 그룹의 작용까지 이해할 수 있게 된다.

표

책의 전반에 걸쳐 참고할 정보를 여러 **표**에 요약하였다. 예를 들어, **표**에는 해부학적 용어, 움직임, 뼈, 뼈의 주요 부위, 근육에 대해 정리되어 있다. 근육을 이해하기 위해서 다양한 **표**들을 이용할 수 있는 것도 또 다른 장점이다. 각각의 근육을 설명하는 **표**도 있고, 근육 그룹을 설명하는 **표**도 있다. 근육 그룹을 설명하는 **표**에는 특정 부위의 근육 그룹의 작용을 요약하고 공동 작용 방법에 대해 설명한다. 공동 작용이 유리한 점은 무엇일까? 쉽게 생각할 수 있는 것처럼, 예를 들어 무릎 폄 동작에 작용하는 4개의 근육은 모두 정강뼈의 거친 면에 붙어 공동 작용을 하고 있으면서도 또 각각 따로 분리되어 작용할 수도 있다는 점일 것이다.

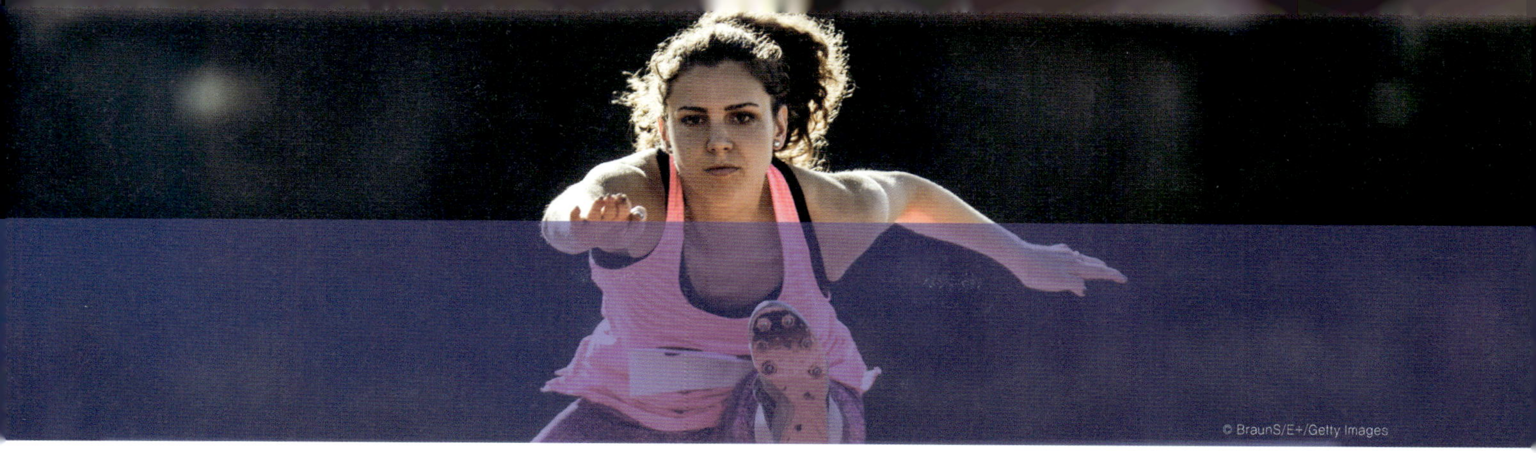

© BraunS/E+/Getty Images

목차

Contents

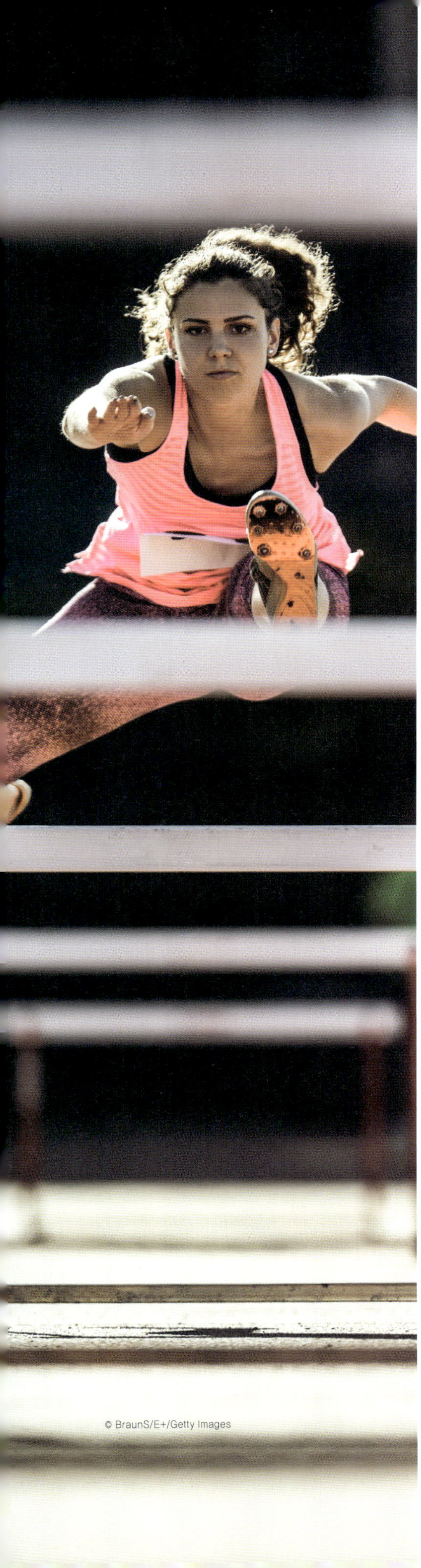
© BraunS/E+/Getty Images

SECTION 1

운동학과 관련된 해부학

Anatomy Relevant to Kinesiology

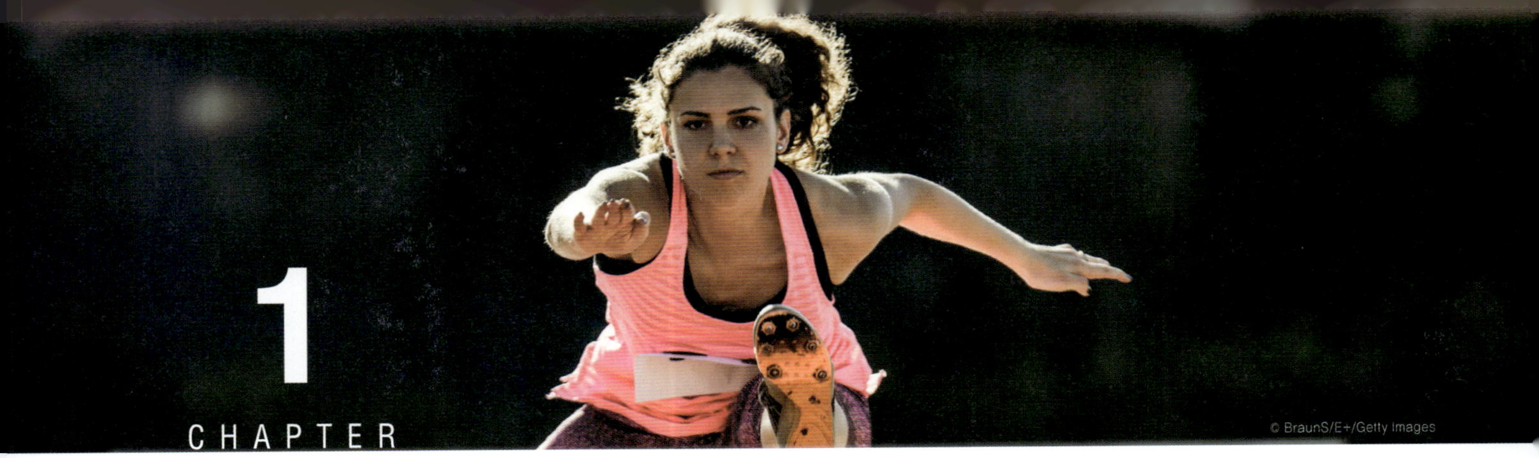
© BraunS/E+/Getty Images

1 CHAPTER

해부학의 기초

Fundamentals of Anatomy

학습목표

이 장을 학습한 후 다음 내용을 이해할 수 있다.

1. 인체가 어떻게 조직 되었는가를 기술한다.
2. 해부학적 용어를 결정하고 사용한다.
3. 신체 각 부위를 기억한다.
4. 회전하는 인체의 면과 축의 명칭을 이해한다.
5. 회전하는 인체의 면과 축의 연결을 이해한다.

이 책의 제목은 운동해부학(anatomical kinesiology)이다. '해부학(anatomy)'은 유기체의 구조를 학습하는 것을 나타낸다. 운동학(kinesiology) 앞부분의 'kines'는 움직임을 의미하며, 뒷부분의 '-ology'는 '학문 연구'를 나타낸다. 따라서 **운동학(kinesiology)**은 신체의 움직임에 관한 학문이다. 그러므로 **운동해부학(anatomical kinesiology)**은 신체의 움직임과 관련된 구조를 학습하는 것이다. 추가적으로 생리학은 유기체 구조의 기능에 관한 학습내용으로서 역시 학습해야 한다. 이 장에서는 신체 전반에 걸친 해부학과 생리학의 일반적인 개관으로 시작해서 해부학적 운동해부학과 관련된 전체적인 용어들까지를 다루게 될 것이다.

신체의 구성

인체를 포함한 모든 유기체는 그 구성과정에서 **단계(hierarchy)**를 가진다. 그 단계는 구조적 및 기능 단위의 복잡성의 증가를 나타낸다. 가장 작은 구조에서부터 가장 큰 구조의 단계별 증가는 다음과 같다.

- 세포
- 조직
- 기관
- 기관계통
- 유기체

세포

세포는 생명활동의 가장 작은 기능적인 단위이다. 세포 내에 더 작은 부분들이 있으나 '생명활동의 단위'로 간주되지는 않는다. 유기체의 세포는 궁극적으로 유기체의 모든 기능을 담당한다. 그러나 세포의 각 유형은 단지 하나의 기능을 수행한다. 그러므로 세포는 하나의 유기체가 가

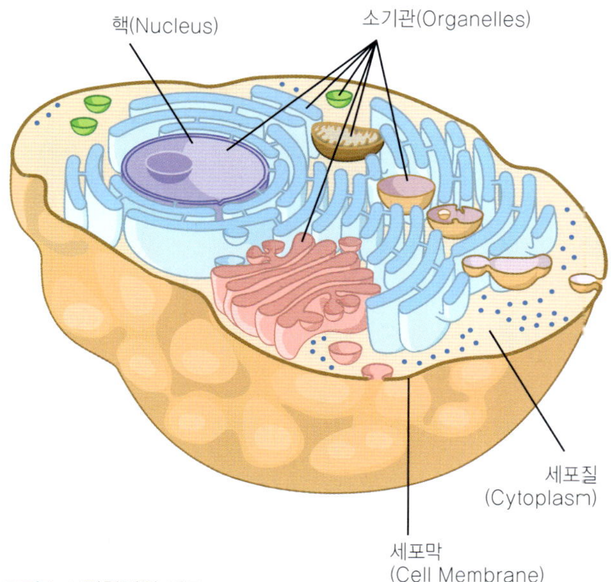

그림 1-1 전형적인 세포

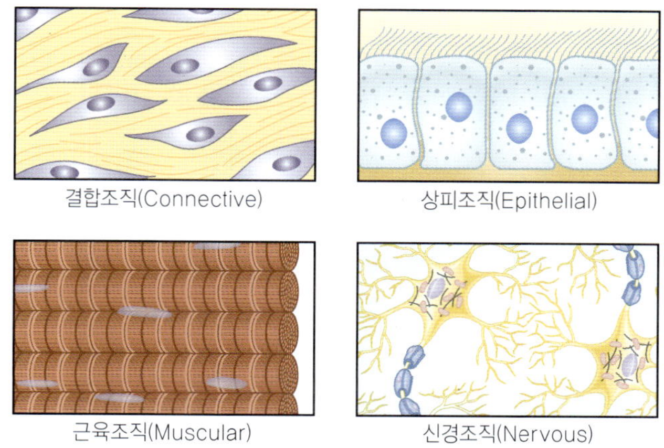

그림 1-2 조직의 분류

진 다양한 기능을 수행하기 위하여 여러 가지 형태의 세포를 가진다. 예를 들면, 피부세포와 근육세포는 완전히 다른 기능을 수행한다.

몇몇 세포는 그림 1-1에서 제시된 것보다는 덜 복잡하지만 대부분의 세포들은 많은 공통점을 가지고 있다. 모든 세포들은 세포막, 세포질 및 핵의 세 가지 요인으로 구성되어 있다. **세포막(cell membrane)**은 내부적 환경과 세포 밖 사이의 반투과성 장막을 제공한다. 이 장막은 일부 물질이 자유롭게 드나들도록 허용하며, 일부 물질의 공유는 통제하기도 한다.

세포질(cytoplasm)은 핵을 제외한 형질막 내의 모든 부분을 포함한다. 세포질은 세포소기관, 세포뼈대(세포골격), 세포기질 등을 포함한다. **세포소기관(organelles)**은 세포 내에서 함께 기능을 수행하는 구조들의 그룹이다. 핵도 세포소기관들과 함께 그룹을 이루지만 세포질으 부분으로 간주되지는 않는다. **핵(nucleus)**은 세포의 활동을 조절하는 유전정보(DNA)의 거처를 제공한다. **세포뼈대(cytoskeleton)**는 세포의 구조를 형성하고 그것의 구성을 조직화하는 단백질 세사의 망에 해당한다. **세포기질(cytosol)**은 세포 내의 간격을 채워주는 겔 형태의 물질이며, 핵 내에는 존재하지 않는다.

조직

조직(tissue)은 동일한 형태의 세포그룹이며, 세포 사이의 체액은 세포내 체액 혹은 조직 체액으로 불린다. 네 가지 주된 형태의 조직이 존재하는데, 그것은 상피조직, 결합조직, 근육조직, 신경조직이 있다(그림 1-2). **상피조직(epithelial tissue)**은 안쪽 혹은 바깥쪽 표면을 덮는다. 피부는 상피조직뿐만 아니라 체내의 공간과 기관 사이에 놓여진 막의 기본적인 예이다. **결합조직(connective tissue)**은 정확하게 표현해서 근육을 뼈에 부착해주는 힘줄(건)과 같이 구조물을 결합시켜주는 것이다. 결합조직은 다른 조직의 유형에 따라서 가장 다양한 형태로 나누어진다. 여기에는 뼈, 인대, 연골, 힘줄 및 지방조직 등이 있다.

신경조직과 근육조직은 자극에 대해서 반응하기 때문에 가끔 흥분 조직으로 불린다. 신경조직은 매우 특수화된 조직으로서 자극에 대해서 근육조직보다는 더욱 광범위하게 반응한다. 기본적으로 **신경조직(nervous tissue)**과 그 세포는 여러 가지 자극에 반응하는데, 뇌와 몸 사이의 고속도로와 같은 전달역할을 제공한다. **근육조직(muscular tissue)**은 흥분할 때 다른 조직에는 없는 수축하는 능력을 나타낸다. 근 수축은 역학적인 일을 수행하기 위하여 에너지를 사용한다. 즉, 근 수축은 움직이는 동작에 이용되는 힘을 발휘하게 된다.

조직은 또한 하나의 층으로 기술될 수도 있다. **조직의 일반적인 층**은 겉에서부터 안쪽으로 들어가면서 1) **피부**, 2) **피하조직**, 3) **근육층**, 마지막으로 4) **뼈대(골격)층**으로 구성된다(그림 1-3). 이러한 모든 일반적인 층은 한 가지 유형 이상의 조직을 가지며, 그 층에서 가장 풍부한 조직을 함유하는 것으로 이름을 가진다.

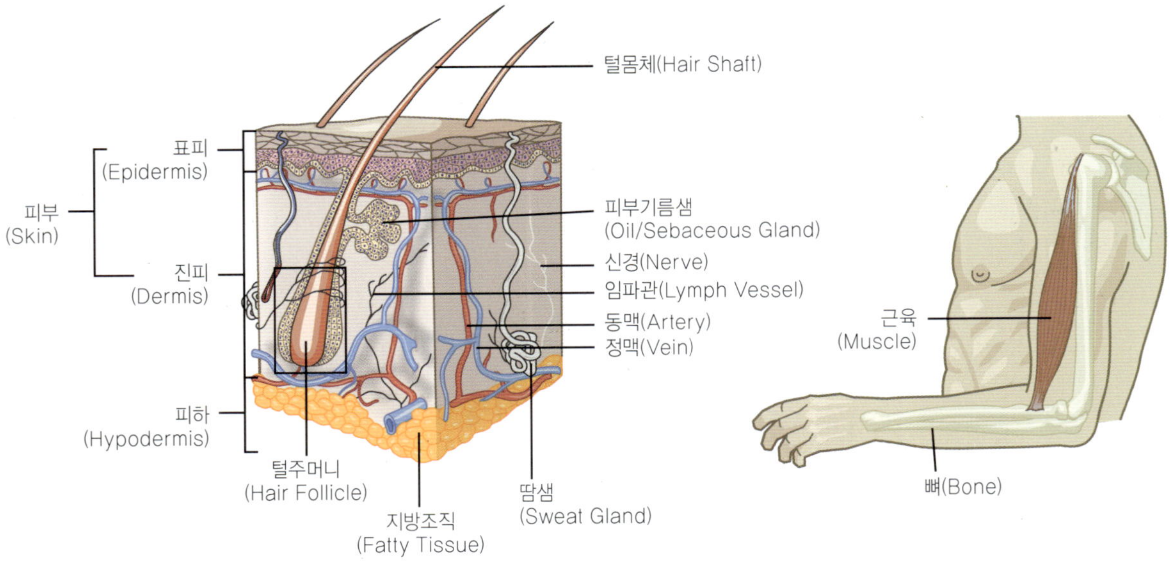

그림 1-3 피부와 피하(왼쪽) 및 근육과 뼈 층(오른쪽)

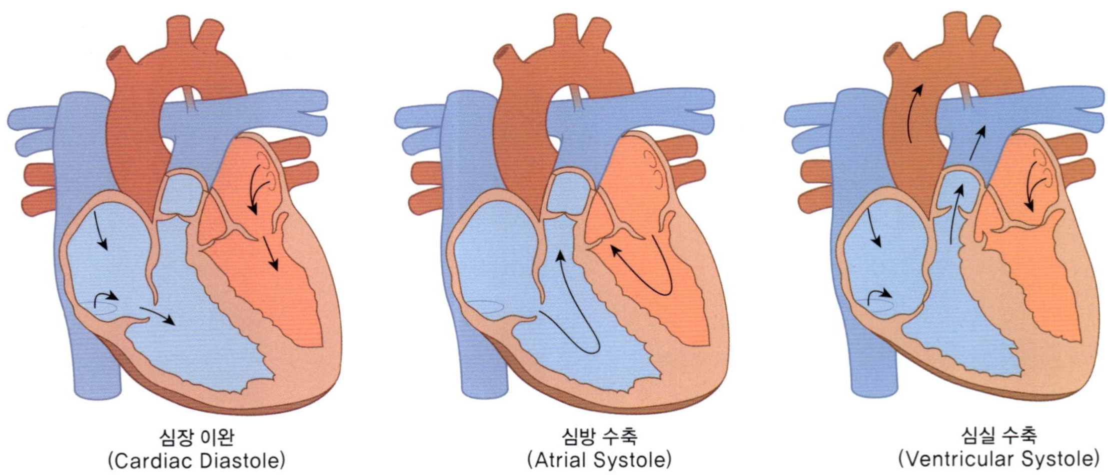

그림 1-4 심장의 수축

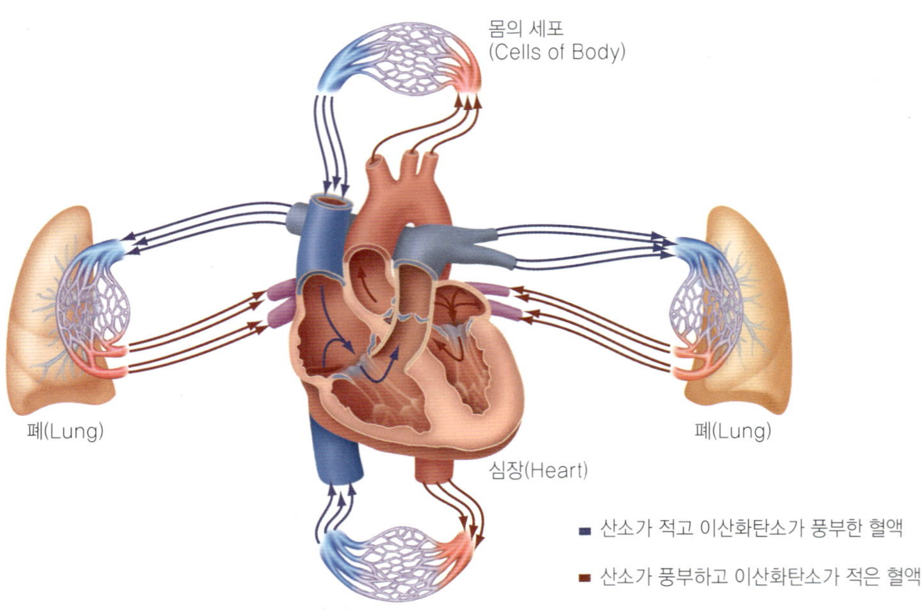

그림 1-5 심혈관계통

기관

기관(organs)은 어떤 하나의 조직 혹은 세포보다는 더욱 복합적인 기능을 수행하는 다른 조직의 그룹이다. 심장 기관을 예로 들어보자. 심장의 목적은 혈액에 압력을 가해서 혈관을 통해서 흐르게 하는 것이다(그림 1-4). 조직의 일부들은 상피조직과 심장을 부착해주는 외부 껍질부분을 만드는 조직이다. 다른 안쪽 조직은 심장의 방들의 구조를 제공해준다. 또한 다른 조직은 근육조직으로서 각각의 방에서 혈액을 짜는 역할을 한다. 이러한 모든 조직은 혈액에 압력을 가해서 혈관을 통해서 흐르게 하여 세포로 공급해준다.

기관계통

기관계통(organ systems)은 하나의 기관보다는 더욱 복합적인 기능을 수행하기 위하여 비슷한 기능을 담당하는 여러 개의 기관이 그룹을 형성한 것이다. 예를 들어, 심혈관계는 혈액, 심장 및 혈관 등의 세 가지 주요 기관이 포함된다(그림 1-5).

전체적으로 심혈관계의 기본적인 목표는 세포에 필요한 것을 공급해주고, 세포로부터 배출된 찌꺼기를 운반하는 역할을 수행한다. 혈액은 모든 물질들을 운반하는 매개체 역할을 담당한다. 그러나 혈액은 심장이 압력을 가해주지 않으면 온 몸으로 흐를 수가 없다. 더욱이 혈관은 혈액을 함유하여 세포로 혈액을 보내준다. 그래서 심혈관계의 기관들은 더 많은 기능을 수행하기 위하여 함께 작용한다. 마지막으로 세포, 조직, 기관 및 기관계통의 통합적인 역할은 유기체(인체)를 이루며, 더욱 넓고 놀라운 능력을 가진다.

주요사항 체크

1. 구조를 공부하는 과정에서 '해부학' 혹은 '생리학'의 정의는 무엇인가?
2. 다음 용어를 다시 정리하여 가장 복합적인 것에서부터 가장 기본적인 것으로 올바르게 정리하기:
   조직, 유기체, 세포, 기관, 기관계통
3. 생명체의 가장 작고 기본적인 단위는 무엇인가?
4. 조직의 네 가지 유형은 무엇이며, 각각의 기능은 무엇인가?

해부학적 용어

해부학에서 기술되는 용어의 지식은 중요하다. 신체 각 부분의 표기와 명칭은 필수적이며, 논의와 설명을 위한 공통성을 제공한다.

신체 자세

일반적인 신체 자세는 서있는 자세, 앉은 자세, 누운 자세를 포함한다. 이러한 자세는 각각 스스로의 자세를 설명한다. 그러나 이러한 일반적인 신체자세는 서로의 관점에서 신체 부위의 자세를 특이적으로 설명하지 않는다. 해부학적 자세는 이러한 어려움을 해결해준다.

해부학적 자세는 신체 자세의 기준점으로 세워진다(그림 1-6). 예를 들면, 기준점을 가진다는 것은 앞면, 뒷면, 위쪽, 바닥, 오른쪽, 왼쪽 등으로 불리는 것을 설명하기 위해서 필요하다. 표준기준으로 받아들여지는 해부학적 자세는 똑바로 서서 앞쪽을 바라보면서 팔을 곧게 내리고 앞팔을 회전시켜 손바닥이 앞쪽을 바라보게 하면서 다리는 곧게 서서 양발을 나란히 한다. 또 다른 표준 자세는 기본적 자세로서 앞팔을 회전시켜 손바닥이 몸쪽을 바라보도록 하는 것을 제외하고는 해부학적 자세와 동일하다(그림 1-6). 기본적 자세는 전형적이며, 자연스러운 스탠스를 나

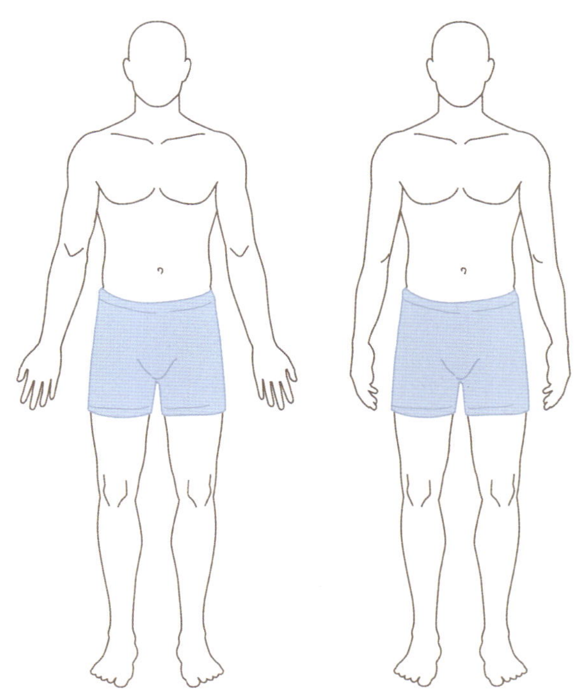

그림 1-6 해부학적 자세(왼쪽)와 기본적 자세(오른쪽)

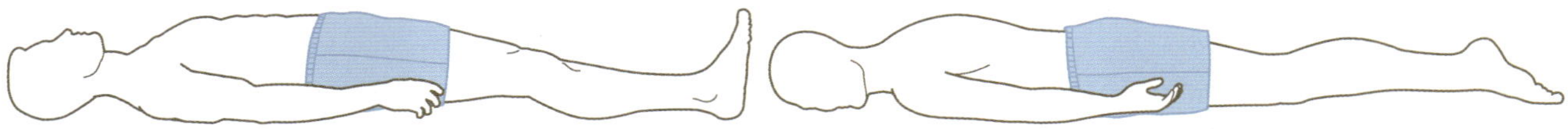

그림 1-7 바로 누운 자세(왼쪽)와 엎드려 누운 자세(오른쪽)

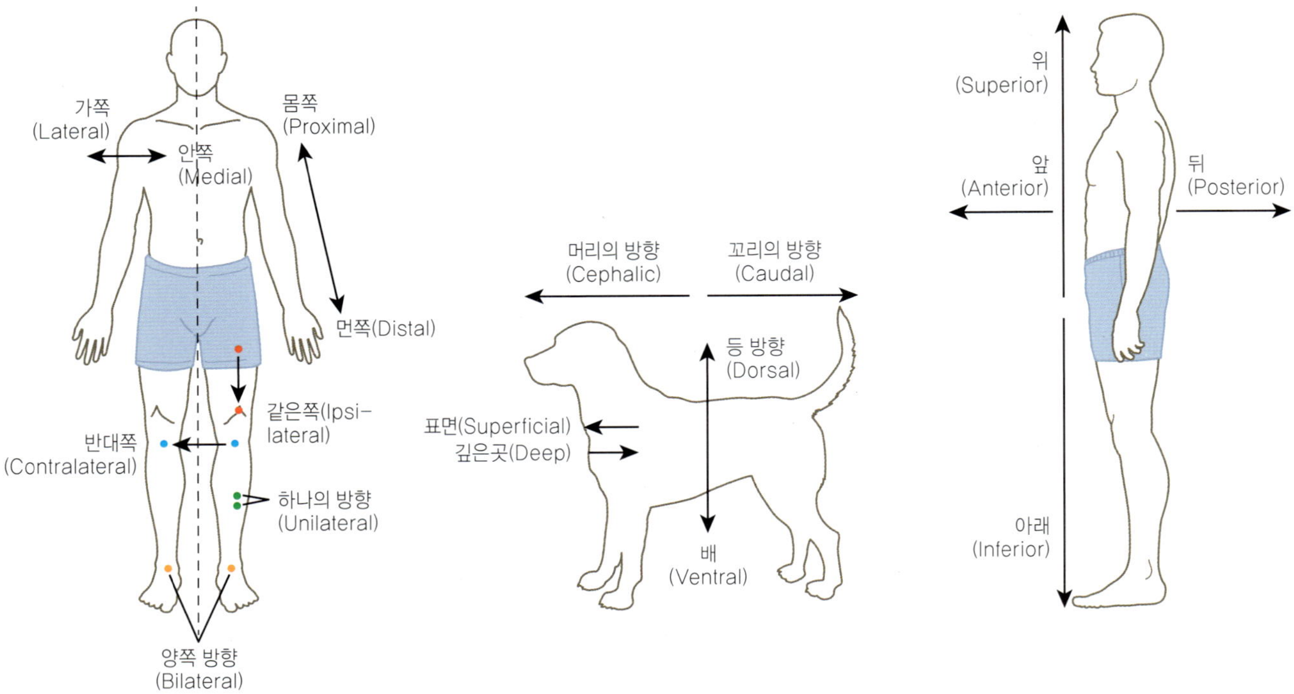

그림 1-8 방향을 나타내는 용어

표 1-1 방향을 나타내는 용어의 정의

용어	정의
앞(전, Anterior)	앞면을 향하는 방향
뒤(후, Posterior)	뒷면을 향하는 방향
배(복부, Ventral)	복부 혹은 앞을 향하는 방향
등(배측 , Dorsal)	등 혹은 등뼈를 향하는 방향
머리쪽(두부, Cephalic)	머리를 향하는 방향
꼬리쪽(미측, Caudal)	꼬리 혹은 아래쪽 끝을 향하는 방향
위(상, Superior)	상
아래(하, Inferior)	아래
몸쪽(근위, Proximal)	중심선에서 가까운 쪽(구조의 시작)
먼쪽(원위, Distal)	중심선에서 먼쪽(구조의 끝)
안쪽(내측, Medial)	중심선에서 가까운 쪽(구조의 면)
가쪽(외측, Lateral)	중심선에서 먼 쪽(구조의 면)
같은쪽(동측, Ipsilateral)	동일한 방향

반대쪽(반대편, Contralateral)	반대방향
한쪽(편측, Unilateral)	하나의 면
양쪽(양측, bilateral)	두 개의 면
표면(천, Superficial)	표면에 가까운 방향
깊은곳(심부, Deep)	표면으로부터 먼 방향

타내며, 관절의 움직임을 측정할 때 이용된다.

바로 눕거나 엎드린 두 가지의 일반적인 신체 자세 용어가 누운 형태로서 기술된다(그림 1-7). **바로 누운(supine) 자세**는 등을 바닥에 닿도록 해서 누운 자세로 나타나며, **엎드린(prone) 자세**는 반대로 앞면을 바닥에 닿도록 하는 자세이다.

방향을 나타내는 용어

신체 부위의 위치를 나타내는 여러 가지 용어가 있다(그림 1-8). 표 1-1은 이러한 용어를 요약한 것이다. 일부 방향을 나타내는 용어는 동물에 관한 연구결과로부터 얻어진 것이다. 오래전부터 과학자들은 접근하기 쉬우며, 2개의 종간에 일반적으로 유사한 점이 많기 때문에 인체 연구를 대신해서 동물을 이용해 왔다.

'**앞(전, anterior)**'이라는 것은 '앞쪽을 향하는 것'을 의미하며, '**뒤(후, posterior)**'는 반대로 '뒤쪽을 향하는 것'을 의미한다. **배쪽(ventral)**과 **등쪽(dorsal)**과 동일한 의미로 사용되는데, 이러한 용어는 동물의 연구결과로부터 만들어진 용어의 예이다. 배방향은 '복부를 향한다'는 의미이다.

그러나 사람의 복부가 앞쪽에 있기 때문에 그것이 가끔은 앞쪽 방향을 나타낸다는 것을 이해하는 것이 중요하다. **등(dorsal)** 방향은 '등뼈(척추, spine)를 향한다'는 것을 나타낸다. 배방향과 마찬가지로 사람의 등뼈가 뒤쪽에 있기 때문에 등방향은 가끔 사람의 뒤를 의미한다. 네발달린 동물의 등뼈(척추)는 몸의 위쪽에 위치하며, 사람의 발과 같은 방법으로 이용된다. 발의 위쪽면은 뒤쪽면이 된다.

'**머리의(cephalic)**'와 '**꼬리의(caudal)**'의 두 가지 용어는 동물 해부학으로부터 생겨난 것이다. '머리의(두부의)'는 '머리를 향하는' 것을 의미한다. '꼬리의'는 '꼬리를 향하는'을 의미하며 동물의 아래로 끌리는 부위 혹은 끝부분을 나타낸다. 인체해부학에서 '꼬리의'는 발을 향하는 것으로서 '아래쪽 끝을 향하는' 것을 의미한다. **위(상, superior)**와 **아래(하, inferior)**의 경우도 동일하다. '위'는 머리 방향의 위를 의미한다. 아래는 발을 향하는 의미의 아래쪽을 의미한다. 위와 아래는 몸통부위(체간, 중추성 부위, 머리, 목, 가슴, 등, 복부 및 골반 등)에 있어서 방향 혹은 상대적 위치를 나타내기 위해서 사용된다. 주로 부속기관(팔과 다리)에 대해서도 동일한 유형으로 두 가지의 다른 용어가 사용된다.

몸쪽(근위, proximal)은 '몸의 중심라인에 가까운 것'을 의미하며, 몸의 시작 혹은 중심라인에 더욱 가까운 끝부분을 향한다는 것을 의미한다. **먼쪽(원위, distal)**은 '중심라인으로부터 먼' 것을 의미하며, 중심라인으로부터 먼 구조의 끝부분을 향하는 것을 나타낸다. **안쪽(내측, medial**, 중심라인에 가까운)과 **가쪽(외측, lateral**, 중심라인으로부터 먼)은 근위와 원위의 동일한 뿌리의 정의로부터 생겨난 용어이다. 그러나 이러한 용어는 구조의 끝부분보다는 면을 나타내는 의미로 사용된다. 예를 들면, 안쪽 앞팔뼈는 중심라인에 가장 가까운 뼈를 나타내며, 가쪽 앞팔뼈는 중심라인으로부터 가장 먼 방향의 뼈를 의미한다.

면과 관련된 4개의 용어가 있다. **같은쪽(동일방향, ipsilateral)**, **반대쪽(반대방향, contralateral)**, **한쪽(편측, unilateral)**, **양쪽(양측, bilateral)**을 들 수 있다. 같은쪽(동일방향, ipsilateral)은 동일방향을 나타내며, 반대쪽(반대방향, contralateral)은 반대방향을 나타낸다. 예를 들어, 오른팔은 오른 다리와 같은쪽(동일방향, ipsilateral)이며, 왼쪽 다리는 그들에 대해서 반대쪽(반대방향, contralateral)이다. 이러한 용어는 또한 동일한 신체의 부위에서 구조의 위치를 나타낼 때 사용된다. **한쪽(편측, unilateral)**은 하나의 면을 **양쪽(양측, bilateral)**은 2개의 면을 의미한다.

이러한 관점의 용어들은 대부분 높이와 폭의 관점에서 적용되는데, 깊이에 관한 것은 무엇일까? **표면(superficial)**과 **깊은곳(deep)**은 신체의 몸통부위와 팔다리부위에서 깊이를 나타낸다. 표면은 '신체의 표면에 가까워지는 것'을 의미하며, 깊은곳은 '신체의 표면에서 멀어지는 것'을 의미한다. 예를 들어, 피부는 신체의 부위에서 가장 표면에 해당하며, 신체의 다른 기관들은 피부에 대해서 깊은 곳에 해당한다.

주요사항 체크

1. 해부학적 자세와 기본적인 자세의 차이점은 무엇인가?
2. '엎드린' 혹은 '바로 누운'은 각각 어느 것이 등을 대고 혹은 얼굴을 대고 누운 자세인가?
3. 3차원의 박스를 그리고 각각의 면을 표기하면서 위와 아래의 적절한 방향의 용어를 표기하시오.
4. 다리를 나타내기 위하여 첫 번째 박스에 2개의 3차원 긴 박스를 더 표기한다. 그 박스들에 나머지 방향을 나타내는 용어를 표기한다.

신체 부위

신체는 여러 개의 부위와 하위 부위로 나누어진다. 2개의 주요부위는 몸통(체간, 중추성) 부위와 팔다리(사지, 부

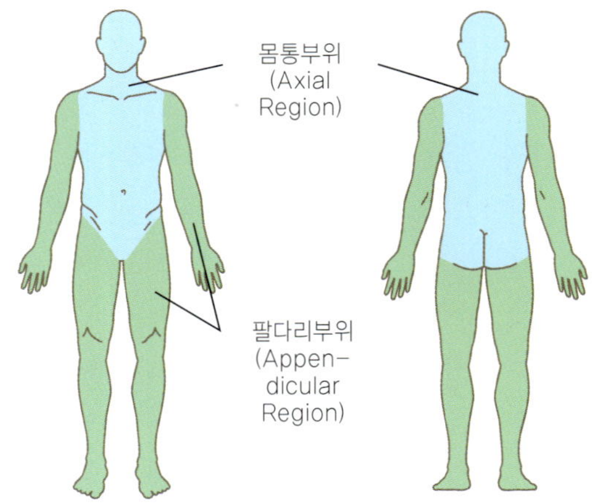

그림 1-9 몸이 몸통부위와 팔다리부위

그림 1-10 몸통의 하위부위

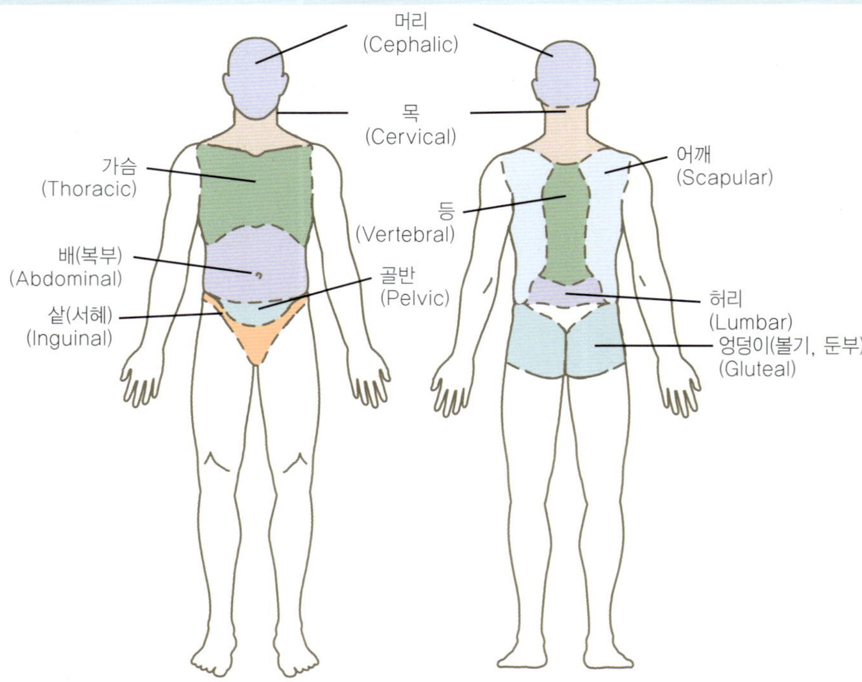

하위 부위	관련 부위	하위 부위	관련 부위
머리의	머리	샅	샅(서혜)
목의	목	어깨	등 아래
가슴의	앞쪽 가슴	등	등 중앙
배의	배	허리	등 아래
골반의	앞쪽 몸통의 아래쪽 끝	볼기	볼기(둔부)

그림 1–11 팔의 하위 부위

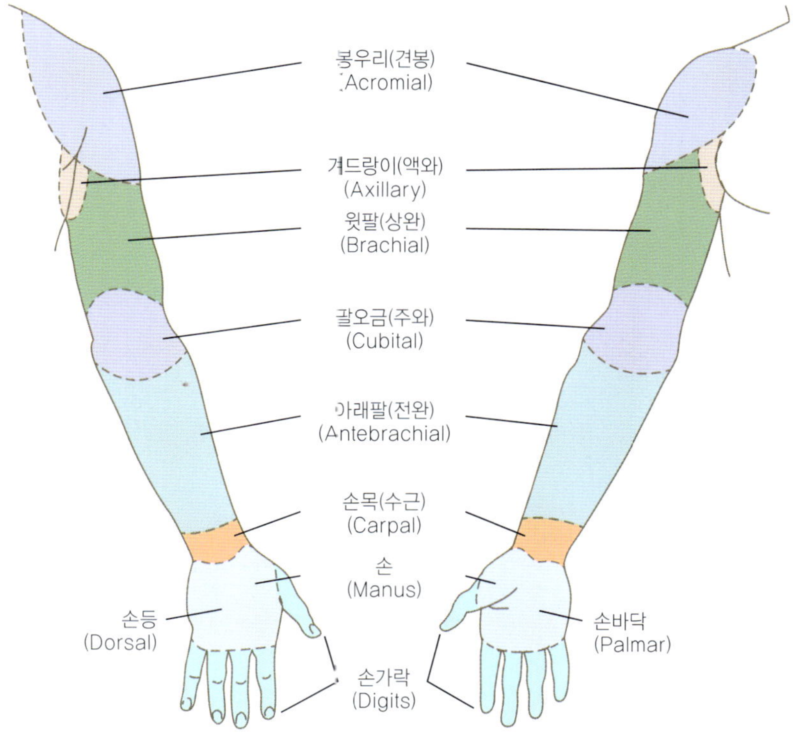

하위 부위	관련 부위	하위 부위	관련 부위
봉우리	어깨	손목(수근)	손목
겨드랑이	겨드랑이	손(수)	손
위팔	어깨에서 팔꿈치까지의 위팔	손바닥(수장)	손의 앞쪽면
팔오금	팔꿈치	손등	손의 뒤쪽면
아래팔	아래팔(전완)	손가락(수지)	손가락

속성) 부위이다(그림 1–9). **몸통 부위**는 머리, 목, 동체(가슴, 등, 골반) 등으로 구성된다. **팔다리 부위**는 4개의 브속(혹은 사지)을 포함한다: 2개의 상지(팔), 2개의 하지(다리).

몸통의 하위부위는 그림 1–10에서 나타난 바와 같다. 상지 및 하지의 하위부위는 각각 그림 1–11과 그림 1–12에서 나타난 바와 같다.

신체 면

인체의 유기체는 표면해부학에 의해서 많은 것을 나타내지만, 안쪽부위를 이해하는 데는 제한적이다. 가상의 면은 안쪽 부위를 관찰하기 위하여와 다른 면으로부터 다른 부위를 보이게 하기 위하여 신체를 다른 단면으로 자르는 데 이용된다. 가상의 단면들은 시상면, 관상면(전면), 가로면(횡단면) 등으로 나타난다(그림 1–13).

시상면은 신체를 왼쪽과 오른쪽으로 구분하며, 신체 부위의 옆면이 보여지도록 해 준다. 시상면 중에서 신체의 중앙을 통하여 자르는 경우에 생기는 면이 정중시상면으로 불린다. **정중시상면**은 또한 **중앙선** 혹은 중간선으로도 불린다. 중앙선은 신체를 왼쪽과 오른쪽의 절반을 동일하게 나눈다. **관상면**(또는 **이마면**)은 신체를 앞쪽 부위와 뒤쪽 부위로 구분한다. **가로면(횡단면)**은 신체를 위쪽 부분과 앞쪽 부분으로 자른다. 이러한 모든 면은 다양한 관점의 보기로부터 내부구조를 이해하기 위해서 모든 부위에서 신체를 자르는 데 이용될 수 있다(그림 1–14).

그림 1-12 하지의 하위부위

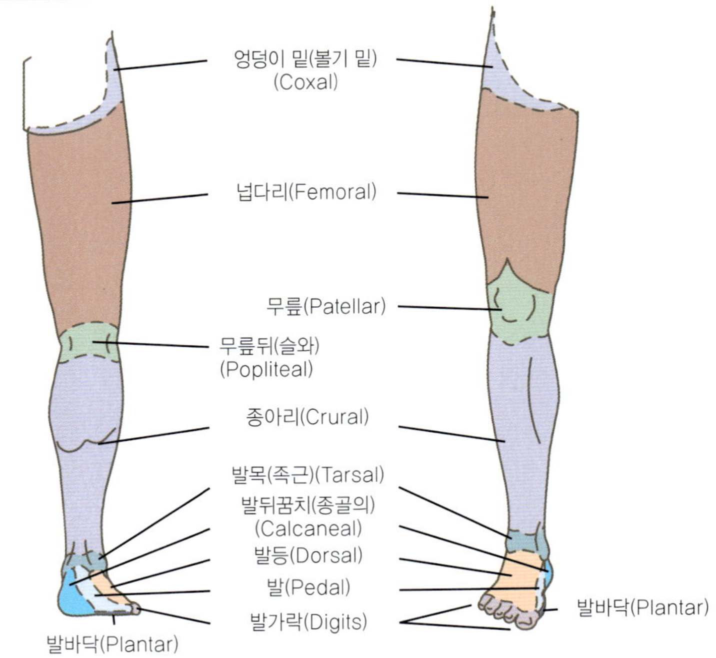

하위 부위	관련 부위	하위 부위	관련 부위
엉덩이 밑(볼기 밑)	엉덩이	발뒤꿈치(종골)	발뒤꿈치
넙다리	엉덩이에서부터 무릎까지의 넙다리(대퇴)	발	발
무릎	무릎의 앞쪽면(무릎덮개)	발등	발의 윗면
무릎 뒤	무릎의 뒤쪽 면	발바닥(족저)	발의 아래면
종아리	무릎에서 발목까지의 아랫쪽 다리	발가락	발가락
발목	발목		

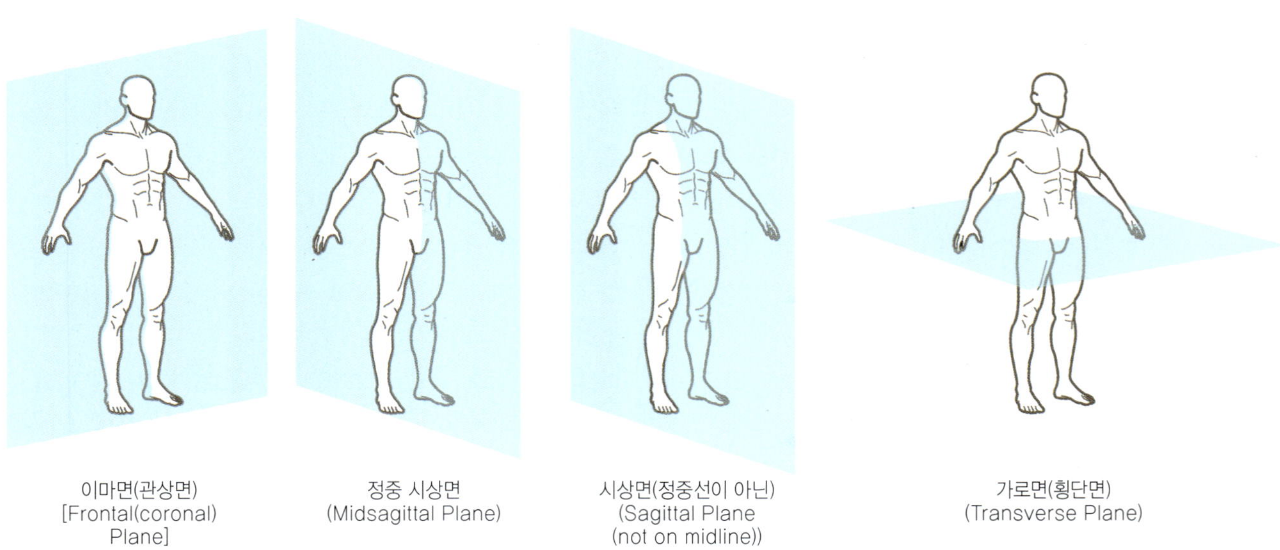

그림 1-13 몸의 면

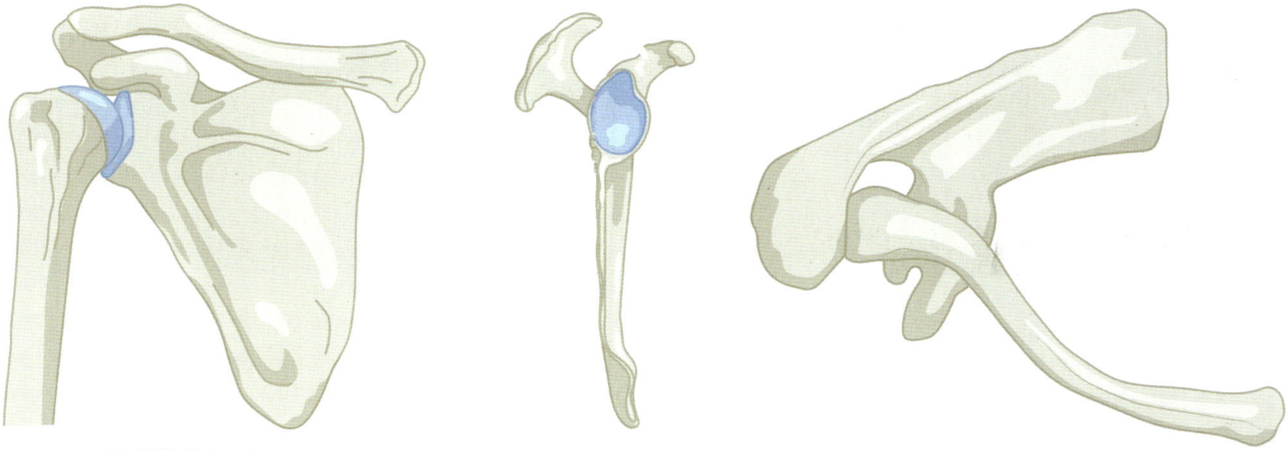

그림 1-14 어깨의 세 가지 방향에서 보기

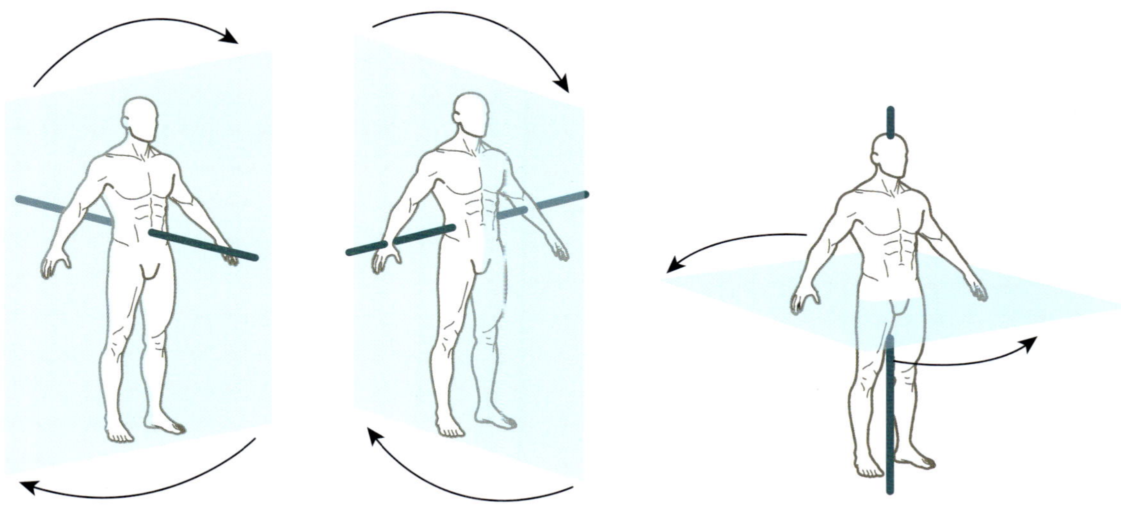

그림 1-15 면에서의 회전축

회전축

각각의 면은 그것과 관련된 축을 가진다(그림 1-15). 이러한 각각의 축은 가상의 선 혹은 다른 신체 부위가 그것에 관해서 회전하는 봉이다. 예를 들면, 무릎이 폄(신전) 될 때 무릎의 가상의 중심선 주위를 회전하게 된다. 무릎이 반대방향으로 회전하게 될 때 그것은 무릎 굽힘(굴곡)으로 불린다.

시상축(sagittal axis)은 관상면을 따라서 앞쪽으로부터 뒤쪽으로 지나게 된다. 이마축(관상축, frontal axis)은 시상면을 통하여 신체의 면으로부터 다른 면으로 지나게 된다. 긴방향 축(longitudinal axi, 장축)은 수직축(vertical axis)으로도 불리며, 가로면을 따라서 위쪽에서부터 아래쪽으로 지나게 된다.

주요사항 체크

1. 그림 1-11과 동일하게 앞쪽과 뒤쪽의 비어져 있는 신체를 그려보라. 그런 후 모든 신체부위를 표기하라. 신체부위를 그리기 위해서 선까지 추가 해보라.
2. 신체의 면은 무엇이며, 그것들이 신체부위를 어떻게 구분할 수 있는가?
3. 회전의 축을 제시하고 각각의 신체의 면과 함께 그 축들을 설명해 보라.

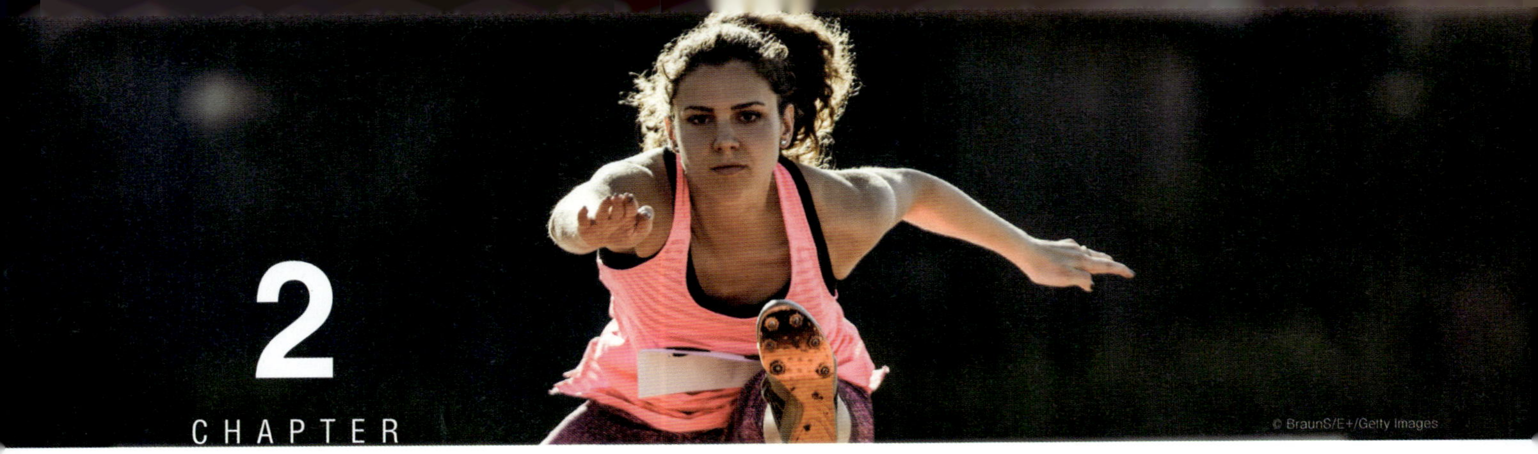

2 CHAPTER

뼈대계통(골격계)

The Skeletal System

학습목표

이 장을 학습한 후 다음 내용을 이해할 수 있다.

1. 뼈의 일반적인 해부학을 그릴 수 있다.
2. 뼈의 유형을 형태에 의해서 분류한다.
3. 뼈의 해부학적 특성과 관련하여 용어를 적용한다.
4. 관절의 기능적, 구조적 분류를 이해한다.
5. 윤활(활막성) 관절의 유형을 이해한다.

뼈대계통(골격계)은 뼈로 불리는 여러 가지 기관을 포함한다(그림 2-1). 뼈대계통과 뼈의 주요 기능은 다음과 같다.

1. 지지(체형)
2. 보호
3. 혈액세포 생성

모든 요인이 움직임을 포함하지는 않지만 대부분의 뼈대계통의 기능은 움직임을 포함한다. 이 교재는 뼈대계통이 움직임을 위해서 모든 역할을 책임지는 것은 아니라는 관점에서 쓰여져 있다. 1장에서 배운 바와 같이 조직에는 네 가지의 주요 유형이 있다. 그 가운데 단지 근육계만이 독특한 수축의 특성을 가진다. 근육이 부착되어 있으며, 힘이 적용되고, 그 힘이 충분하다면 움직임이 일어난다. 뼈 조직은 결합조직의 한 유형으로서 유일하게 움직임을 수행하는 결합조직이다. 많은 뼈들은 관절에서 서로 연결되어 있으며, 그것이 일정하게 잘 정돈되어 있지 못할 경우에 인체의 움직임은 매우 제한될 수 있다. 그러나 그것이 기능으로 수행될 수는 없다. 예를 들어 '정상적인' 조건하에서 '말하라'는 신경계의 작용이 주어지지 않으면 근육은 작용할 수 없다. 그러나 움직임은 신경계의 주요 기능에 정상적으로 포함되지는 않는다.

뼈는 다른 기관을 직접적으로 혹은 간접적으로 지지하는 다소 견고한 체형에 따라서 몸을 정렬시켜 준다. 그것은 상업적인 빌딩의 철제 빔과 같은 것이다. 벽은 직접적으로 빔에 부착되어 있다. 벽은 벽에 의해서 지지되어 있거나 매달려 있기 위한 그림을 위해서 견고한 표면을 만든다. 뼈가 잘 정돈되어 있으면서 다른 구조물들이 안정적인 플랫폼을 가진다. 또한 많은 뼈들은 다른 기관들을 보호하기 위해서 정돈되어 있다. 예를 들어, 갈비뼈(늑골, ribs)

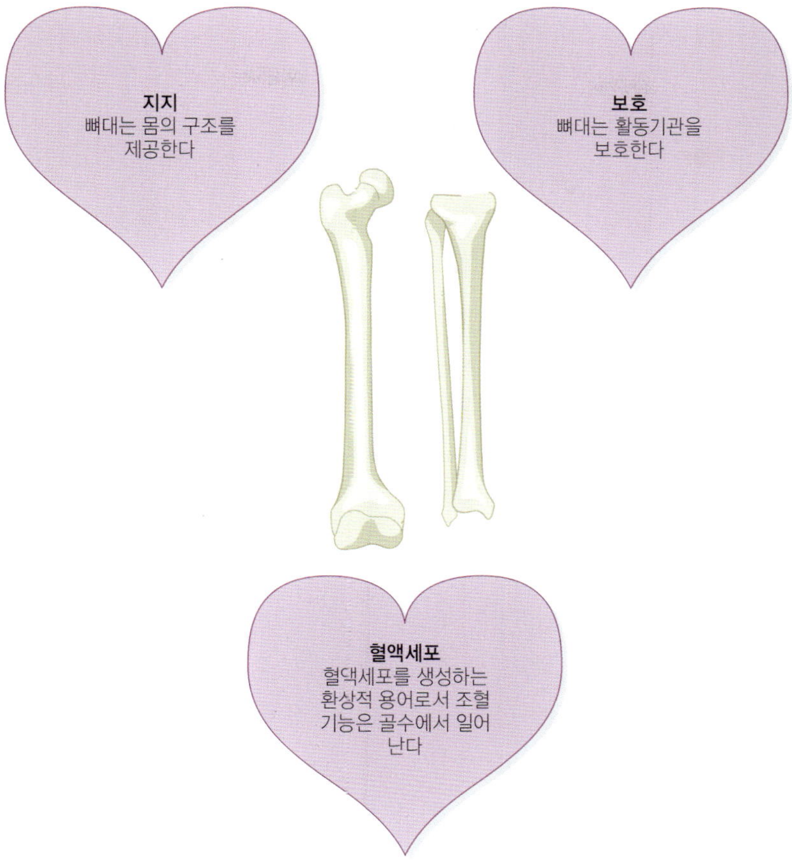

그림 2-1 뼈대계통

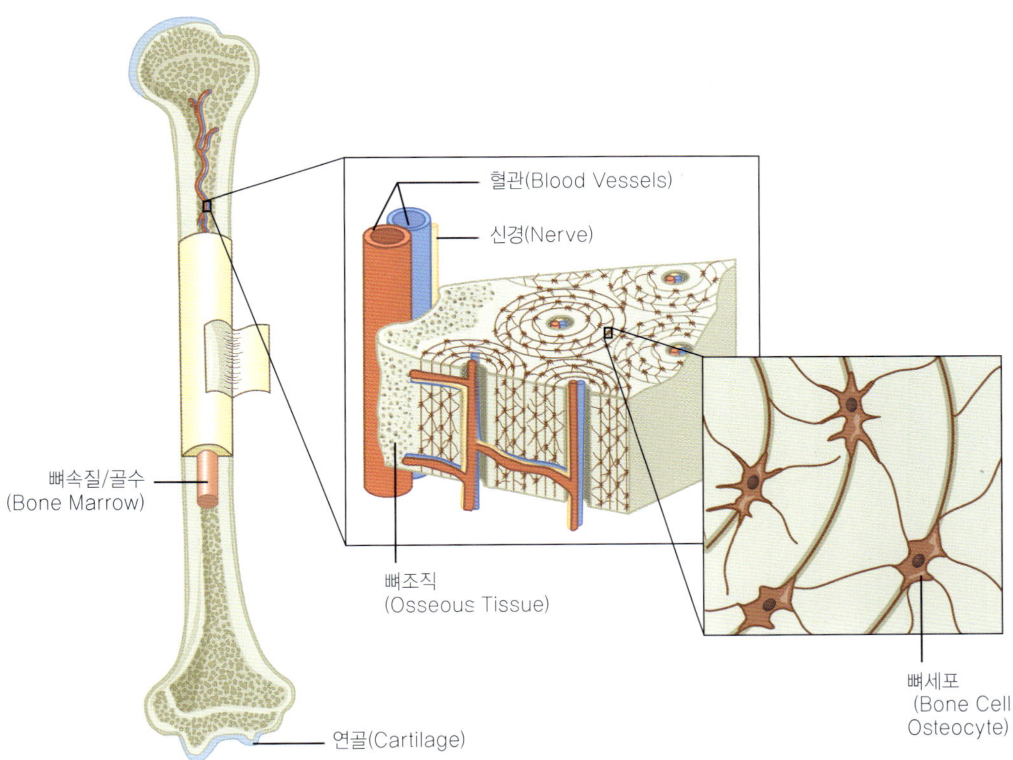

그림 2-2 뼈조직

에 의한 가슴우리(흉곽, thoracic cage)의 뼈는 심장과 폐를 둘러싸고 보호해준다. 뼈들은 혈액세포 생성의 주된 역할을 수행한다.

해부학

뼈대계통의 주요기관은 넙다리뼈(대퇴골)와 같은 뼈이다. 우리가 이미 배운 바와 같이 기관은 조직들에 의해 구성되며, 조직은 세포와 바탕질(기질, matrix; 세포외액의 원료)에 의해서 구성된다. 뼈 기관을 구성하는 다른 조직들은 골수, 연골, 혈관, 신경 및 뼈조직 등이다(그림 2-2). 뼈조직(osseous tissue)은 영어로 뼈(bone)를 의미한다. 따라서 뼈조직은 뼈세포로 구성된 하나의 조직을 의미한다. 이것은 혼란스러울 수 있다. 그래서 이 교재는 그러한 내용을 가르치기 위해서 몇몇 차이점을 설명할 것이다. 뼈(bone)라는 단어는 전체적인 기관을 언급할 것이다. **뼈조직(osseous tissue)**은 단지 뼈세포(bone cells)로 구성된 뼈의 특이적인 조직을 나타내는 것이다. osteocyte(골세포)로 알려진 **뼈세포(bone cells)**는 뼈조직의 세포들이다.

뼈조직(osseous tissue)은 3분의 2의 무기질과 3분의 1의 유기질로 구성되어 있다. 무기질은 85% 칼슘인산, 10% 칼슘 탄산염, 나머지는 미네랄로 구성된다. 이러한 미네랄은 뼈를 석회화(단단하게)시킨다. 그러나 뼈는 완전하게 굳어져 있지 않으며 유연성을 가진다. 유기질은 뼈세포가 교원섬유와 여러 가지 단백질-탄수화물 복합체들과 혼합되어 있다.

뼈조직은 치밀뼈조직과 해면뼈조직으로 성숙된다(그림 2-3). **치밀뼈조직(compact osseous tissue)**은 뼈세포와 아교섬유(교원섬유, collagen fibers)의 치밀층이다. 치밀뼈조직의 층 사이에는 공간이 거의 없지만 혈관과 신경분포를 위한 통로 공간을 가진다. **해면뼈조직(spongy osseous tissue)**은 치밀뼈조직과 동일한 구성을 가지지만 그 형태는 다르다. 해면뼈조직은 벌집 혹은 격자모양과 다소 유사한 공간을 만들면서 조직의 성장이 진행된다. 또한 해면뼈(해면골)는 항상 두꺼운 치밀뼈(치밀골)에 의해서 싸여져 있다.

골수(bone marrow)는 해면뼈조직의 공간과 치밀뼈조직의 통로를 점유하는 연조직이다(그림 2-4). 골수는 적색골수로 시작한다. **적색골수(red bone marrow)**는 적혈구와 백혈구를 생성하는 중요한 역할을 수행한다. 어린아이는 거의 모든 골수가 붉은 색이다. 성인에서는 적색골수는 몸통뼈대(체간, 중추성 골격계)와 팔다리뼈대(사지, 부속성 골격계)의 근위단 부위에 제한적으로 존재한다. 나머지 부위는 황색골수로 변화한다. **황색골수(yellow bone**

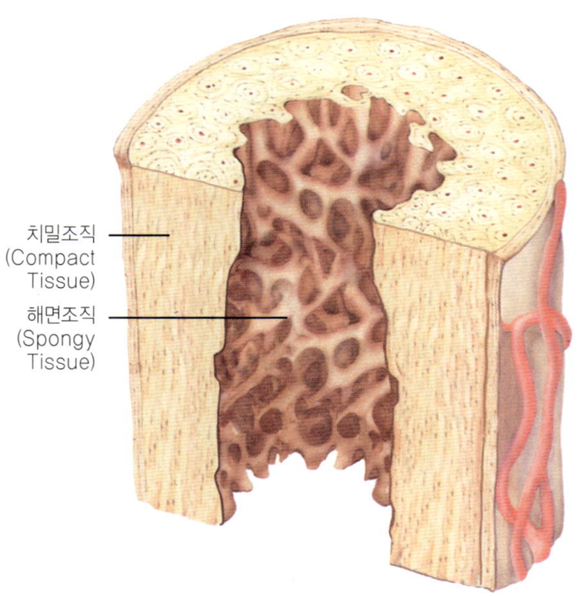

그림 2-3 치밀뼈조직과 해면뼈조직

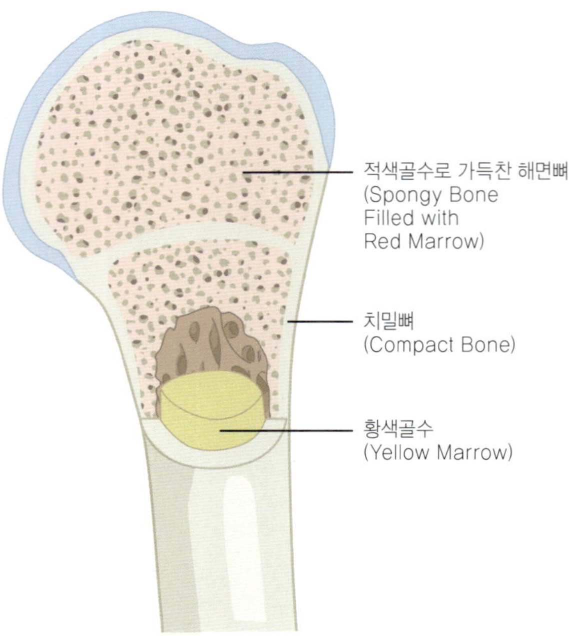

그림 2-4 골수

marrow)는 지방조직으로서 더 이상 혈액세포를 생성하지 않게 되는데, 혈액세포 생성을 위한 정상적인 요구량 이상의 격심한 조건이 주어진 경우에는 다시 적색골수로 바뀌기도 한다.

뼈는 다른 기관과 마찬가지로 혈액공급과 신경분포를 필요로 한다. 혈관조직은 동맥과 정맥을 포함한다. 동맥은 뼈세포가 필요로 하는 모든 것을 운반해준다. 정맥은 세포로부터 만들어진 찌꺼기를 제거하며, 다른 생성물질을 운반해준다. 예를 들어, 뼈는 뼈 자체를 위하는 것보다 몸 전체에서 요구되는 혈액세포 생성과정의 중요한 역할을 수행한다. 소통계통이 또한 요구된다. 신경은 이러한 목적으로 뼈에 분포하게 된다. 예를 들어, 신경계의 신경을 통하여 뼈는 감각에 관한 것을 전달할 수 있게 되며, 신경계는 혈액세포 생성과 관련하여 뼈에 자극을 전달할 수 있다.

주요사항 체크

1. 뼈대계통의 세 가지 주요기능은 무엇인가?
2. 뼈, 뼈 조직, 세포를 구분하세요.
3. 뼈의 어느 부분이 혈액세포 생성에 관여하는가?

뼈의 종류

뼈는 크게 네 가지 유형이 있다(그림 2-5). 그것은 긴뼈(장골), 짧은뼈(단골), 납작뼈(편평골), 불규칙뼈(불규칙골) 등이다. 뼈는 높이, 폭 및 깊이 등의 세 가지 차원으로 형태를 가진다. 뼈의 종류는 이러한 차원의 관련성에 따라서 나누어진다.

긴뼈(long bone)는 몸에서 가장 긴 형태를 가진 것이지만 그것 때문에 붙여진 것은 아니다. 물론 뼈의 길이가 폭보다는 길기 때문이다. 예를 들면, 넙다리뼈(대퇴골)는 손가락뼈(지골)보다는 길지만 길이와 폭의 비율관점에서 차이를 나타내기 때문에 두 뼈 모두 긴뼈에 해당한다. 더욱이 깊이와 폭은 원통형과 같이 상대적으로 동일하다. 손목과 같은 **짧은뼈(short bone)**는 정육면체이다. 짧은뼈들의 길이, 폭, 깊이는 같을 필요가 없지만 길이는 거의 같거나 동일하다. 어깨뼈(견갑골)는 길이와 폭에 비해서 깊이가 거의 없기 때문에 **납작뼈(편평골, flat bone)**로 불린다. 나머지 뼈들은 그것의 형태가 일정하게 통일된 형태를 나타내지 않기 때문에 **불규칙뼈(irregular bone)**라고 한다. 예를 들어, 척추뼈는 매우 불규칙한 형태를 나타낸다.

뼈의 전통적인 종류에는 종자뼈와 봉합뼈가 추가된다

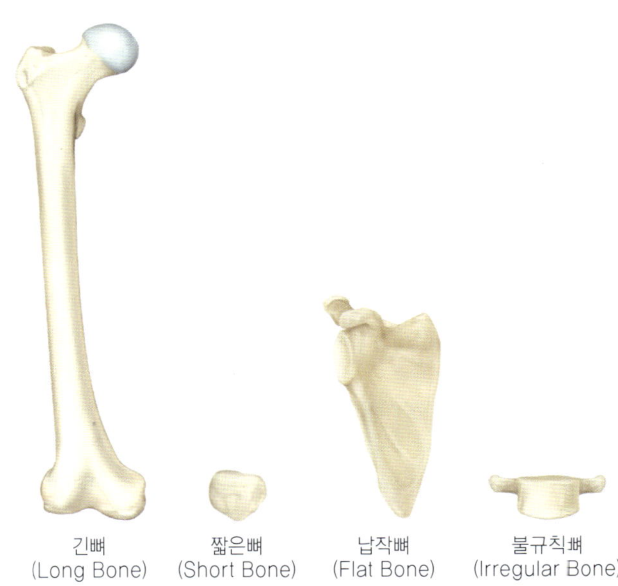

그림 2-5 뼈의 종류

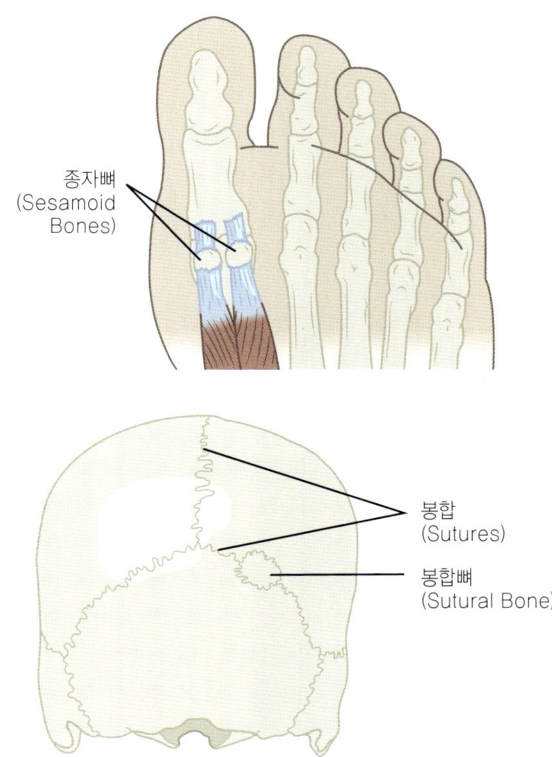

그림 2-6 종자뼈(위)와 봉합뼈(아래)

(그림 2-6). **종자뼈(sesamoid bone)**는 자극에 의해서 건 내에서 성장한다. 모든 사람들의 성장과정에서 그러한 예를 나타내며, 가장 큰 종자뼈는 무릎뼈(슬개골)를 들 수 있다. 또 다른 대부분의 예는 성장 과정에 있는 경우 손과 발에서 볼 수 있다. **봉합뼈(sutural bone)**는 뇌머리뼈에 있는 특수한 뼈의 형태이다.

긴뼈의 구조

긴뼈는 중요하게 이해되어야 할 몇몇 구조를 가진다(그림 2-7). 뼈몸통(골간)은 원통형으로 중간부위로서 치밀뼈에 의해서 구성된다. 중간 부위의 홀쭉한 부위는 **골수공간(medullary cavity)**으로 불리며, 골수로 채워져 있기 때문에 **골수강(marrow cavity)**이라고도 한다. 이 공간은 **뼈속막(골내막, endosteum)**으로 불리는 결합조직과 나란하게 위치한다. **뼈끝(골단, epiphyses)**은 뼈의 연장된 끝부분으로서 바깥쪽에는 치밀뼈를 이루며, 안쪽으로는 해면뼈를 포함한다. 양쪽 뼈끝부분은 보호하는 역할의 초자연골로 덮여져 있다. 이 조직은 관절의 일부분을 이루기 때문에 **관절연골(articular cartilage)**로 불린다. 뼈의 나머지 끝부분은 **뼈막(골외막, periostem)**으로 불리는 아교조직(교원조직, collagen tissue)에 의해서 덮혀져 있다.

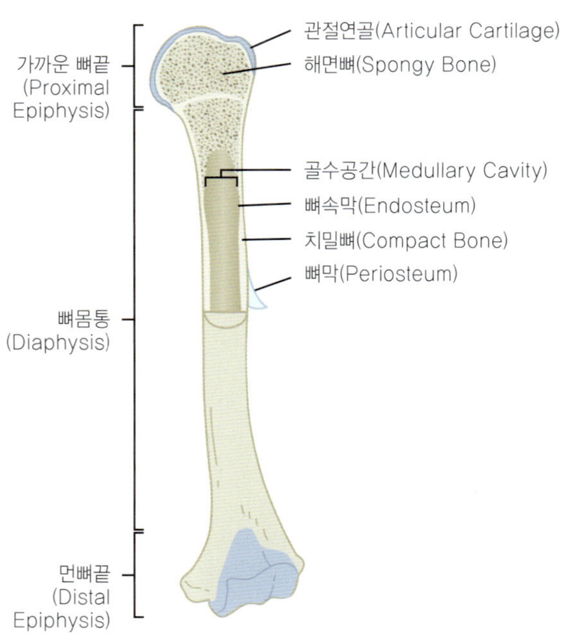

그림 2-7 긴뼈의 해부학

주요사항 체크

1. 뼈의 네 가지 종류를 열거할 것
2. 뼈몸통(골간)과 뼈끝(골단)의 차이점은 무엇인가?
3. 긴뼈의 주위를 감싸고 있는 결합조직은?
4. 긴뼈의 끝부분을 덮어주는 결합조직은 무엇인가?

뼈의 해부학적 특성

뼈들은 긴뼈, 짧은뼈, 납작뼈 혹은 불규칙뼈에 관계없이 가끔 지표로 불린다. 이러한 특성은 그 부위가 다른 조직이 그 부위를 지나가거나 뼈에 대해서 결합되어 있는 부위이기 때문에 중요하다. 뼈의 해부학적인 형태는 네 가지 범주로 구분할 수 있다: 관절, 돌기(투사, projection), 자

표 2-1 돌기(projection)의 용어

용어	정의
능선(능, crest)	좁은 가장자리
위관절융기(상과, epicondyle)	관절융기 위로 연장된 부분
선(line)	다소 높고 연장된 능선
돌기(process)	뼈의 돌출된 부위
뼈융기(융기, protuberance)	뼈가 현저하게 튀어나온 부위
가시(극, spine)	날카롭고 가느다라면서 좁은 돌기
넙다리돌기(전자, trochanter)	큰 돌기(넙다리뼈에만 존재)
결절(결절, tubercle)	작고 둥근 돌기
거친면(조면, tuberosity)	결절보다 더 거친 돌기

표 2-2 자극의 용어

용어	정의
꽈리(치조, alveolus)	구덩이 혹은 소켓
오목(와, fossa)	얕고 넓거나 혹은 가늘고 긴 대접
고랑(구, sulcus)	힘줄, 신경, 혹은 혈관의 도랑

표 2-3 관절의 용어

용어	정의
관절융기(과, condyle)	둥근 손잡이 마디
표면(과, facet)	부드럽고 약간 오목 혹은 볼록한 표면
머리(두, head)	뼈의 몸쪽 연장된 끝부분

표 2-4 통로의 용어

용어	정의
관(canal)	관모양, 터널모양의 통로
틈새(열, fissure)	틈새
구멍(공, foramen)	관이 열려지는 부위
동굴(동, sinus)	공기로 채워진 공간

국(압흔), 통로 등.

돌기(projection)는 뼈의 표면으로부터 연장된 볼록한 '혹'이다. 자국은 뼈의 표면으로부터 안쪽으로 파고들면서 만드는 양쪽공간이다. 관절은 관절의 구조와 관련된 뼈의 특성이다. 그들은 오목하거나 볼록하게 될 수 있다. 통로는 뼈의 안쪽으로 연장되거나 바깥쪽으로 통하는 모든 길이 되는 터널과 같은 특성이다. 표 2-1~2-4에 제시되어 있으며 각각의 유형과 관련된 여러 가지 용어를 단순하게 규정하고 있다.

주요사항 체크

1. 뼈의 특성과 관련된 네 가지 유형을 제시하시오.
2. 머리로 불리는 특성은 어디에 속하는가?
3. 구멍으로 불리는 특성은 어디에 속하는가?
4. 위관절융기(상과)로 불리는 특성은 어디에 속하는가?
5. 오목(와)으로 불리는 특성은 어디에 속하는가?

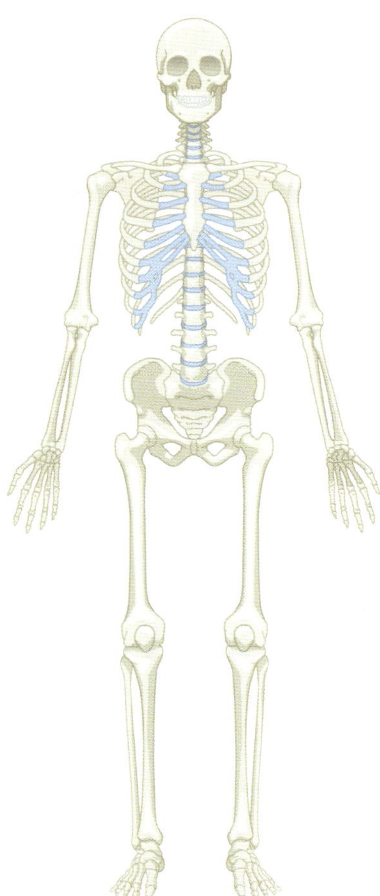

그림 2-8 뼈대

뼈대(골격)

뼈대는 모든 뼈의 조직화에 해당한다(그림 2-8). 성인 뼈대는 206개를 포함한다. 신체 부위의 뼈대는 몸통(체간, 중추성) 부위와 팔다리(사지, 부속성) 부위로 나누어진다. 몸통 뼈대는 머리뼈(두개골), 척주, 가슴우리(흉곽) 등을 포함한다. 팔다리 뼈대는 팔(상지)과 다리(하지)를 포함한다. 5장에서 7장까지는 뼈의 더욱 특이적인 움직임들을 살펴본다.

관절

뼈대를 구성하는 뼈들은 관절을 통해서 연결되어 있다. 관절은 뼈와 뼈의 교차부위이다. 이러한 법칙의 예외가 하나있다. 발목에서는 3개의 뼈가 하나의 관절을 구성한다. 9장의 발목에서는 이러한 부분을 보다 상세하게 설명한다. 흥미롭게도 관절로 불리는 인체의 많은 부위들이 하나의 관절이상의 구성을 나타낸다.

예를 들어, 무릎은 3개의 관절에 의해서 형성되는 부위이다(그림 2-9). 무릎은 넙다리뼈(대퇴골)와 정강뼈(경골), 무릎뼈(슬개골)와 넙다리뼈, 정강뼈와 종아리뼈(비골) 사이의 관절처럼 3개의 관절로 구성되어 있다.

관절의 종류

관절은 움직임을 수행하기 위한 관절의 능력에 의해서 기능적으로 분류되거나 조직이 관절을 얼마나 안정화

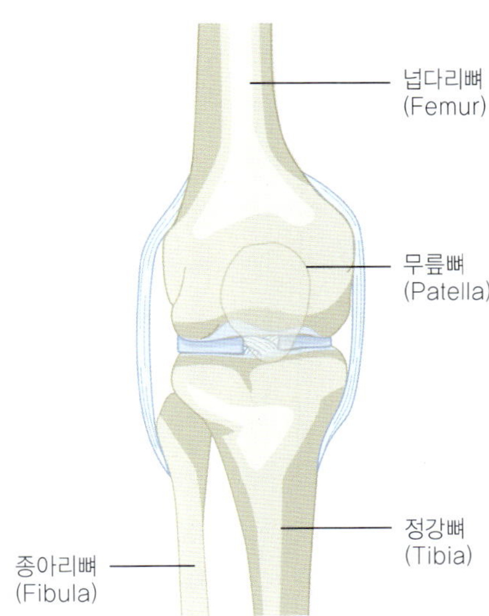

그림 2-9 무릎관절

시켜 주느냐에 의해서 구조적으로 분류될 수 있다. 기능적인 유형은 전혀 움직임이 불가능한 **부동관절(섬유관절, synarthrosis)**, 조금 움직일 수 있는 **반관절(amphiarthrosis)**, 자유롭게 움직일 수 있는 **가동관절(완전관절, diarthrosis)**로 구분된다.

구조적인 관절의 유형은 뼈융합(bony joint), 섬유관절(fibrous joint), 연골관절(cartilagenous joint) 및 윤활관절(활막성, synovial joint) 등으로 분류된다(그림 2-10). 부동관절(synarthrodial)은 2개의 뼈가 능동적으로 함께 융합을 이루어 하나의 뼈처럼 보이는 부위이다. 예를 들면, 유아시절에는 2개의 이마뼈를 나타내지만 성장하면서 이 관절은 점점 좁혀져 단지 하나의 뼈로 남게 된다. **섬유관절(fibrous joint)**은 머리뼈의 봉합관절과 같은 관절로서 두껍고 튼튼한 아교섬유(교원섬유, collagen fibers)에 의해서 결합되어 있다. 이러한 관절은 약간의 움직임이 가능하지만 거의 제한적이다(반관절, amphiarhrodial). **연골관절(cartilaginous joint)**은 두 개의 뼈가 연골에 의해서 연결되어 있기 때문에 그렇게 불린다. 이 관절의 연골은 섬유관절의 아교섬유만큼 두껍거나 강하지 않다. 그래서 섬유관절보다 움직임이 더 가능하지만 여전히 꽤 제한적이다(반관절, amphiarhrodial). 복장뼈(흉골)와 빗장뼈(쇄골) 사이의 이 관절은 연골관절의 예이다. 팔꿈치뼈와 무릎뼈 사이의 **윤활관절(synovial joint)**은 가장 움직임이 큰 관절(가동관절, diarthroidal)로서 몸의 균형을 유지하기 위한 많은 부속성의 조직을 필요로 한다.

윤활관절의 해부학

윤활관절의 해부학은 다른 관절보다 더욱 복합적이다(

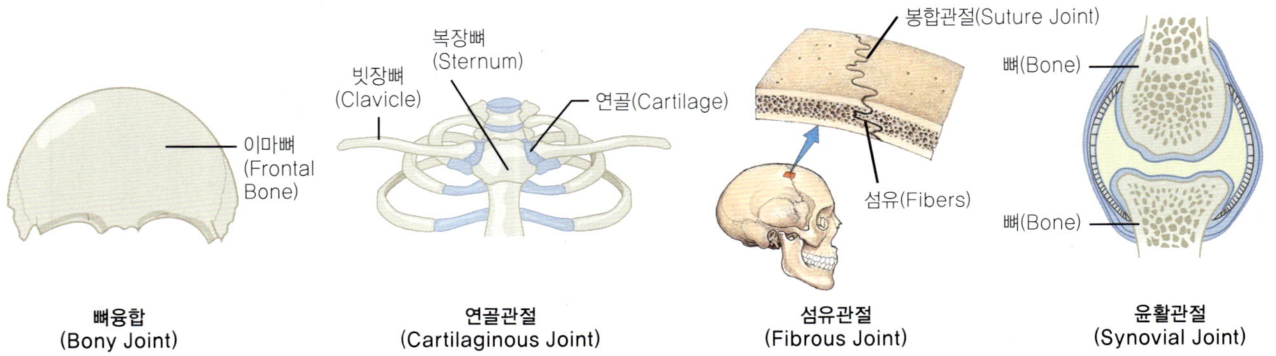

그림 2-10 관절의 유형

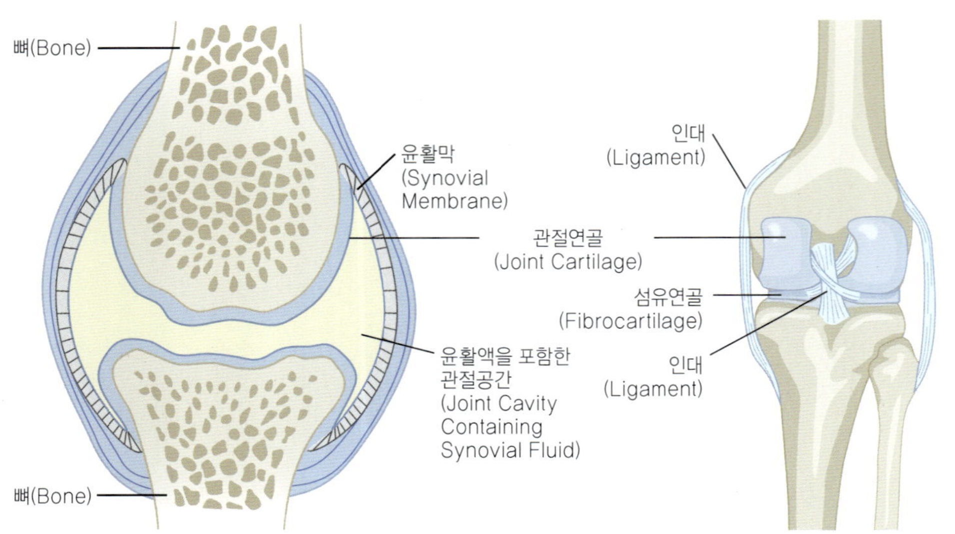

그림 2-11 윤활관절 해부학

그림 2-11). 윤활관절의 뼈 사이 관절에는 **관절공간(관절강, joint cavity)**으로 불리는 작은 공간이 있다. 이 공간은 **관절주머니(관절낭, joint capsule)**에 의해서 싸여져 있다. 이 주머니의 안쪽에 있는 막은 **윤활막(synovial membrane)**이다. 윤활막은 관절공간 내 구조에 영양을 공급하면서 미끄러지도록 하며, 부산물을 제거해주면서 관절이 마모시킬 수 있는 마찰현상을 감소시켜주는 **윤활액(synovial fluid)**을 분비한다.

윤활관절은 또한 튼튼하고 탄성고무 끈 형태의 결합조직인 **인대(ligaments)**를 가진다. 인대는 하나의 뼈에서 다른 뼈에 걸쳐져 있으며, 하나의 뼈가 다른 부위를 가로질러 연결되어(움직이거나) 있음에 따라서 기본적인 안정화 역할을 담당한다. 모든 뼈의 끝부분은 두 개의 뼈의 끝부분이 서로 연결되는 부위이기 때문에 이 부분을 보호하기 위해서 유리연골(초자연골, hyaline cartilage)에 의해서 덮혀져 있으며, 이 연골을 **관절연골(articular cartilage)**이라고 한다.

일부 윤활관절은 관절부위에 가해지는 힘을 흡수하고 보호하기 위해서 다소 튼튼하고 치밀한 연골인 **섬유연골(fibrocartilage)**의 특징적인 조각을 가진다. 또한 그것은 인접한 뼈와 안정되고 잘 연결되는 것을 향상시키며, 회전동작을 수행하는 경우 뼈의 표면을 부드럽게 해 준다. 섬유연골은 무릎의 반달(반월판, meniscus)과 같이 관절에 따라서 다른 이름을 가진다.

윤활관절의 종류

여섯 가지 종류로 나누어지는데, 절구관절(구상관절, ball and socket joint), 경첩관절(hinge joint), 중쇠관절(pivot joint), 안장관절(saddle jpoint), 타원관절(ellipsoid joint, 또는 과상관절, condylar joint) 평면관절(plane joint, 혹은 미끄럼관절, gliding joint) 등이 있다. 각 관절 유형별 예와 그림은 그림 2-12~2-14에서 제시된 바와 같다. 관절의 각 유형에 따라서 뼈의 끝부분이 볼록하거나 오목한 형태를 나타낸다.

절구관절(socket joint)은 둥근 머리(공모양)를 가진 하나의 뼈와 다소 깊게 패인 부위(소켓모양)의 다른 뼈로 연

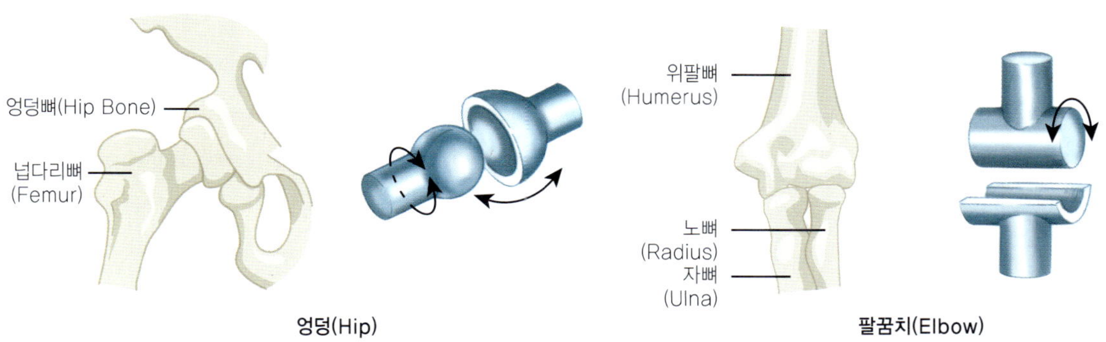

그림 2-12 절구관절(왼쪽)과 경첩관절(오른쪽)

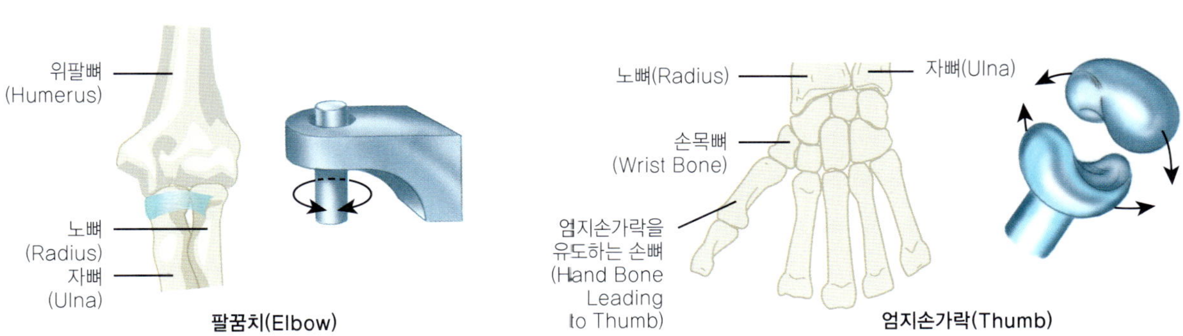

그림 2-13 중쇠관절(왼쪽)과 안장관절(오른쪽)의 예

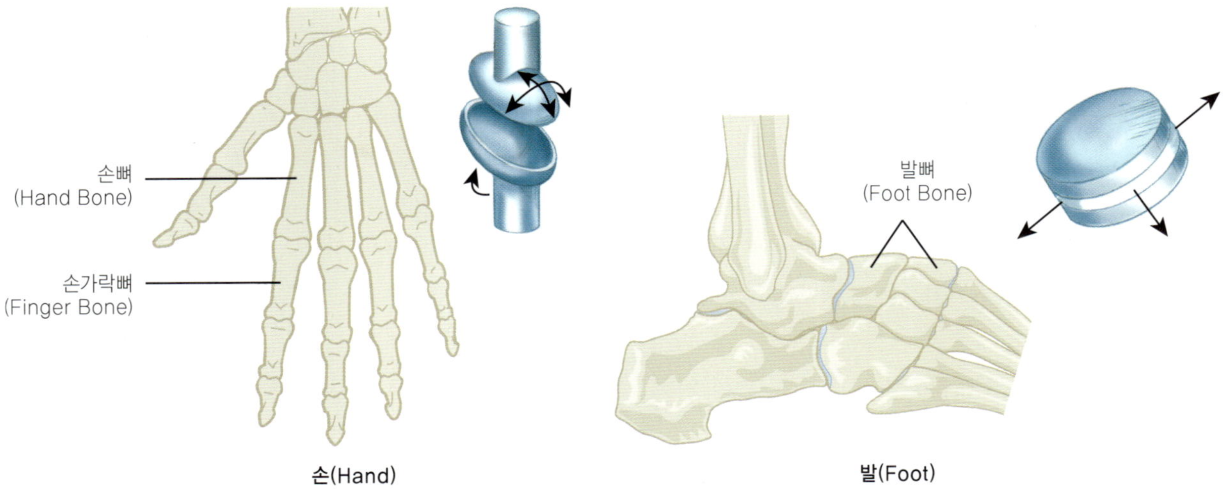

그림 2-14 타원관절(왼쪽)과 평면관절(오른쪽)의 예

결된 관절이다. **경첩관절(hinge joint)**은 타원관절과 외형은 동일한데, 약간의 타원형부위와 둥근 끝부분이 서로 연결되어 있다.

중쇠관절(pivot joint)은 다른 뼈의 오목한 골 안쪽으로 긴 축을 따라서 회전하는 다른 뼈의 끝부분과 연결되는 관절이다. 팔꿈치의 노자관절(요척관절)과 목의 고리뒤통수관절(환축관절, atlantoaxial joint: 첫 번째 및 두 번째 척추사이의 관절)이 중쇠관절에 해당한다. **안장관절(saddle joint)**은 뼈의 끝부분이 마치 말의 안장처럼 급격한 만곡을 나타낸다.

타원관절(ellipsoid joint)은 뼈의 끝부분의 모양이 둥글다기보다는 더욱 타원형에 해당하는 모양을 나타낸다. **평면관절(plane joint)**과 함께 뼈의 끝부분이 매우 편평하고 움직임은 회전보다는 더욱 잘 미끄러지는 동작을 수행한다.

윤활관절은 하나 혹은 여러 개의 회전축을 기준으로 움직이는 능력에 따라서 세분화된다. 다축 혹은 삼축관절로 불리며 3개의 면을 통해서 움직임을 수행한다. 다축관절에 해당하는 것은 단지 절구관절이다. 이축관절은 2개의 면으로 움직임이 제한되며, 타원관절, 안장관절, 평면관절 등이 여기에 포함된다. 단축관절은 하나의 평면에 움직임이 일어난다. 단축관절에는 경첩관절과 중쇠관절이 포함된다.

주요사항 체크

1. 구조적인 관절의 네 가지 유형은 무엇이며, 각 관절의 움직임 허용범위는 어떤가?
2. 윤활관절의 주된 구조는 무엇이며, 그것은 각각 어떤 역할을 하는가? (인대 등)
3. 윤활관절의 6가지 유형을 열거하고, 간단하게 설명하시오.
4. 단축, 이축 및 삼축관절의 차이점은 무엇인가?

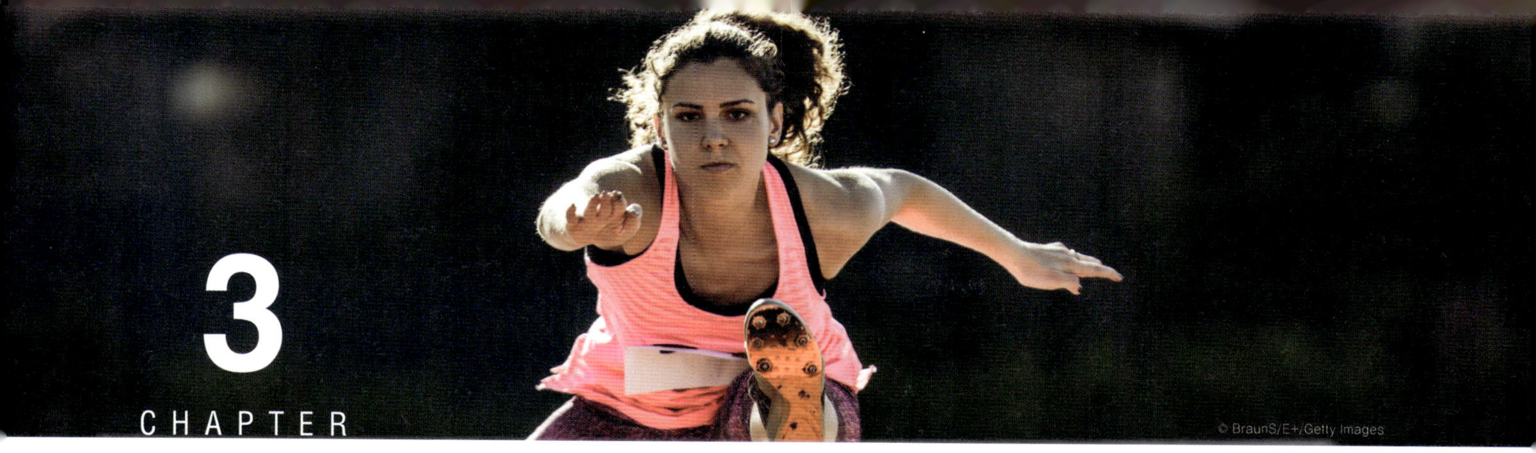

근육계통

Muscular System

학습목표

이 장을 학습한 후 다음 내용을 이해할 수 있다.

1. 근육계통(muscular system)의 일반적인 해부학적 구조를 설명한다.
2. 근육을 형태별로 분류한다.
3. 근육 작용(muscle action, 수축)의 세 가지 유형을 이해한다.
4. 관절 동작(joint motion)을 이해한다.
5. 근육의 기능적 역할을 이해한다.
6. 근육 명칭이 어떻게 구성되는지 이해한다.

근육계통(muscular system)의 주요 기능은 몸과 혈액과 같은 유동체를 움직이는 것이다. 제1장에서 설명한 바와 같이 수축성의 특징은 근육조직에만 있다. 그리고 **근육 수축**은 긴장(힘)을 일으킨다. 근육이 수축을 하면서 그 신체 부위에 힘을 가하게 되고, 그 힘이 충분하다면 신체 부위를 움직이게 된다. 근육 수축이라는 용어는 일반적으로 사용된다. 수축이라는 용어는 무언가가 단축되어 짧아지는 것 같은 느낌을 준다. 그러나 앞으로 배우게 될 것처럼, 근육 수축에는 세 가지 유형이 있고 짧아지는 수축은 그 중 하나일 뿐이다. 이를 고려하여 근육 길이에 의존하지 않고 모든 종류의 근육 작용을 더 잘 표현할 수 있는 현대적인 용어가 있다. 바로 **근육 작용(muscle action)**이다. 근육은 힘의 생성을 위해 작용하기 때문에 근육 작용이 적절하며 이 책에서는 근육 작용으로 사용될 것이다.

근육에는 세 가지 종류가 있다. 바로 **뼈대근육(골격근, skeletal muscle)**, **심장근육(심근, cardiac muscle)**, **민무늬근육(평활근, smooth muscle)**이다(그림 3-1). 뼈대근육은 힘을 이용하여 뼈를 움직이고, 몸을 움직인다. 심장근육은 심장에 있는 근육으로 혈관을 통하여 혈액이 흐르게 하는 힘을 발생시킨다. 민무늬근육(평활근)은 여러 기관에서 발견되며 소화 물질이나 혈액과 체액을 이동시킨

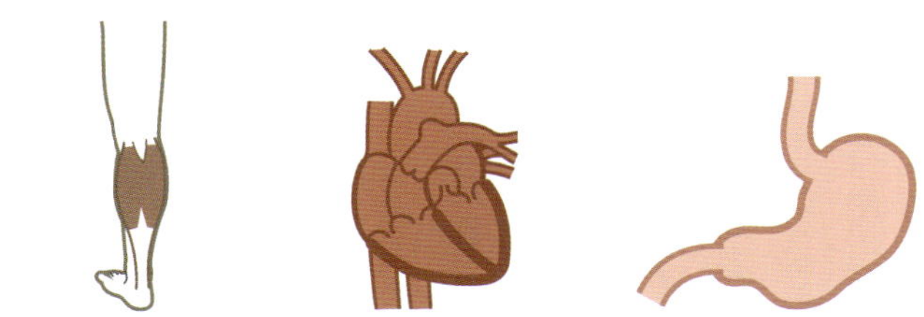

그림 3-1 근육의 유형

다. 이 책에서는 주로 뼈대근육에 대한 내용을 설명한다. 따라서 추가적인 설명이 없는 한 근육은 주로 뼈대근육을 가리킨다.

근육의 해부

근육계통 각각의 근육은 독립된 하나의 기관(organ)이다. 그리고 다른 기관들과 마찬가지로 그들은 조직으로 구성되어 있다. 독립된 하나의 기관으로서의 근육에는 근육, 혈관, 신경 및 결합조직이 포함된다(그림 3-2). 근육조직은 근육**다발**이라 불리는 묶음들로 구분되어 있다. 근육다발은 근육세포들의 묶음이다. **근육세포**는 근육섬유라고 불린다.

혈관조직과 신경조직은 모든 종류의 기관에 있는 것처럼 근육 기관에도 한 부분을 차지한다. 혈관조직(혈관)은 근육섬유(세포)에 산소와 영양분을 공급하고 모든 노폐물을 배출한다. 신경조직은 감각정보의 경로를 제공할 뿐만 아니라 근육의 수축을 자극한다.

근육의 결합조직에는 근막(fascia), 근육바깥막(근상막, epimysium), 근육다발막(근외막, perimysium), 근육섬유막(근내막, endomysium)과 힘줄(건, tendon)이 있다(그림 3-2). **근막(fascia)**은 근육 기관의 가장 바깥층에 있는 막으로, 피하조직뿐만 아니라 인접한 조직으로부터 근육을 분리하는 역할을 하는 결합조직이다. **근육바깥막(epimysium)**은 그 바로 아래에 놓여 있어 근막과 상대적으로 구별하기 어렵다. 하나의 근육 기관의 바깥을 둘러싸고 있다. **근육다발막(perimysium)**은 근육다발을 감싸고, **근육섬유막(endomysium)**은 각각의 근육섬유(세포)를 감싸고 있다. **힘줄(tendon)**은 근육과 뼈를 연결하는 다리 역할을 한다.

힘줄은 하나의 포인트 또는 여러 포인트, 아니면 선을 따라 부착할 수 있다. 또한 근육 작용에 있어서 근육 부착의 한쪽 끝을 이는곳(기시점)이라고 하고, 반대편에 부착한 끝을 닿는곳(정지점)이라고 한다.

근육의 **이는곳(origin)**은 대개 몸쪽(근위, proximal)에 있고, 상대적으로 고정된 부착 부위이다. 근육의 **닿는곳(insertion)**은 대개 더 먼쪽(원위, distal)에 있고, 더 역동적이거나 유동성이 높은 부착 부위이다. 근육 작용을 할 때, 근육의 닿는곳이 이는곳을 향해 당겨지거나 이는곳으로부터 멀어지게 된다. 그림 3-3은 근육의 부착 부위와 이는곳을 향한 닿는곳의 움직임을 나타낸다.

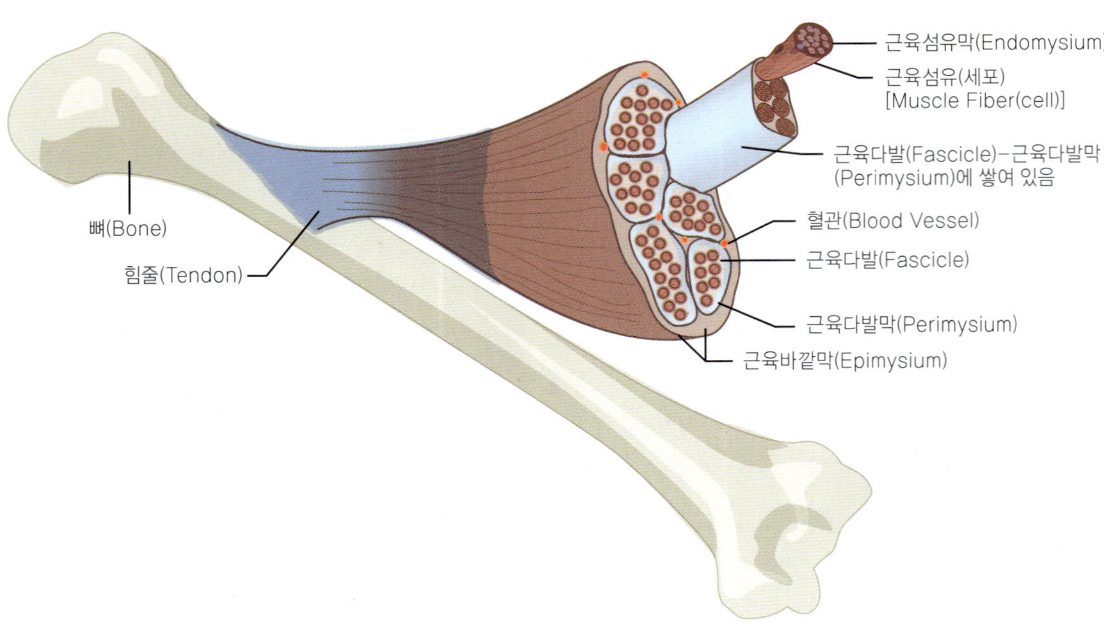

그림 3-2 근육의 조직

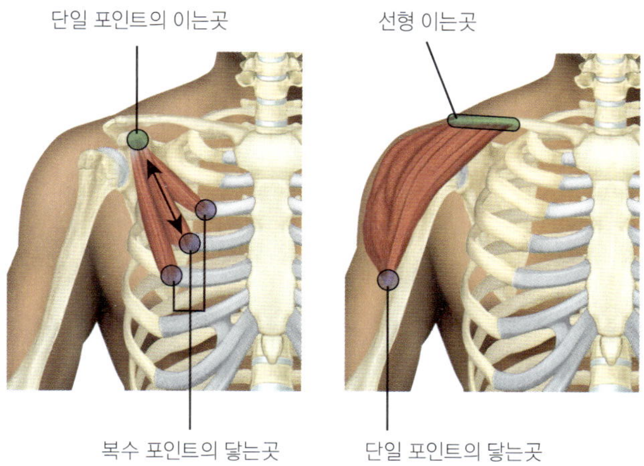

그림 3-3 이는곳과 닿는곳의 부착 사례

주요사항 체크

1. 근육 움직임에 있어서 두 가지 중요한 것은?
2. 근력 작용을 정의하시오.
3. 결합조직을 나열하고 일반적인 위치를 설명하시오.
4. 근육조직을 나열하고 일반적인 위치를 설명하시오.
5. 이는곳과 닿는곳을 구분하시오.

형태에 따른 근육 분류

근육은 형태에 따라 분류된다. 평행형(parallel), 방추형(fusiform), 수렴형(convergent) 및 깃형(우상형, pennate)으로 나뉜다(그림 3-4). 근육의 형태는 힘줄로부터의 근육다발의 배열되는 각도에 의해 나뉜다. **평행근(parallel muscle)**의 근육다발은 힘줄과 평행하며 그 폭은 비교적 균일하다. **방추근(fusiform muscle)**의 근육다발은 비교적 촘촘한 배열로 양쪽 끝단으로부터 분기된다. 근육다발의 분기(divergence)는 힘살(근복, belly)이라고 불리는 두툼한 중간 부분을 만들어낸다.

수렴근(convergent muscle, 삼각근이라고도 함)의 근육다발은 힘줄 끝에 합쳐진다. 한쪽 끝은 넓고 다른 쪽 끝은 좁아서 삼각형 모양을 만든다. 깃근의 근육다발은 힘줄의 한 부분을 따라 힘살까지 깃털 모양으로 연결된다. 깃근에는 세 가지 종류가 있다. **반깃근(반우상근, unipennate muscle)**의 근육다발이 한쪽으로부터 힘줄로 합쳐지고, **깃근(우상근, bipennate muscle)**은 양쪽으로부터 합쳐지고, **뭇깃근(다우상근, multipennate muscle)**은 다양한 곳에서부터 힘줄로 합쳐진다.

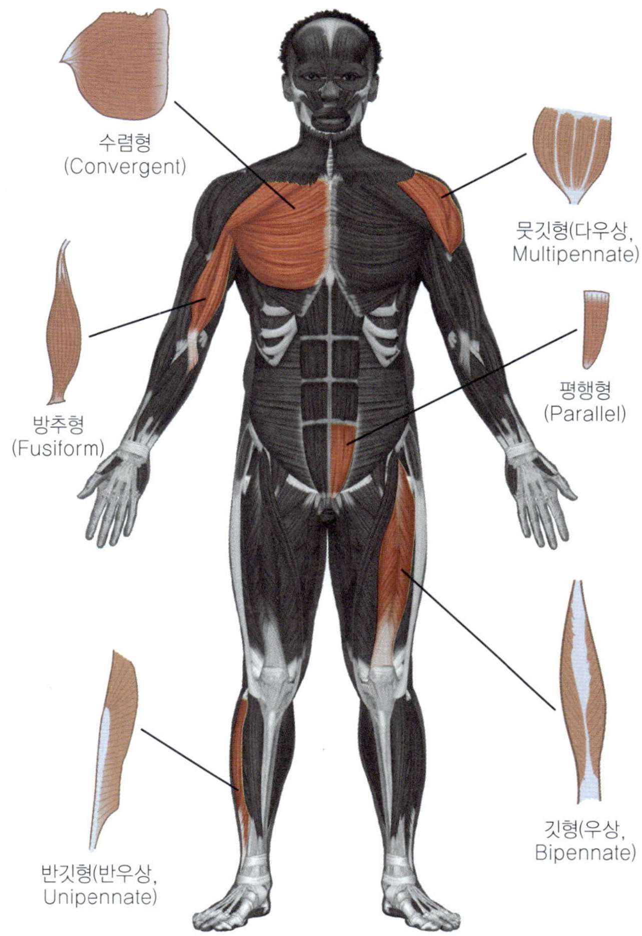

그림 3-4 근육 형태 분류

이러한 다양한 근육의 형태들은 힘 전달과 관절가동범위(ROM)에 영향을 미친다. 근육다발은 근육섬유 덩어리라는 것을 기억해야 한다. 그렇기 때문에 근육다발의 각도는 근섬유의 각도와 일치한다. 근섬유가 작용을 하면 생성된 힘이 힘줄에 전달되어 뼈를 움직인다. 근육다발의 근섬유 각도가 힘줄 각도와 차이가 크면 클수록 생성되는 힘이 힘줄에 더 적게 전달된다. 예를 들어, 무거운 물체를 옮길 때 몸 밖으로 벗어나는 것보다 신체 정렬에 맞추는 것이 더 쉽게 옮길 수 있다. 평행근의 근섬유는 힘줄과 거의 일직선이므로 발생된 힘의 대부분을 힘줄에 전달한다. 그러나 방추근, 수렴근, 깃근은 당기는 각도가 더 크기 때문에 힘줄에 작용하는 힘이 약하다. 또한, 근육다발과 근섬유 각도가 클수록 힘줄이 움직이는 거리가 짧아진다.

근육의 작용

근육은 어떤 자극으로부터 독립적으로 작용하지 않는다. 정상적인 상태에서는 신경계는 근육을 움직이게 하는 자극을 생성하고 운반한다. 이 연결은 "신경이 근육을 **자극(innervate)**시킨다"에서와 같이 신경자극 전달(innervation)이라고 불린다. 자극을 받으면 근육이 반응하여 긴장(힘)을 일으킨다. 그 힘이 충분히 크면 근육은 힘줄을 잡아당겨 뼈를 움직인다. 4장의 운동단위(motor units)에서 신경계와 근육 사이의 상호 관련 기능에 대해 살펴볼 예정이다.

근육작용에는 세 가지 유형이 있다. 바로 단축성(concentric), 신장성(eccentric) 및 등척성(isometric)이다. **단축성 근육작용**은 근육의 길이를 감소시키고 물체를 들어올리는 데 사용된다(그림 3-5). **신장성 근육작용**은 단축성 작용의 반대로 근육의 길이가 증가된다(그림 3-6). 신장성 근육작용은 물체를 내리는 데 사용된다. **등척성 근육작용**은 관절의 움직임이 없는 상태에서의 근육에 의한 힘의 적용을 말하며, 외형적인 근육 길이의 변화가 없 다(그림 3-7).

주요사항 체크

1. 형태에 따른 네 가지 근육 분류는?
2. 어떤 종류의 근육 작용으로 근육이 길어지는가?
3. 어떤 종류의 근육 작용이 덤벨을 움직이지 않게 하는가?
4. 어떤 종류의 근육 작용이 덤벨을 내리게 하는가?

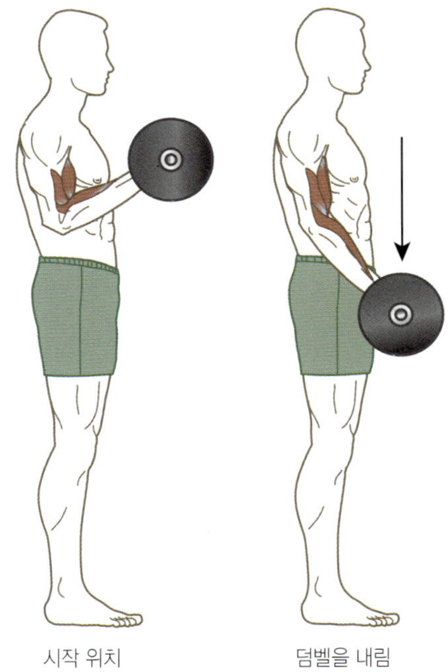

그림 3-6 물체를 내리는 신장성 근육작용

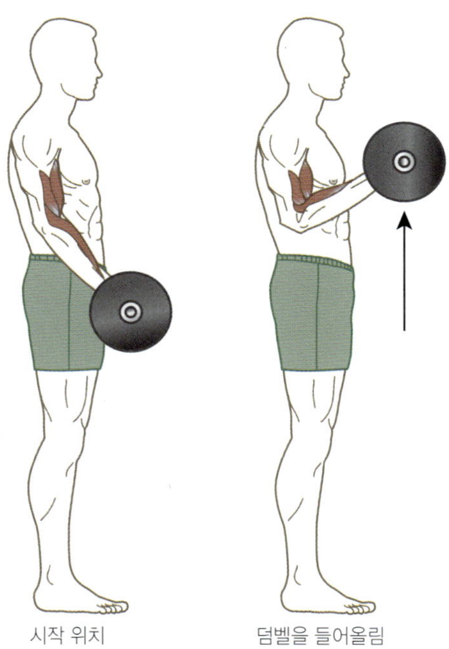

그림 3-5 물체를 들어올리는 단축성 근육작용

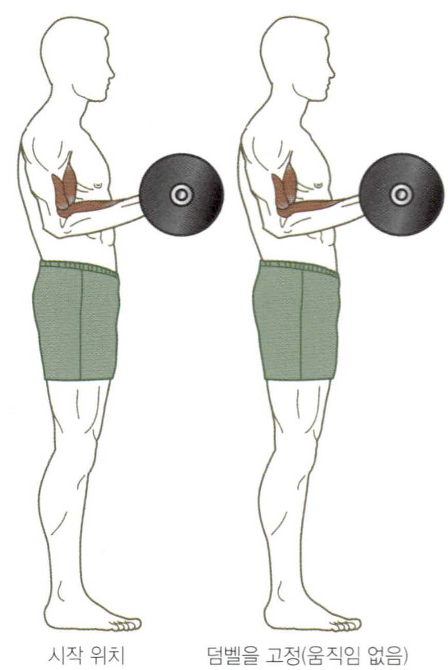

그림 3-7 물체를 고정하는 등척성 근육작용

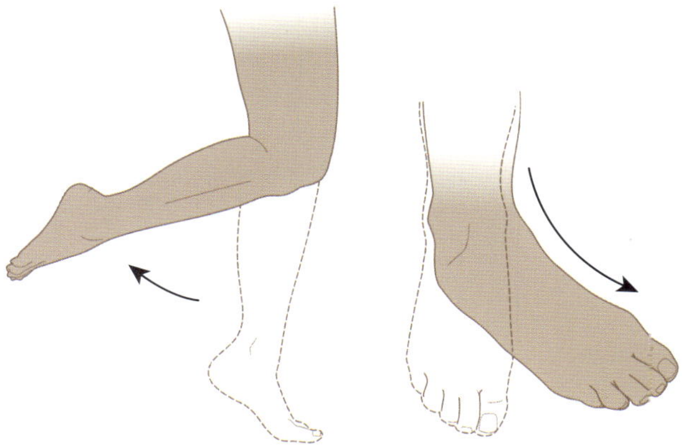

그림 3-8 단순 관절 동작(왼쪽) 및 복합 관절 동작(오른쪽)

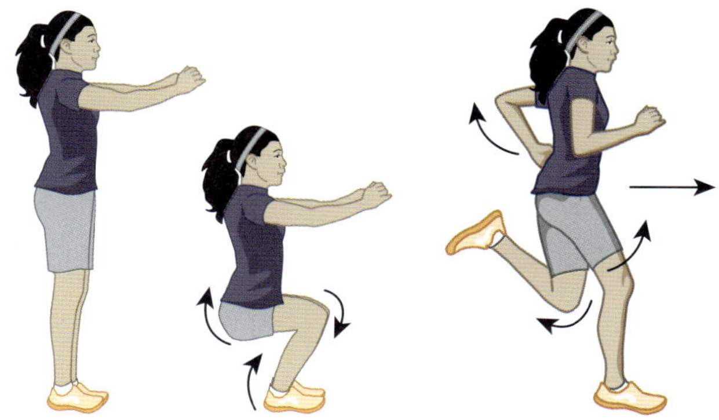

그림 3-9 단순 신체 동작(왼쪽) 및 복합 신체 동작(오른쪽)

동작

등척성(isometric) 작용을 제외한 근육작용은 신체의 관절 부위(분절)의 움직임을 유발한다. **동작(motion)**은 시간을 통한 물체의 위치(변위) 변화이다. 따라서 인간의 동작은 시간을 통한 신체 위치의 변화라고 할 수 있다. 또한 몸 전체가 위치를 바꾸거나 한 개 이상의 부위만 위치를 바꿀 수 있다. 신체 부위의 움직임은 주로 관절에서 일어난다. 예를 들어, 하지의 움직임은 무릎에서 일어난다. 전신의 움직임은 각각의 관절에서 각각의 신체 분절들을 움직이는 각각의 근육들의 조합된 노력의 결과물이다. 예를 들어, 사람이 의자에서 일어설 때, 적어도 발목, 무릎, 엉덩이, 허리에서 움직임이 발생해야 한다. 일부 동작은 더 많은 관절에서 움직임을 필요로 한다.

이 책에서는 인체 움직임의 가능성을 명확하게 하기 위해, 몇 가지로 구분하여 살펴볼 예정이다. 첫째, **관절 동작(joint motion)**은 단일 신체 부위의 변위(displacement)를 말한다. **신체 동작(body motion)**은 둘 이상의 신체 부위의 동시 변위를 말한다.

한편, 관절 동작은 단순과 복합으로 나뉜다(그림 3-8). **단순 관절 동작(simple joint motion)**은 한 신체 면(body plane) 안에서 회전축을 중심으로 단일 신체 부위를 한 방향으로 변위시키는 것을 말한다. **복합 관절 동작(complex joint motion)**은 한 방향으로 단일 신체 부위를 변위시키는 것이지만, 두 개 이상의 신체 면을 통해 움직이며, 두 개 이상의 회전축을 통해 변위하게 된다. 복합 관절 동작을 설명하는 또 다른 방법은 동시에 발생하는 단순 관절 동작을 두 개 이상 설명하는 것이다.

관절 동작과 마찬가지로 신체 동작은 단순과 복합으로 나뉜다(그림 3-9). **단순 신체 동작(simple body motion)**은 몸 전체를 움직이지 않고, 하나 이상의 부위를 동시에 변위시키는 것이다. **복합 신체 동작(complex body motion)**은 몸 전체가 움직이는 동안 하나 이상의 부위를 동시에 변위시키는 것이다.

궁극적으로 모든 동작은 관절 동작의 결과물이다. 각 관절 부위의 변위를 나타내기 위해 사용되는 단순 관절 동작을 표 3-1에 나타낸다. 단순 관절 동작은 회전축을 중심으로 한 신체 면에서만 일어나는 것을 잊지 말아야 한다. 또한, 각각의 단순 관절 동작은 오직 한 방향으로만 일어나기 때문에, 각각의 관절 동작에는 대항(반대)하는 동작이 있어서 신체 부위가 이전 위치로 되돌아갈 수 있다. 예를 들어, 관절의 폄(신장, extension) 동작은 신체 일부를 한 방향으로 변위시키는 동작이고, 굽힘(굴곡, flexion)은 정확히 반대 방향으로 움직이는 동작이다.

주요사항 체크

1. 관절 동작과 신체 동작의 차이점은 무엇인가?
2. 간단한 각 관절 동작의 사례를 제시하시오.
3. 각 관절 동작이 어떤 신체의 면과 회전 축에 해당하는지 제시하시오.

표 3-1 단순 관절 동작

동작	정의	설명	축
굽힘(굴곡, Flexion)	관절의 각도를 감소시킴. 구부림	시상면	이마축
폄(신전, Extension)	관절의 각도를 증가시킴. 곧게 펴기	시상면	이마축
과다젖힘(과신전, Hyperextension)	해부학적 위치 이상으로 폄	시상면	이마축
가쪽굽힘(외측굴곡, Lateral Flexion)	중간선(머리 또는 몸통)에 있는 신체 부위를 오른쪽 또는 왼쪽으로 기울이기	이마면	시상축
벌림(외전, Abduction)	신체 부위를 중간선으로부터 멀어지게 벌리기	이마면	시상축
모음(내전, Adduction)	중간선을 향해 신체 부위를 가깝게 모으기	이마면	시상축
수평벌림(Horizontal Abduction)	벌림와 동일하지만 가로면에서 벌리기	가로면	수직축
수평모음(Horizontal Adduction)	모음과 동일하지만 가로면에서 모으기	가로면	수직축
올림(Elevation)	어깨를 위쪽으로 올리는 동작	시상면	이마축
내림(Depression)	어깨를 아래쪽으로 내리는 동작	시상면	이마축
내밈(Protraction)	어깨를 앞쪽으로 내미는 동작	가로면	수직축
뒤당김(Retraction)	어깨를 뒤쪽으로 당기는 동작	가로면	수직축
돌림(Rotation)	중간선(머리 또는 몸통)에 있는 신체 부위를 오른쪽 또는 왼쪽으로 돌리기	가로면	수직축
안쪽돌림(Medial (Internal) Rotation)	세로 축을 중심으로 신체 부위를 안쪽 방향으로 돌리기	가로면	수직축
바깥돌림(Lateral (External) Rotation)	세로 축을 중심으로 신체 부위를 가쪽 방향으로 돌리기	가로면	수직축
엎침(Pronation)	팔꿈치의 안쪽돌림	가로면	수직축
뒤침(Supination)	팔꿈치의 가쪽돌림	가로면	수직축
자쪽 치우침(척골 편위, Ulnar Deviation)	팔의 안쪽 면에 있는 자뼈를 향한 손목의 가쪽굽힘	이마면	시상축
노쪽 치우침(요골 편위, Radial Deviation)	팔의 가쪽 면에 있는 노뼈를 향한 손목의 가쪽굽힘	이마면	시상축
맞섬(Opposition)	엄지손가락이 손바닥을 가로질러 새끼손가락을 향해 맞섬.	이마면	시상축
재배치(Reposition)	엄지손가락이 손바닥을 가로질러 새끼손가락으로부터 해부학적 위치로 다시 돌아옴	이마면	시상축
발등굽힘(Dorsiflexion)	발등쪽으로 발목 굽혀 발을 들어 올림	시상면	이마축
발바닥쪽굽힘(Plantar Flexion)	발바닥쪽으로 발목 굽혀 발을 아래로 내림	시상면	이마축
안쪽번짐(Inversion)	발 안쪽 회전을 일으키는 발목 동작	이마면	시상축
가쪽번짐(Eversion)	발 가쪽 회전을 일으키는 발목 동작	이마면	시상축

근육의 기능적 역할

근육은 동작이나 움직임에 따라 네 가지 방법 중 하나로 기능한다. 근육 동작 중의 근육의 역할을 설명하는 용어로는 작용근(주동근, agonist), 길항근(antagonist), 협동근(synergist), 안정화근(stabilizer)이 있다.

작용근(agonist)은 주작용근(primary mover)이라고 불리기도 하며, 발생하는 동작에 대해 주로 작용하는 근육 또는 근육 그룹을 말한다. **협동근(synergist)**은 2차 작용근이라고도 하며, 작용근의 동작을 돕는 근육이다. 이 협동근은 주작용근의 작업을 돕고 개선하기 위해 다양한 각도에서 작용한다. 또한, 협동근은 움직임의 특정 부분에서는 더 많이 돕기도 하고, 또 다른 부분에서는 덜 돕는다. **안정화근(stabilizer)**이라 불리는 다른 근육들은 특정한 관절의 안정성을 증가시키기 위하여 작용근과 협동근의 작용을 돕는다. 마지막으로, 길항근은 **작용근**의 반대편에서 움직임을 조절한다. 작용근의 속도를 늦추고 결국 동작을 멈출 때 브레이크 역할을 한다. 주어진 동작을 위해, 다양한 역할과 기능을 하는 모든 근육들이 함께 작

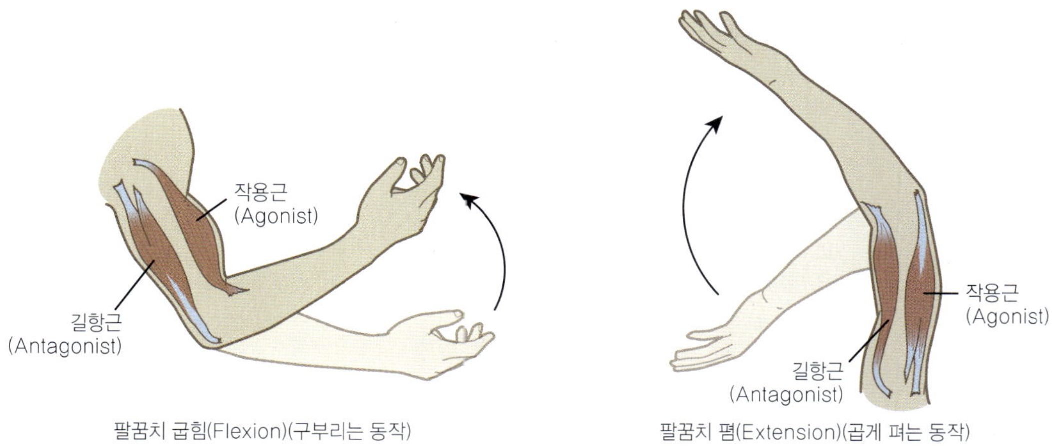

그림 3-10 팔꿈치 동작 중 근육의 다양한 역할

용하여 믿을 수 없을 정도로 유동적이고 부드러운 움직임을 만들어 낸다.

모든 근육이 상황에 따라 작용근, 길항근, 협동근, 안정화근의 역할을 하고 있다는 점을 이해하는 것은 대우 중요하다. 즉, 특정 동작을 하는 동안 근육은 작용근 역할을 한다. 그러나 만약 반대의 운동을 하게 되면 동일한 근육이 길항근 역할을 하게 된다. 또한 다른 동작에서는 이 동일한 근육이 협동근, 안정화근 역할을 할 수 있다. 특정한 근육은 어떤 동작에서 한 가지 역할만 할 뿐, 만약 다른 동작을 하면 다른 역할을 하게 된다.

근육의 다양한 역할에 대한 간단한 예는 팔꿈치 움직임으로 설명할 수 있다(그림 3-10). 팔꿈치를 굽힐 때, 위팔두갈래근(상완이두근)은 작용근이다. 다른 근육은 협동근역할을 한다. 다른 협동근이 위팔뼈를 안정시켜 아래팔이 고정된 팔꿈치 주위를 회전할 수 있도록 도와주는 것이다. 팔의 반대편에는 위팔세갈래근(상완삼두근, triceps brachii muscle)이 길항근(antagonist) 역할을 한다. 팔꿈치를 곧게 펴는 동작(폄, extension)으로 바뀌면 근육의 역할도 바뀐다. 대부분 위팔뼈를 안정시키는 근육들은 그대로 유지되지만, 위팔세갈래근은 작용근 역할을 하고, 위팔두갈래근과 협동근은 길항근 역할을 하게 된다.

근육의 이름 짓는 방법

근육의 이름을 짓는 것은 어렵거나 불가능한 작업처럼 보일 수 있다. 하지만, 어떻게 이름이 지어졌는지 알게 되면 더 쉽게 배울 수 있다. 근육은 위치, 형태, 작용, 부착부위, 힘살이 있는 부위, 이는곳(기시부)의 분할 수, 위치하는 깊이 등에 따라서 이름 지어진다(표 3-2). 예를 들어, 위팔두갈래근은 분할 수(또는 머리의 수)와 근육의 위치로 이름이 정해졌다. 위팔두갈래근은 2개의 머리를 가지고 있고 위팔 부위(brachial region) 안에 놓여 있다. 또 다른 사례는 세모근(삼각근, deltoid muscle)이다. 세모는 삼각형을 의미하며 세모근의 일반적인 모양은 삼각형이다. 마지막 사례는 긴엄지(발가락)굽힘근(장족무지굴근, flexor hallucis longus muscle)이다. 엄지(hallucis)는 첫 번째 발가락을 가리키며 이 근육은 엄지발가락을 굽힌다.

내근(내재근)과 외근(외재근)

어떤 근육은 내근, 외근이라는 용어로 설명된다. 이러한 용어는 손가락과 발가락을 움직이고 일반적인 위치를 나타내는 근육으로 제한된다. 내근(내재근, intrinsic muscles)은 모두 그것이 작용하는 부위(이는곳, 힘살(belly), 닿는곳) 안에 위치한다. 예를 들어, 내근의 두 가지 사례로 짧은엄지벌림근(단족무지외전근, abductor pollicis brevis muscle)과 짧은엄지(발가락)폄근(단족무지신근, extensor hallucis brevis muscle)이 있다(그림 3-11). 이 두 근육은 모두 각각 손과 발 안에 완전히 위치한다.

외근(외재근, extrinsic muscles)은 이는곳, 힘살(belly) 등이 작용하는 관절 부위 밖에 있는 근육이다(그림 3-12). 외근의 사례로는 긴엄지벌림근(장족무지외전근, abductor

표 3-2 근육 이름 의미의 사례

특성	근육 사례	참조
형태(Shape)	**세모근**(삼각근, Deltoid)	• 삼각형 모양
사이즈(Size)s	**큰볼기근**(대둔근, Gluteus maximus) **중간볼기근**(중둔근, Gluteus medius) **작은볼기근**(소둔근, Gluteus minimus)	• 가장 큰 • 비교적 중간 크기 • 가장 작은
이는곳의 분할 수 (Number of Divisions)	**넙다리네갈래근**(대퇴사두근, Quadriceps femoris) **위팔세갈래근**(상완삼두근, Triceps brachii)	• 네 개의 근육 무리 • 세 개로 분할됨(머리)
섬유 방향 (Direction of Fibers)	**넙다리곧은근**(대퇴직근, Rectus femoris) **가로 배근**(복횡근, Transverse abdominis) **배바깥빗근**(외복사근, External abdominal oblique)	• 수직으로 "곧은" • 수평으로 곧게 "가로지른" • 비스듬한
부착 부위 (Attachment Site)	**부리위팔근**(오훼완근, Coracobrachialis) **가시아래근**(극하근, Infraspinatus)	• 부리돌기에 부착 • 어깨뼈 가시아래에 부착
위치하는 부위 (Regional Location)	**위팔두갈래근**(상완이두근, Biceps brachii) **뒤정강근**(후경골근, Tibialis posterior)	• 위팔 부위 • 뒤정강 부위
작용(Action)	**긴발가락굽힘근**(장지굴근, Flexor digitorum longus)	• 발가락의 굽히는 작용
깊이(Depth)	**얕은손가락굽힘근**(표재지굴근, Flexor digitorum superficialis)	• 다른 근육에 비해 피부 표면에 더 가까운 부위
	깊은손가락굽힘근(심수지굴근, FZlexor digitorum profundus)	• 다른 근육에 비해 피부 표면에서 더 멀리 떨어진 부위

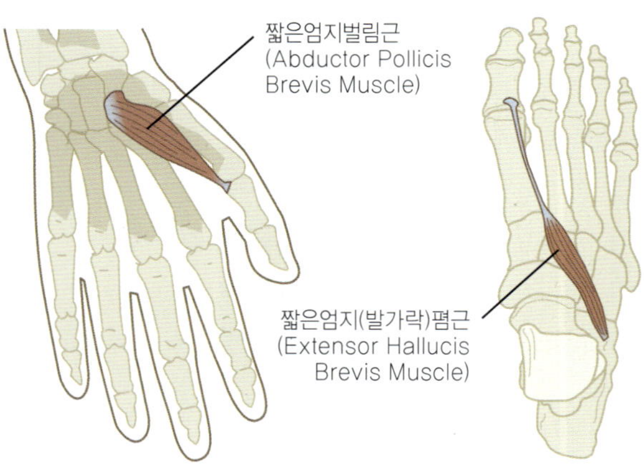

그림 3-11 내근의 사례

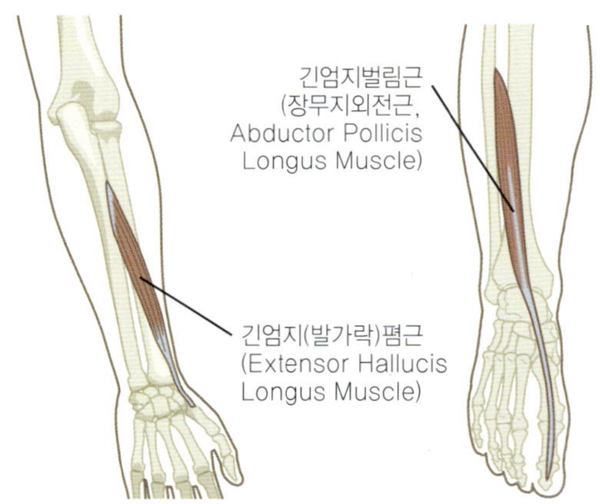

그림 3-12 외근의 사례

pollicis longus muscle)과 긴엄지(발가락)폄근(장족무지신근, extensor hallucis longus muscle)이 있다.

주요사항 체크

1. 작용근(agonist), 길항근(antagonist), 협동근(synergist), 안정화근(stabilizer)을 정의하시오.
2. 근육의 이름을 어떻게 지었는지 복습하시오. 이것에 익숙해질수록, 명칭을 찾아내고 이해하는 것이 쉬워질 것이다.
3. 움직이는 부위 안에 근육의 이는곳과 닿는곳, 힘살(belly)이 모두 들어 있을 때 이를 뭐라고 하는가?

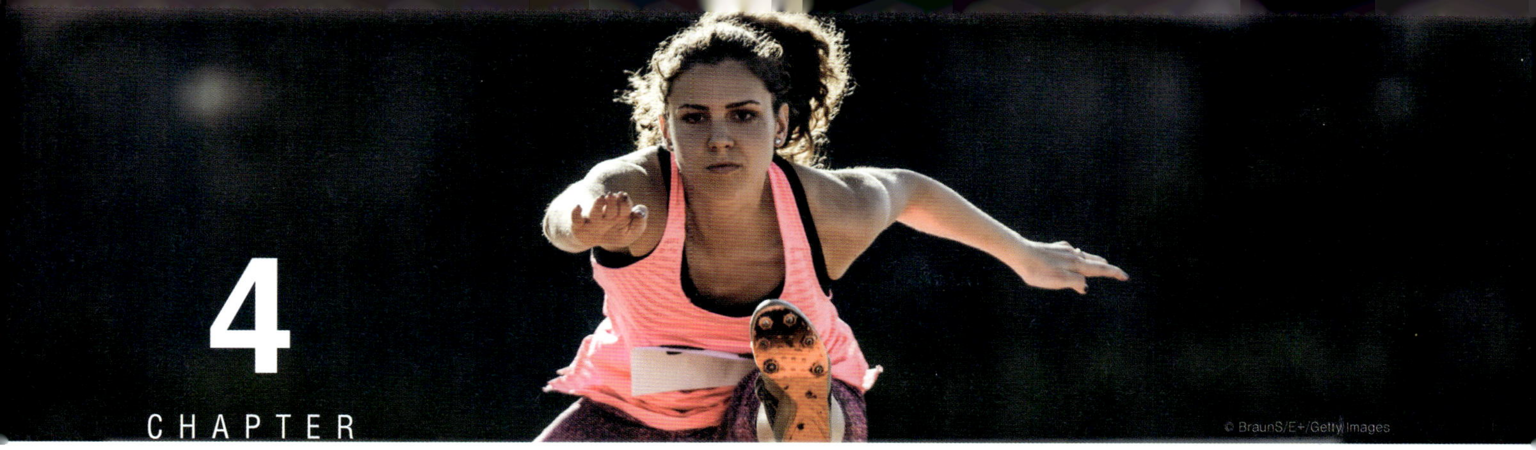

© BraunS/E+/Getty Images

신경계통

The Nervous System

학습목표

이 장을 학습한 후 다음 내용을 이해할 수 있다.

1. 신경계통(nervous system)의 구성을 이해한다.
2. 뉴런(신경세포, neuron)의 해부학적 구조와 기본 기능을 이해한다.
3. 중추신경계(central nervous system, CNS)의 해부학적 구조와 기본 기능을 요약한다.
4. 말초신경계(peripheral nervous system, PNS)의 해부학적 구조와 기본 기능을 설명한다.
5. 운동단위(motor units)의 역할을 설명한다.

신경계통(nervous system)은 우리 몸에서 가장 복잡하고 신비롭다. 과학자들이 신경에 대해 많은 것을 발견해 내고 있지만 아직도 밝혀지지 않은 것들이 너무 많다. 신경계통의 전반적인 목적은 신체의 다른 모든 시스템을 제어하고 조절하고 조정하는 것이다(그림 4-1). 예를 들어, 체온은 평균 36.5도 내외로 유지해야 한다. 인체의 어떤 체계는 체온을 올릴 수 있고, 다른 어떤 체계는 낮출 수 있다. 신경계통은 온도를 올리거나 내릴 수 있는 적절한 시스템을 작동시켜 온도를 조절한다.

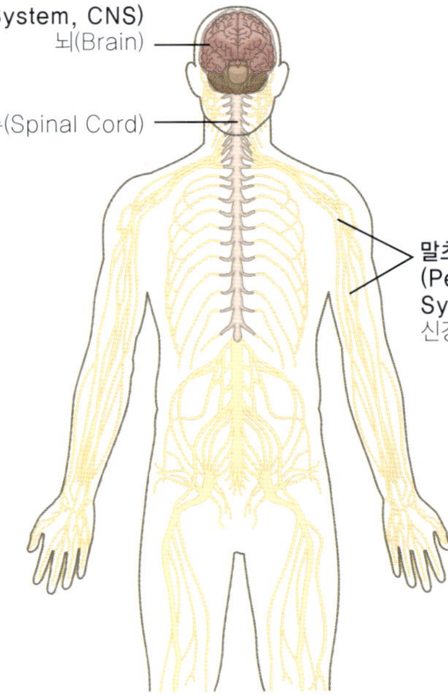

그림 4-1 신경계통

신경계통의 구성

신경계통은 다른 기관계통과 마찬가지로 세포(cells), 조직(tissues), 그리고 기관(organs)으로 구성되어 있다. 그러나 이것들을 설명하기 전에 먼저 신경계의 구성을 이해해야 한다. 신경계통은 전통적으로 두 개의 주요 부분으

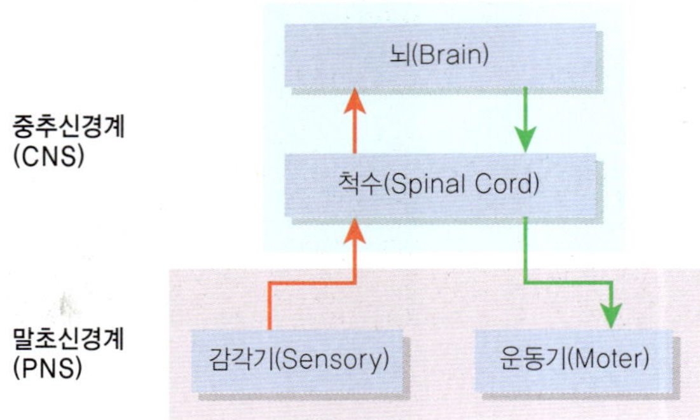

그림 4-2 신경계통의 구성 및 세부구성

로 나뉜다(그림 4-2). 바로 중추신경계(central nervous system, CNS)와 말초신경계(peripheral nervous system, PNS)다.

중추신경계(central nervous system, CNS)는 뇌(brain)와 척수(spinal cord)을 포함한다.

뇌와 척수의 전반적인 기능은 다음과 같다.

1. 신체로부터 정보를 수신한다.
2. 정보를 해석한다.
3. 결정을 내린다.
4. 신체에 메시지를 보내 영향을 미친다.

말초신경계(peripheral nervous system, PNS)의 주요 기능은 몸과 CNS 사이의 통신 경로를 제공하는 것이다. PNS는 감각기(sensory)와 운동기(moter)로 세분된다(그림 4-2). **감각기**는 신체의 상태를 감시하고 정보(감각 메시지)를 CNS에 전달하는 역할을 담당한다. PNS의 **운동기**는 CNS에서 운동기로 메시지를 전달한다. 운동기는 효과나 변화를 일으킬 수 있는 기관이며, 모든 다양한 근육과 분비샘(glands)을 포함한다. PNS는 훨씬 더 나눌 수 있지만, 이 책에서는 주로 이 두 개의 주요 기관에 대해서만 다룰 예정이다.

주요사항 체크

1. CNS와 PNS의 주요 기능에 대하여 설명하시오.
2. PNS의 어떤 세부 구성이 몸으로 부터의 메시지를 CNS로 보내는가?
3. PNS의 어떤 세부 구성이 CNS로 부터의 메시지를 몸으로 보내는가?

신경의 해부

신경계통의 세포(신경세포)는 **뉴런(신경세포, neuron)**이라고 불린다. 다른 대부분의 세포들과 마찬가지로 신경세포는 신경계통의 "심장" 기능을 한다. 즉, 유기체로서의 기능은 세포의 결합된 노력에 의해 달성되며, CNS와 PNS 둘 모두에서 신경계통의 기능은 신경세포에 의해 수행된다.

신경세포는 흥분성과 전도성의 특성을 가지고 있다. **흥분성(excitability)**은 자극에 반응하는 능력을 말한다. **전도성(conductivity)**은 전기 에너지를 전도(운반)할 수 있는 능력을 의미한다. 따라서 신경세포는 자극을 받으면 전기 에너지(메시지나 정보)를 전도한다. 한편, 신경세포는 이러한 메시지를 한 방향으로만 전달한다.

신경세포는 한 방향으로만 메시지를 전달할 수 있기 때문에 모든 방향으로 메시지를 보내기 위해서는 하나 이상의 신경세포가 필요하다. 신경세포에는 세 가지 유형이 있다. 바로 감각신경세포(sensory neurons), 운동신경세포(motor neurons), 사이신경세포(interneurons)이다. **감각신경세포**는 몸의 상태와 관련된 정보를 CNS에 전달한다. 그들은 또한 **들신경세포(afferent neuron** 또는 **상행신경세포 ascending neuron)**라고 불리기도 한다. 들신경

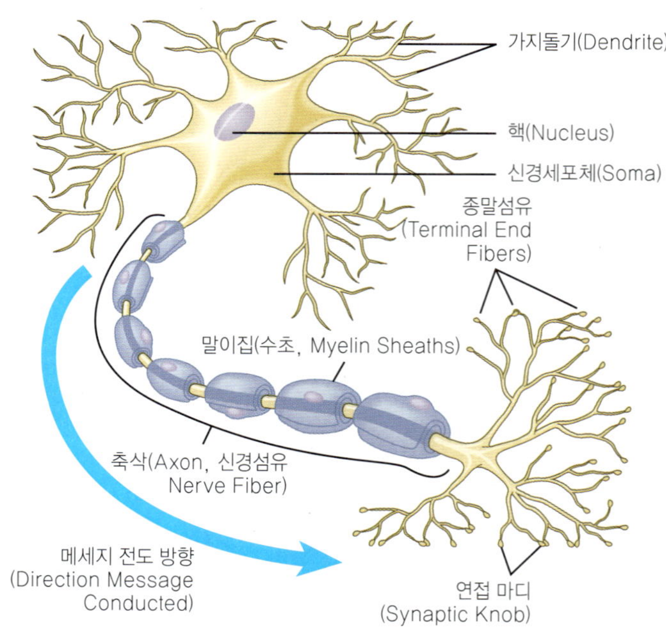

그림 4-3 전형적인 신경세포의 기본 해부학

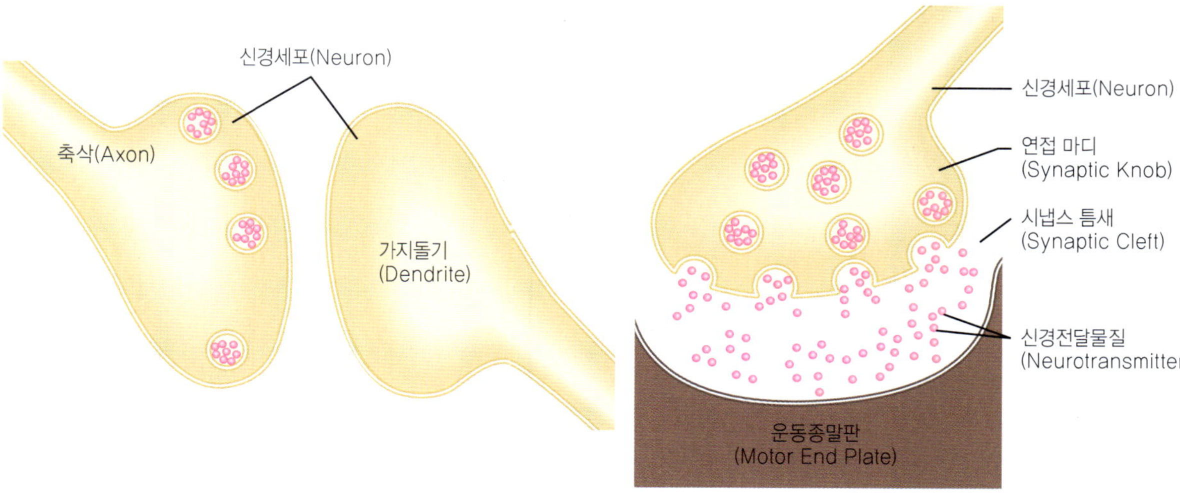

그림 4-4 신경세포-신경세포 시냅스(왼쪽)와 신경세포-근육 세포 시냅스(오른쪽)

세포는 문자 그대로 CNS를 향해 들어가도록 운반하는 것을 의미하기 때문이다. **운동신경세포**는 CNS로부터 운동기(moter, 근육이나 분비샘)로 메시지를 전달한다. 그들은 또한 **날신경세포(efferent neuron** 또는 **하행신경세포 descending neuron)**라고 불리기도 한다. 날신경세포도 문자 그대로 CNS로부터 멀리 운반하는 것을 의미하기 때문이다. **사이신경세포**는 감각신경세포와 운동신경세포들을 연결함으로써 통신 경로를 완성한다. 사이신경세포는 오직 CNS에서만 발견되며 **연관성 또는 연결성 신경세포**라고도 불린다.

모든 신경세포가 동일한 해부학적 구조를 가지고 있는 것은 아니지만, 다음은 이 책에서 다루는 신경세포와 관련된 주요 특징을 나타낸다(그림 4-3). 신경세포체(soma)는 핵을 포함하는 신경세포의 몸통(body)이다. **가지돌기(dendrite)**는 매우 많은 수가 있으며, 신경세포체로부터 비교적 짧게 연장되어 있다. 신경섬유라고도 불리는 **축삭(axon)**은 **신경세포체**로부터 비교적 길게 연장되어 있다. 신경정보는 가지돌기로부터 신경세포체(soma)를 거쳐 축삭(axon)으로의 한 방향으로 진행된다.

신경섬유(axon)의 끝에는 종말가지(terminal arborization)가 있다. 종말가지는 신경섬유의 끝에 있는 짧은 가지들의 집합이다. 각각의 가지를 **종말섬유(terminal end fiber)**라고 한다. 또한 각 종말섬유 끝을 **연접 마디(구상소체, synaptic knob)** 또는 종말 단추(terminal bouton)라 한다. **연접 마디(synaptic knob)**는 시냅스의 일부분이다.

시냅스(연접, synapse)는 신경세포와 다른 세포 사이의 결합(junction)이다. 시냅스에는 신경세포와 다른 신경세포와의 시냅스, 신경세포와 근육세포와의 시냅스, 신경세포와 샘세포와의 시냅스가 있다(그림 4-4). 신경세포와 근육세포(섬유) 사이의 시냅스를 **신경뿌리시냅스**라고 한다. 중요한 점은 모든 종류의 시냅스에 있어서, 세포들 사이에 직접적인 접촉은 없다. 그 대신 **시냅스 틈새(synaptic cleft)**라고 하는 간격이 있다.

연접 마디(synaptic knob) 안에는 소포(vesicle)가 있다. 소포는 대부분 종류의 세포에서 발견되는 거품 같은 구조물로 일시적으로 물질을 대량으로 수용하고 운반하는 역할을 한다. 시냅스소포(연접소포, synaptic vesicle) 안에는 신경전달물질(neurotransmitters)이 있다. 신경전달물질은 화학적 전달물질이다. 전기자극이 신경세포의 끝에 도달하면 소포(vesicle)는 연접 마디 끝으로 이동하여 신경전달물질을 방출하도록 자극을 받는다. 신경전달물질은 시냅스 틈새(synaptic cleft)를 가로질러 다음 세포를 자극한다(그림 4-4).

주요사항 체크

1. 신경세포을 그리고 각 부분의 명칭을 기입하시오.
2. 신경세포의 세 가지 유형을 나열하고 각각 어떤 역할을 하는지 서술하시오.
3. 신경전달물질이란?

중추신경계의 해부

CNS의 주요 기관(organ)은 척수(spinal cord)와 뇌(brain)이다(그림 4-5). 또한 척수와 뇌에 모두 존재하는 경로라고 불리는 구조도 있다.

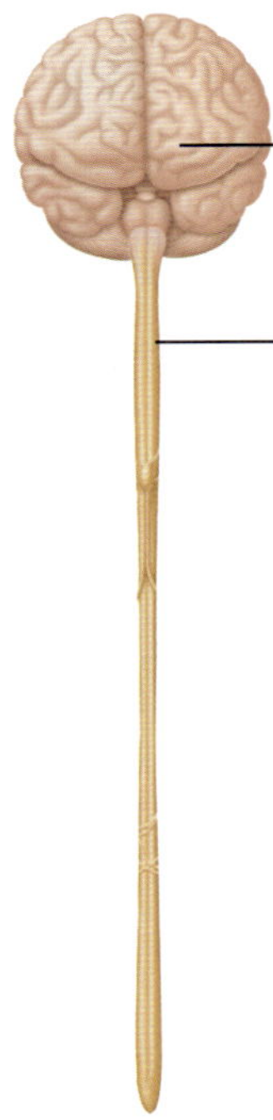

그림 4-5 뇌와 척수

CNS 경로

CNS의 **경로(tract)**는 신경섬유(axons) 다발이다(그림 4-6). 경로는 CNS의 모든 다른 부분들 사이의 통신 통로를 제공한다. 척수에서의 경로는 감각신경섬유 또는 운동신경섬유만을 포함한다. **오름길(상행로, ascending tract)**은 감각신경섬유의 묶음이다. 이들은 PNS의 감각신경세포로부터 뇌(brain)로 감각정보를 전달한다. **내림길(하행로, descending tract)**은 운동신경섬유의 묶음으로 뇌에서 PNS의 운동신경세포로 운동 정보를 전달한다.

뇌(brain)에도 역시 경로(tract, 신경섬유다발)가 있다(그림 4-7). 뇌 속의 경로들은 다른 의사결정 센터들 사이에서 정보가 공유될 수 있도록 그들의 모든 부분을 서로 연결한다. 예를 들어, 안뜰기관(전정기관, vestibular apparatus)이라 불리는 속귀(내이, inner ear)의 감각기관은 균형과 관련된 메시지를 뇌에 보낸다. 또한 눈(eyes)과 같은 다른 기관들도 균형 유지에 관련된 정보를 보낸다. 그러나, 이 두 감각기관으로부터의 초기 정보는 서로 다른 장소로부터 뇌로 오기 때문에, 경로는 균형을 강화하기 위해 양쪽의 정보를 모두 공유할 뿐만 아니라 다른 기관들과 정보를 공유할 수 있도록 한다.

뇌의 경로(tract)는 세 가지로 나뉜다(그림 4-7). 투사로(projection tract)는 척수를 뇌의 다양한 주요 부분과 연결시킨다. **맞교차로(commissural tract)**는 뇌의 각 반구

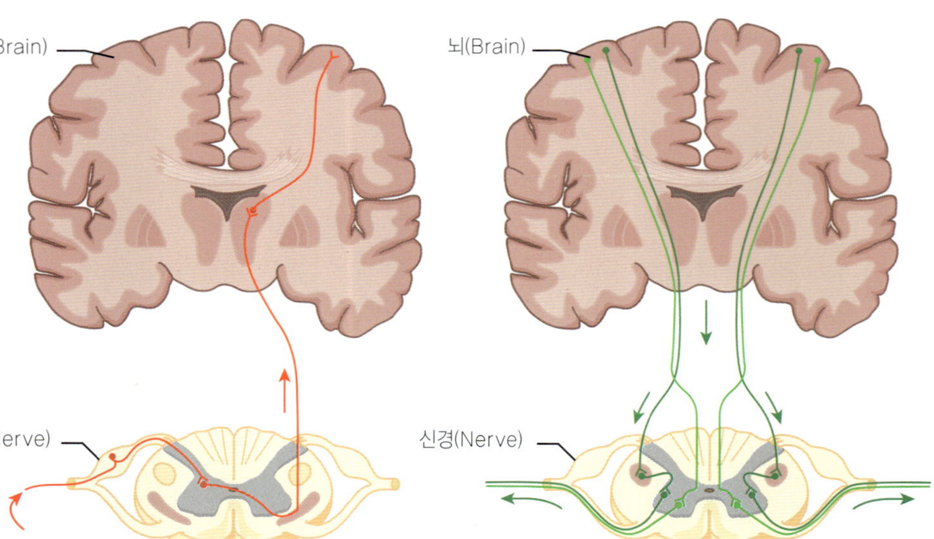

그림 4-6 척수의 오름길(왼쪽)과 내림길(오른쪽)

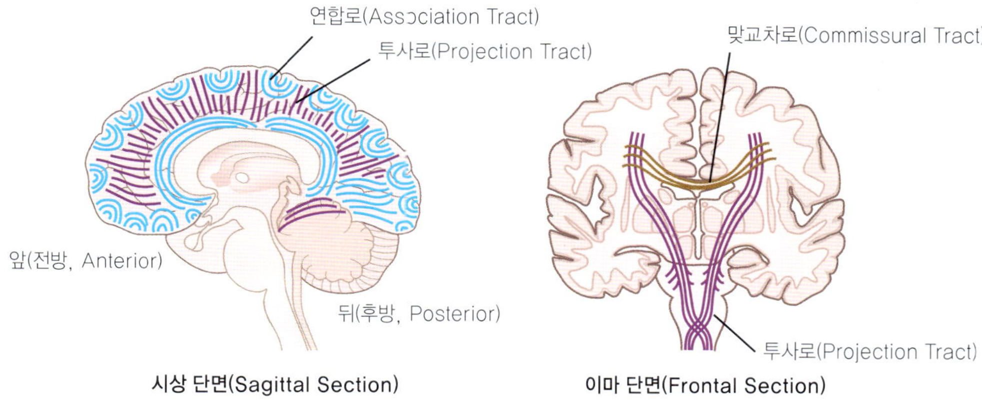

그림 4-7 뇌의 CNS 경로

(hemisphere)(측면)를 서로 연결한다. **연합로(association tract)**는 뇌의 각 반구 내에서 서로 다른 영역을 연결한다.

척수

척수(spinal cord)는 뇌(brain)의 아랫부분에서 시작하여 척주(spinal column)의 척추뼈구멍(vertebral foramina)을 통해 확장되는 신경조직의 기둥(원주, cylinder)이다(그림 4-8). 앞서 살펴본 바와 같이 오름길(ascending tract)와 내림길(descending tract)(신경섬유 다발로 이루어진)을 포함하고 한다. 척수의 길이를 따라 내려와 PNS의 척수신경(spinal nerve)으로 연결된다. 척수의 주요 기능은 뇌의 의사결정 능력보다 훨씬 제한적이긴 하지만, 비교적 간단한 두 가지 결정 중 하나를 하는 것이다.

간단한 결정 중 하나는 몸으로부터 올라온 감각정보가 '비상'인지 아닌지 판단하는 것이다. 비상시에는 즉시 PNS를 통해 특정 장기로 명령을 되돌려 보내 '비상'을 완화시킨다. '비상'에 대한 반응을 반사(reflex)라고 한다. **반사**는 자극에 대한 신속하고 불수의(involuntary)적인 반응이다. '비상'이 아닐 경우에는 척수는 간단하게 반응하여 정보를 오름길(ascending tract) 중 하나를 통하여 뇌에 전달한다.

또 다른 하나의 간단한 결정은 정형화된(변화 없는) 움직임(또는 동작)을 지속하는 것과 관련된다. '비상'이 아닐 경우의 움직임은 항상 뇌(brain)에 의해 시작된다. 또한 그 움직임의 모든 변화는 뇌에 의해 조절된다. 그러나 같은 방향, 같은 속도로 장시간 걷는 것처럼 움직임이 변하지 않는 한(정형화, stereotypical), 뇌의 작용없이 척수는 움직임

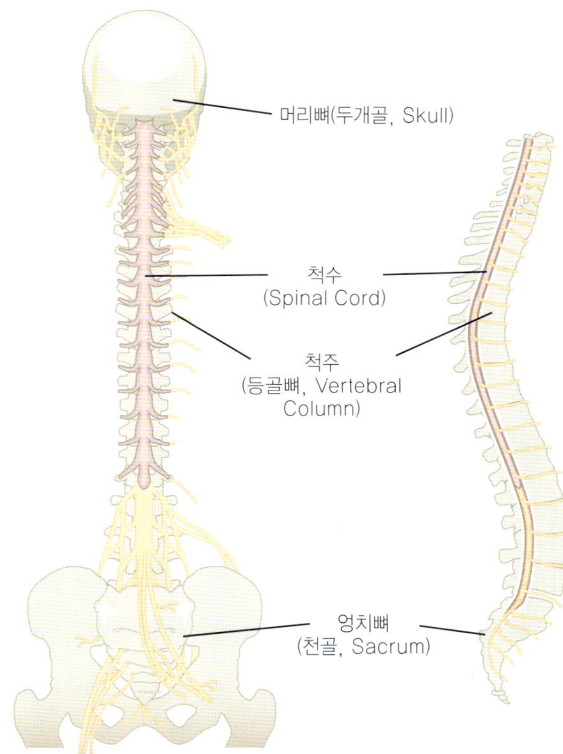

그림 4-8 척수: 뒤쪽 면(왼쪽) 및 가쪽 면(오른쪽)

에 관여하는 근육을 계속 자극한다.

뇌

뇌(brain)의 주요 부분은 대뇌(cerebrum), 소뇌(cerebellum), 뇌줄기(뇌간, brain stem)이다(그림 4-9). **대뇌**는 뇌의 가장 큰 부분(83%)이다. 중앙을 중심으로 길이 방향으로 두 개의 반구(hemispheres)로 나누고, 각 반구의 영역을 다시 엽(lobes)으로 나눈다(그림 4-9). 일반적으로 말

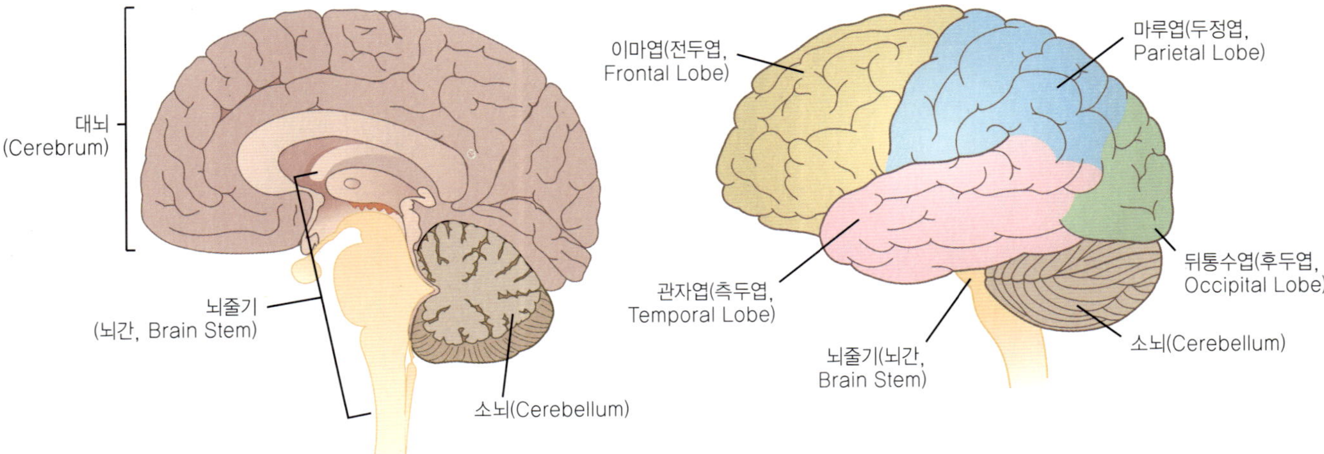

그림 4-9 뇌: 주요 부분(왼쪽) 및 대뇌의 엽(오른쪽)

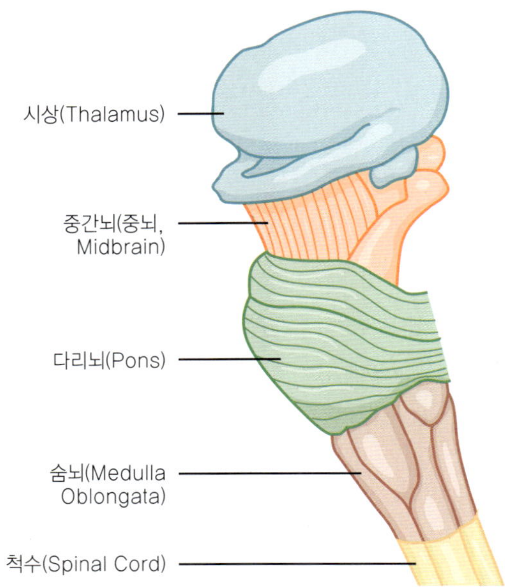

그림 4-10 뇌줄기(뇌간)

하면, 각각의 엽은 몇 가지 기본적인 기능을 가지고 있다. **이마엽(전두엽, frontal lobe)**은 운동 기능, 기억력, 행동을 조절한다. **마루엽(두정엽, parietal lobe)**은 혀, 피부, 근육으로부터 감각 입력(input)을 받아 해석한다. **관자엽(측두엽, temporal lobe)**은 청각과 냄새를 담당한다. **뒤통수엽(후두엽, occipital lobe)**은 시력을 조절한다.

소뇌(cerebellum)는 뇌의 질량의 약 10%로 대뇌(cerebrum)의 뒤쪽 아래(inferior, posterior)에 위치한다. 소뇌는 관절 움직임과 신체 위치에 대한 정보를 수신하고, 이에 대한 조절을 위해서는 뇌의 어느 부분이 작용해야 하는지를 결정하여, 대뇌에 전달한다.

뇌줄기(뇌간, brain stem)(뇌의 7%)는 대뇌의 중심 안쪽의 아래 부위에 위치한다(그림 4-10). 척수(spinal cord)의 상부 끝에서 시작하여 4개의 지역으로 나뉜다. 아래에서부터 숨뇌(medulla oblongata), 다리뇌(교뇌, pons), 중간뇌(중뇌, midbrain) 및 시상(thalamus)이다. **숨뇌(medulla oblongata)**의 주요 기능은 심박수, 호흡, 혈압의 중요한 신체 기능을 조절하는 것이다. **다리뇌(교뇌), 중간뇌(중뇌)**는 대부분 뇌의 여러 부분에서 정보를 주고받는 역할을 한다. **시상(thalamus)**은 감각 정보를 수신하고 뇌의 적절한 위치로 중계하기 때문에 "감각 관문(sensory gateway)"이라고 불린다.

주요사항 체크

1. 척수(spinal cord)가 결정을 내릴 수 있는가?
2. 뇌(brain)의 주요 세 부분은 무엇인가?
3. 뇌(brain)의 엽(lobe)을 나열하고 일반적인 위치를 설명하시오.

PNS 해부

PNS의 주요 기능은 신체의 상태를 감시하고 신체와 CNS 사이의 양방향 정보 전달 경로를 제공하는 것이다. 이를 위해 PNS는 감각수용기(sensory receptor)와 신경의 두 개의 주요 기관을 사용한다.

감각수용기

감각수용기(sensory receptor)는 자극에 반응하도록 특화되어 있다. 다양한 자극(에너지)에 대하여 서로 다른 유형의 감각수용기가 반응을 한다(그림 4-11). 이러한 에너지의 형태로 압력, 빛, 소리, 맛, 냄새, 열을 포함한다. 그리고 각각의 감각수용기들은 특정한 종류의 에너지에만 반응할 것이다. 예를 들어, 빛에 대한 감각수용기는 오직 빛 에너지에만 반응할 것이다.

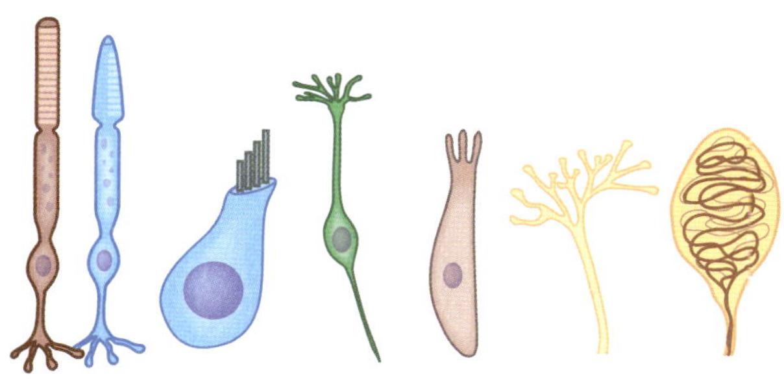

그림 4-11 감각수용기의 형태

감각수용기는 받아드린 자극을 전기 에너지로 변환(전환)하기 때문에 변환기(transducer)라고도 불린다. 자극이 충분히 크면 감각수용기는 그 에너지를 전기 에너지로 변환시킨다. 감각수용기는 이 전기 에너지를 CNS에 전달할 수 있는 감각신경세포와 시냅스(연접, synapse)를 이룬다. 이 결과로 몸으로부터의 "감각 정보"가 CNS에 전달되고 해석되어 최종 결정된다.

신경

신경(nerve)은 신경섬유(axons)로 채워진 파이프와 같은 도관(conduit)으로, 척수(spinal cord)로부터 뻗어 나와 PNS를 시작한다(그림 4-12). 거의 모든 신경이 혼합되어 있으며, **혼합신경(mixed nerve)**은 감각신경과 운동신경섬유를 모두 포함한다. 이런 혼합 구조는 하나의 영역에 하나의 구조로 작용하여 보다 효율적이다. 예를 들어, 감각신경세포와 연결된 근육 안에는 감각수용기가 있다. 또한 같은 근육에서 운동신경세포와도 시냅스를 이룬다. 두 개의 신경이 같은 곳으로 가는 것보다 한 개의 신경이 두 종

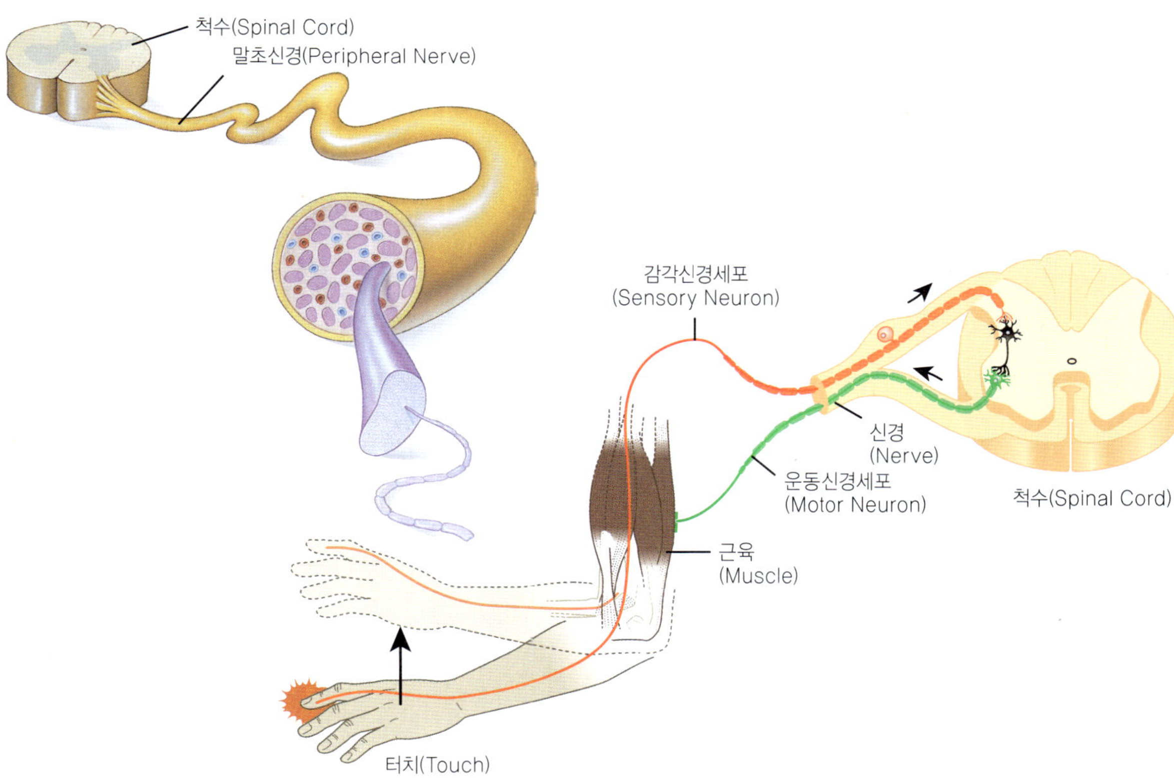

그림 4-12 말초신경

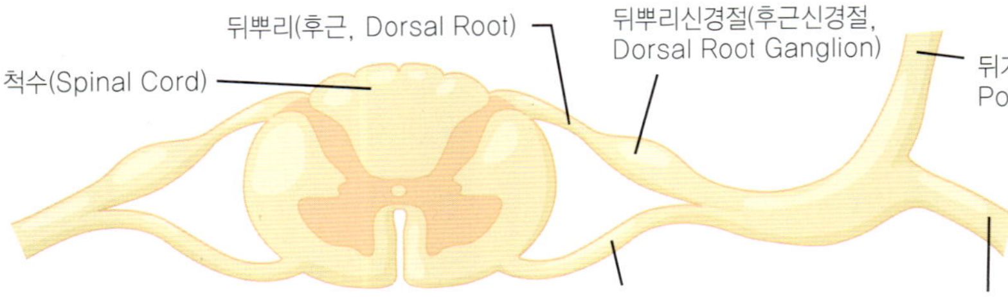

그림 4-13 척수신경과 척수로의 연결

류의 신경세포에게 통로를 제공하는 것이다. 신경은 PNS로 제한되어 있으며 사이신경세포(interneuron)는 그 안에 포함되지 않는다.

신경은 뇌신경(cranial nerve)이나 척수신경(spinal nerve)으로 분류된다. 뇌에서 직접 뻗어 나오는 **뇌신경**은 12쌍(총 24개)으로 주로 머리와 목 부위에 있는 내부 장기에 분포한다.

이러한 신경들은 생명활동과 일상생활에서의 기능에 필수적이지만, 관절운동을 담당하는 근육을 자극하지는 않는다. 신경분포(innervation)는 신경과 신경세포가 다른 신체 부위에 연결되거나 공급되는 것을 말한다.

척수신경(spinal nerve)에는 31쌍(총 62개)가 있다. 이들은 척수로부터 뻗어 나와 몸으로 신경을 연결한다. 이 신경에도 감각신경과 운동신경섬유를 모두 포함한다. 따라서 신경은 운동기(motors)에 메시지를 보내는 경로를 제공하고, 감각정보를 수신하는 경로도 역시 제공한다. 이렇게 메시지를 주고받는 이중적 역할 때문에 척추신경을 혼합신경(mixed nerve)이라고 부르기도 한다.

각 척수신경은 척수의 두 부위로부터 뻗어 나온다(그림 4-13). **뒤뿌리(후근, dorsal root)**는 척수의 뒤쪽으로부터 뻗어 있으며, 오름길(상행로, ascending tract)로 향하는 감각신경세포를 포함하고 있다. **앞뿌리(전근, ventral root)**는 척수의 앞쪽에 부착되어 있으며, 그 안에 내림길(하행로, descending tract)로 나오는 운동신경세포가 있다.

척추뼈 안에서는 이 두 뿌리가 합쳐져서 그에 상응하는 척추사이구멍(추간공, intervertebral foramen)을 통하여 들어오고 나가며, 두 가지로 갈라진다. 한쪽 가지를 **뒤가지(posterior ramus)**라고 한다. 이 가지는 척주(spinal column)에서 가까운 쪽의 구조물의 신경지배를 담당한다.

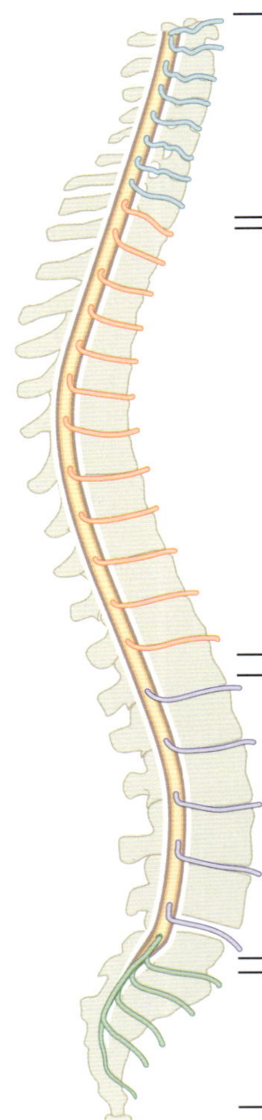

그림 4-14 신경뿌리

다른 가지는 **앞가지(anterior ramus)**라고 하는데, 이 가지는 척주로부터 멀리 떨어져 있는 구조물의 신경을 지배한다. 앞가지는 **신경뿌리(nerve root)**라고도 알려져 있으며 뒤뿌리나 앞뿌리와 혼돈해서는 안된다.

각 한 쌍의 척수신경(spinal nerve)은 전형적으로 척추에서 나가는 위치에 해당하는 대문자와 숫자로 약칭된다(그림 4-14). 예를 들어, C1 신경뿌리는 첫 번째 목뼈(경추, cervical vertebra)(C1)의 위쪽에서 빠져나온다. 8쌍의 신경뿌리(C1~C8)가 목뼈에서 빠져나오지만, 목뼈는 7개밖에 없다는 것에 주의하라. 처음 7개의 척수신경들은 각 목뼈의 윗부분에서 빠져나온다. 여덟 번째 척수신경은 일곱 번째 목뼈의 아랫부분에서 빠져나온다. 또한 나머지 척수신경도 각각 그에 상응하는 척추뼈의 아랫부분에서 빠져나온다. 그래서 가슴 부위(흉부, thoracic region)로부터는 12쌍(T1~T12)이 나오며, 허리 부위(요부, lumbar region)에서는 5쌍(L1~L5)이 빠져 나온다. 엉치 부위(천부, sacral region)에서는 5쌍(S1~S5)이 빠져나오며, 꼬리 부위(미부, coccygeal region)에서는 1쌍(Co1)이 빠져나온다.

신경얼기(신경총)와 그들의 주요 신경

척주(등골뼈, vertebral column)를 떠난 직후 신경뿌리(nerve root)는 여러 번 서로 합쳐지고 가지를 치면서 얼기(plexus)라고 하는 거미줄 같은 구조를 형성한다. 신경얼기(신경총, nerve plexuses)는 다섯 가지가 있다. 목신경얼기(경신경총, cervical plexus), 팔신경얼기(완신경총, brachial plexus), 허리신경얼기(요신경총, lumbar plexus), 엉치신경얼기(천골신경총, sacral plexus), 꼬리신경얼기(미골신경총, coccygeal plexus)이다. 가슴 부위의 척수신경뿌리(spinal nerve roots)는 얼기를 형성하지 않고, 신체의 특정 부위 신경지배를 위해 뻗어있는 중요한 신경이다.

목신경얼기(경신경총, cervical plexus)는 C1~C5 신경뿌리에서 형성된다. 이 얼기의 신경들은 머리와 목 부위의 신경지배 구조를 형성한다. **꼬리신경얼기(미골신경총, coccygeal plexus)**는 S4~Co1 신경뿌리에서 형성된다. 이 얼기의 신경들은 대부분 생식기 부위를 지배하는 구조를 갖는다. 이 두 얼기의 신경들의 기능은 이 책의 목적과 관련이 적기 때문에 더 이상 논의하지 않는다.

팔신경얼기(완신경총, brachial plexus)는 C5~T1 신경뿌리에서 형성된다. 이 책에서 다루는 13쌍의 신경(nerve)은 이들 얼기(brachial plexus) 또는 신경뿌리에서 나온다(그림 4-15). 이 13개의 신경쌍은 대부분 가슴, 어깨, 상지의 신경지배 구조를 형성한다. 이 신경들이 지배하는 특정 근육들은 이후의 장(chapter)에 다룰 것이다.

가슴 부위의 척수신경뿌리(spinal nerve roots)는 얼기(plexus)를 형성하지 않는다. 그 대신 12개의 신경뿌리가 신경들을 형성한다. 우선, 11개는 11개의 **갈비사이신경(늑간신경, intercostal nerve)**을 형성한다(그림 4-16). 그 중 T1 신경뿌리는 다른 신경뿌리와는 다른 갈비사이신경

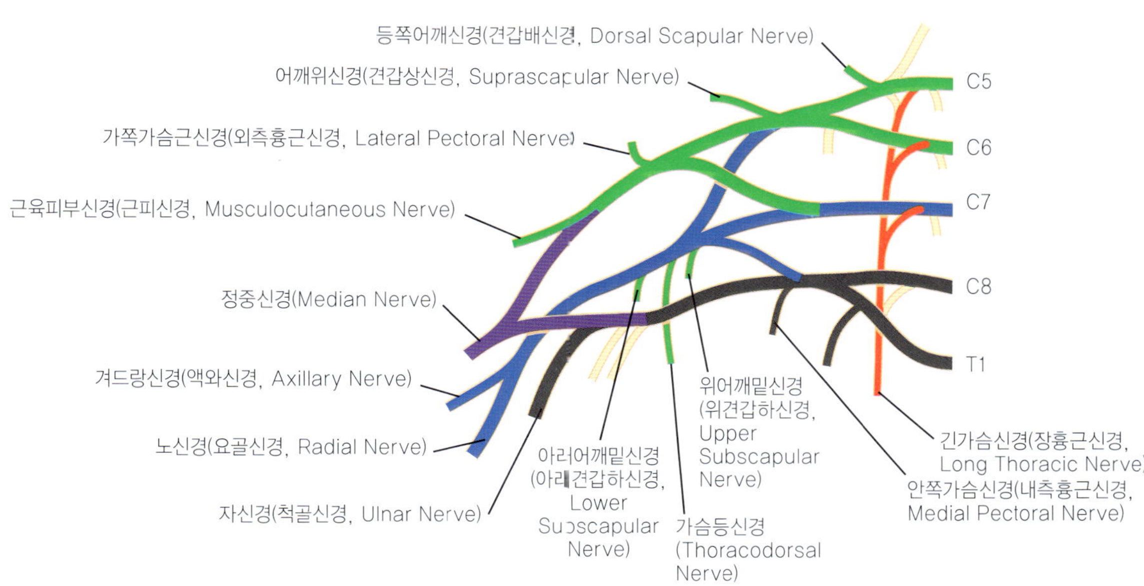

그림 4-15 팔신경얼기(완신경총)와 주요 신경

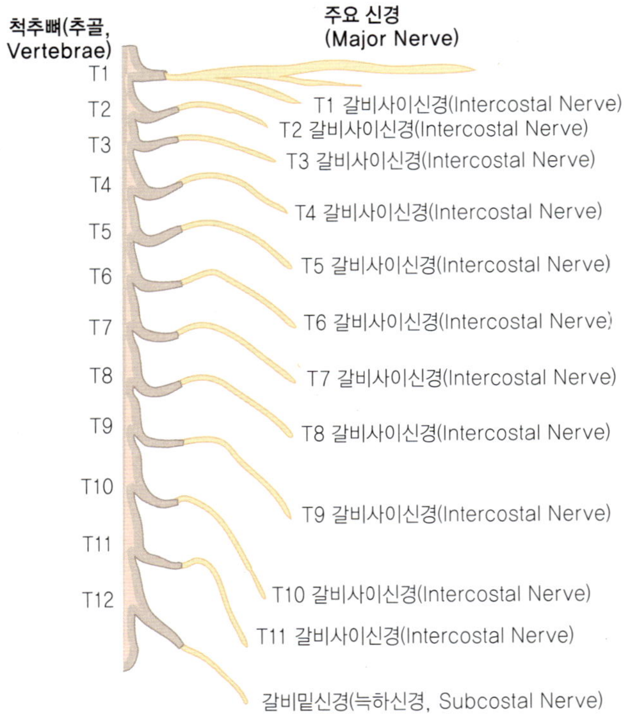

그림 4-16 가슴신경뿌리의 주요 신경

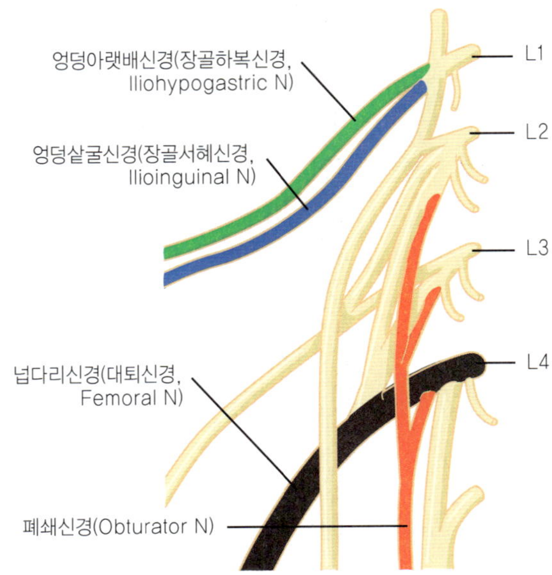

그림 4-17 허리신경얼기(요신경총)와 주요 신경

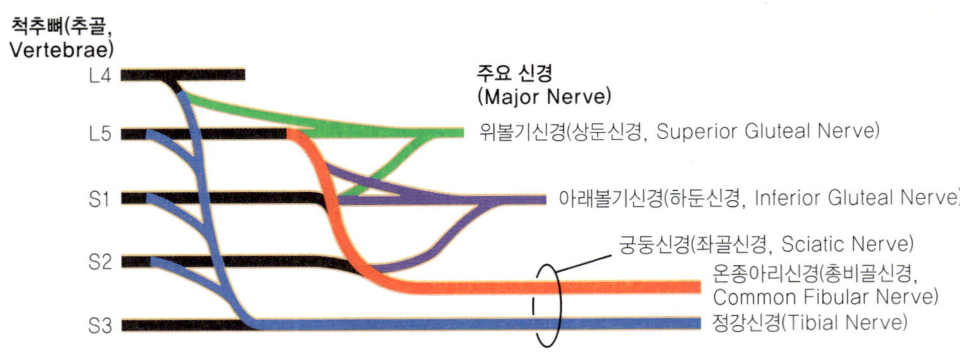

그림 4-18 엉치신경얼기(천골신경총)와 주요 신경

(intercostal nerve)을 형성한다. 한 가지(branch)는 팔신경얼기(완신경총, brachial plexus)의 한 부분을 형성하지만, 다른 가지는 T1 갈비사이신경(intercostal nerve)이 된다. T12 신경뿌리는 **갈비밑신경(늑하신경, subcostal nerve)**을 형성한다. 이 12쌍의 신경들은 가슴 부위(thoracic region) 및 배 부위(abdominal region)의 신경지배 구조를 형성한다. 이러한 신경들 중 일부는 움직임에 가장 직접적으로 책임이 있는 근육을 지배하며, 이들은 이후의 장에 다룰 것이다.

허리신경얼기(요신경총, lumbar plexus)는 L1~L4 신경뿌리에 의해 형성된다. 이 책에서 다루는 4쌍의 신경은 이들 얼기(lumbar plexus) 또는 신경뿌리에서 나온다(그림 4-17). 이 4개의 신경 쌍은 대부분 복부, 엉덩이, 그리고 일부 하지 부위의 신경지배 구조를 형성한다. 이 신경들이 지배하는 특정 근육들은 이후의 장에 다룰 것이다.

엉치신경얼기(천골신경총, sacral plexus)는 L4~S3 신경뿌리에 의해 형성된다. 이 책에서 다루는 5쌍의 신경들은 이들 얼기(sacral plexus) 또는 신경뿌리에서 나온다(그림 4-18). 이들 5쌍의 신경들은 허리신경얼기(lumbar plexus)가 담당하지 않는 나머지 하지 부분을 신경지배

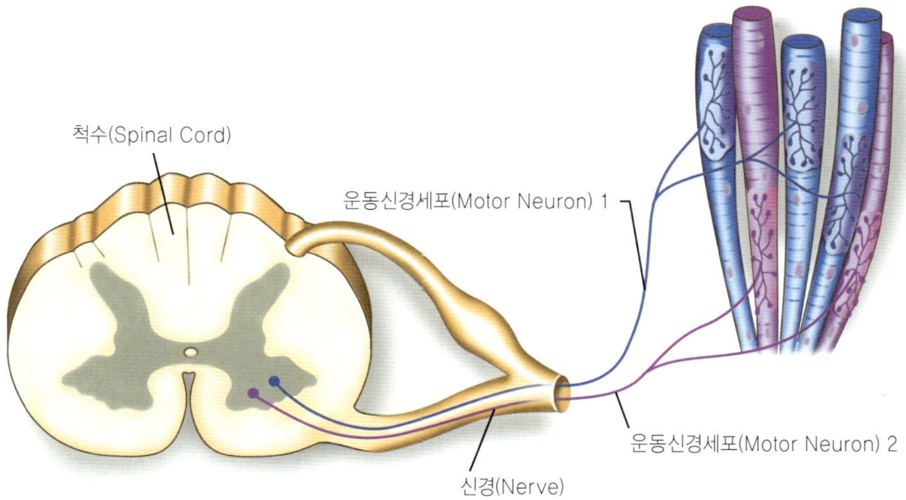

그림 4-19 같은 근육 내의 근육섬유(세포)를 지배하는 두 개의 운동 단위

한다. 이 신경들이 지배하는 특정 근육들은 이후의 장에 다룰 것이다.

운동 단위

운동학을 공부하는 학생은 **운동 단위(motor unit)**를 이해하는 것이 필수적이다. 정상적인 조건에서 근육은 신경계에 의해 자극을 받았을 때만 수축한다. 조금 더 구체적으로는 운동신경세포로부터 자극을 받았을 때이다. 운동 단위는 운동신경세포와 그것이 지배하는 모든 근육섬유(세포)이다(그림 4-19). 하나의 운동 단위가 근육 전체를 지배하지 않는다. 그 대신 하나의 운동단위가 하나의 근육섬유를 지배하므로 많은 운동신경세포를 동원해야 한다.

운동 단위는 지배하는 근육섬유(세포) 수에 따라서 크기가 나뉜다. 크기가 **큰 운동 단위**는 하나의 운동신경세포가 근육섬유를 최대 1,000개까지 지배한다. 이것은 전체 근육을 지배하기 위해 동원되는 운동 단위가 더 적다는 것을 의미한다. 넙다리근육(대퇴근, thigh muscle)과 같이 큰 힘과 파워가 필요한 근육에는 큰 운동 단위가 사용된다. 이것을 총 운동 제어(gross motor control)라고 한다. **작은 운동 단위**는 훨씬 적은 근육섬유를 지배한다. 실제로 어떤 운동신경세포들은 3개 정도의 적은 수의 근육섬유를 지배한다. 바꿔 말하면 근육을 자극하기 위해 더 많은 운동 단위가 필요하다는 것을 의미한다. 피아노 연주 시 손가락근육을 조절하는 것처럼 강도보다 정밀도가 중요한 미세한 운동 제어에는 작은 운동 단위가 사용된다.

주요사항 체크

1. 감각경로(sensory pathway)를 시작하는 것은 어떤 구조로 되어 있는가?
2. 4개의 신경얼기(신경총, nerve plexuses)와 그들이 지배하는 주요 부위를 나열하시오.
3. 하나의 운동신경세포(motor neuron)가 어떻게 하나의 근육섬유 또는 하나 이상의 근육섬유를 지배하는가?

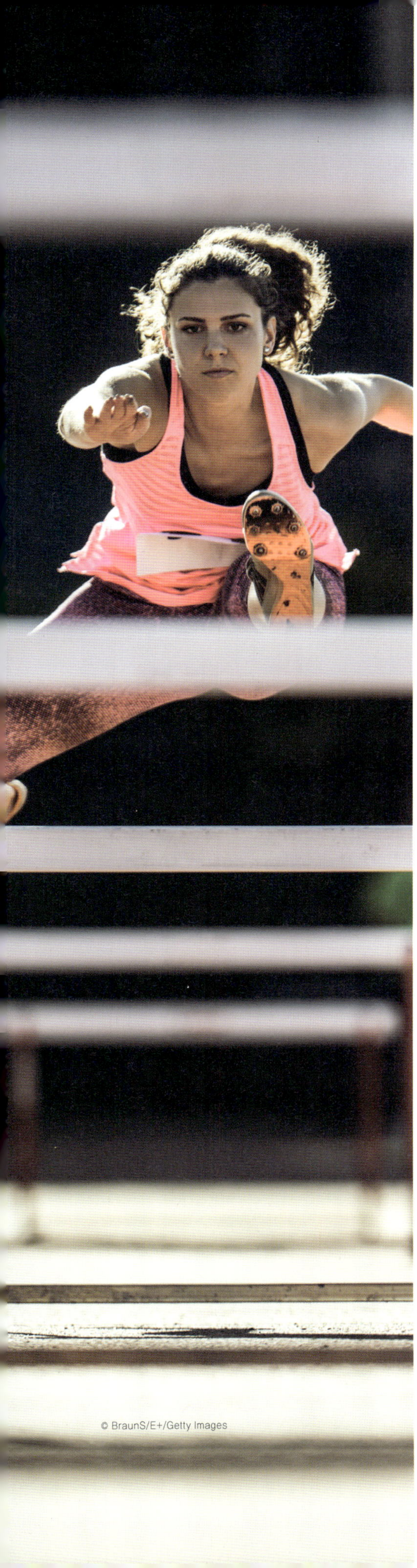

SECTION 2

뼈의 주요 특징

The Bones and Their Landmarks

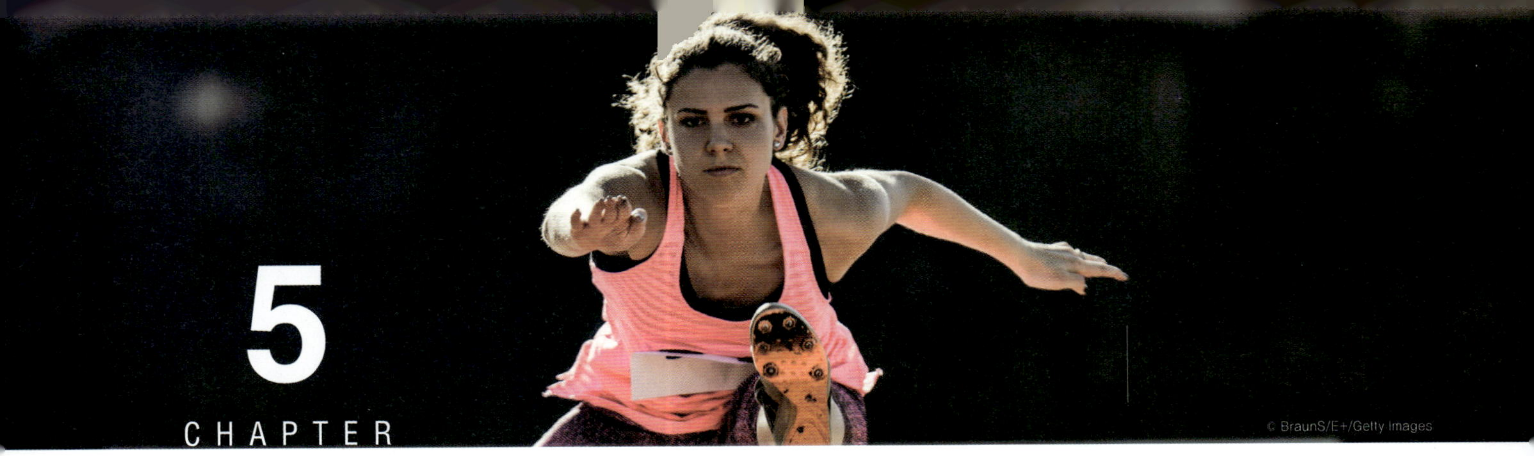

몸통뼈

The Bones of the Axial Skeleton

학습목표

이 장을 학습한 후 다음 내용을 이해할 수 있다.

1. 머리뼈의 이름과 위치를 이해한다.
2. 머리뼈의 주요 부위를 이해한다.
3. 척추뼈의 이름과 위치를 이해한다.
4. 척추뼈의 주요 부위를 이해한다.
5. 가슴우리뼈의 이름과 위치를 이해한다.
6. 가슴우리뼈의 주요 부위를 이해한다.

운동학을 공부하는 학생이라면 이 장과 다음 두 장에서 다루는 신체 움직임에 핵심적인 뼈와 부위를 완벽히 학습하는 것이 중요하다. 본 학습물을 통해 마지막 부문(section) 및 장에서 다루는 관절(joint), 근육부착(muscle attachment) 및 동작(motion)을 이해할 수 있다.

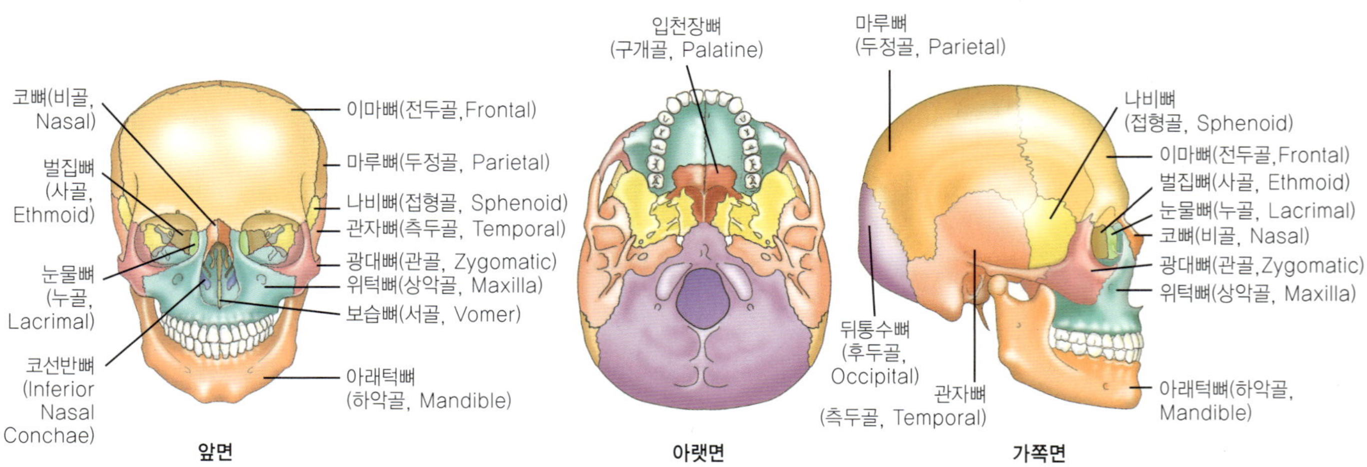

그림 5-1 머리뼈

단, 언급되는 뼈와 부위는 운동해부학(anatomical kinesiology) 학습에 중요하다고 여겨지는 선에 국한된다. 예컨대 귓속뼈(auditory ossicle)는 운동학의 관점에서 직접적인 역할을 하지 않기 때문에 뼈대를 설명하는 표 이외에 별도로 다루어지지 않는다.

머리뼈

머리는 22개 뼈로 구성되어있다(그림 5-1). 이 22개 뼈는 세부적으로 얼굴뼈와 머리뼈로 나뉘어진다. **얼굴뼈(안면골, facial bone)**는 총 14개이며, **아래턱뼈(하악골, mandible)** 1개, **위턱뼈(상악골, maxillae)** 2개, **입천장뼈(구개골, palatine)** 2개, **광대뼈(관골, zygomatic)** 2개, **눈물뼈(누골, lacrimal)** 2개, **코뼈(비골, nasal)** 2개, **보습뼈(서골, vomer)** 1개, 그리고 **코선반뼈(inferior nasal conchae)** 2개로 구성되어 있다.

머리뼈(두개골, cranial bone)는 총 8개이며, **이마뼈(전두골, frontal)** 1개, **마루뼈(두정골, parietal)** 2개, **뒤통수뼈(후두골, occipital)** 1개, **관자뼈(측두골, temporal)** 2개, **나비뼈(접형골, sphenoid)** 1개, 그리고 **벌집뼈(사골, ethomoid)** 1개로 구성되어 있다. 관자뼈와 뒤통수뼈만이 운동해부학에서 중요한 기능을 한다. 관자뼈에는 **꼭지돌기(유양돌기, mastoid process)**가 있는데, 이는 귀 바로 뒤에 돌출되어 있는 부위다(그림 5-2). 뒤통수뼈의 핵심 기능 및 설명은 그림 5-3에서 찾아볼 수 있다.

그림 5-1 관자뼈와 각 부위

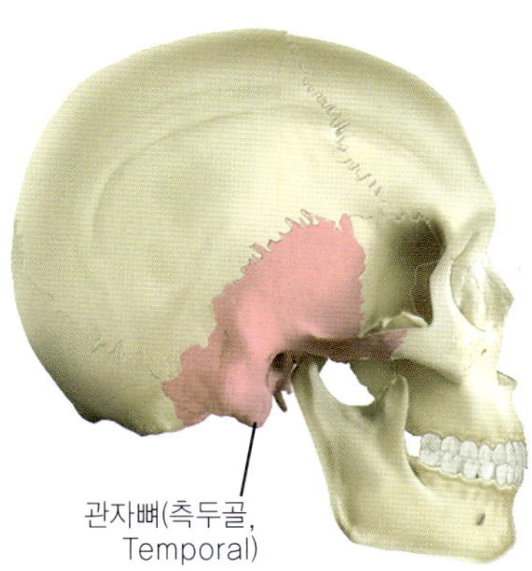

부위	특징
꼭지돌기 (Mastoid Procss)	뒤쪽의 비교적 큰 "돌출부위(bump)"

그림 5-3 뒤통수뼈와 각 부위

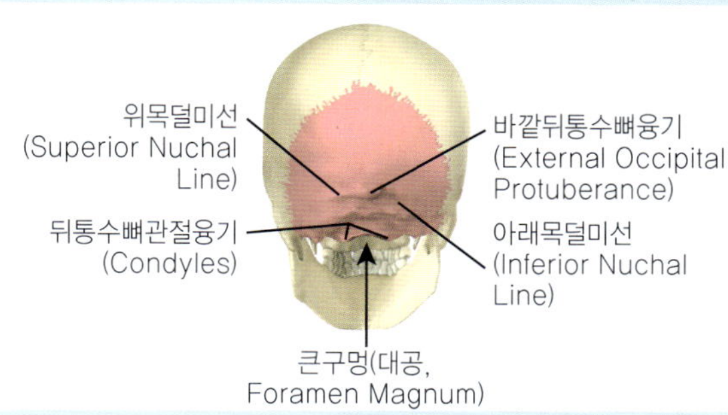

부위	특징
큰구멍 (Foramen Magnum)	척수의 하단 통로
뒤통수뼈관절융기 (Occipital Condyles)	C1과 교합하는 부드러운 마디
바깥뒤통수뼈융기 (External Occipital Protuberance)	머리 뒤쪽 중간선의 하단부에 위치한 돌출부
위목덜미선 (Superior Nuchal Line)	융기 아래의 수평 모서리
아래목덜미선 (Inferior Nuchal Line)	위목덜미선아래의 비촉지 수평 모서리

주요사항 체크

모든 머리뼈의 이름과 부위를 복습하라. 아래는 참고할 수 있는 몇 가지 예시다.

1. 이마(forehead)에 해당하는 머리뼈는 무엇인가?
2. 위턱뼈(상악골, upper jaw) 및 아래턱뼈(하악골, lower jaw)에 상응하는 머리뼈는 각각 무엇인가?
3. 머리 뒤쪽 머리뼈 중간선의 하단부 끝에 있는 돌출부(projection)는 무엇인가?

직접 그림을 그려 이름을 붙여보는 연습도 학습에 도움이 될 수 있다.

척주(등골뼈)

척주(vertebral column)은 다섯 부위(region)로 나뉘어진다. 이 부위들은 **목뼈(경추, cervical)**라고 불리는데, **가슴(흉추, thoracic)**, **허리(요추, lumbar, 등 아래쪽)**, 엉치뼈(천골, sacrum)의 **엉치(천골, sacral)**, 그리고 **꼬리(미골; coccyx)**에 해당하는 목과 가슴을 의미한다(그림 5-4). 척추뼈(vertebrae)의 약어로는 흔히 목뼈(cervical)의 "C", 가슴(thoracic)의 "T", 허리(lumbar)의 "L", 엉치(sacral)의 "S", 또는 꼬리(coccygeal)의 "Co"이며, 윗부분부터 차

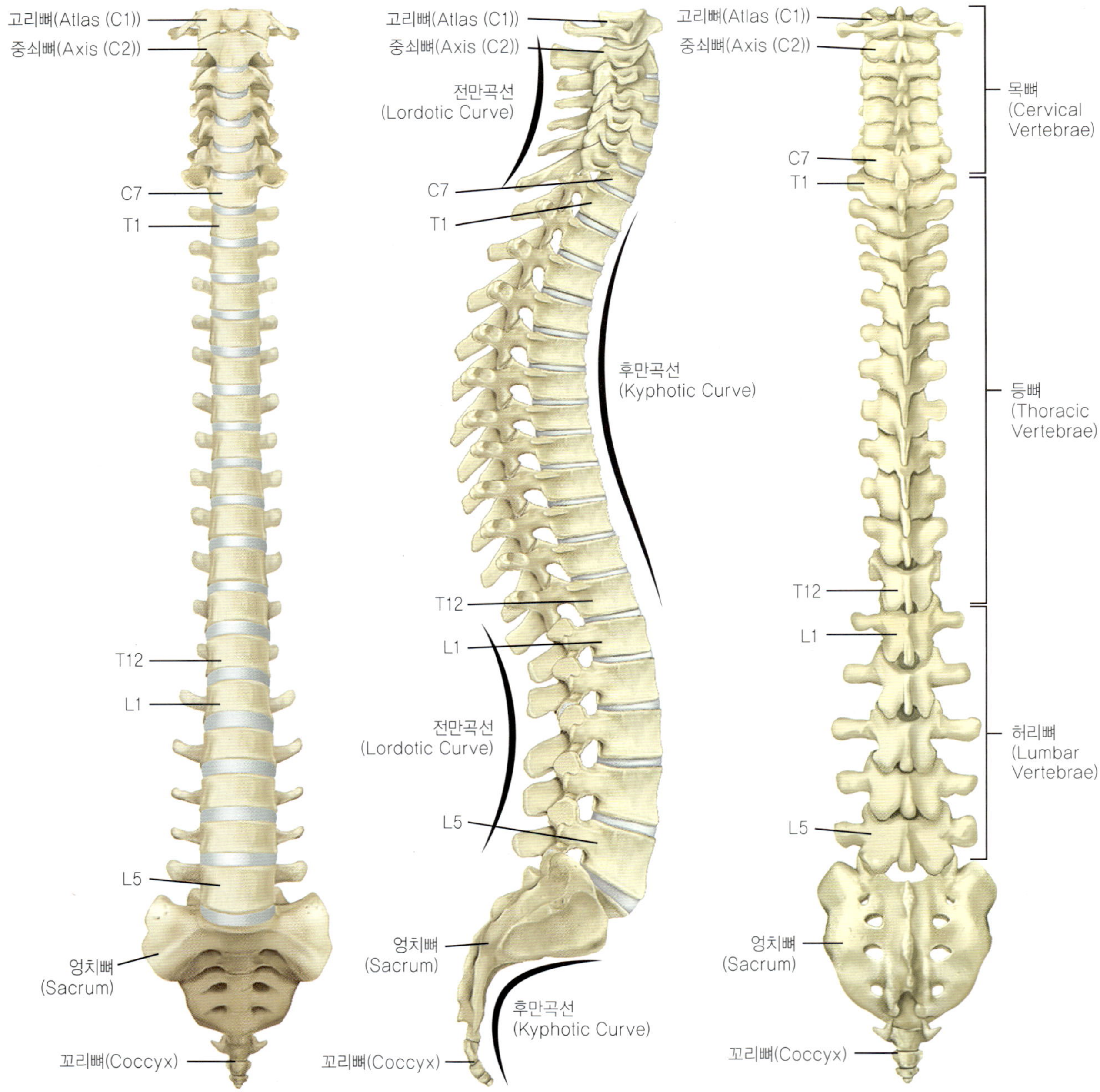

그림 5-4 척주의 각 부위

례로 번호를 매긴다. 예를 들어, 목뼈(cervical spine)의 가장 상단에 위치한 척추뼈(vertebrae)의 약칭은 "C1"이다.

목뼈(경추, cervical vertebrae)는 상대적으로 크기가 작은 총 7개(C1–C7)의 척추뼈로 구성되어 있다. 척주(column)는 전체적으로 머리뼈의 가장 밑부분부터 전만(lordotic) 곡선의 형태를 띤다. 첫 번째 척추뼈(vertebrae, C1)는 **고리뼈(환추, atlas)**라고 불리기도 하는데, 머리를 지탱하기 때문이다. 이 척추뼈는 머리뼈(두개골, cranium)의 뒤통수뼈(후두골, occipital bone)와 연결되어 있다. C1이 다른 척추뼈와 특별히 다른 점은 몸통(body)이 없다는 점이다.

두 번째 척추뼈(vertebrae, C2)는 중쇠뼈(axis)라고 불리기도 한다. **등뼈(thoracic vertebrae)**는 총 12개로 구성되어 있다(T1–T12). 등뼈는 후만(kyphotic) 곡선의 형태다. 등뼈의 척추뼈는 또한 가슴우리(thoracic cage)의 모든 갈비뼈(늑골, rib)와 연결되어 있다. **허리뼈(lumbar vertebrae)**는 총 5개(L1–L5)며, 전만(lordotic) 곡선형이다. 허리뼈는 상체의 무게를 지탱하고 일부 대형 근육의 부동한 무게중심이 되어 주기 때문에 가장 크기가 크다.

그림 5–5 일반적인 척추뼈와 각 부위

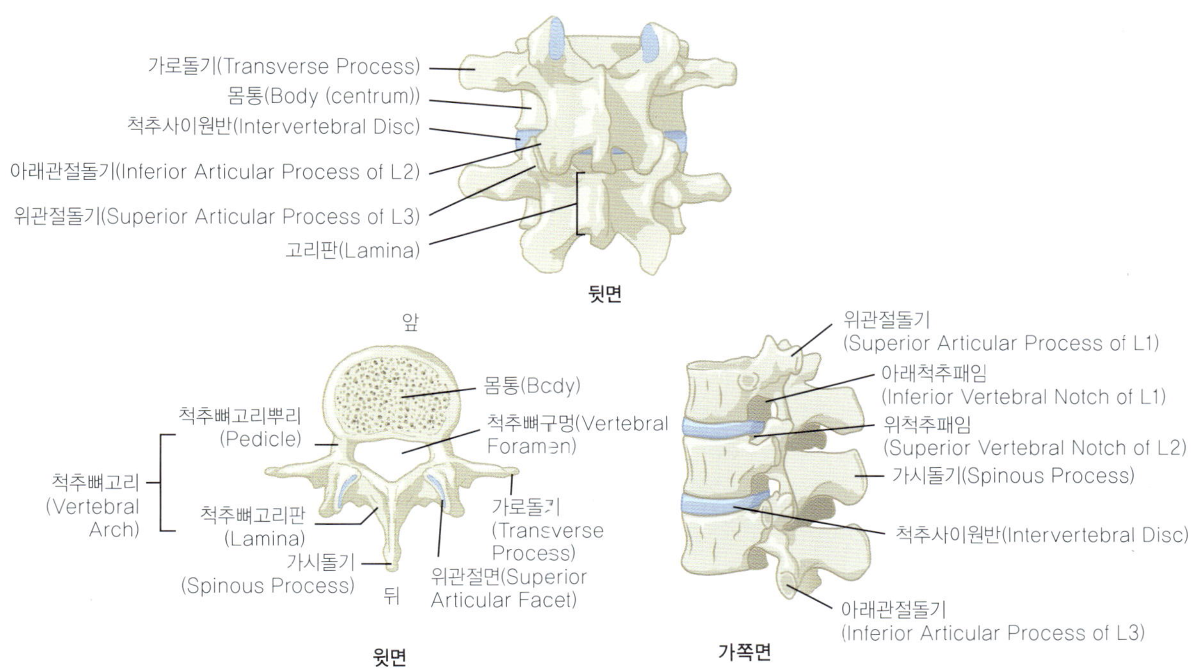

부위	특징
몸통(Body)	무게 지탱. 척추뼈가 겹겹이 쌓이는핵심 부위
척추뼈고리(Vertebral Arch)	몸통 뒷면의 곡선형 조직으로 척추뼈구멍을 형성함
척추뼈구멍(Vertebral Foramen)	척수의 통로
가시돌기(극돌기, Spinous Process)	척추뼈그리의 가장뒷면쪽에 위치한 단일 돌기
가로돌기(횡돌기, Transverse Processes)	척추뼈그리에서 횡으로 뻗어 있는 두 개의 돌기
위관절돌기(상관절돌기, Superior Articular Processes)	척추뼈그리의 양쪽에서 다음 척추뼈를 향해 위로 뻗어 있는 두 개의 돌기
아래관절돌기(하관절돌기, Inferior Articular Processes)	척추뼈고리의 양쪽에서 다음 척추뼈를 향해 아래로 뻗어 있는 두 개의 돌기
위관절면(상관절면, Superior Articular Facets)	각 위관절돌기의 관절면
아래관절면(하관절면, Inferior Articular Facets)	각 아래관절돌기의 관절면
위척추패임(상추절흔, Superior Vertebral Notches)	각 척추뼈고리상단의 오목면
아래척추패임(하추절흔, Inferior Vertebral Notches)	각 척추뼈고리하단의 오목면
척추사이구멍(추간공, Intervertebral Foramen)	척추로쿠터의 신경 이동을 위한 교합 척추뼈두 개의 위척추패임과 아래척추패임이 형성한 통로

각 척추뼈 사이에는 충격 흡수의 역할을 하는 **추간판(척추원반, intervertebral disc)**이 있다. 각 추간판의 외부고리(outer ring)는 뻣뻣한 섬유연골(fibrocartilage)이며, 내부조직(inner tissue)은 보다 부드러운 젤라틴형의 연골(cartilage)로 구성되어 있다.

척추뼈

고리뼈(atlas, C1)와 중쇠뼈(axis, C2)를 제외하면 척추뼈대부분은 공통점이 몇 가지 있다. 일반적인 척추뼈의 핵심 부위 및 설명은 그림 5-5에서 확인할 수 있다.

엉치뼈와 꼬리뼈

엉치뼈(sacrum)와 꼬리뼈(coccyx)는 척주(vertebrae column)의 가장 하단부에 있는 두 개의 뼈다(그림 5-6). 꼬리뼈는 엉치뼈의 뒷면 하단부(posterior end)와 교합한다. 꼬리뼈는 하나의 뼈로 융합(fuse)되는 네 개의 아주 작은 척추뼈로 구성되어 있다. 꼬리뼈는 특별한 부위가 없다.

엉치뼈(sacrum)는 후만(kyphotic) 곡선을 이루고 있으며 삼각 모양이다. 이 외 엉치뼈의 다른 부위들은 아래 나열되어 있다. 척추뼈가 하나로 합쳐지기 전까지 정중엉치뼈능선(정중천골능, median sacral crest)가 척추뼈 다섯 개의 가시돌기(극돌기, spinous process) 역할을 했다.

또한, 가쪽엉치뼈능선(외측천골능, lateral sacral crest)은 가로돌기의 역할을 했다. 본 학습자료는 엉치뼈를 척주(vertebral column)와 골반뼈의 일부로서 "동등한 자격"을 갖는다고 볼 것인데, 최상단면(superior surface)

그림 5-6 꼬리뼈 및 엉치뼈의 각 부위

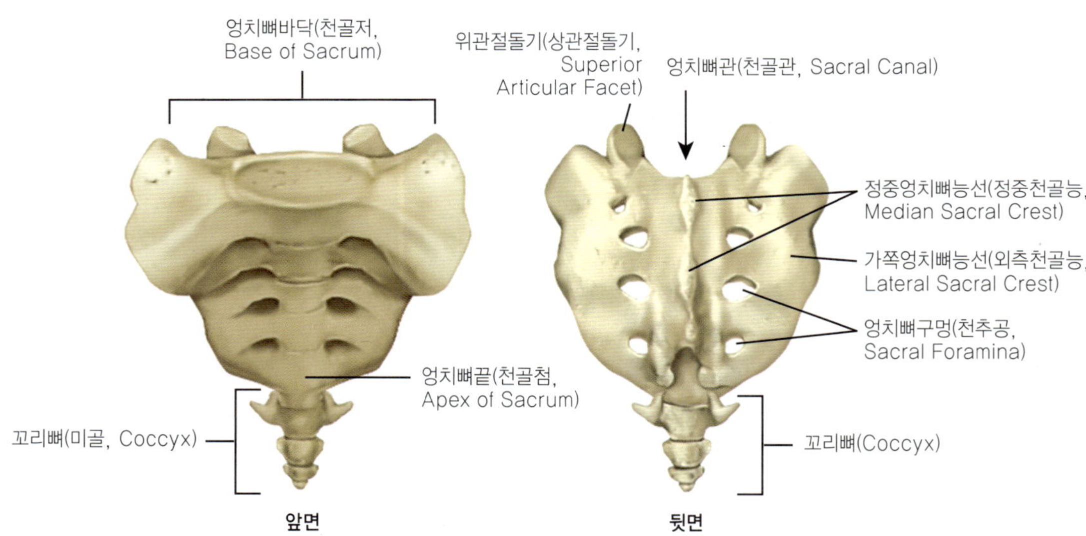

부위	특징
위관절돌기(상관절돌기, Superior Articular Processes)	L5 척추뼈의 아래관절면과의 교합으로 이어지는 위돌기
위관절면(상관절면, Superior Articular Facets)	각 위관절돌기의 교합면
엉치뼈바닥(Base)	다섯 번째 허리뼈의 중추와 교합하는 상단의 둥근 오목면
엉치뼈관(천골관, Sacral Canal)	신경 통로
엉치뼈틈새(천골열공, Sacral Hiatus)	엉치뼈의 아랫구멍
엉치뼈구멍(Sacral Foramina)	척수 및 혈관의 앞면 및 뒷면 통로
정중엉치뼈능선(Median Sacral Crest)	중간 뒤쪽을 따라 형성되어 있는 거칠고 둥근 돌출부
가쪽엉치뼈능선(Lateral Sacral Crest)	정중엉치뼈능선의 양쪽에 위치한 비교적 돌출이 적은 돌출부

의 다섯 번째 허리뼈(lumbar vertebrae) 및 가쪽의 두 볼기뼈(hip bone)와 교합하기 때문이다. 엉치뼈의 주요 부위와 설명은 그림 5-6에서 확인할 수 있다.

주요사항 체크

척주(vertebral column)의 모든 뼈와 부위를 복습하라. 아래는 참고할 수 있는 몇 가지 예시다.

1. 최상단에서 두 번째에 위치한 척추뼈(vertebrae)의 이름은 무엇인가?
2. 척추뼈의 뒷면에서 곧게 뻗어 있는 돌출부의 이름은 무엇인가?
3. L5의 아래에 위치한 삼각형 모양의 뼈는 무엇인가?

직접 그림을 그려 이름을 붙여보는 연습도 학습에 도움이 될 수 있다.

가슴우리뼈

가슴우리뼈(thoracic cage; rib cage)는 복장뼈(sternum)와 12쌍의 갈비뼈(rib, 총 24개)로 구성되어 있다(그림 5-7). 가슴우리뼈의 역할 중 하나는 심장과 폐 등의 내장기관을 보호하는 것이다. 그러나 가슴우리 자체는 단단하지 않은데, 팽창과 수축을 위해 여러 가지 뼈로 구성되어 있기 때문이다. 폐는 가슴우리에 밀착되어 있는데, 이 같은 폐와 갈비뼈의 운동성은 호흡(ventilation; breathing)에 있어 필수적인 요소이다.

갈비뼈

갈비뼈(늑골, ribs)는 12쌍(총 24개 뼈)으로 형성되어 있다. 갈비뼈는 앞면쪽의 "연결상태"에 따라 참갈비뼈(진륵, true ribs), 거짓갈비뼈(가륵, false ribs), 그리고 뜬갈비뼈(false floating ribs)로 분류된다(그림 5-7). 모든 갈비뼈는 뒷면에서 등뼈(thoracic vertebrae)와 교합한다. 유리연골(hyaline cartilage; 갈비연골, 늑연골; costal cartilage)은 모든 갈비뼈의 앞면말단(anterior end)으로부터 뻗어 나간다. **참갈비뼈(true ribs)** 1-7의 연골은 복장뼈(흉골, sternum)에 직접적으로 연결되어 있다. **거짓갈비뼈(false ribs)** 8-10의 연골은 복장뼈와 교합하는 대신 다양한 참갈비뼈와 융합된다. **뜬갈비뼈(false floating ribs)** 11과 12의 연골은 다른 연골과 융합되지 않는다. 모든 갈비뼈가 같은 형태이거나 척추뼈와 같은 방식으로 교합하는 것은 아니다. 그림 5-8에서 그 차이점과 주요 부위에 대한 설명을 확인할 수 있다. 또한, 같은 부위인 갈비뼈의 경우 괄호 안에 적었다.

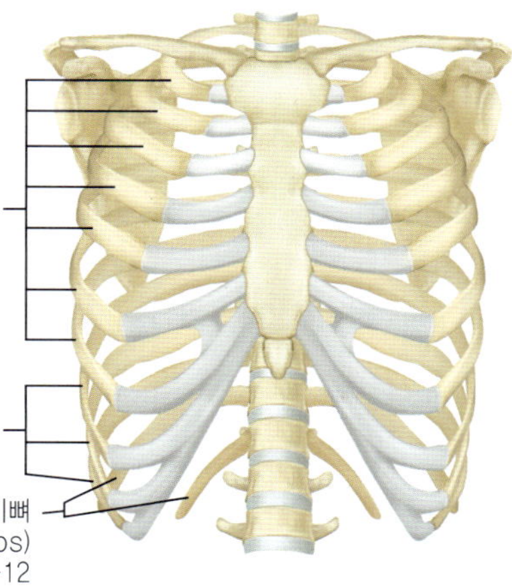

그림 5-7 가슴우리(흉강)

복장뼈

복장뼈(흉골, sternum)는 가슴 앞면(anterior thorax)의 중심에 있는 편평한 뼈다. 심장의 표면 위(superficially)에 위치한 복장뼈는 갈비연골(늑연골, costal cartilage)을 통해 갈비뼈와 교합하며 가슴우리(thoracic cage)의 앞면부위를 둘러싼다. 또한, 어깨로 뻗어 있는 빗장뼈(쇄골, clavicle) 두 개와 교합한다. 복장뼈의 주요 부위 및 설명은 그림 5-9에서 확인할 수 있다.

주요사항 체크

가슴우리(thoracic cage)의 모든 뼈와 부위를 복습하라. 아래는 참고할 수 있는 몇 가지 예시다.

1. 참갈비뼈(true ribs), 거짓갈비뼈(false ribs), 뜬갈비뼈(false floating ribs)라는 이름의 배경은 무엇인가?
2. 복장뼈(sternum)의 상부말단(superior end)에서 패임(절흔, notch) 두 개와 교합하는 뼈는 무엇인가?
3. 복장뼈(sternum)의 하부말단(inferior end)은 무엇이라 하는가?

직접 그림을 그려 이름을 붙여보는 연습도 학습에 도움이 될 수 있다.

그림 5-8 갈비뼈의 종류와 각 부위

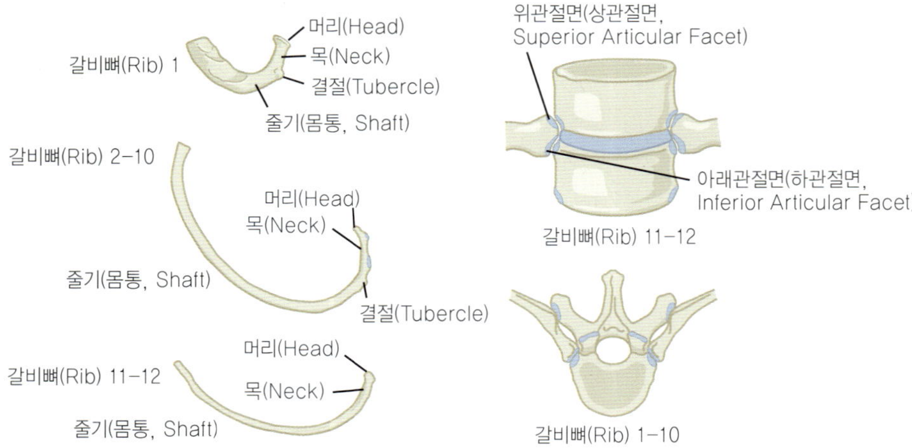

부위	특징
머리(Head)(R1-R12)	척추뼈와 교합하는 갈비뼈의 말단부위
목(Neck)(R1-R12)	머리와 이어진 좁은 부위
결절(Tubercle)(R1-R10)	척추뼈의 가로돌기와 교합하는 돌기
줄기(몸통, Shaft)(R1-R12)	결절로부터 앞면말단까지 이어진 굽어지거나 편평한 부위
위관절면(상관절면, Superior Articular Facets)(R2-R9)	머리의 상단부로, 위로 연결된 척추뼈와 교합함
아래관절면(하관절면, Inferior Articular Facets)(R2-R9)	머리의 하단부로, 아래로 연결된 척추뼈와 교합함

그림 5-9 복장뼈(흉골)와 각 부위

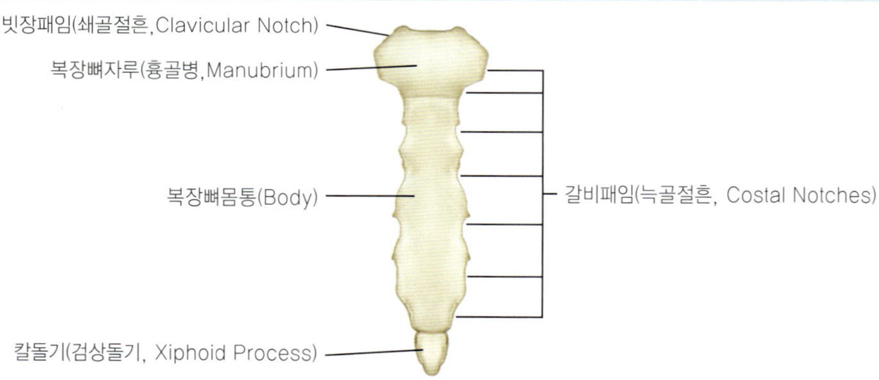

부위	특징
복장뼈자루(흉골병, Manubrium)	넥타이의 매듭과 유사한 모양의 넓은 상단부위
목아래패임(흉골상절흔, Suprasternal Notch)	복장뼈자루의 상단 모서리에 위치한 옅은 오목면
빗장패임(쇄골절흔, Clavicular Notches)	빗장뼈가 교합하는 복장뼈자루의 가로형 오목면
복장뼈중추(Body of [Sternum])	복장뼈의 중간 부분
갈비패임(늑골절흔, Costal Notches)	참갈비뼈 1-7의 연골과 교합하는 복장뼈자루와 중추의 횡단 모서리를 따라 형성된 오목면
칼돌기(검상돌기, Xiphoid (xyphoid) Process)	화살촉 모양의 아래돌기

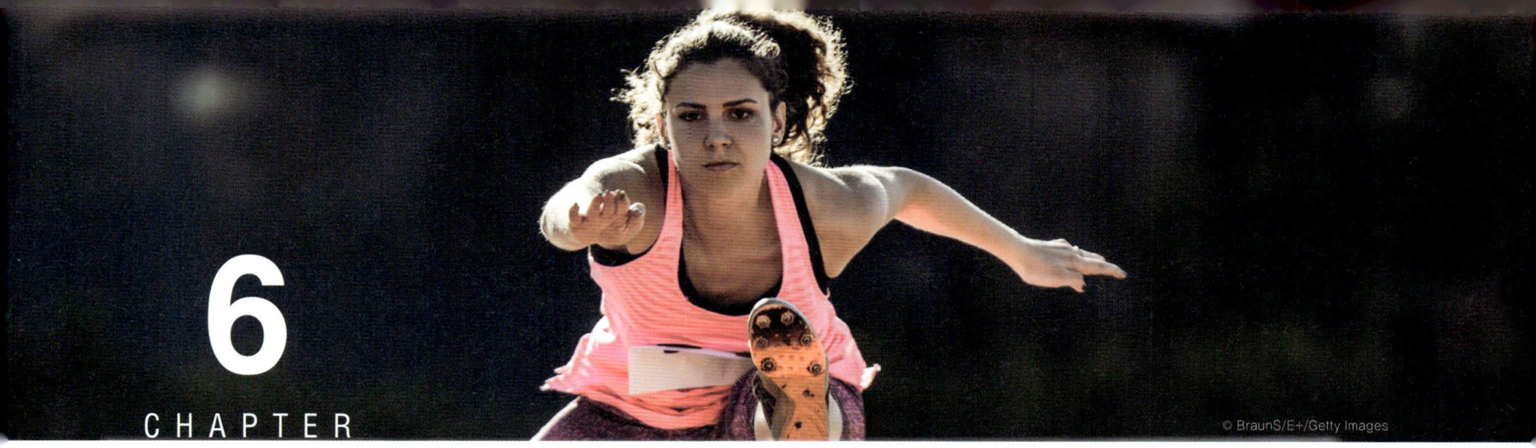

6

CHAPTER

팔뼈

The Bones of the Upper Extremities

학습목표

이 장을 학습한 후 다음 내용을 이해할 수 있다.

1. 어깨뼈의 이름과 위치를 이해한다.
2. 어깨뼈의 주요 부위를 이해한다.
3. 아래팔(forearm)뼈의 이름과 위치를 이해한다.
4. 아래팔뼈의 주요 부위를 이해한다.
5. 손목뼈와 손뼈의 이름과 위치를 이해한다.
6. 손목뼈와 손뼈의 주요 부위를 이해한다.

이 장은 앞 장에 이어 운동학에 중요한 팔(상지, upper extremity) 뼈와 그 부위를 다룬다. 본 학습물을 통해 마지막 부문(section) 및 장에서 다루는 관절(joint), 근육부착(muscle attachment) 및 동작(motion)을 이해할 수 있다.

어깨뼈

어깨 부위는 빗장뼈(쇄골, clavicle), 어깨뼈(견갑골, scapula), 위팔뼈(상완골, humerus) 등 세 종류의 뼈로 구성되어 있다(그림 6–1). 빗장뼈는 복장뼈(흉골, sternum)부터 어깨까지 걸쳐있는 뼈다. 어깨뼈는 갈비뼈(ribs)의 뒷면에 위치해있다. 위팔뼈는 어깨 부위를 지나 팔꿈치까지 뻗어있다.

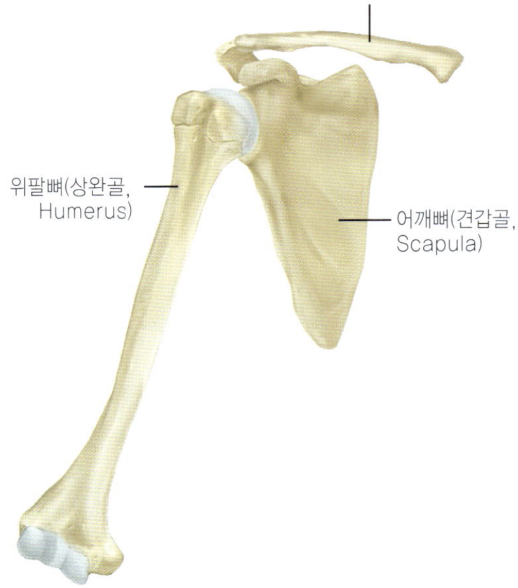

그림 6–1 팔이음뼈

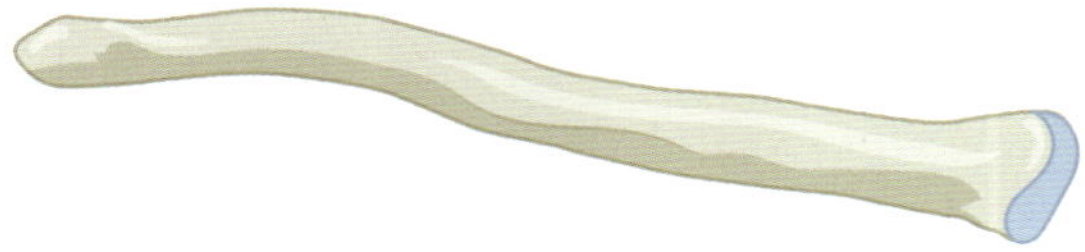

그림 6-2 빗장뼈

빗장뼈

빗장뼈(쇄골, clavicle)는 가늘고 긴 S자 모양의 뼈다(그림 6-2). 빗장뼈의 복장끝(흉골단, sternal end)이라고도 불리는 몸쪽끝(근위단, proximal end)은 복장뼈와 교합한다. 그리고 빗장뼈의 봉우리끝(acromial end)이라고도 불리는 먼쪽끝(말단, distal end)은 어깨의 윗부분까지 이어져 있으며 어깨뼈(견갑골, scapula)의 봉우리각[견봉각, acromial process; 어깨뼈봉우리(견봉, acromion)로 일컬어지기도 함]과 교합한다. 그러나 빗장뼈 중 운동해부학에 있어 중요한 부위는 없다. 오히려 빗장뼈에 붙어있는 근육이 뼈몸통(골간, diaphysis)에 위치해있다. 빗장뼈는 일반적으로 몸쪽부위 3분의 1(proximal one-third), 중간부 3분의 1(middle one-third), 그리고 말단부(distal one-third) 등 세 부위로 나뉘어진다.

어깨뼈

어깨뼈(견갑골, scapula)는 삽처럼 생긴 모습에 따라 이름이 붙여졌다. 어깨뼈는 삼각형의 편평한 뼈로 갈비뼈 2–7의 뒷면 최상단(superficially)에 위치해있다. 빗장뼈의 말단부를 비롯해 위팔뼈와 교합하는 부위기도 하다. 어깨뼈와 주요 부위는 그림 6-3에서 확인할 수 있다.

위팔뼈

위팔뼈(상완골, humerus)는 어깨에서 중요한 역할을 하는 부위이며, 팔에 속해있는 유일한 뼈다. 위팔뼈는 몸쪽끝(proximal end)에서 어깨뼈와 교합하며, 먼쪽끝(distal end)에서는 노뼈(요골, radius) 및 자뼈(척골, ulna)와 교합한다. 위팔뼈와 주요 부위는 그림 6-4에서 확인할 수 있다.

그림 6-3 어깨뼈와 각 부위

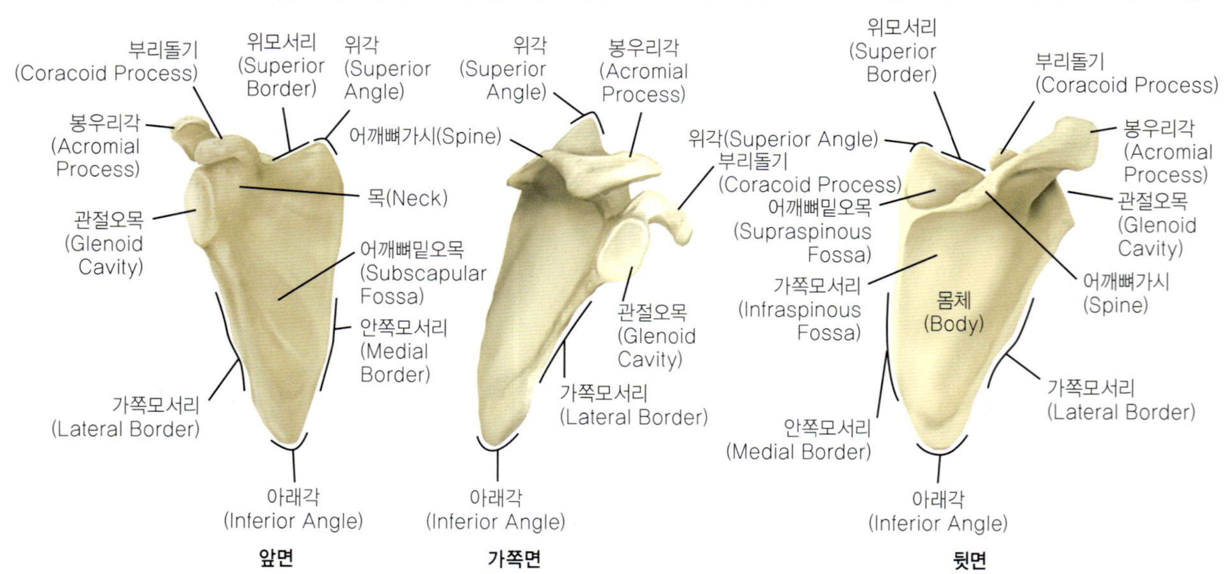

부위	특징
위모서리(상연, Superior Border)	위쪽에 위치한 수평 모서리
안쪽모서리(내측연, Medial (Vertebral) Border)	척주에 가장 가까운 안쪽의 수직 모서리
가쪽모서리(외측연, Lateral (Axillary) Border)	겨드랑이에 근접한 가쪽의 경사진 모서리

위각(상각, Superior Angle)	위모서리)와 안쪽모서리가 만나는 모퉁이
아래각(하각, Inferior Angle)	안쪽모서리와 가쪽모서리가 만나는 모퉁이
위모서리(상연,Lateral Angle)	위모서리와 가쪽모서리가 만나는 모퉁이
관절오목(관절와, Glenoid Cavity (Fossa))	가쪽모서리의 오목면으로 위팔뼈와 교합함
어깨뼈밑오목(견갑하와, Subscapular Fossa)	다소 오목한 앞면
부리돌기(오훼돌기, Coracoid Process)	어깨뼈밑오목으 안쪽각에서 가쪽모서리까지 뻗어있음
어깨뼈가시(견갑극, Spine [of the Scapula])	뒷면을 지나는 가쪽으로 비스듬한 능선
봉우리각(견봉각, Acromial Process (Acromion))	어깨피판 척추의 가쪽끝에서 뻗어나가 빗장뼈와 교합함
가시위오목(극상와, Supraspinous Fossa)	어깨피판 척추의 상단에 위치한 깊은 오목면
가시아래오목(극하와, Infraspinous Fossa)	척추의 하단에 위치한 비교적 얕은 오목면

그림 6-4 위팔뼈와 각 부위

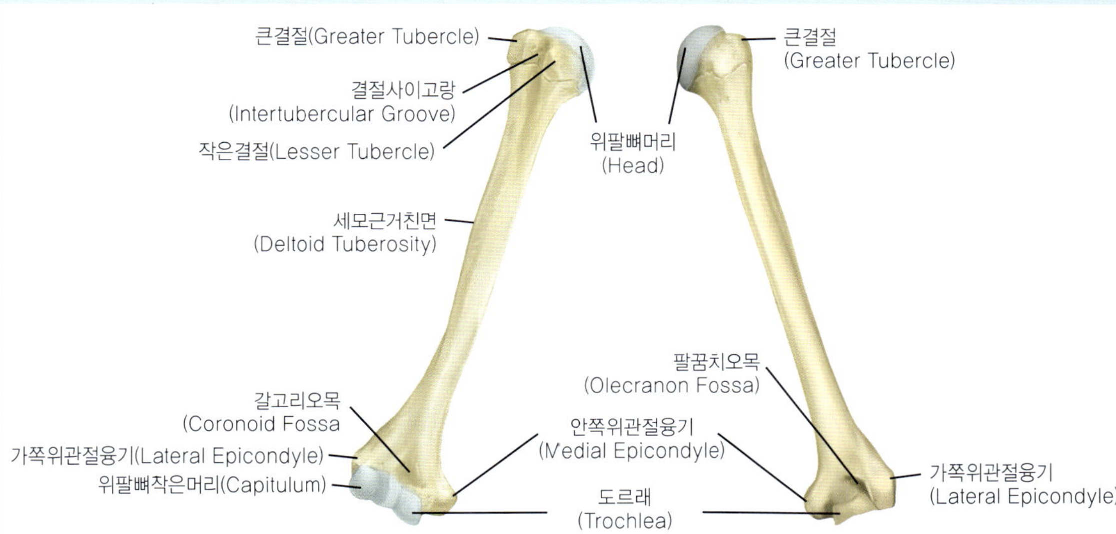

부위	특징
위팔뼈머리(상완골두, Head)	반구형 몸쪽끝으로 어깨뼈의 관절오목과 교합함
큰결절(대결절, Greater Tubercle)	크기가 크며, 위팔뼈머리에 가까운 바깥쪽 "돌출부"
작은결절(소결절, Lesser Tubercle)	크기가 작으며, 위팔뼈머리에 가까운 안쪽의 "돌출부"
결절사이고랑(결절간구, Intertubercular Groove (Sulcus))	큰결절과 작은결절 사이의 오목면
세모근거친면(삼각근조면, Deltoid Tuberosity)	가쪽뼈몸통에 위치한 비교적 작은 돌출부로 어깨세모근(삼각근)이 붙어있음
위팔뼈작은머리(상완골소두, Capitulum)	말단의 가쪽관절융기로 노뼈와 교합함
도르래(활차, Trochlea)	말단의 안쪽관절융기로 자뼈와 교합함
위관절융기(상과, Epicondyles)	관절융기의 상단부에서 뻗어 나오는 비교적 작은 돌출부
팔꿈치오목(주두와, Olecranon Fossa)	위관절융기사이 뒷면 및 말단에 위치한 오목면으로 도르래패임의 상단에 있음
노오목(요골와, Radial Fossa)	작은머리의 바로 의 앞면 및 말단에 위치한 오목면으로 갈고리오목의 가쪽에 있음
갈고리오목(구상돌기와, Coronoid Fossa)	도르래의 바로 위 앞면 및 말단에 위치한 오목면으로 노오목의 안쪽에 있음

> **주요사항 체크**
>
> 아래팔(forearm)의 모든 뼈와 부위를 복습하라. 아래는 참고할 수 있는 몇 가지 예시다.
> 1. 다른 뼈에 비해 바깥쪽에 위치한 뼈는 무엇인가?
> 2. 팔꿈치의 뒷면 돌출부(posterior bump)는 무엇인가?
> 3. 손목의 돌출부에 해당하는 부위는 무엇인가?
>
> 직접 그림을 그려 이름을 붙여보는 연습도 학습에 도움이 될 수 있다. 완벽하게 그릴 필요는 없으나 부위를 잘 알아볼 수 있어야 한다.

아래팔뼈

아래팔은 두 개의 뼈로 구성되어 있다(그림 6-5). 해부학적인 자세(anatomical position)에서 자뼈(척골, ulna)는 아래팔의 안쪽에 위치해 있으며, 노뼈(요골, radius)는 팔꿈치에서 손목까지 뻗은 바깥쪽 뼈다. 아래팔을 돌려 손바닥이 아래를 향하게 할 때 몸쪽(근위, proximal) 노뼈는 자뼈를 감싸 돌며 "X"자 모양을 하게 된다. 이렇게 움직일 때 뼈 먼쪽끝의 자뼈 또한 노뼈를 감싸 회전하는 형태를 보이지만, 몸쪽 노뼈의 동작보다는 작은 정도다.

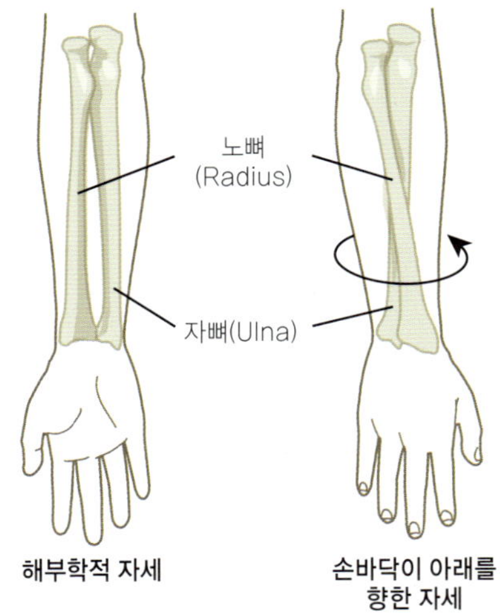

그림 6-5 노뼈와 자뼈

자뼈

자뼈(척골, ulna)는 몸쪽끝(근위단, proximal end)에서 손목의 작은 먼쪽뼈끝(원위골단, distal epiphysis)까지 점차 좁아지는 모양의 가느다란 뼈다(그림 6-6). 가쪽면에서 보면 "C" 형태의 몸쪽 뼈끝(골단, epiphysis)을 쉽게

그림 6-6 자뼈와 각 부위

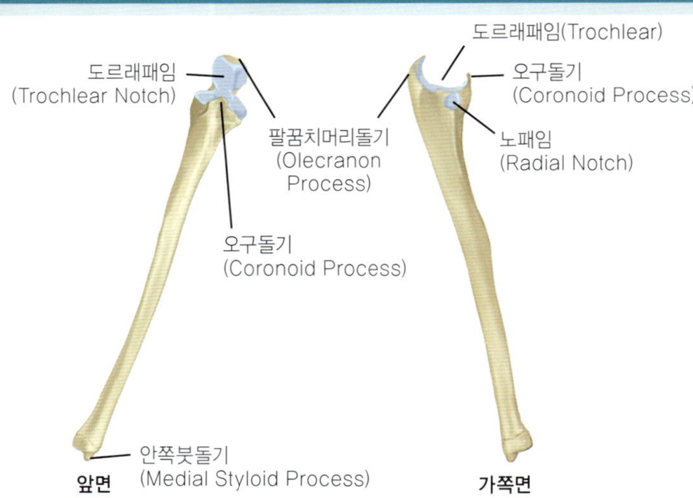

부위	특징
도르래패임(활차절흔, Trochlear Notch)	위팔뼈의 도르래패임과 교합하는 "C"모양의 몸쪽 오목면
팔꿈치머리돌기(주두돌기, Olecranon Process)	뒷면의 몸쪽돌출부; 팔꿈치 뒤쪽의 돌출 "지점"
오구돌기(구상돌기, Coronoid Process)	앞면의 몸쪽돌출부
노패임(요골절흔, Radial Notch)	노갈래가 회전하는 고랑(구)
(안쪽)붓돌기(경상돌기, Ulnar (Medial) Styloid Process)	안쪽의 말단 돌출부(안쪽 "손목 돌출부")

그림 6-7 노뼈와 각 부위

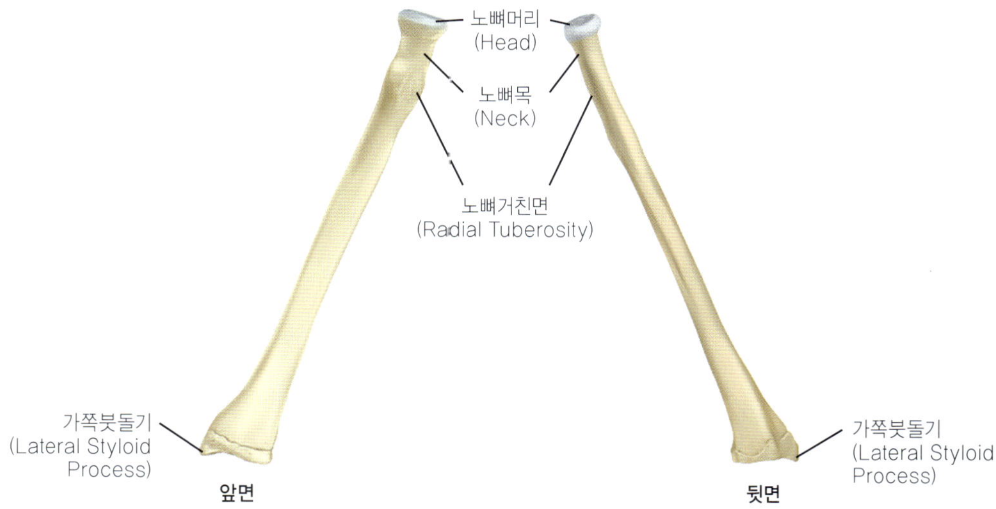

부위	특징
노뼈머리(요골두, Head)	위팔뼈의 작은머리및 자뼈의 노패임과 교합하는 몸쪽끝
노뼈거친면(요골조면, Radial Tuberosity)	노갈래의 아래로 뻗은 부위
노뼈목(요골경, Neck)	노뼈머리와 노뼈거친면 사이에 위치한 부위
가쪽붓돌기(경상돌기, Radial (Lateral) Styloid Process)	바깥쪽의 말단 돌출부(가쪽 "손목 돌출부")

확인할 수 있다. 이러한 역동적인 해부학적 특징으로 인해 팔꿈치의 안정성이 향상된다.

노뼈

노뼈(요골, radius)는 자뼈(ulna)와 비슷한 길고 가느다란 뼈다(그림 6-7). 그러나 자뼈와 반대로 노뼈의 먼쪽뼈끝(원위단, distal epiphysis)는 몸쪽끝(근위단, proximal end)보다 크기가 크다. 노뼈는 몸쪽끝에서 자뼈 및 위팔뼈(humerus)와 교합하며, 먼쪽끝에서 몸쪽손목뼈(근위수근골, proximal carpal bones)와 교차하는 손목의 대부분을 구성한다.

주요사항 체크

어깨의 모든 뼈와 부위를 복습하라. 아래는 참고할 수 있는 몇 가지 예시다.

1. 앞가슴(anterior chest)을 지나는 뼈는 무엇인가?
2. 어깨뼈(scapula)와 교합하는 위팔뼈(humerus) 부위는 무엇인가?
3. 어깨뼈(scapula)의 최하위 끝부분의 이름은 무엇인가?

직접 그림을 그려 이름을 붙여보는 연습도 학습에 도움이 될 수 있다. 완벽하게 그릴 필요는 없으나 부위를 잘 알아볼 수 있어야 한다.

손목뼈와 손뼈

손목은 아래팔(forearm)과 손(hand) 사이에 위치한 부위다. 손은 손목 다음으로 손가락이 있는 부위다. 각 손목에는 손목뼈(수근골, carpal bones)라 불리는 뼈조직이 있다. 손바닥 부위에 있는 뼈는 손허리뼈(중수골, metacarpals)라고 불린다. 손가락의 뼈는 가락뼈(마디뼈, phalanges)라고 한다.

손목뼈

각 손목은 8개의 **손목뼈(carpal bones)**로 구성되어 있다(그림 6-8). 손목뼈는 4개씩 두 줄로 구성된 뼈로 이루어져 있다. 안쪽에서 가쪽으로 뻗은 몸쪽(근위)열(proximal row)은 차례로 콩알뼈(두상골, pisiform), 세모뼈(삼각골, triquetrum; tri-QUEE-trum), 반달뼈(월상골, lunate), 그리고 손배뼈(주상골, scaphoid)다. 또한, 같은 방향으로 말단열(distal row)로는 갈고리뼈(유구골, hamate), 알머리뼈(유두골, capitate), 작은마름뼈(소능형골, trapezoid), 그리고 큰마름뼈(대능형골, trapezium)다. 운동해부학에 있어 중요한 역할을 하는 손목뼈 부위는 없다.

손허리뼈

각 손(손바닥)은 5개의 손허리뼈(metacarpal bones)로 이루어져 있다(그림 6-8). 손허리뼈는 몸쪽끝에서 손목과 그리고 먼쪽끝에서 손가락뼈와 교합한다. 손허리뼈는 숫자로 구별하는데, 이 숫자들은 흔히 단어나 숫자, 또는 로마 숫자로 표현되기도 한다(예: 첫 번째 손허리뼈, 첫째(1st) 손허리뼈, 또는 손허리뼈 I). 엄지로 이어지는 가장 가쪽의 손허리뼈가 **첫 번째 손허리뼈**이며, 그 다음으로 **두 번째 손허리뼈**, **세 번째 손허리뼈**, **네 번째 손허리뼈**, **다섯 번째 손허리뼈**라고 한다. 본 학습자료의 핵심내용에 중요한 부위는 아래 두 곳이다.

손허리뼈바닥(중수(장)골저, Base)
손허리뼈(metacarpal)의 몸쪽끝(proximal end)

손허리뼈머리(중수(장)골두, Head)
손허리뼈의 먼쪽끝(distal end)

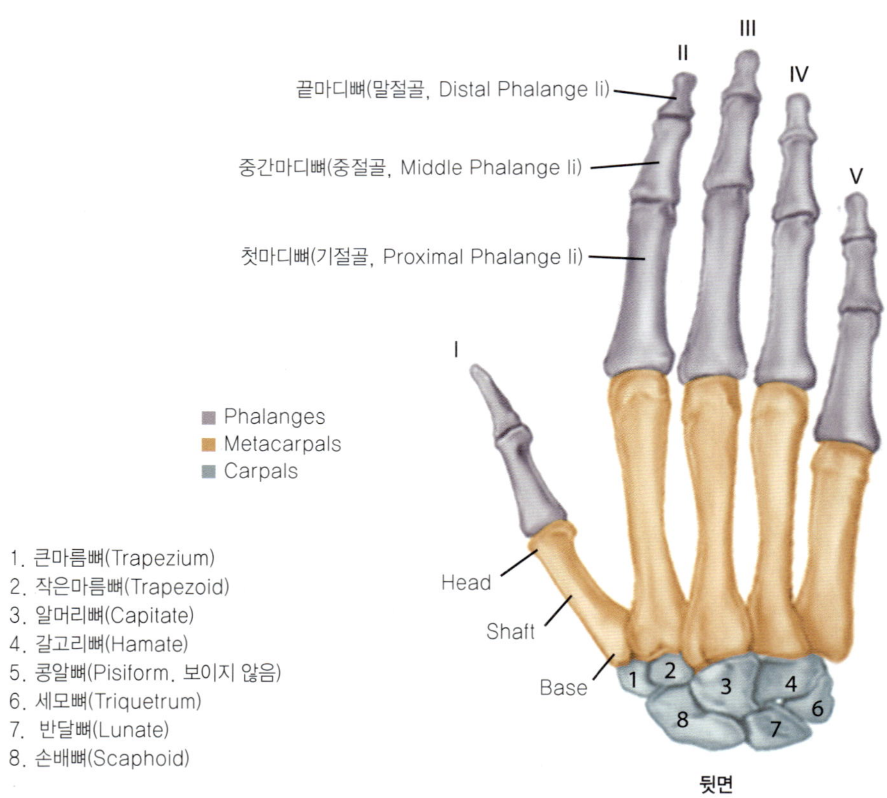

그림 6-8 손목뼈와 손뼈

손가락뼈

각 손의 모든 손가락은 총 14개의 가락뼈(마디뼈, phalanges)로 구성되어 있다(그림 6-8). 이 중 두 개가 첫 번째 손가락에 위치해있다(엄지손가락). 다른 네 개의 손가락에는 1개의 가락(digit) 당 3개의 가락뼈로 이루어져 있다. 손허리뼈(metacarpal)에 근접한 모든 가락뼈는 **첫마디뼈(기절골, proximal phalange)**라고 하며, 가장 멀리 있는 가락뼈는 **끝마디뼈(말절골, distal phalange)**라고 브른다. 두 번째부터 다섯 번째 손가락까지 첫마디뼈와 끝마디뼈 사이에 있는 뼈는 **중간마디뼈(중절골, middle/ intermediate phalange)**라고 한다. 가락뼈의 모든 명칭은 앞서 언급한 손허리뼈와 같은 세 가지 방식으로 표기될 수 있다(예: 첫 번째 첫마디뼈, 첫째(1st) 첫마디뼈, 또는 첫마디뼈 I). 즉, 첫 번째 첫마디뼈, **첫 번째 끝마디뼈(first distal phalange)**, 두 번째~다섯 번째 첫마디뼈, 두 번째~다섯 번째 중간마디뼈, 그리고 두 번째~다섯 번째 끝마디뼈로 요약될 수 있다. 손허리뼈와 마찬가지로, **손허리뼈바닥(중수(장)골저, base)**과 **손허리뼈머리(중수(장)골두, head)**는 각각 가락뼈의 몸쪽끝과 먼쪽끝을 가리킨다.

주요사항 체크

손목과 손의 모든 뼈와 부위를 복습하라. 아래는 참고할 수 있는 몇 가지 예시다.

1. 손목뼈는 총 몇 개의 열로 구성되어 있는가?
2. 손(손가락 미포함)의 구성뼈를 총체적으로 부르는 명칭은 무엇인가?
3. 손가락뼈의 몸쪽끝은 무엇이라 하는가?

직접 그림을 그려 이름을 붙여보는 연습도 학습에 도움이 될 수 있다. 완벽하게 그릴 필요는 없으나 부위를 잘 알아볼 수 있어야 한다.

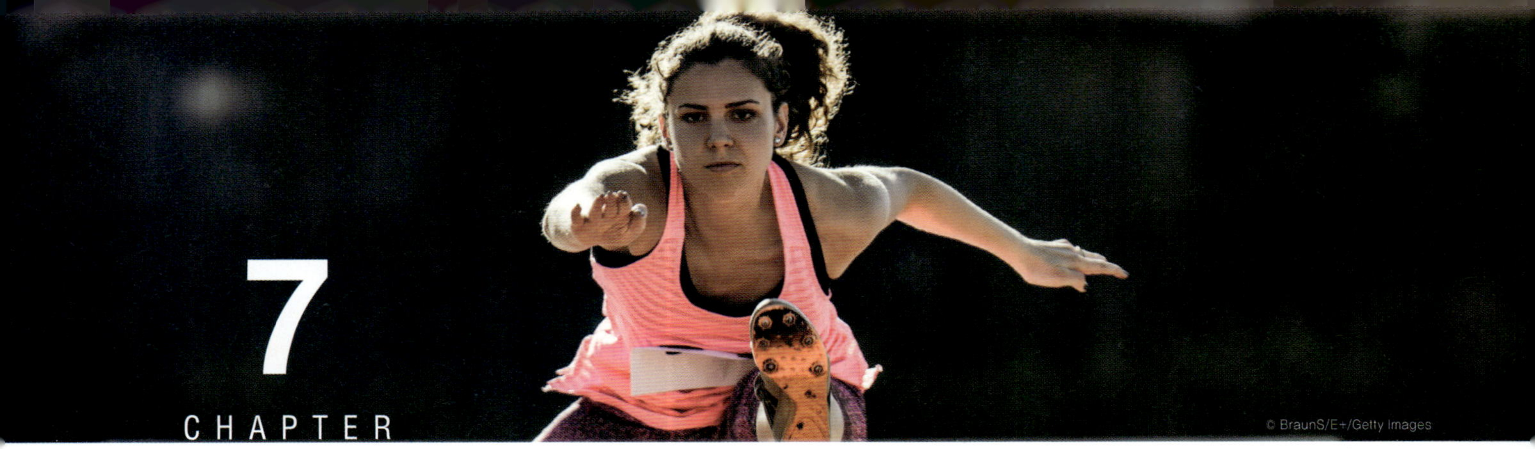

다리뼈

The Bones of the Lower Extremities

학습목표

이 장을 학습한 후 다음 내용을 이해할 수 있다.

1. 골반에 있는 뼈들의 이름과 위치를 이해한다.
2. 골반뼈의 중요한 특징을 이해한다.
3. 넙다리에 있는 뼈들의 이름과 위치를 이해한다.
4. 넙다리뼈의 중요한 특징을 이해한다.
5. 하퇴에 있는 뼈들의 이름과 위치를 이해한다.
6. 하퇴뼈의 중요한 특징을 이해한다.
7. 발에 있는 뼈들의 이름과 위치를 이해한다.
8. 발목뼈의 중요한 특징을 이해한다.

앞장과 마찬가지로 이 장은 다리뼈와 운동학적으로 중요한 특징에 대한 설명이 계속된다. 이 자료에 대한 내용을 학생이 마지막 절과 장에 나타나는 관절, 근육 부착점 및 동작을 이해해야 한다는 점을 기억해야 한다.

골반의 뼈

골반은 다리이음뼈(골반대, pelvic girdle)라고도 하는데 다소 이상한 그릇 모양을 이루는 몇 개의 뼈를 엮은 것이다(그림 7-1). 두 개의 볼기뼈[관골, coxal bone(hip bone)]와 엉치뼈(천골, sacrum)는 골반뼈를 구성한다. 두 개의 볼기뼈는 안쪽으로 곡선을 그리며 "사발"의 앞쪽과 옆쪽 부분을 감싸고 있다. 엉치뼈는 뒷면을 감싸고 있는 두 개의 볼기뼈(hip bone) 사이에 있다. 엉치뼈는 골반과 척주의 일부로서 "중복된 부분"을 가지고 있다. 그러나 엉치뼈는 이미 5장에서 논의되었으므로 이 장에서는 반복하지 않을 것이다. 게다가 이 본문은 엉치뼈에 대해 언급

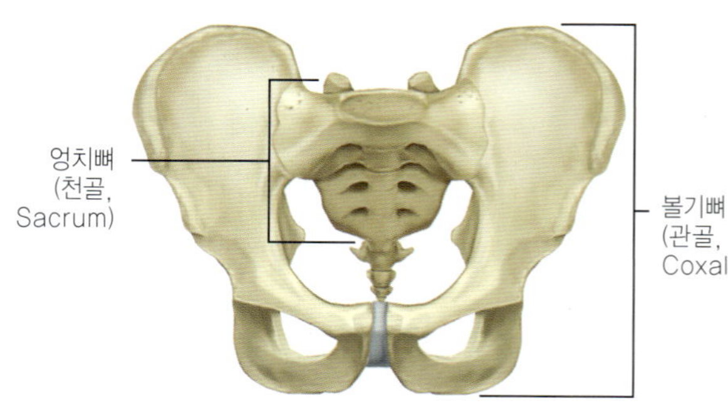

그림 7-1 골반의 뼈

하지만 골반의 일부로서 꼬리뼈(미골, coccyx)를 포함하지는 않는다.

볼기뼈

볼기뼈[관골, coxal bone(hip bone)]는 공식적으로 os coxa라고 명명된다(단수형; os coxae-복수형). 볼기뼈는 배아에서 3개의 뼈로 시작하는 불규칙한 뼈다. 태어날 때, 이 뼈들은 서로 융합되어 하나의 볼기뼈로 되었다. 볼기뼈의 세 가지 주요 부분은 엉덩뼈(ilium), 궁둥뼈(ischium), **두덩뼈(pubis)**이다. 세 개 모두 절구(비구, acetabulum)("소켓")으로부터 뻗어 있다. 엉덩뼈는 윗부분이고 궁둥뼈는 뒷부분이며 두덩뼈는 앞부분이다. 볼기뼈의 중요한 특징은 그림 7-2에 보여 지고 설명되어 있다.

주요사항 체크

엉덩이의 뼈와 특징을 모두 복습한다. 시작하기 위한 몇 가지 예시는 다음과 같다.

1. 볼기뼈(coxal bone)의 주요 세 부분은 무엇인가?
2. 엉덩이의 위쪽 가장자리는 무엇이라고 하는가?
3. 궁둥뼈 거친면은 어디에 있는가?

또 다른 제안은 일부 도면을 제작하여 라벨을 붙이는 것이다. 그것들이 예쁠 필요는 없지만, 이해하기 쉽고 잘 나타내어져야 한다.

그림 7-2 볼기뼈 특징

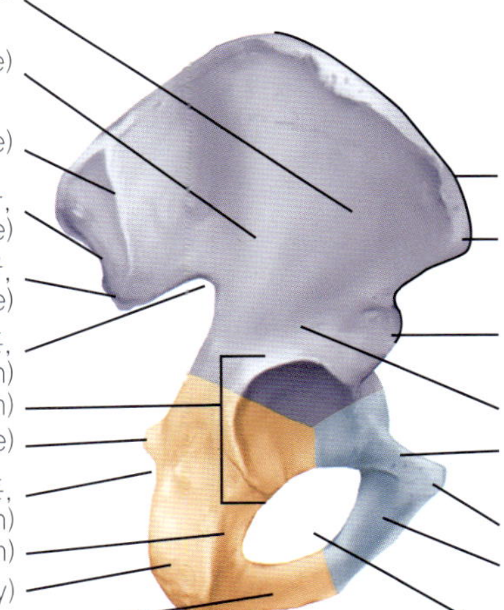

가쪽면

두덩뼈

특징	설명
[두덩뼈의] 가지	폐쇄구멍의 전방 부분을 형성하는 절구에서 확장되는 조직
윗가지	가지의 윗부분
아랫가지	가지의 아랫부분
[두덩뼈의] 몸통	가지의 각도, 그 안쪽의 표면은 두덩뼈의 서로 대응하는 표면과 일치 한다

엉덩뼈	
특징	**설명**
엉덩뼈능선(엉덩뼈가시)	엉덩이뼈의 위쪽 능선
위앞엉덩뼈가시	엉덩뼈 가시의 둥근 앞쪽 끝
아래앞엉덩뼈가시	ASIS보다 아래의 엉덩이뼈 앞쪽의 돌출부
위뒤엉덩뼈가시	엉덩뼈 가시의 거칠고 비교적 날카로운 뒤쪽 끝
아래뒤엉덩뼈가시	PSIS보다 아래의 엉덩이뼈 뒤쪽의 돌출부
엉덩뼈오목	엉덩뼈 가시보다 아래의 엉덩뼈 안쪽의 얕은 함몰부
큰궁둥패임	궁둥신경이 지나가는 PIIS보다 아래에 뼈의 오목한 부분
궁둥뼈	
특징	**설명**
[궁둥뼈] 몸통	폐쇄구멍의 후방 부분을 형성하는 절구에서 확장되는 조직
[궁둥뼈] 가지	폐쇄구멍의 후방 부분을 형성하는 궁둥뼈 몸통의 조직에서 이어진 것
[궁둥뼈] 가시	궁둥뼈 몸통의 비교적 날카로운 후방부의 돌출부
작은궁둥패임	궁둥뼈가시 아래 뼈 조직의 오목한 부분
[궁둥뼈] 거친면	앉은 자세에서 몸을 지지하는 작은 궁둥 패임보다 아래의 거친 돌출부

넙다리뼈

넙다리에는 넙다리뼈(대퇴골, femur)와 무릎뼈(슬개골, patella)가 있다. 넙다리뼈는 몸쪽(근위부, proximal) 끝의 볼기뼈(coxal bone)와 먼쪽(원위부, distal) 끝의 정강뼈(경골, tibia)와 연계된다. 무릎뼈(patella, knee cap)는 먼쪽넙다리뼈(원위대퇴골) 앞쪽에 위치한다.

넙다리뼈

넙다리뼈(femur)는 긴 뼈로 신체 중에서 가장 강하고 길다. 길이는 전체 신체 높이의 약 25%이다. 넙다리뼈의 중요한 특징은 그림 7-3에 보여지고 설명되어 있다.

무릎뼈

흔히 무릎으로 알려진 **무릎뼈(슬개골, patella)**는 종자뼈(sesamoid bone)이다. 종자뼈는 힘줄 안에서 발달하는 뼈다. 무릎뼈는 넙다리뼈 먼쪽 끝의 앞에 있다. 무릎뼈는 삼각형 모양의 뼈로, 몸쪽 끝은 **바닥(base)**이라고 불리고 먼쪽 끝은 **꼭지(apex)**라고 불리며 좁다.

무릎뼈의 중요한 특징은 그림 7-4에 보여지고 설명되어 있다.

주요사항 체크

넙다리의 뼈와 특징을 모두 복습한다. 시작하기 위한 몇 가지 예시는 다음과 같다.

1. 거친선은 어디에 있는가?
2. 무릎뼈(patella)의 꼭지(apex)는 몸쪽인가 먼쪽인가?
3. 위관절융기는 관절로 분류되는가?

또 다른 제안은 일부 도면을 제작하여 라벨을 붙이는 것이다. 그것들은 예쁠 필요는 없지만, 이해하기 쉽고 잘 나타내어져야 한다.

다리뼈

다리는 무릎부터 발목까지를 말한다. 이 부위에는 두 개의 뼈가 있는데 정강뼈와 종아리뼈이다(그림 7-5). **정강뼈(tibia)**는 체중부하가 더 크다. 정강뼈의 가쪽은 종아리뼈이다. 종아리뼈는 훨씬 더 가느다랗고 신체의 무게를 지탱하지 않는다.

정강뼈

정강뼈(경골, tibia)는 넙다리뼈와 관절하여 무릎의 일부를 형성하는 몸쪽에 있는 긴 뼈다. 먼쪽 끝에서, 그것은 발의 목말뼈(거골, talus)와 관절하면서 발목의 일부를

그림 7–3 넙다리뼈

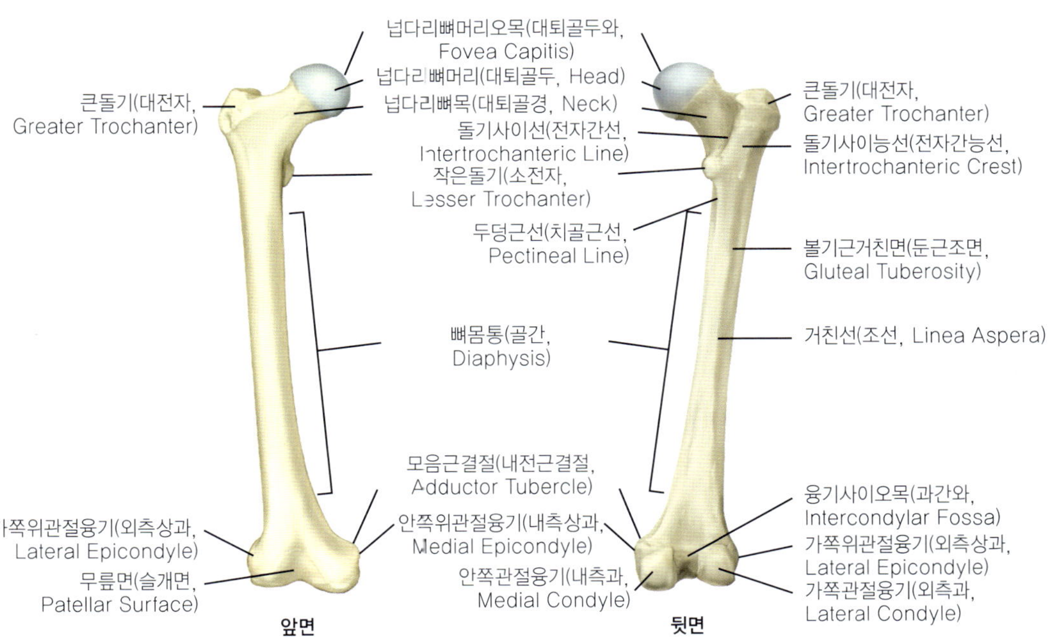

특징	설명
넙다리뼈머리(대퇴골두, Head)	볼기뼈의 절구와 관절되는 반구형의 몸쪽 끝
넙다리뼈머리오목(대퇴골두와, Fovea Capitis)	절구에서 인대를 받아들이는 넙다리뼈머리 부분의 구덩이
넙다리뼈목(대퇴골경, Neck)	넙다리뼈머리와 골간 사이의 상대적으로 잘록한 조직 부위
큰돌기(대전자, Greater Trochanter)	넙다리뼈목과 인접한 위쪽의 돌출된 혹
작은돌기(소전자, Lesser Trochanter)	넙다리뼈목과 인접한 큰돌기보다 아래에 있고 덜 돌출된 혹
돌기사이선(전자간선, Intertrochanteric Line)	돌기 사이의 앞쪽 능선
거친선(조선, Linea Aspera)	골간 뒤쪽의 중간부 세로 능선
두덩근선(치골근선, Pectineal Line)	거친선 몸쪽 끝의 안쪽 분지
볼기근거친면(둔근조면, Gluteal Tuberosity)	거친선 몸쪽 끝의 가쪽 분지
안쪽관절융기위선(내측과상선, Medial Supracondylar Line)	거친선 먼쪽 끝의 안쪽 분지
가쪽관절융기위선(외측과상선, Lateral Supracondylar Line)	거친선 먼쪽 끝의 가쪽 분지
모음근결절(내전근결절, Adductor Tubercle)	안쪽위관절융기와 몸쪽의 작은 돌출부
관절융기(과, Condyles)	몸쪽정강뼈와 관절되는 둥근 안쪽, 가쪽 먼쪽 끝
위관절융기(상과, Epicondyles)	관절융기의 위쪽 비교적 작은 안쪽, 가쪽 돌출부
융기사이오목(과간와, Intercondylar Fossa)	관절융기 사이의 아래와 뒤쪽 고랑
무릎면(슬개면, Patellar Surface)	무릎뼈로 표현되는 관절융기 사이의 앞쪽 부분

형성한다. 정강뼈(tibia)의 중요한 특징은 그림 7–6에 기술되어있다.

종아리뼈

종아리뼈(fibula)는 다리 부위의 정강뼈에 측면으로 긴 뼈다. 그것은 몸쪽과 먼쪽의 끝이 정강뼈와 관절한다. 먼

그림 7-4 무릎뼈

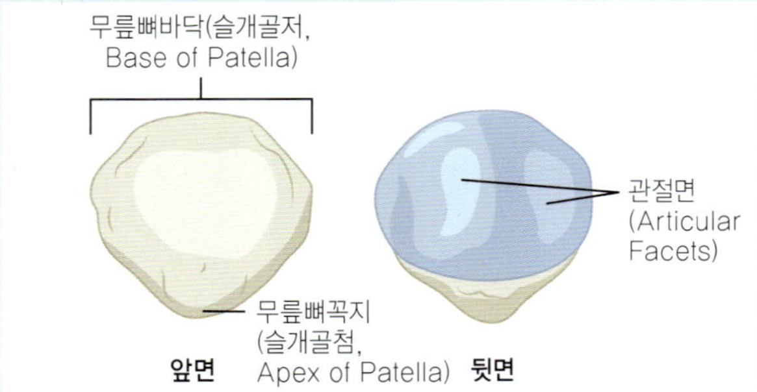

특징	설명
무릎뼈바닥(Base)	넓은 몸쪽 끝, 또는 위가시
무릎뼈꼭지(Apex)	먼쪽의 뭉툭한 끝, 또는 아래가시
관절면 (Articular Facets)	넙다리뼈의 무릎뼈 표면과 관절하는 뒤쪽 부위

그림 7-6 정강뼈

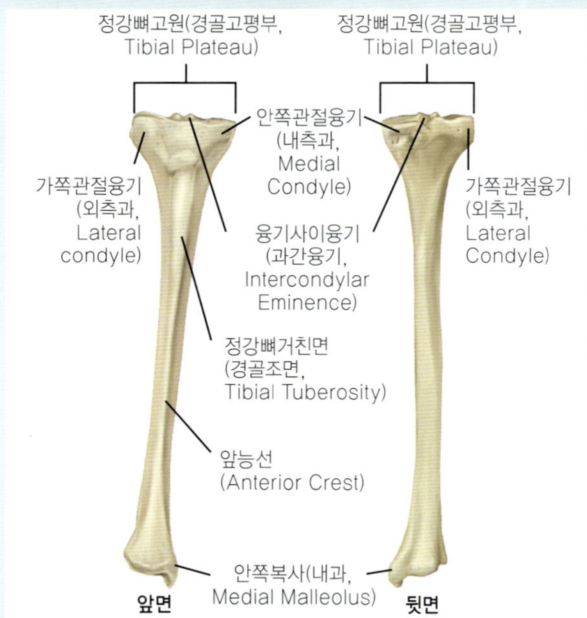

특징	설명
정강뼈고원(경골고평부, Tibial Plateau)	뼈끝 몸쪽의 위쪽 평지
관절융기(과, Condyle)	넙다리뼈 관절융기와 관절하는 안쪽과 가쪽의 얕은 오목한 부분
융기사이융기(과간융기, Intercondylar Eminence)	정강뼈 관절융기 사이의 돌출된 조직
정강뼈거친면(경골조면, Tibial Tuberosity)	몸쪽 뼈끝 아래의 앞쪽 중간부 거친 결절
앞능선(Anterior Crest)	앞 몸통의 세로 능선
안쪽복사(내과, Medial Malleolus)	"혹" 먼쪽 뼈끝의 확장 ("안쪽 발목 혹")

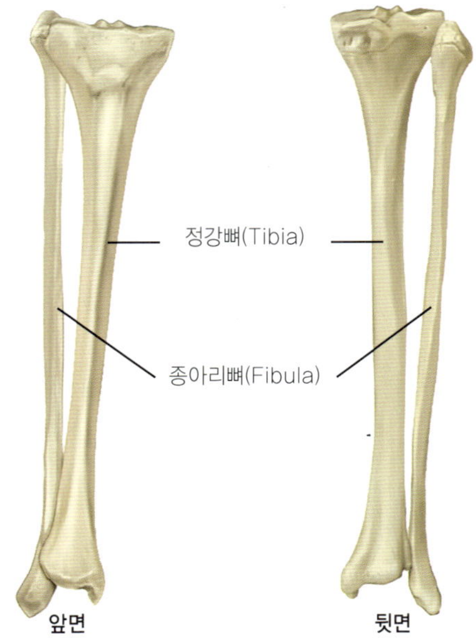

그림 7-5 정강뼈와 종아리뼈

쪽 끝에는 발목의 중요한 부분을 형성하는 목말뼈(talus)와 접합한다. 종아리뼈(fibula)의 중요한 특징은 그림 7-7에 기술되어 있다.

주요사항 체크

하퇴의 뼈와 특징을 모두 복습한다. 시작하기 위한 몇 가지 예시는 다음과 같다.

1. 앞쪽 무릎 아래의 혹을 뭐라고 부르는가?
2. 종아리뼈의 몸쪽 끝을 뭐라고 부르는가?
3. 발목의 혹을 뭐라고 부르는가?

또 다른 제안은 일부 도면을 제작하여 라벨을 붙이는 것이다. 그것들은 예쁠 필요는 없지만, 이해하기 쉽고 잘 나타내어져야 한다.

발의 뼈

발은 후족부, 중족부, 전족부 3개의 부위로 나눌 수 있다(그림 7-8). 후족부는 발의 몸쪽 끝이며 총칭으로 **발목뼈(족근골, tarsal)**라고 불리는 뼈의 무리를 포함하고 있다. 중족부에 있는 뼈 무리가 **발허리뼈(중족골, metatarsal bone)**이다. 접두사 "meta"는 "after" or "beyond"를 의미하며 이 뼈들은 발목뼈 너머에 있다. **발가락뼈(지골, phalanges)** 몸쪽 발가락에 있는 뼈의 이름이다. 앞 장에서 언급한 바와 같이 발가락뼈의 배열은 손가락에서도 동일하게 나타난다.

그림 7-7 종아리뼈

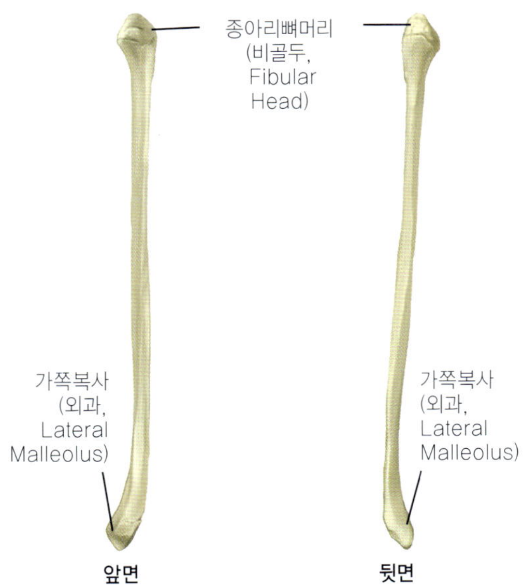

특징	설명
종아리뼈머리(비골두, Fibular Head)	정강뼈와 관절하는 몸쪽 뼈끝
가쪽복사(외과, Lateral Malleolus)	"혹" 먼쪽 뼈끝의 확장 ("가쪽 발목 혹")

발목뼈

각 발에는 7개의 발목뼈가 있다. 발목뼈는 목말뼈(거골, talus), 발꿈치뼈(종골, calcaneus), 발배뼈(주상골, navicular), 입방뼈(입방골, cuboid), 쐐기뼈(설상골, cuneiform)를 포함한다(그림 7-9). **목말뼈(talus)**는 정강뼈와 종아리뼈보다 아래에 있다. **발꿈치뼈(calcaneus,** 일반적으로 뒤꿈치라고 함)는 목말뼈보다 아래에 있다. **발배뼈(navicular)**는 목말뼈보다 약간 앞쪽에 있다. **입방뼈(cuboid)**는 발배뼈의 측면에 있고 발꿈치뼈의 앞쪽에 있다. 쐐기뼈는 발배뼈의 앞쪽에 있다. **안쪽쐐기뼈**, **중간쐐기뼈**, **가쪽쐐기뼈** 이들의 이름은 발과 관련된 위치를 설명하고 있다. 발목뼈의 중요한 특징은 그림 7-7에 기술되어 있다.

발허리뼈

5개의 발허리뼈(metatarsal)가 있다(그림 7-9). 그들의 몸쪽 끝은 발목뼈, 먼쪽 끝은 발가락뼈(phalanges)와 접합한다. 발허리뼈는 손에 있는 손허리뼈(중수골, metacarpal)와 마찬가지로 숫자 체계로 구별 된다. 숫자는 일반

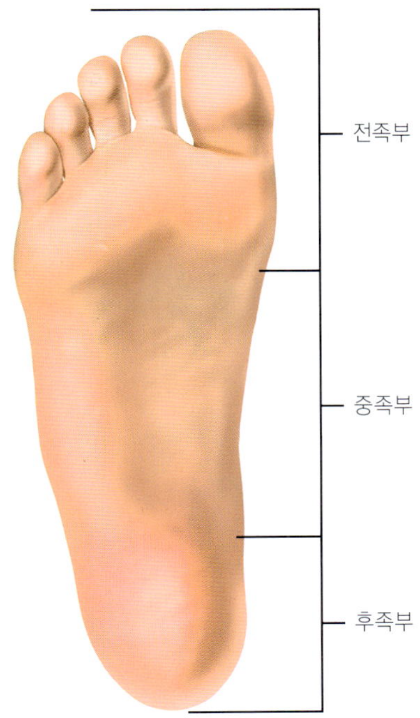

그림 7-8 발의 부위

적으로 단어, 숫자 또는 로마 숫자(즉, first metatarsal, 1st metatarsal, or metatarsal I)로 표현된다. 가장 안쪽에 있는 것은 **첫 번째 발허리뼈**이고 순차적으로 안쪽에서 가쪽에 이르기까지 **두 번째, 세 번째, 네 번째, 다섯 번째 발허리뼈**가 있다. 이 본문의 초점에 중요한 두 가지 특징만 아래에 열거되어 있다.

바닥(Base) – 발허리뼈의 몸쪽 끝
머리(Head) – 발허리뼈의 먼쪽 끝

발가락뼈

각 발의 발가락에는 14개의 **발가락뼈(phalanges)**가 있다(그림 7-9). 첫 번째 발가락(엄지발가락)에는 두 개의 발가락뼈가 있다. 나머지 네 개의 발가락에는 각 발가락마다 세 개의 발가락뼈가 있다. 발허리뼈와 인접한 발가락뼈는 모두 **근위 발가락뼈**라고 한다. 가장 먼쪽은 **원위 발가락뼈**라고 불린다. 2~5번째 발가락에서는 몸쪽과 먼쪽 발가락뼈 사이의 뼈를 **중간 발가락뼈**라고 부른다. 발가락뼈의 모든 이름은 발허리뼈를 기록한 세 가지 방법(즉, first proximal phalange, 1st proximal phalange, or proximal phalange I)과 같은 방법으로 쓸 수 있다. 따

라서 이러한 뼈의 목록은 1번째 몸쪽 발가락뼈, **1번째 먼쪽 발가락뼈**, 2~5번째 몸쪽 발가락뼈, 2~5번째 중간 발가락뼈, 2~5번째 먼쪽 발가락뼈로 요약할 수 있다. 발허리뼈와 마찬가지로 바닥과 **머리**는 각각 발가락뼈의 몸쪽과 먼쪽을 나타낸다.

주요사항 체크

발의 뼈와 특징을 모두 복습한다. 시작하기 위한 몇 가지 예시는 다음과 같다.

1. 뒤꿈치라고도 알려진 뼈는 무엇인가?
2. 먼쪽 발목뼈에서 발가락뼈에 이르는 긴 뼈의 집합적 이름은 무엇인가?
3. 첫 번째 발가락에는 발가락뼈가 몇 개 있는가?

또 다른 제안은 일부 도면을 제작하여 라벨을 붙이는 것이다. 그것들은 예쁠 필요는 없지만, 이해하기 쉽고 잘 나타내어져야 한다.

그림 7-9 발뼈

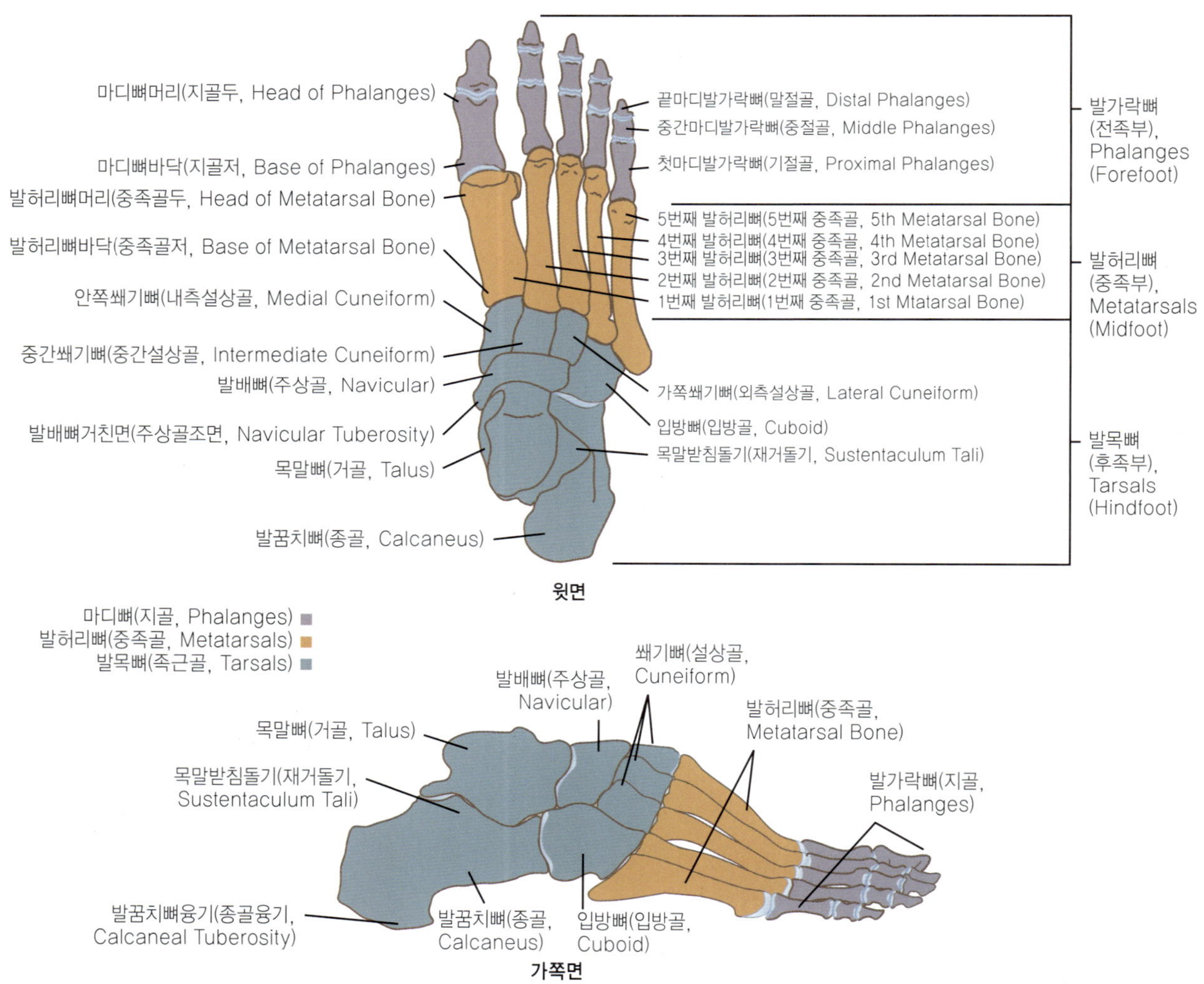

부위	특징
발꿈치뼈융기(종골융기, Calcaneal Tuberosity)	발꿈치뼈 뒤쪽 아래 돌출부
목말받침돌기(재거돌기, Sustentaculum Tali)	목말뼈를 지지하고 있는 발꿈치뼈의 안쪽 돌출부
발배뼈거친면(주상골조면, Navicular Tuberosity)	뼈의 안쪽 돌출부

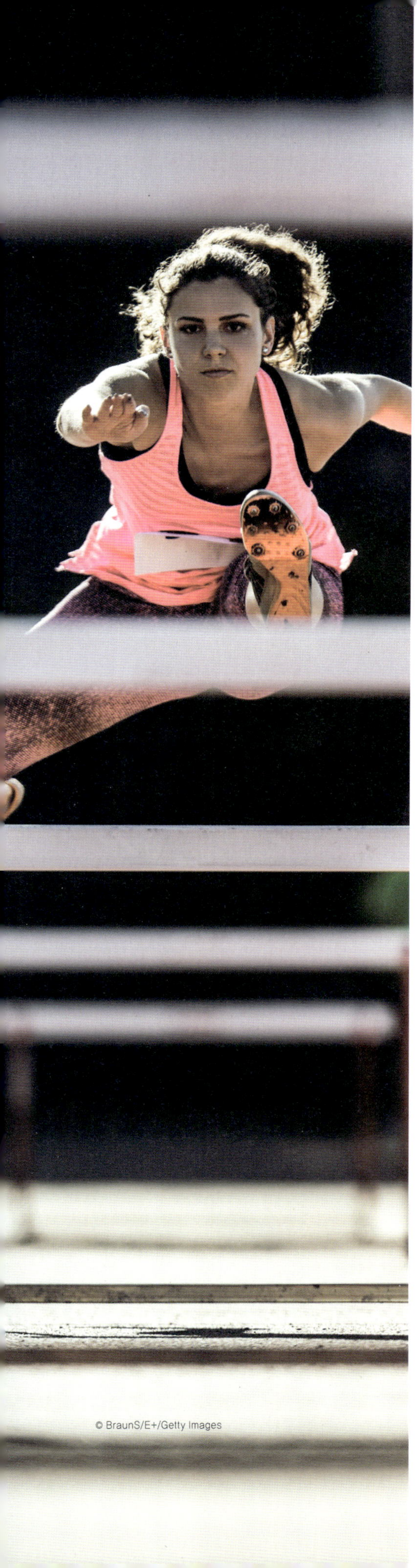

© BraunS/E+/Getty Images

SECTION 3

다리

The Lower Extremities

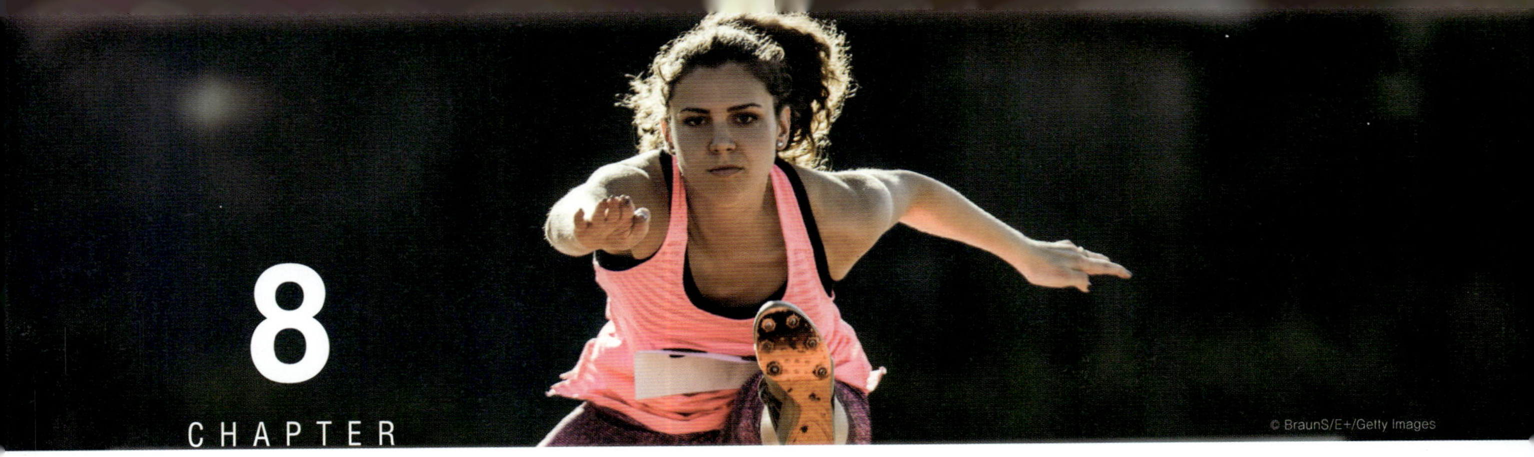

발

The Foot

학습목표

이 장을 학습한 후 다음 내용을 이해할 수 있다.

1. 발 부위의 관절을 요약한다.
2. 발가락의 동작에 대해 이해한다.
3. 발 근육의 이름과 위치에 대해 이해한다.
4. 발 근육의 신경과 부착점에 대해 이해한다.
5. 발 근육의 동작에 의해 생성된 움직임을 응용한다.

발은 발목의 신체 먼쪽에 있다(그림 8-1). 발의 위쪽 면을 등쪽, 아랫면을 바닥쪽이라고 부른다. 발의 모든 뼈 사이에는 확실히 관절이 있지만 발가락만 움직일 수 있다. 발가락뼈의 배열과 발가락 근육의 작용은 네 가지 동작을 만들어 낼 수 있다.

발의 관절

발에는 네 그룹의 관절들이 있다. 이들은 **발목뼈사이관절(족근골간관절, intertarsal joint)**, 발목발허리관절(족근중족관절, tarsometatarsal joint), 발허리발가락관절(중족지관절, metatarsophalangeal joint), 발가락뼈사이관절(지절간관절, interphalangeal joint)이다(그림 8-2). 발목뼈사이관절(intertarsal joint)은 다양한 발목뼈 사이의 관절들의 무리이다.

5개의 발허리뼈와 일부 발목뼈 사이의 관절은 **발목발허리관절(TM)**로 불린다(그림 8-2). **첫 번째 TM 관절(TM joint I)**은 첫 번째 발허리관절(metatarsal I)과 안쪽쐐기뼈 사이에 있다. **두 번째 TM 관절**은 두 번째 발허리뼈와 중간쐐기뼈이고 세 번째 TM 관절은 세 번째 발허리뼈와

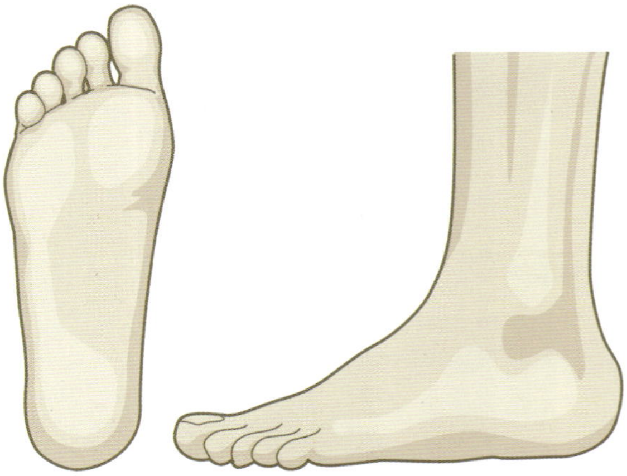

그림 8-1 발

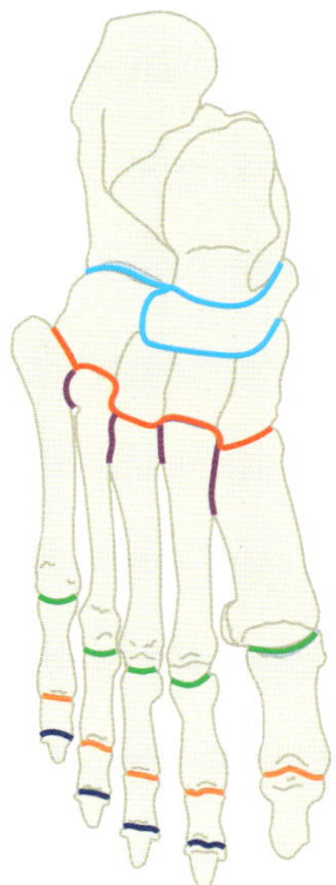

그림 8-2 발의 관절 그룹

가쪽쐐기뼈이다. 4번째와 5번째 발허리뼈는 각각 입방뼈와 관절하여 **4번째 5번째 TM 관절**을 형성한다.

발허리뼈와 몸쪽 발가락뼈 사이의 관절은 **발허리발가락 관절(MP)**로 불린다(그림 8-2). MP 관절은 가장 안쪽(first MP joint)부터 가장 바깥쪽 관절(fifth MP joint)까지 순차적으로 번호가 매겨진다.

발가락뼈 사이의 관절은 **발가락뼈사이관절(IP)** 이라고 불린다(그림 8-2). 또한 모든 발가락뼈사이(IP) 관절은 발/발가락의 안쪽 면부터 가쪽까지 순차적으로 번호가 매겨진다. 엄지는 발가락뼈 2개만 있어 **첫 발가락뼈사이(IP) 관절**이라고 하는 발가락뼈사이(IP) 관절 1개만 있다. 나머지 발가락(II–V)은 3개의 발가락뼈를 포함하고 있으므로 각각의 발에는 2개의 발가락뼈사이(IP) 관절이 있다. 몸쪽과 중간 발가락뼈 사이의 관절은 **몸쪽발가락뼈사이(PIP) 관절** 이라고 한다. **먼쪽발가락뼈사이(DIP) 관절**은 중간 발가락뼈와 먼쪽 발가락뼈 사이의 관절이다.

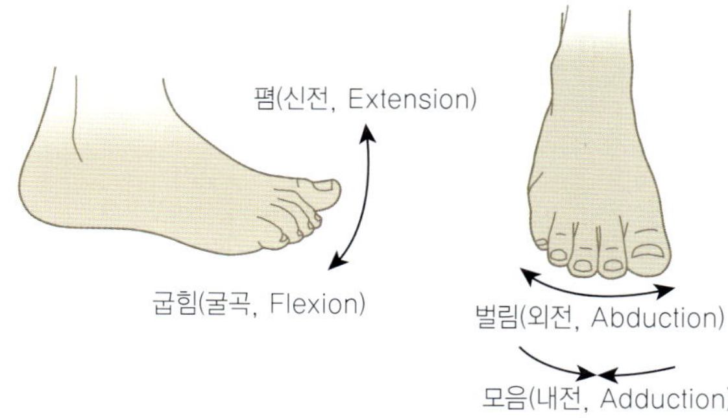

그림 8-3 발가락 동작

발의 동작

발목뼈관절(tarsal joint)과 발목발허리관절(TM joint)의 중요한 동작은 없다. 발허리발가락관절(MP joint)은 네 가지 동작을 할 수 있다. 네 가지 동작은 폄, 굽힘, 벌림 및 모음이다(그림 8-3). 발가락뼈사이관절(IP)의 동작은 폄 및 굽힘으로 제한된다. **발가락 폄과 굽힘**은 전두축을 중심으로 시상면에서 발가락을 곧게 펴고 구부린다. **발가락 벌림과 모음**은 시상축을 중심으로 전두면에서 발가락을 벌린다.

표 8-1은 발가락관절의 평균 관절가동범위를 요약한 것이다. **발가락 폄 및 굽힘** 중에 발허리발가락(MP) 관절, 몸쪽발가락뼈사이(PIP) 관절, 먼쪽발가락뼈사이(DIP) 관절은 함께 움직인다. 각 먼쪽 관절의 운동 각도는 점진적으로 감소한다. 또한 두 번째부터 다섯 번째까지의 각 발가락의 동작 정도는 점진적으로 더 낮다. 발가락 벌림과 모음에 대한 평균적인 표준은 확립되어 있지 않다.

주요사항 체크

1. 발허리발가락관절(MP)은 어떤 뼈들을 포함하는가?
2. 첫 번째 발가락은 엄지인가 소지인가?
3. 발가락은 어떤 동작을 할 수 있는가?

표 8-1 발가락관절의 평균 관절가동범위

관절	동작	평균 운동 각도
발허리발가락관절 I	폄 굽힘 두 동작의 합	75~85° 35~45° 110~130°
발허리발가락관절 II–V	폄 굽힘 두 동작의 합	MP I에서 MP V관절 각각 차례대로 감소

표 8-2 발가락 근육

근육	위치	신경
발가락굽힘근(Toe Flexors)		
긴엄지굽힘근(장무지굴근, Flexor Hallucis Longus)	외인성	정강신경(경골신경)
긴발가락굽힘근(장지굴근, Flexor Digitorum Longus)	외인성	
짧은엄지굽힘근(단무지굴근, Flexor Hallucis Brevis)	내인성	
짧은발가락굽힘근(단지굴근, Flexor Digitorum Brevis)	내인성	
새끼굽힘근(소지굴근, Flexor Digiti Minimi)	내인성	
벌레근(충양근, Lumbricals)	내인성	
발바닥네모근(족저방형근, Quadratus Plantae)	내인성	
발가락폄근(Toe Extensors)		
긴엄지폄근(장무지신근, Extensor Hallucis Longus)	외인성	깊은종아리신경(심비골신경)
긴발가락폄근(장지신근, Extensor Digitorum Longus)	외인성	
짧은엄지폄근(단무지신근, Extensor Hallucis Brevis)	내인성	
짧은발가락폄근(단지신근, Extensor Digitorum Brevis)	내인성	
발가락벌림근(Toe Abductors)		
엄지벌림근(무지외전근, Abductor Hallucis) 등쪽뼈사이근(배측골간근, Dorsal Interossei) 새끼벌림근(소지외전근, Abductor Digiti Minimi)	내인성	정강신경(경골신경)
발가락모음근(Toe Adductors)		
엄지모음근(무지내전근, Adductor Hallucis) 발바닥쪽뼈사이근(족측골간근, Plantar Interossei)	내인성	정강신경(경골신경)

발가락 움직임 근육

발가락 근육을 설명하는 한 가지 방법은 근육의 일반적인 위치에 대한 설명이다. 발가락 근육은 일반적으로 내인성(intrinsic) 또는 외인성(extrinsic) 중 하나로 분류된다. **내재근(intrinsic muscles)**이란 이는곳(origin)과 힘살(belly), 닿는곳(insertion)이 작용하는 관절 부위 내에 위치한 근육을 말한다. **외재근(extrinsic muscles)**은 이는곳과 힘살이 작용하는 관절 부위 밖에 있기 때문에 구별된다. 발가락 외재근의 이는곳과 힘살은 하퇴에 있는 반면 발가락 내재근은 발 안에 완전히 위치한다. 표 8-2는 발가락 근육을 내인성 및 외인성으로 구분하여 요약하고 근육들을 지배하는 신경을 나타낸다.

발가락 내재근은 일반적으로 발의 층으로 나누어져 있다(표 8-3). 발등 쪽에는 단지 한 개의 층으로 되어 있는 하나의 내재근 근육 그룹이 있다. 발의 바닥쪽 면에는 표면부터 층이 있고 내재근들은 4개의 층이 있다.

이 장의 나머지 부분은 발가락 근육, 부착점, 그들이 만들어내는 일차적인 주된 동작, 그리고 그들이 지배하는 신경에 대하여 학습하는데 중점을 둔다. 다음의 각 부분은 단축(concentric) 작용에 의해 생성된 간단한 운동을 기반으로 하는 근육 그룹이다(즉, 발가락 굽힘근이 단축 작용 시 발가락을 구부린다). 그러나 모든 근육은 신장성적(eccentrically), 등척성적(isometrically)으로 작용할 수 있다는 것을 잊어서는 안 된다.

표 8-3 발가락 내재근의 층

발등 층	
짧은엄지폄근(단무지신근, Extensor Hallucis Brevis) 짧은발가락폄근(단지신근, Extensor Digitorum Brevis)	
발바닥 층 1	**발바닥 층 3**
짧은발가락굽힘근(단지굴근, Flexor Digitorum Brevis) 엄지벌림근(무지외전근, Abductor Hallucis) 새끼벌림근(소지외전근, Abductor Digiti Minimi)	짧은엄지굽힘근(단무지굴근, Flexor Hallucis Brevis) 새끼굽힘근(소지굴근, Flexor Digiti Minimi) 엄지모음근(무지내전근, Adductor Hallucis)
발바닥 층 2	**발바닥 층 4**
벌레근(충양근, Lumbricals) 발바닥네모근(족저방형근, Quadratus Plantae)	등쪽뼈사이근(배측골간근, Dorsal Interossei) 발바닥쪽뼈사이근(족측골간근, Plantar Interossei)

> **주요사항 체크**
>
> 1. 내재근과 외재근의 차이점은 무엇인가?
> 2. 3열의 표를 만든다(첫 번째 열 "발가락 근육", 두 번째 열 " 단축성", 세 번째 열 "신장성").
>   a. 첫 번째 열에 모든 발가락 근육을 나열한다.
>   b. 두 번째 열에 단축 작용 중에 발생하는 동작을 기록한다. 정답이 정확한지 다시 확인한다.
>   c. 세 번째 열에는 근육이 신장 작용을 할 때 어떤 동작이 일어나는지 기록한다.

발가락은 4개의 동작이 있기 때문에 4개의 그룹이 있다. 이 그룹은 발가락 굽힘근, 발가락폄근, 발가락벌림근, 발가락모음근 등이다. 또한 발가락 근육의 각 그룹은 그들이 작용하는 특정 관절, 다른 동작, 지배하는 신경을 포함하여 각 부분의 끝에 요약될 것이다. 각 요약 표에는 "다른 동작"에 대한 열이 포함되어 있다는 점을 유의해야 한다. 다른 동작은 이 근육이 일부 다른 동작에서 적은 활동과 이차적인 역할을 한다는 것이다.

발가락굽힘근

10개의 발가락을 구부리는 근육이 있다. 그 중 6개는 짧은엄지굽힘근(flexor hallucis brevis), 긴엄지굽힘근(flexor hallucis Longus), 짧은발가락굽힘근(flexor digitorum brevis), 긴발가락굽힘근(flexor digitorum Longus), 새끼굽힘근(flexor digiti minimi) 발바닥네모근(quadratus plantae)이다. 나머지 4개는 벌레근(lumbricals)이라 불리는 것이다. 발가락 굽힘근은 표 8-4의 끝 부분에 요약되어 있다.

짧은엄지굽힘근(flexor hallucis(ha-LOO-sis) brevis)은 발바닥에 있다(그림 8-4). 짧은엄지굽힘근 발바닥에 있

그림 8-4 짧은엄지굽힘근(Flexor hallucis brevis muscle)

이는곳(기시, Origin)
입방뼈
가쪽쐐기뼈
닿는곳(정지, Insertion)
1번째 첫마디뼈의 바닥
신경(Nerve)
정강신경(경골신경)

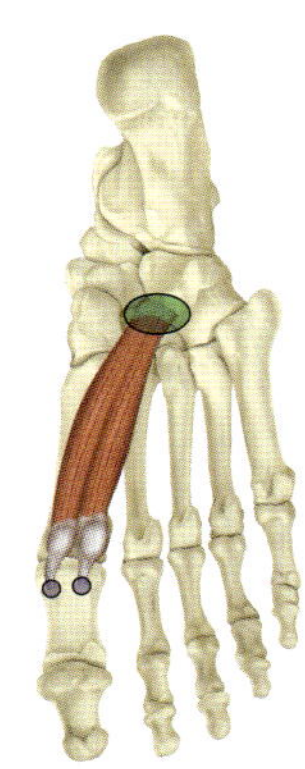

그림 8-5 긴엄지굽힘근(Flexor hallucis longus muscle)

이는곳(기시, Origin)
종아리뼈의 뒤쪽 먼쪽 2/3
닿는곳(정지, Insertion)
1번째 끝마디뼈의 바닥쪽
신경(Nerve)
정강신경(경골신경)

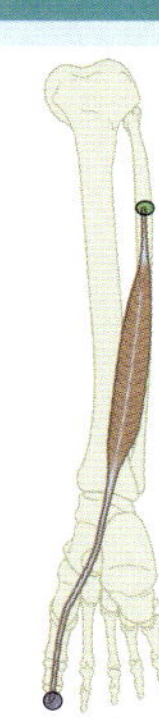

그림 8-6 짧은발가락굽힘근(Flexor digitorum brevis muscle)

이는곳(기시, Origin)

발꿈치뼈융기(종골융기)

닿는곳(정지, Insertion)

2–5번째 중간마디뼈의 바닥

신경(Nerve)

정강신경(경골신경)

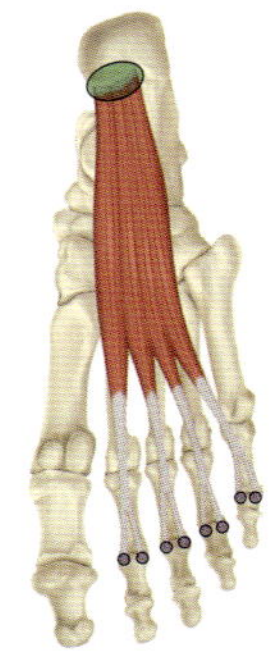

그림 8-7 긴발가락굽힘근(Flexor digitorum longus muscle)

이는곳(기시, Origin)

정강뼈의 뒤쪽 중간 1/3

닿는곳(정지, Insertion)

2–5번째 끝마디뼈의 바닥

신경(Nerve)

정강신경(경골신경)

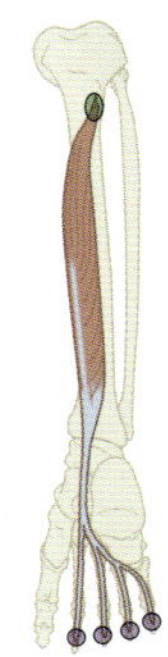

는 입방뼈(cuboid)와 가쪽쐐기뼈(lateral cuneiform)에서 기시하여 발바닥의 1번째 첫마디뼈(proximal phalange)의 바닥에 정지한다.

긴엄지굽힘근(flexor hallucis(ha–LOO–sis) longus)은 하퇴부의 뒤쪽에 있다(그림 8–5). 긴엄지굽힘근 종아리뼈(fibula) 골간의 뒤쪽 면쪽의 2/3에서 기시한다. 그 힘줄은 1번째 발허리뼈(1st metatarsal bone)의 아래를 지나기 전에 안쪽복사(medial malleolus)의 뒤를 둘러싸고 결국 발바닥의 1번째 끝마디뼈(distal phalange) 바닥에 정지한다.

짧은발가락굽힘근(flexor digitorum(DIDJ–ih–TOE–rum) brevis)은 발의 바닥쪽 중앙에 세로 방향으로 있다(그림 8–6). 발꿈치뼈(calcaneus)의 거친면에서 기시하여 4개의 힘살로 갈라진다. 4개의 힘줄은 2~5번째 중간마디뼈(middle phalanges)의 바닥에 정지한다.

긴발가락굽힘근(flexor digitorum(DIDJ–ih–TOE–rum) longus)은 정강뼈(tibia)의 뒤쪽 하퇴부에 세로방향으로 위치한다(그림 8–7). 긴발가락굽힘근은 정강뼈의 골간 중간부 1/3 뒤쪽에서 기시한다. 힘줄은 안쪽복사(medial malleolus)를 감싸고 네 갈래로 갈라지며 2~5번째 끝마디뼈(distal phalange)의 바닥에 정지한다.

새끼굽힘근(flexor digiti(DIDJ–ih–TOE–rum) **minimi)**은 발바닥의 측면에 있다(그림 8–8). 발의 바닥쪽 5번째 발허리뼈(5th metatarsal bone)의 바닥에서 기시하여 5번째 첫마디뼈(proximal phalange)의 바닥에 정지한다.

발바닥네모근(quadratus plantae, quad–RAY–tus PLAN–tee)은 발바닥에 있다(그림 8–9). 발바닥네모근은 두 개의 머리가 있는데 이는 발꿈치뼈(calcaneus) 거친면의 안쪽과 가쪽에서 기시하며 긴발가락굽힘근(flexor digitorum longus)의 힘줄에 정지한다.

벌레근(lumbricals, LUM–brick–ulz)은 발허리뼈(metatarsal) 사이의 발바닥에 있는 4개의 분리된 근

그림 8-8 새끼굽힘근(Flexor Digiti Minimi Muscle)

이는곳(기시, Origin)
5번째 발허리뼈의 바닥
닿는곳(정지, Insertion)
5번째 첫마디뼈의 바닥
신경(Nerve)
정강신경(경골신경)

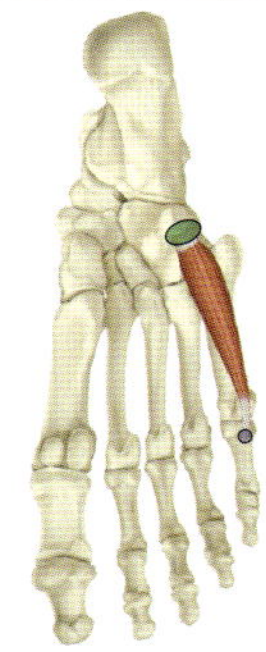

그림 8-9 발바닥네모근(Quadratus plantae muscle)

이는곳(기시, Origin)
발꿈치뼈융기(종골융기)의 안쪽 면
발꿈치뼈융기(종골융기)의 가쪽 면
닿는곳(정지, Insertion)
긴발가락굽힘근 힘줄
신경(Nerve)
정강신경(경골신경)

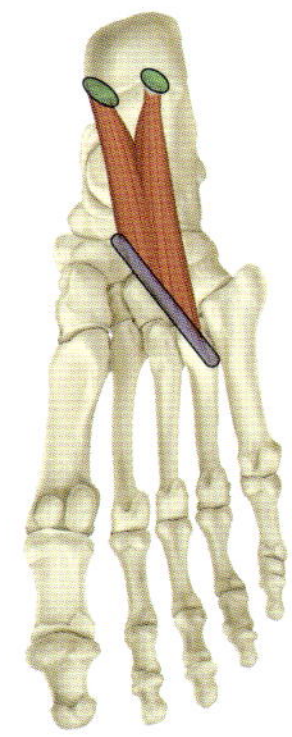

그림 8-10 4개의 벌레근(Lumbrical muscle)

이는곳(기시, Origin)
긴발가락굽힘근 힘줄
닿는곳(정지, Insertion)
2-5번째 첫마디뼈
신경(Nerve)
정강신경(경골신경)

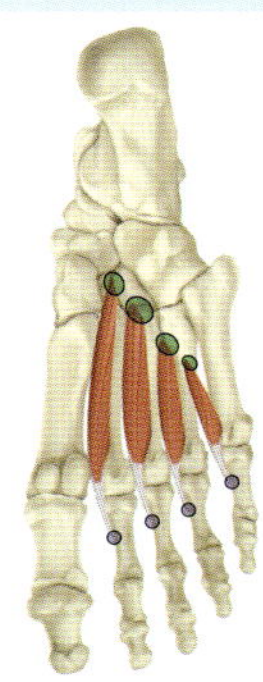

육 그룹이다(그림 8-10). 벌레근은 긴발가락굽힘근(flexor digitorum longus)의 4개의 가지에서 기시하여 2~5번째 첫마디뼈(proximal phalange)에 정지한다.

주요사항 체크

표 8-4는 대부분의 자료가 잘 정리 되어 있지만, 이것뿐만 아니라 모든 근육의 이는곳과 닿는곳을 알아야 한다.

표 8-4 발가락 굽힘 근육

근육	영향 받는 관절	다른 동작	신경
짧은엄지굽힘근	1번 MP	없음	
긴엄지굽힘근	1번 MP & IP	발목 안쪽번짐	
짧은발가락굽힘근	2–5번 MP & PIP	없음	
긴발가락굽힘근	2–5번 MP, PIP & DIP	발목 안쪽번짐	정강신경(경골신경)
새끼굽힘근	5번 MP		
발바닥네모근	2–5번 MP, PIP & DIP	없음	
벌레근	2–5번 MP		

발가락폄근

발가락을 펴는 네 가지 근육은 긴엄지폄근(extensor hallucis(ha–LOO–sis) longus), 짧은엄지폄근(extensor hallucis brevis), 긴발가락폄근(extensor digitorum longus), 짧은발가락폄근(extensor digitorum brevis)이다(표 8–5).

짧은엄지폄근(extensor hallucis(ha–LOO–sis) **brevis)**은 발등쪽에 있다(그림 8–11). 짧은엄지폄근은 발꿈치뼈(calcaneus)의 앞가쪽에서 기시한다. 거기서부터 발등쪽 위를 비스듬하게 가로지르며 1번째 첫마디뼈(proximal

그림 8–11 짧은엄지폄근(Extensor hallucis brevis muscle)

이는곳(기시, Origin)

발꿈치뼈 앞가쪽

닿는곳(정지, Insertion)

1번째 첫마디뼈

신경(Nerve)

깊은종아리신경(심비골신경)

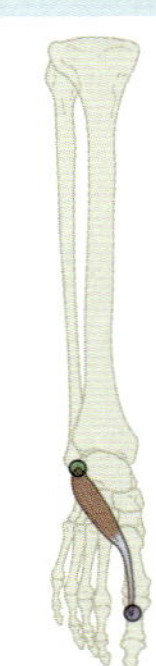

그림 8–12 긴엄지폄근(Extensor hallucis longus muscle)

이는곳(기시, Origin)

종아리뼈 앞안쪽 중간 2/3

닿는곳(정지, Insertion)

1번째 끝마디뼈

신경(Nerve)

깊은종아리신경(심비골신경)

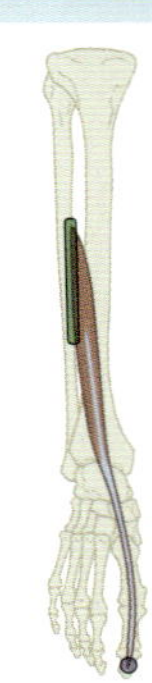

그림 8-13 짧은발가락폄근(Extensor digitorum brevis muscle)

이는곳(기시, Origin)
발꿈치뼈(calcaneus) 앞가쪽
닿는곳(정지, Insertion)
긴발가락폄근(extensor digitorum longus)의 힘줄
신경(Nerve)
깊은종아리신경(심비골신경, Deep Fibular nerve)

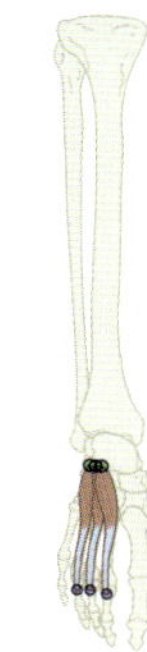

그림 8-14 긴발가락폄근(Extensor digitorum longus muscle)

이는곳(기시, Origin)
종아리뼈머리
정강뼈 관절융기 가쪽
종아리뼈의 앞쪽 몸쪽 2/3
닿는곳(정지, Insertion)
2-5번째 중간마디뼈
2-5번째 끝마디뼈
신경(Nerve)
깊은종아리신경(심비골신경)

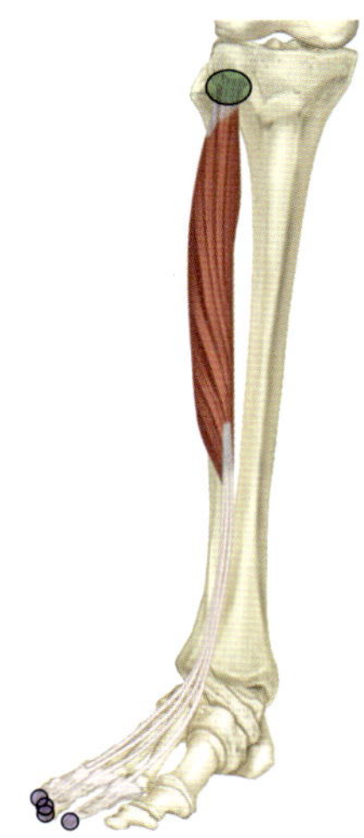

phalange)의 발등쪽 바닥에 정지한다.

긴엄지폄근(extensor hallucis(ha–LOO–sis) longus)은 하퇴부의 앞쪽을 세로방향으로 지난다(그림 8-12). 긴엄지폄근은 종아리뼈(fibula) 골간의 앞안쪽 중간 2/3에서 기시하여 발목을 가르지르고 발등의 1번째 끝마디뼈(distal phalange)에 정지한다.

짧은발가락폄근(extensor digitorum(DIDJ–ih–TOE–rum) brevis)는 짧은엄지폄근(extensor hallucis brevis)의 가쪽 발등에 바로 있다(그림 8-13). 사실 많은 사람들은 이 두 근육을 하나로 분류한다. 왜냐하면 둘 다 이는곳이 발꿈치뼈(calcaneus)의 앞가쪽으로 같기 때문이다. 그 이는곳으로 부터 근육은 세 개의 힘살로 갈라지며 2–4번째 발허리뼈(metatarsal)를 거쳐 긴발가락폄근(extensor digitorum longus) 힘줄과 합쳐진다.

긴발가락폄근(extensor digitorum(DIDJ–ih–TOE–rum) longus)은 종아리뼈(fibula)의 위쪽을 세로 방향으로 지나 하퇴부의 앞가쪽에 위치한다(그림 8-14). 이는곳은 세 가지가 있는데 1) 종아리뼈머리(fibular head) 2) 가쪽정강뼈관절융기 3) 종아리뼈 골간의 앞쪽 몸쪽 2/3이다. 그것은 2–5번째 중간마디뼈(middle phalanges)와 끝마디뼈(distal phalange)의 발등쪽 바닥에 정지한다.

주요사항 체크

표 8-5는 대부분의 자료가 잘 정리 되어 있지만, 이것 뿐만 아니라 모든 근육의 이는곳과 닿는곳을 알아야 한다.

표 8-5 발가락 폄 근육

근육	영향 받는 관절	다른 동작	신경
짧은엄지폄근	1번 MP	없음	깊은종아리신경(심비골신경)
긴엄지폄근	1번 MP&IP	발목 발등굽힘	
짧은발가락폄근	2-4번 PIP	없음	
긴발가락폄근	2-5번 MP,PIP,&DIP	발목 발등굽힘	

발가락벌림근

발가락을 벌리는 세 개의 주된 근육은 엄지벌림근(abductor hallucis, ha-LOO-sis), 등쪽뼈사이근(dorsal interossei), 새끼벌림근(abductor digiti minimi)이다. 발가락벌림근은 표 8-6의 끝 부분에 요약되어 있다.

엄지벌림근(abductor hallucis)은 발바닥의 안쪽면에 있다(그림 8-15). 엄지벌림근은 발꿈치뼈융기(calcaneal tuberosity)의 안쪽에서 기시한다. 근섬유는 발의 안쪽 아치를 통과하여 첫 번째 첫마디뼈(proximal phalange)의 안쪽면에 정지한다.

등쪽뼈사이근(dorsal interossei, in-ter-ROSS-ee)은 사실 발허리뼈(metatarsal)사이에 놓여 있는 4개의 근육 그룹이다(그림 8-16). 4개의 근육은 각각 1~5번째 발허리뼈(metatarsal)의 골간 안쪽과 가쪽에서 기시하는 두

그림 8-15 엄지벌림근(Abductor hallucis muscle)

이는곳(기시, Origin)

발꿈치뼈융기의 안쪽

닿는곳(정지, Insertion)

1번째 첫마디뼈의 안쪽 바닥

신경(Nerve)

정강신경(경골신경)

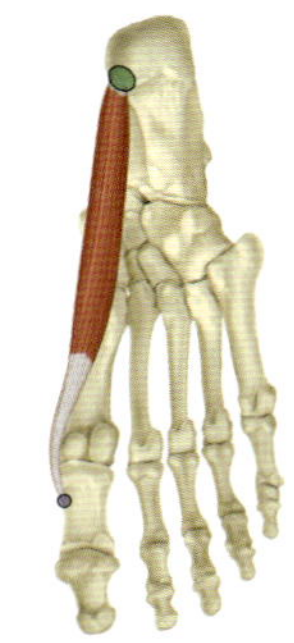

그림 8-16 등쪽뼈사이근(Dorsal interossei muscle)

이는곳(기시, Origin)

1-5번째 발허리뼈의 안쪽

1-5번째 발허리뼈의 가쪽

닿는곳(정지, Insertion)

2번째 첫마디뼈의 안쪽과 가쪽 바닥

3과 4 첫마디뼈의 가쪽 바닥

신경(Nerve)

정강신경(경골신경)

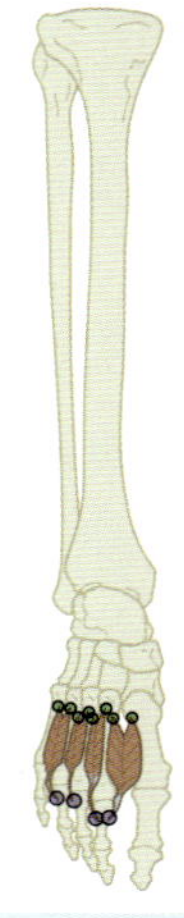

그림 8-17 새끼벌림근(Abductor digiti minimi muscle)

이는곳(기시, Origin)

발꿈치뼈융기의 가쪽 1/2

닿는곳(정지, Insertion)

5번째 첫마디뼈의 가쪽 바닥

신경(Nerve)

정강신경(경골신경)

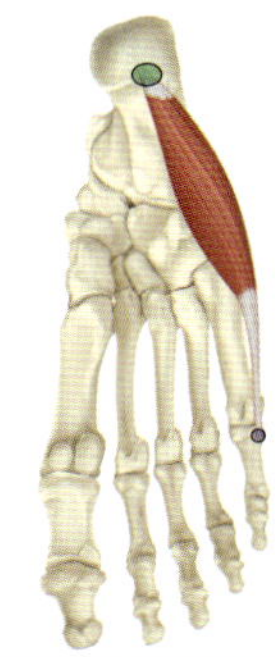

표 8-6 발가락 벌림 근육

근육	영향 받는 관절	다른 동작	신경
엄지벌림근	1번 MP		
등쪽뼈사이근	2-4번 MP	없음	정강신경
새끼벌림근	5번 MP		

개의 머리를 가진다. 섬유들이 가운데로 모여든 후 가장 안쪽 힘줄은 2번째 첫마디뼈(proximal phalange)의 안쪽과 가쪽 바닥에 정지한다. 가장 가쪽의 두 근육은 3~4번째 첫마디뼈(proximal phalange)의 가쪽 바닥에 정지한다.

새끼벌림근(abductor digiti minimi, DIDJ-ih-TIE)은 발바닥 가쪽에 있다(그림 8-17). 새끼벌림근은 발꿈치뼈융기(calcaneal tuberosity)의 가쪽 1/2에서 기시하여 5번째 첫마디뼈(proximal phalange)의 가쪽 바닥에 정지한다.

주요사항 체크

표 8-6은 대부분의 자료가 잘 정리 되어 있지만, 이것뿐만 아니라 모든 근육의 이는곳과 닿는곳을 알아야 한다.

발가락모음근

발가락을 모으는 두 가지 근육은 엄지모음근(adductor hallucis, ha-LOO-sis), 발바닥쪽뼈사이근(plantar

그림 8-18 엄지모음근(Adductor hallucis muscle)

이는곳(기시, Origin)

3-5번째 발허리뼈의 머리

2-5번째 발허리뼈의 바닥

닿는곳(정지, Insertion)

1번째 첫마디뼈의 가쪽

신경(Nerve)

정강신경(경골신경)

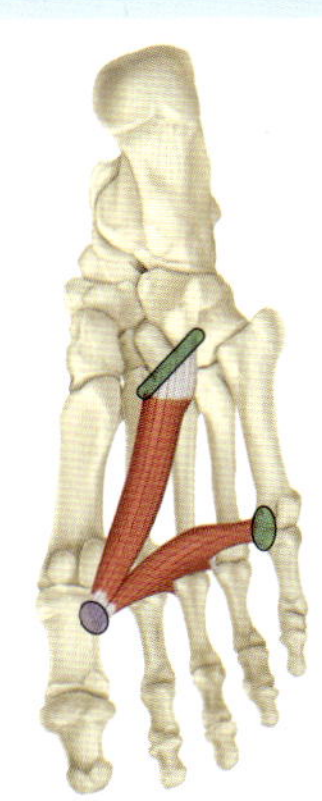

그림 8-19 3개의 발바닥쪽뼈사이근(Plantar interossei muscle)

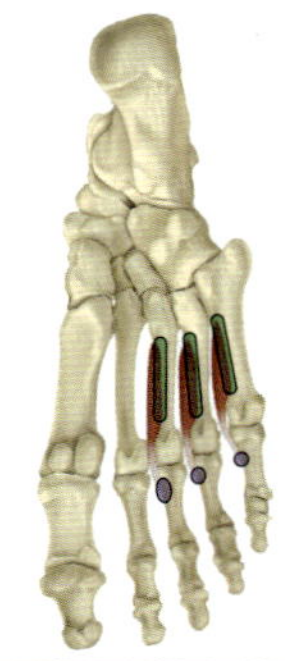

이는곳(기시, Origin)
3-5번째 발허리뼈의 안쪽
닿는곳(정지, Insertion)
3-5번째 첫마디뼈의 안쪽
신경(Nerve)
정강신경(경골신경)

표 8-7 발가락 모음 근육

근육	영향 받는 관절	신경
엄지모음근	1번 MP	정강신경(경골신경)
발바닥쪽뼈사이근	3-5번 MP	

interossei)이다. 발가락 모음근은 표 8-7의 끝 부분에 요약되어 있다.

엄지모음근(adductor hallucis)은 발바닥쪽에 있는 두 개의 힘살을 가진 독특한 것이다(그림 8-18). 가로 힘살은 3-5번째 발허리뼈(metatarsal)의 머리(먼쪽 끝)를 가로지르며 기시한다. 사선 힘살은 2~4번째 발허리뼈(metatarsal)의 바닥(몸쪽 끝)에서 기시한다. 두 힘살이 합쳐져서 1번째 첫마디뼈(proximal phalange)의 가쪽 바닥에 정지한다.

발바닥쪽뼈사이근(plantar(PLAN-tar) interossei)은 실제로 2~5번째 발허리뼈(metatarsal)의 사이에 놓여있는 세 개의 근육 그룹이다(그림 8-19). 발바닥쪽뼈사이근은 3~5번째 발허리뼈(metatarsal)의 골간 안쪽에서 기시한다. 각 힘살은 각각의 발허리뼈(metatarsal)를 통과하여 3~5번째 첫마디뼈(proximal phalange)의 안쪽 바닥에 정지한다.

주요사항 체크

표 8-7은 대부분의 자료가 잘 정리되어 있지만, 이것뿐만 아니라 모든 근육의 이는곳과 닿는곳을 알아야 한다.

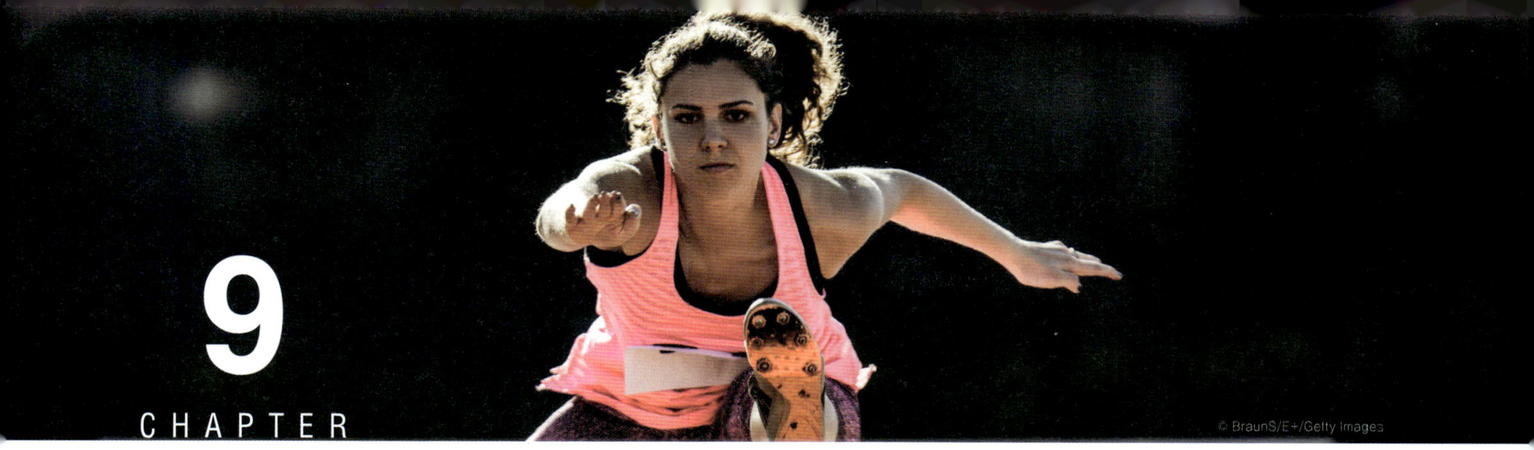

발목

The Ankle

학습목표

이 장을 학습한 후 다음 내용을 이해할 수 있다.

1. 발목 부위의 관절을 요약한다.
2. 발목의 동작에 대해 이해한다.
3. 발목 근육의 이름과 위치에 대해 이해한다.
4. 발목 근육의 신경과 부착점에 대해 이해한다.
5. 발목 근육의 동작에 의해 생성된 움직임을 응용한다.

발목은 다리와 발이 교차하는 신체 부위이다. 발목은 실제로 정강뼈(경골, tibia), 종아리뼈(비골, fibula), 목말뼈(거골, talus) 및 발꿈치뼈(종골, calcaneus)에 의해 형성된 세 개의 관절로 구성되어 있다(그림 9-1). 뼈의 배열과 발목 근육의 행동은 네 가지 동작을 일으킬 수 있다.

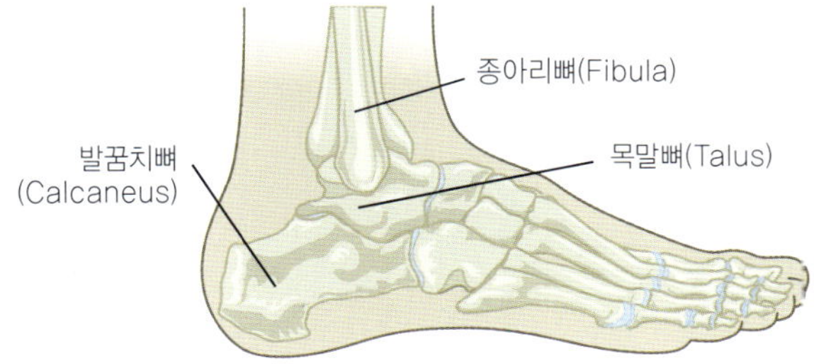

그림 9-1 발목과 뼈

발목관절

발목에는 세 개의 관절이 있다. 먼쪽 정강종아리관절(경비관절, tibiofibular joint), 목말종아리관절(거퇴관절, talocrural joint) 및 목말밑관절(거골하관절, subtalar joint)이다. **먼쪽 정강종아리관절**은 이름에서 알 수 있듯이 먼쪽종아리뼈와 먼쪽정강뼈 사이의 관절이다(그림 9-2). **먼쪽 앞쪽 정강종아리인대** 및 **먼쪽 뒤쪽 정강종아리인대**는 발목에서 정강뼈와 종아리뼈를 안정화시킨다. 정강뼈와 종아리뼈는 또한 뼈의 길이를 가로지르는 **뼈사이막(골간막, interosseous membrane)**이라고 불리는 조직의 밴드에 의해 함께 유지된다.

목말종아리관절(거퇴관절, talocrural joint)(그림 9-3)은 정강뼈와 종아리뼈의 다리 부위와 목말뼈(거골, talus) 사이의 관절이다. 따라서, 목말종아리관절은 목말뼈와 다리뼈(crural bones; 정강뼈와 종아리뼈) 사이의 관절이다.

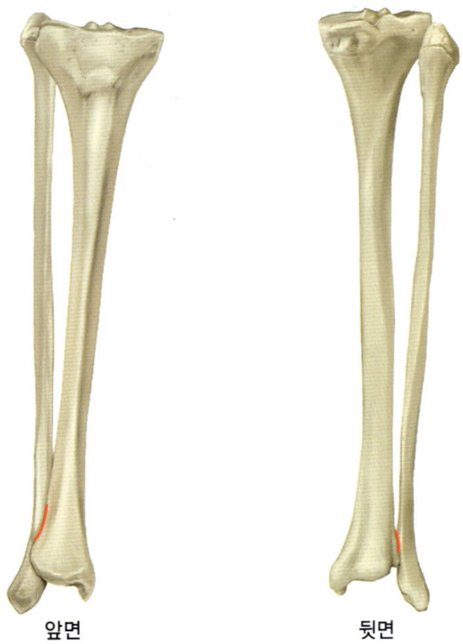

그림 9-2 먼쪽 정강종아리관절

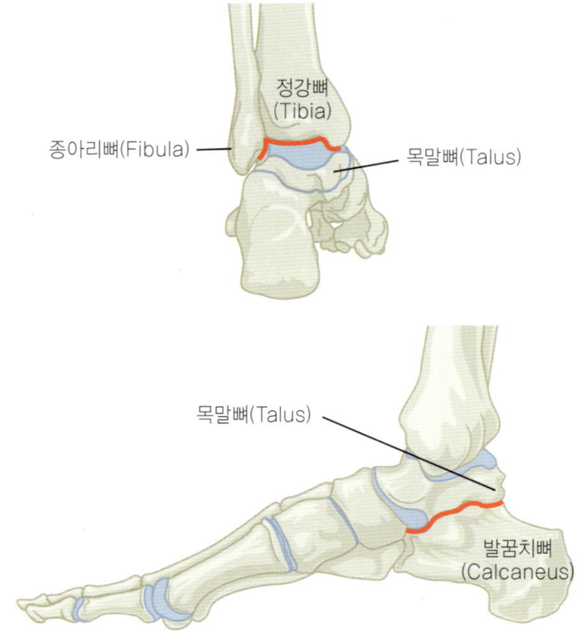

그림 9-3 목말종아리관절(위)과 목말밑관절(아래)

관절(joint)이 두 뼈의 교차점이라는 규칙에 예외가 되는 유일한 관절이다. 관절은 장붓 구멍과 장부로 묘사할 수 있다. 장붓 구멍과 장부는 장부 작업에서 장부(못)가 장붓 구멍(슬롯)에 맞는 관절유형이다. 이 관절에서, 상기 목말뼈는 먼쪽정강뼈 및 종아리뼈에 의해 생성된 "모티스" 또는 "스롯"에 맞는 "테논" 또는 "페그"이다.

세 번째 관절은 **목말밑(거골하관절, subtalar joint)**이다(그림 9-3). 발꿈치뼈는 목말뼈의 아래에 있다. 따라서 이 관절은 목말뼈와 발꿈치뼈 사이의 관절이다.

4개의 주요 인대는 발목관절 및 목말밑관절을 안정화시킨다(그림 9-4). 그 중 하나는 옆 발목을 안정시키고 나머지는 발목을 안정시킨다. 가쪽인대는 종아리뼈의 가쪽복사(돌기)에서 목말뼈 또는 발꿈치뼈의 위치로 확장된다. **앞목말종아리인대(전거비인대, anterior talofibular ligament)**는 앞쪽 측면의 종아리뼈와 목말뼈를 연결한다. **앞목말종아리인대**는 뒤쪽 측면의 종아리뼈와 목말뼈를 연결한다. **발꿈치종아리인대(종비인대, calcaneofibular ligament)**는 종아리뼈와 발꿈치뼈를 연결한다. 발목뼈의 안쪽 측면은 **세모인대(deltoid ligament)**에 의해 함께 고정된다. 세모인대는 삼각형 모양이라 이름이 붙여졌으며, 중간 복사뼈에서 목말뼈와 발꿈치뼈의 다양한 위치에 부착된다.

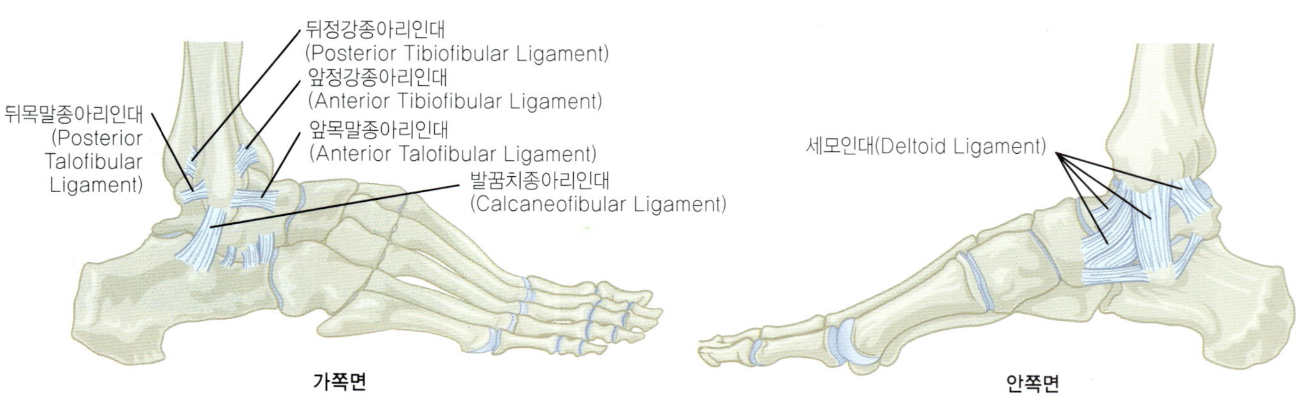

그림 9-4 발목인대

발목의 동작

발목은 네 방향으로 움직인다(그림 9-5). 즉, **발바닥굽힘(족저굴곡, plantar flexion)**, **발등굽힘(배측굴곡, dorsiflexion)**, **안쪽번짐(내전, inversion)** 및 **가쪽번짐(외전, eversion)**이다. 발바닥굽힘 및 발등굽힘은 정면 축을 중심으로 회전하는 시상면에서 발목을 펴고 구부린다. 안쪽번짐 및 가쪽번짐은 시상 축을 중심으로 정면 평면의 발목을 회전시킨다.

발목 동작의 평균 관절가동범위는 표 9-1에 요약되어 있다. 평균 발바닥 굽힘 관절가동범위는 50도 이다. 평균 발등굽힘 관절가동범위는 20도 이다. 운동의 평균 안쪽번짐(내번, inversion) 관절가동범위는 20도 이며 운동의 평균 가쪽번짐(외번, eversion) 관절가동범위는 5도 이다.

주요사항 체크

1. 발목의 관절들을 열거해 본다.
2. 그런 다음 어느 뼈가 각 관절을 형성하는지 설명해 본다.
3. 발목의 네 가지 동작은 무엇인가?

발목을 움직이는 근육

근육의 부착위치와 근육이 작용하는 주요 운동, 그리고 근육을 자극하는 신경에 대해 알아본다. 근육은 무리(group)로 작동하므로 그 무리 내의 각 근육은 신체 분절을 움직이게 하는 데 필요한 힘의 일정 비율을 제공하며, 그 비율은 각 근육마다 다르다. 더욱이, 각 근육이 발휘하는 힘은 신체 분절의 시작 부위에 따라 다르고, 전체 관절 가동범위에 따라 변한다. 이것은 운동학(kinesiology)을 처음 접하는 학생들에게 혼란스러울 수 있다. 따라서, 이 장에서는 해부학적 위치에서의 초기 동작을 바탕으로 근육무리를 단순하게 나타내려고 하였다.

근육무리는 구심성(단축성, concentric) 근수축에 의해 만들어진 동작을 기초로 한다(즉, 발목굽힘근이 구심성으로 수축할 때 발목을 구부린다). 그러나, 모든 근육이 편심성(eccentrically) 및 등척성(isometrically) 근수축으로 움직이기도 한다는 것을 잊어서는 안 된다. 또한, 각 근육에 대한 표에 "기타 동작(other motions)"이라는 내용이 있다. 기타 동작이란 이 근육이 속하지 않은 다른 동작에서 어느 정도 보조적으로 그 동작에 참여한다는 것을

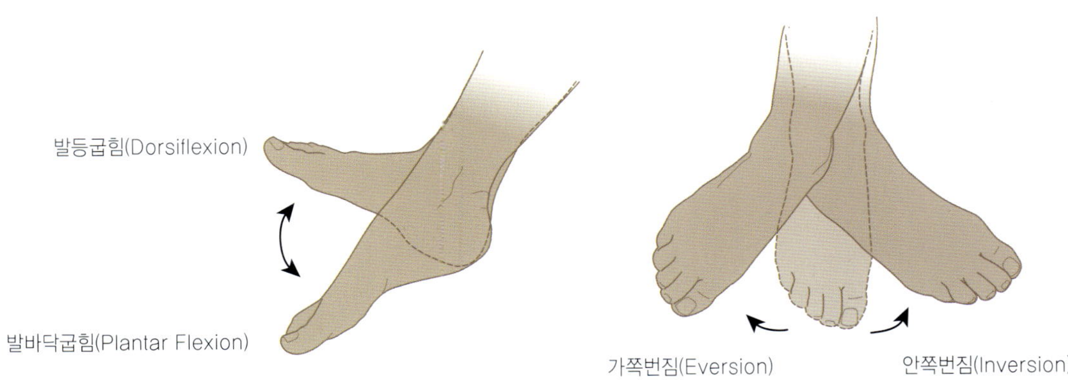

그림 9-5 발등굽힘, 발바닥굽힘(왼쪽 & 안쪽번짐, 가쪽번짐(오른쪽)

표 9-1 평균 발목 관절가동범위

동작	평균 운동 각도
발등굽힘	20°
발바닥굽힘	50°
두 동작의 합	70°
가쪽번짐	5°
안쪽번짐	20°
두 동작의 합	25°

의미한다. 일부의 근육은 역할이 무시할 수 없을 정도로 크기 때문에 둘 이상의 근육무리에서도 나타날 수 있다.

발목 동작이 4개이므로 그룹이 4개 있다. 근육 그룹은 발등굽힘근, 발바닥굽힘근, 안쪽번짐근, 가쪽번짐근이다. 또한 발목근육은 하부 다리에(종아리 부위)에 있다. 종아리 주위에 논리적 순서로 나열되어 있으며, 이들은 앞쪽, 가쪽, 뒤쪽 및 마지막으로 깊은층이다. **종아리앞쪽**은 발목을 발등굽힘하는 근육을 포함한다. **종아리가쪽**은 발목을 가쪽번짐시키는 근육을 포함한다. **종아리뒤쪽**(표면 뒤쪽라고도 함)은 발목을 발바닥굽힘하는 근육을 포함한다. **깊은층에는 발목**을 안쪽번짐하는 근육이 들어 있다.

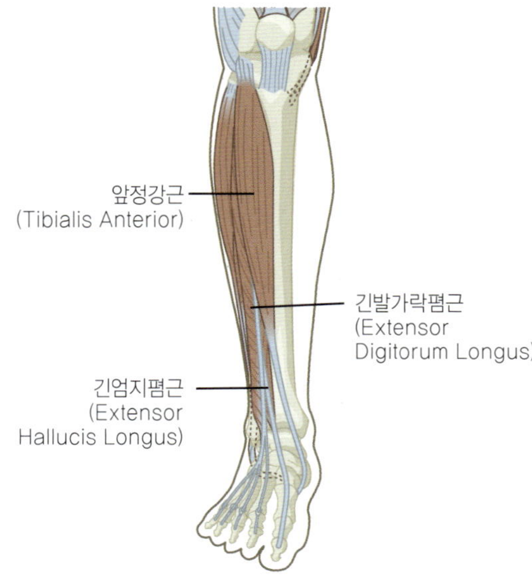

그림 9-6 발등굽힘근

발목 발등굽힘근

발목의 발등굽힘근은 종아리 앞쪽에 3개의 근육이 있다. 즉, 앞정강근(전경골근, tibialis anterior), 긴엄지폄근(장무지신근, extensor hallucis longus), 긴발가락폄근(장지신근, extensor digitorum longus)이다(그림 9-6). 발등굽힘근은 표 9-2 이 장의 끝에 요약되어 있다.

앞정강근은 앞쪽정강뼈 영역을 통해 앞쪽정강뼈에서 발목을 가로질러 발까지 세로로 지나간다(그림 9-7). 정강뼈 측면의 3분의 2 몸쪽에서 기시하여 두 위치에 정지한다. 하나는 안쪽쐐기뼈(내측설상골, medial cuneiform)에 있고 다른 하나는 첫 번째 발허리뼈(제1중족골)에 있다.

긴엄지폄근(장무지신근, extensor hallucis longus)은 정강뼈 전방과 긴발가락폄근(장지신근, extensor digitorum longus)보다 전방 구획에 있다(그림 9-8). 종아리뼈 몸통 앞쪽의 3분의 2를 중심으로 기시하여 첫 번째 먼쪽 발가락뼈 등쪽에 정지한다.

긴발가락폄근(장지신근, extensor digitorum longus)은 3개의 종아리앞칸 근육 중 가장 가쪽에 위치한다(그림 9-9). 세 군데 이는곳(기시점)이 있다. (1) 종아리뼈 머리(fibular head), (2) 가쪽정강뼈 관절돌기(tibial condyle) 그리고 (3) 종아리뼈 앞쪽의 몸쪽 3분의 2부분이며, 2~5번째 중간 발가락뼈의 등쪽과 2~5번째 먼쪽의 발가락뼈의 등쪽에 정지한다.

그림 9-7 앞정강근(Tibialis anterior muscle)

이는곳(기시, Origin)
가쪽정강뼈의 2/3 몸쪽
닿는곳(정지, Insertion)
안쪽쐐기뼈
첫 번째 발허리뼈
다른 동작(Other Motions)
안쪽번짐
신경(Nerve)
깊은종아리신경

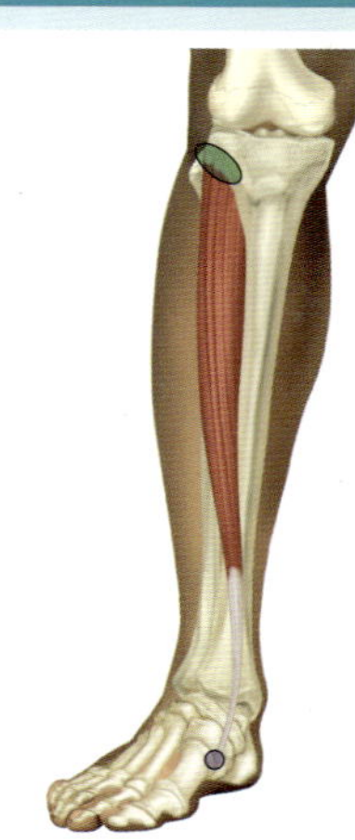

그림 9-8 긴엄지폄근(Extensor hallucis longus muscle)

이는곳(기시, Origin)

종아리뼈 앞쪽 2/3의 중심

닿는곳(정지, Insertion)

첫 번째 먼쪽발가락뼈 등쪽

다른 동작(Other Motions)

첫 번째 발가락 폄

신경(Nerve)

깊은종아리신경

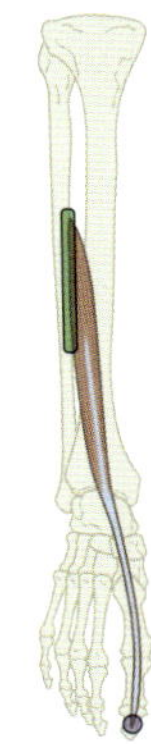

그림 9-9 긴발가락폄근(Extensor digitorum longus muscle)

이는곳(기시, Origin)

종아리뼈 머리

가쪽정강뼈 관절돌기

종아리뼈 앞쪽의 몸쪽 2/3 부분

닿는곳(정지, Insertion)

2-5번째 중간 발가락뼈의 등쪽

2-5번째 먼쪽의 발가락뼈의 등쪽

다른 동작(Other Motions)

2-5번째 발가락 폄

신경(Nerve)

깊은종아리신경

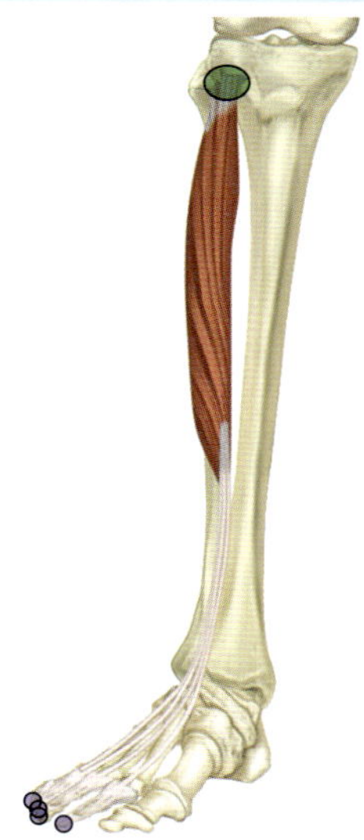

주요사항 체크

표 9-2에서는 대부분의 자료에 대한 좋은 검토를 하였지만 이해를 위한 몇 가지 다른 점검 사항이 있다.

1. 발목 발등 굽힘근들 무리에는 몇 개의 근육이 있는가? 그것들을 나열하라.
2. 이 근육들이 편심적으로 작용하면 어떤 운동이 발생하는가?
3. 그 근육무리의 일반적인 위치는 어디인가?

표 9-2 발목 발등 굽힘근

근육	이는곳	닿는곳	신경
앞정강근	가쪽정강뼈의 2/3 몸쪽	안쪽쐐기뼈	깊은종아리신경
긴엄지폄근	종아리뼈 앞쪽 2/3의 중심	첫 번째 먼쪽발가락뼈 등쪽	
긴발가락폄근	종아리뼈 머리 가쪽정강뼈 관절돌기 종아리뼈 앞쪽의 몸쪽 2/3 부분	2-5번째 중간 발가락뼈의 등쪽 2-5번째 먼쪽의 발가락뼈의 등쪽	

발목 가쪽번짐근(종아리 가쪽근육)

발목을 튼튼하게 하는 측면에 3개의 근육이 있다. 즉, 긴종아리근(장비골근, fibularis longus), 짧은종아리근(단비골근, fibularis brevis) 및 셋째종아리근(제3비골근, fibularis tertius)이다(그림 9-10). 가쪽번짐근(evertor)은 표 9-3의 이 장의 끝에서 요약된다.

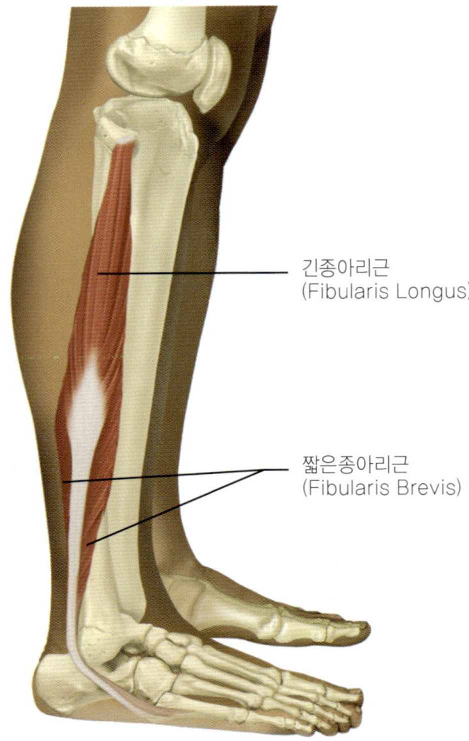

그림 9-10 가쪽번짐근

긴종아리근은 측면 하부 다리에서 세로로 지나간다(그림 9-11). 그것은 종아리뼈 머리(비골의 골두)의 측면에서 기시된다. 그 힘줄은 앞쪽 발목 앞쪽으로 돌리기 전에 앞쪽 옆구리 뒤쪽으로 구부러져 마지막으로 첫 번째 발허리뼈(제1중족골, first metatarsal)와 안쪽쐐기뼈의 발바닥쪽에 정지한다.

짧은종아리근은 옆쪽 종아리의 긴종아리근 아래의 깊은 곳에 위치한다(그림 9-12). 그것은 긴종아리근보다 더 먼쪽에서 기시한다. 그 힘줄은 옆쪽 연골 뒤의 복사뼈 힘줄과 유사하지만 다섯번째 발허리뼈(제5중족골, fifth metatarsal)의 바닥에 정지한다.

셋째종아리근은 짧은종아리근의 앞쪽에 위치하지만 많은 개체군에서 결손되었다(그림 9-13). 그것은 종아리뼈의 먼쪽 1/3의 안쪽에서 기시하여 짧은종아리근의 부착 부위보다 위쪽인 다섯번째 발허리뼈(제5중족골, fifth metatarsal)에 정지한다.

발바닥굽힘근(후방구획근육)

발목의 발바닥굽힘을 담당하는 종아리뒤쪽에 위치하는 두 개의 근육이 있다. 즉, 장딴지근(비복근, gastroc-

그림 9-11 긴종아리근(Fibularis longus muscle)

이는곳(기시, Origin)
종아리뼈 머리 측면
닿는곳(정지, Insertion)
첫 번째 발바닥쪽 발허리뼈
발바닥쪽 안쪽쐐기뼈
다른 동작(Other Motions)
발바닥굽힘
신경(Nerve)
얕은종아리신경

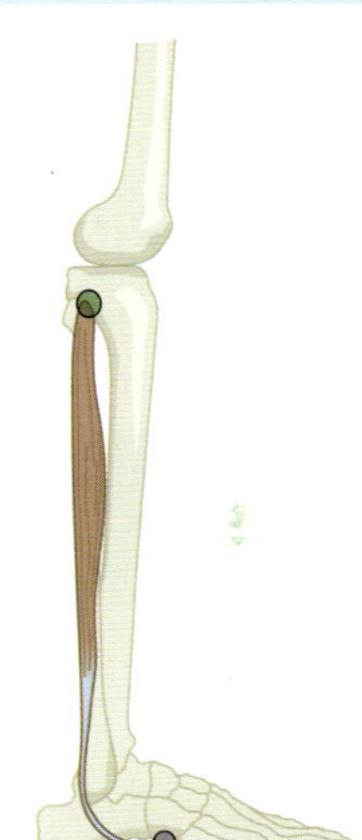

그림 9–12 짧은종아리근(Fibularis brevis muscle)

이는곳(기시, Origin)

종아리뼈의 가쪽 중앙

닿는곳(정지, Insertion)

다섯번째 발허리뼈

다른 동작(Other Motions)

발바닥굽힘

신경(Nerve)

얕은종아리신경

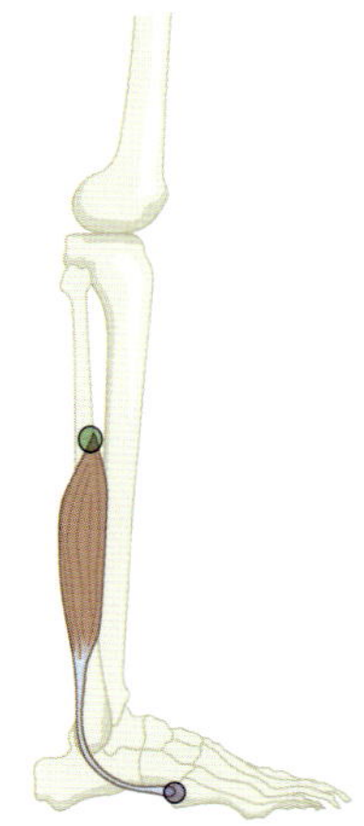

그림 9–13 셋째 종아리근(Fibularis tertius muscle)

이는곳(기시, Origin)

종아리뼈의 먼쪽 1/3 안쪽

닿는곳(정지, Insertion)

다섯번째 발허리뼈

다른 동작(Other Motions)

발등굽힘

신경(Nerve)

깊은종아리신경

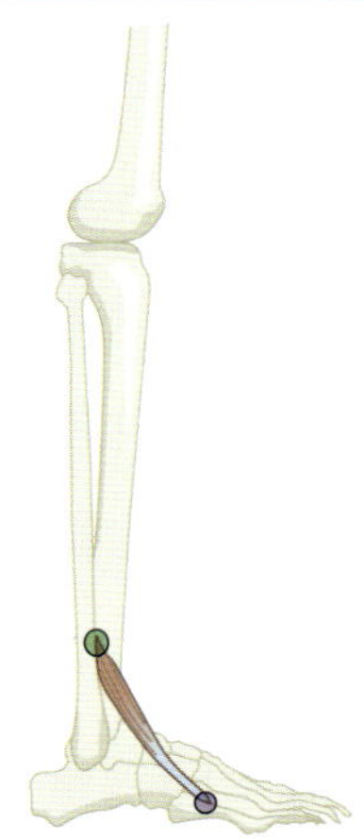

주요사항 체크

표 9–3에서는 대부분의 자료에 대한 좋은 검토를 하였지만 이해를 위한 몇 가지 다른 점검 사항이 있다.

1. 발목 가쪽번짐 무리에는 몇 개의 근육이 있는가? 그것들을 나열하라.
2. 이 근육들이 편심적으로 작용하면 어떤 운동이 발생하는가?
3. 그 근육무리의 일반적인 위치는 어디인가?

표 9–3 가쪽번짐근의 요약

근육	이는곳	닿는곳	신경
긴종아리근(Fibularis Longus)	종아리뼈 머리 측면	첫 번째 발바닥쪽 발허리뼈 발바닥쪽 안쪽쐐기뼈	깊은종아리신경
짧은 종아리근(Fibularis Brevis)	종아리뼈의 가쪽 중앙	다섯번째 발허리뼈	깊은종아리신경
셋째 종아리근(Fibularis Tertius)	종아리뼈의 먼쪽 1/3 안쪽		

nemius)과 넙치근(가자미근, soleus)이다(그림 9–14). 그들의 공통적인 정지점으로 인해, 장딴지근과 넙치근은 때때로 **종아리세갈래근(하퇴삼두근, triceps surae)**이라고 불린다. 세 번째 근육인 장딴지빗근(족척근, plantaris)도 여기에 있지만 대부분의 그룹에서 거의 또는 전혀 작용하지 않는다. 근육은 이 섹션의 끝에 표 9–4에 요약되어 있다.

장딴지근(비복근, gastrocnemius)은 뒤쪽 장딴지 부분에서 가장 얕은 층에 위치한 근육이다(그림 9–15). 발목과 무릎을 모두 가로지르고 두 관절에 작용하기 때문에 두 관절 근육이라고 한다. 그것의 두 가지 이는곳은 넙다리뼈의 안쪽 및 가쪽관절돌기의 뒤쪽에 있으며, 아킬레스건을 통해 뒤쪽발꿈치뼈에 정지한다.

넙치근(가자미근, soleus)은 장딴지 뒤쪽의 장딴지근육 아래 깊은층에 위치한다(그림 9–16). 그것은 종아리뼈 머리의 뒤쪽, 종아리뼈 4분의 1, 정강뼈의 3분의 1, 무릎 아래에서 기시된다. 넙치근은 장딴지근육과 함께 아킬레스건을 이용하여 발꿈치뼈에 정지한다.

장딴지빗근(족척근, plantaris)은 뒤가쪽 넙다리관절융기에서 발생하는 길고 얇은 근육이며, 뒤쪽발꿈치뼈(종골, calcaneus)에 정지한다(그림 9–17). 그러나 동작이 거의 없다. 실제로, 인구의 약 10%가 이 근육을 가지고 있지 않는다.

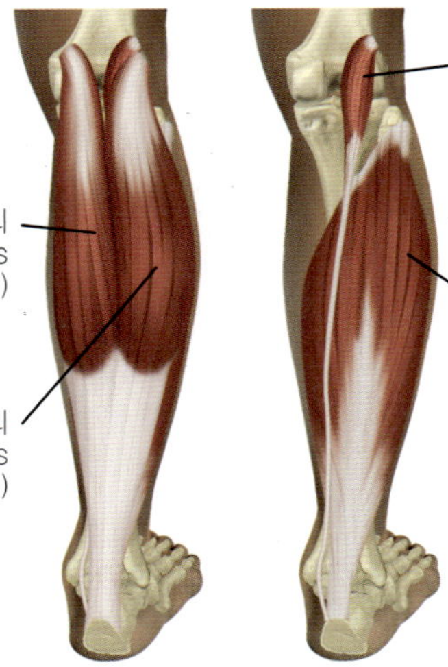

그림 9–14 발바닥굽힘근

주요사항 체크

표 9–4에서는 대부분의 자료에 대한 좋은 검토를 하였지만 이해를 위한 몇 가지 다른 점검 사항이 있다.

1. 발바닥굽힘근 무리에는 몇 개의 근육이 있는가? 그것들을 나열하라.
2. 이 근육들이 편심적으로 작용하면 어떤 운동이 발생하는가?
3. 그 근육무리의 일반적인 위치는 어디인가?

그림 9–15 장딴지근(Gastrocnemius muscle)

이는곳(기시, Origin)
넙다리뼈의 안쪽관절돌기의 뒤쪽
넙다리뼈의 가쪽관절돌기의 뒤쪽
닿는곳(정지, Insertion)
뒤쪽발꿈치뼈
다른 동작(Other Motions)
무릎굽힘
신경(Nerve)
정강신경

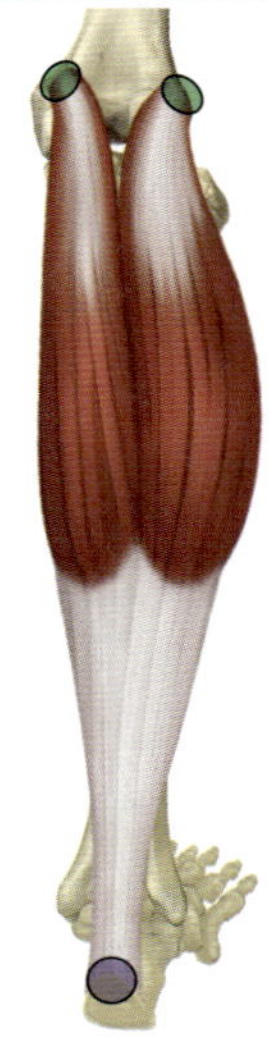

그림 9-16 넙치근(Soleus muscle)

이는곳(기시, Origin)
종아리뼈 머리의 뒤쪽
종아리뼈 1/4
정강뼈의 1/3
닿는곳(정지, Insertion)
뒤쪽발꿈치뼈
다른 동작(Other Motions)
없음
신경(Nerve)
정강신경

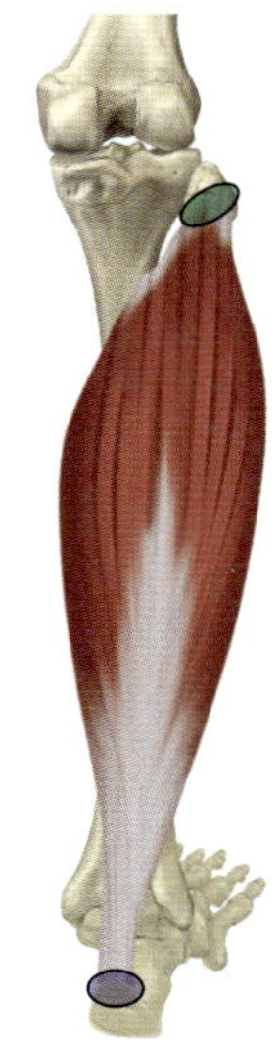

그림 9-17 장딴지빗근(Plantaris muscle)

이는곳(기시, Origin)
뒤가쪽 넙다리관절융기
닿는곳(정지, Insertion)
뒤쪽발꿈치뼈
다른 동작(Other Motions)
무릎굽힘
신경(Nerve)
정강신경

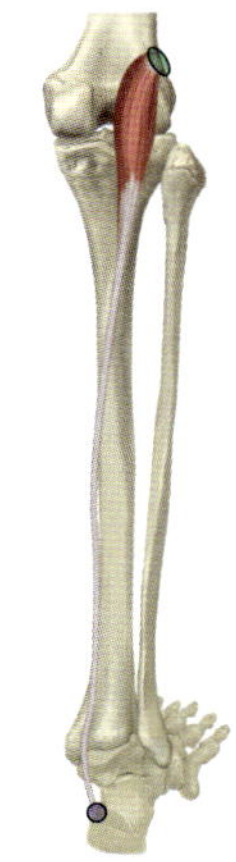

표 9-4 발바닥굽힘근의 요약

근육	이는곳	닿는곳	신경
장딴지근(Gastrocnemius)	넙다리뼈의 안쪽 관절돌기의 뒤쪽 넙다리뼈의 가쪽 관절돌기의 뒤쪽		
넙치근(Soleus)	종아리뼈 머리의 뒤쪽 종아리뼈 1/4 정강뼈의 1/3	뒤쪽발꿈치뼈	정강신경
장딴지빗근(Plantaris)	뒤쪽 가쪽 넙다리관절융기		

발목 안쪽번짐근(Ankle Invertors)

발목의 안쪽번짐에 작용하는 근육에는 뒤쪽 구획에 세 개의 근육이 있다. 뒤정강근(후경골근, posterior tibialis), 긴엄지굽힘근(장무지굴근, flexor hallucis longus) 및 긴발가락굽힘근(장지굴근, flexor digitorum longus)이다(그림 9-18). 안쪽번짐근은 이 장의 끝 표 9-5에 요약되어 있다.

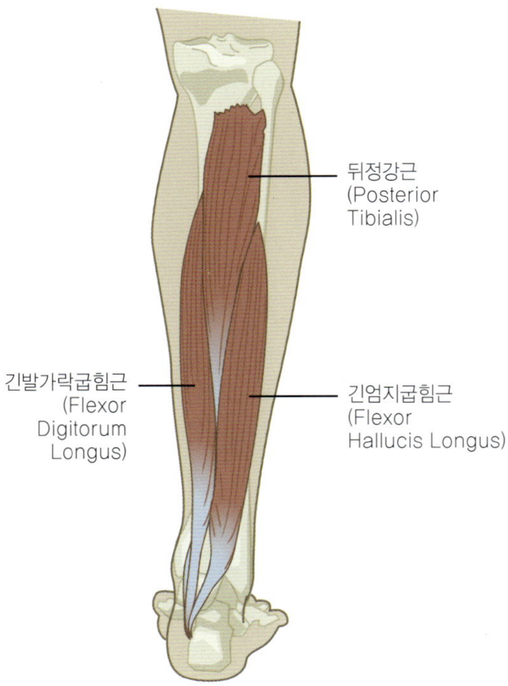

그림 9-18 안쪽번짐근

뒤정강근(후경골근, tibialis posterior)은 뒤쪽의 측면에 위치한다(그림 9-19). 그것은 정강뼈와 종아리뼈 뒤쪽의 몸쪽 1/2에서 기시된다. 그것은 1) 발배뼈(주상골, navicular), 2) 안쪽쐐기뼈 및 3) 두 번째에서 네 번째 발허리뼈(중족골, metatarsals) 바닥의 발바닥쪽에 정지한다.

긴엄지굽힘근(장무지굴근, longus)은 종아리뼈 뒤쪽의 먼쪽 2/3에서 기시된다(그림 9-20). 거기에서 배(belly)는 첫 번째 먼쪽발가락뼈(원위지골, distal phalanges) 바닥의 발바닥쪽에 발목정지점을 넘기전에 뒤쪽 하부다리(종아리 부위)의 중간을 향해 비스듬히 흐른다. 그런 다음 힘줄은 첫 번째 먼쪽발가락뼈(원위지골, distal phalanges)의 안쪽복사 뒤를 돌아 발바닥쪽에 정지한다.

긴발가락굽힘근은 뒤정강근의 바로 안쪽에 위치한다(그림 9-21). 긴발가락굽힘근은 정강뼈 뒤쪽의 중간 1/3에서 기시하며 안쪽 복사 뒤에서 4개의 힘줄로 쪼개져 2~5번째 먼쪽발가락뼈의 발바닥쪽에 정지한다.

그림 9-19 뒤정강근(Posterior tibialis muscle)
이는곳(기시, Origin)
정강뼈 뒤쪽의 몸쪽 1/2
종아리뼈 뒤쪽의 몸쪽 1/2
닿는곳(정지, Insertion)
발배뼈
안쪽쐐기뼈
2~4번째 발허리뼈
다른 동작(Other Motions)
발바닥굽힘
신경(Nerve)
정강신경

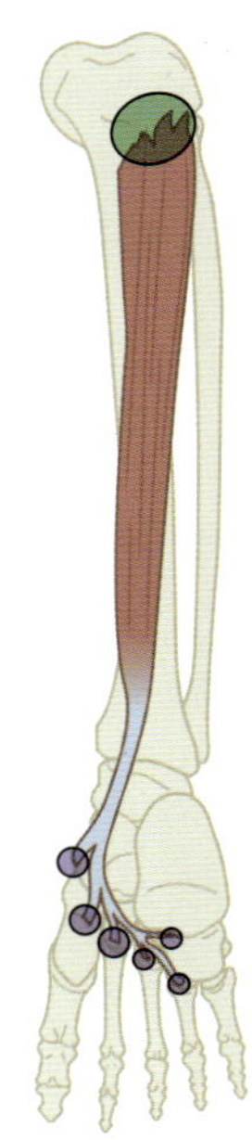

그림 9-20 긴엄지굽힘근(Flexor hallucis longus muscle)

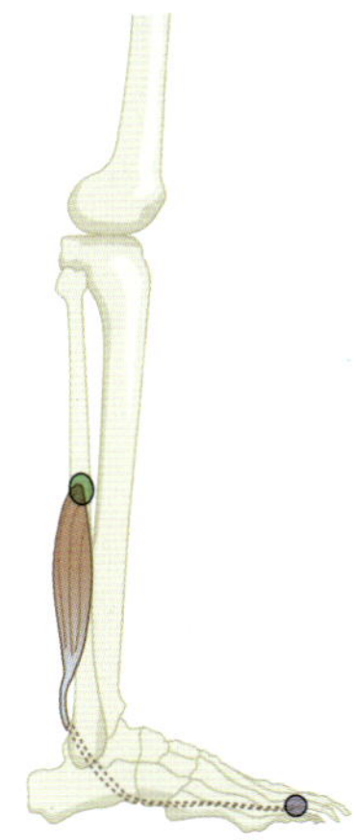

이는곳(기시, Origin)

종아리뼈 뒤쪽의 먼쪽 2/3

닿는곳(정지, Insertion)

첫 번째 먼쪽발가락뼈의 발바닥쪽

다른 동작(Other Motions)

첫 번째 발가락굽힘

신경(Nerve)

정강신경

그림 9-21 긴발가락굽힘근(Flexor digitorum longus muscle)

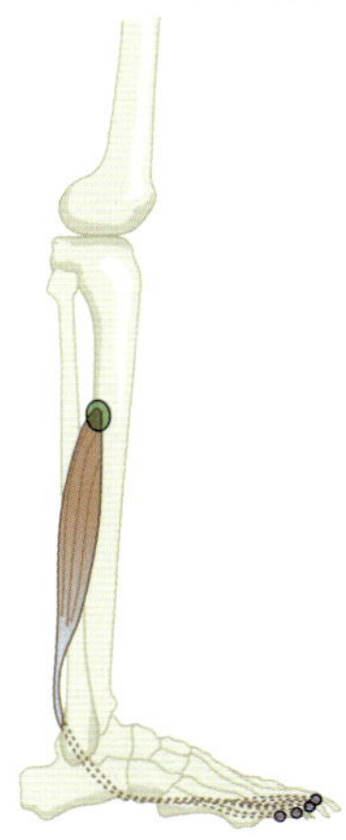

이는곳(기시, Origin)

정강뼈 뒤쪽의 중간 1/3

닿는곳(정지, Insertion)

2~5번째 먼쪽발가락뼈의 발바닥쪽

다른 동작(Other Motions)

2~5번째 발가락 굽힘

신경(Nerve)

정강신경

주요사항 체크

표 9-5에서는 대부분의 자료에 대한 좋은 검토를 하였지만 이해를 위한 몇 가지 다른 점검 사항이 있다.

1. 발목 안쪽번짐 무리에는 몇 개의 근육이 있는가? 그것들을 나열하라.
2. 이 근육들이 편심적으로 작용하면 어떤 운동이 발생하는가?
3. 그 근육무리의 일반적인 위치는 어디인가?

표 9-5 안쪽번짐근의 요약

근육	이는곳	닿는곳	신경
뒤정강근(Tibialis Posterior)	뒤쪽정강뼈와 종아리뼈의 몸쪽 1/2	발배뼈, 안쪽쐐기뼈, 2~4번째 발허리뼈	
긴엄지굽힘근(Flexor Hallucis Longus)	종아리뼈 뒤쪽의 먼쪽 2/3	첫 번째 먼쪽발가락뼈의 발바닥쪽	정강신경
긴발가락굽힘근(Flexor Digitorum Longus)	정강뼈 뒤쪽의 중간 1/3	2~5번째 먼쪽발가락뼈의 발바닥쪽	

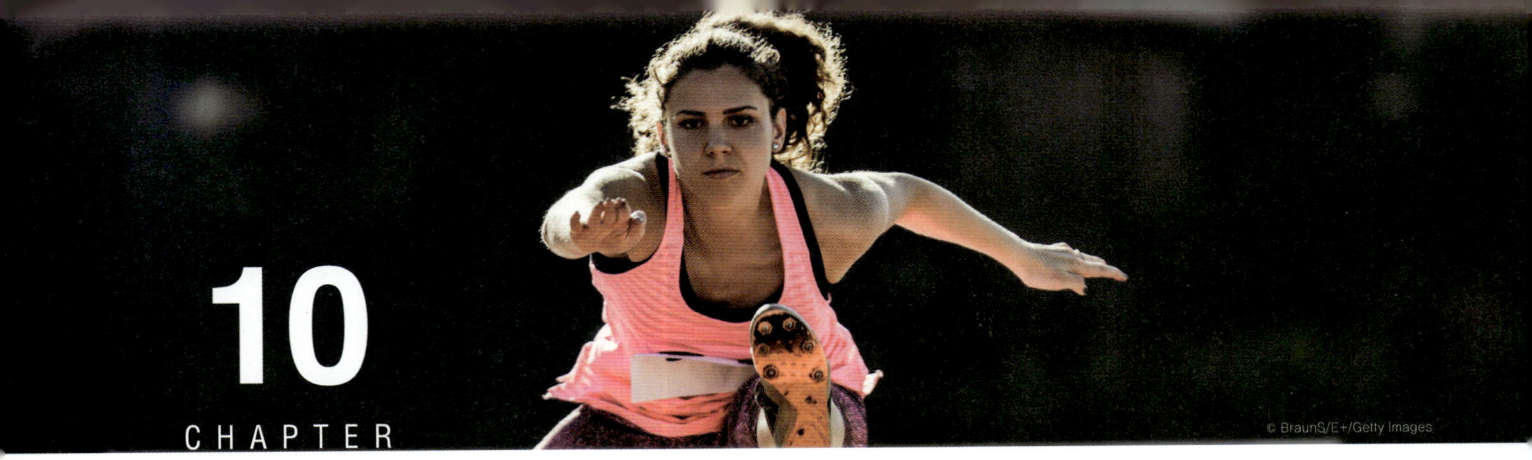

© BraunS/E+/Getty Images

무릎

The Knee

학습목표

이 장을 학습한 후 다음 내용을 이해할 수 있다.

1. 무릎 부위의 관절을 요약한다.
2. 무릎의 동작에 대해 이해한다.
3. 무릎 근육의 이름과 위치에 대해 이해한다.
4. 무릎 근육의 신경과 부착점에 대해 이해한다.
5. 무릎 근육의 동작에 의해 생성된 움직임을 응용한다.

무릎은 넓적다리와 다리 아랫부분[하퇴부; 정강뼈(경골, tibia)와 종아리뼈(비골, fibula)가 이루는 부위=종아리]이 만나는 신체 부위이다(그림 10-1).

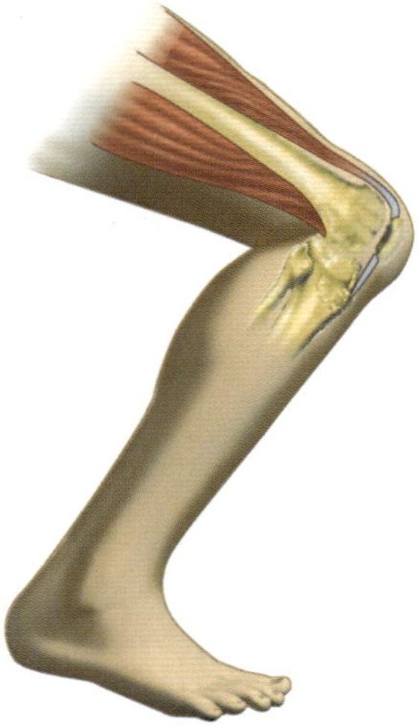

그림 10-1 무릎

무릎 부위에는 넙다리뼈(대퇴골, femur), 무릎뼈(슬개골, patella), 정강뼈(경골, tibia)와 종아리뼈(비골, fibula) 사이에 세 개의 관절이 있다. 뼈의 배열과 무릎 근육의 행동(운동)은 두 가지 주요 동작[굽힘(flexion) 및 폄(extension)]과 두 가지 작은 동작을 만들어 낸다.

무릎관절

무릎에는 세 개의 관절이 있다. 즉, 정강넙다리관절(경골대퇴관절, tibiofemoral joint), 무릎넙다리관절(슬개대퇴관절, patellofemoral joint) 및 몸쪽정강종아리관절(근위경비관절, proximal tibiofibular joint). **정강넙다리관절**(그림 10-2)은 신체에서 가장 크고 몸쪽정강뼈(근위경골, proximal tibia)와 먼쪽넙다리뼈(원위대퇴, distal femur) 사이의 관절이다.

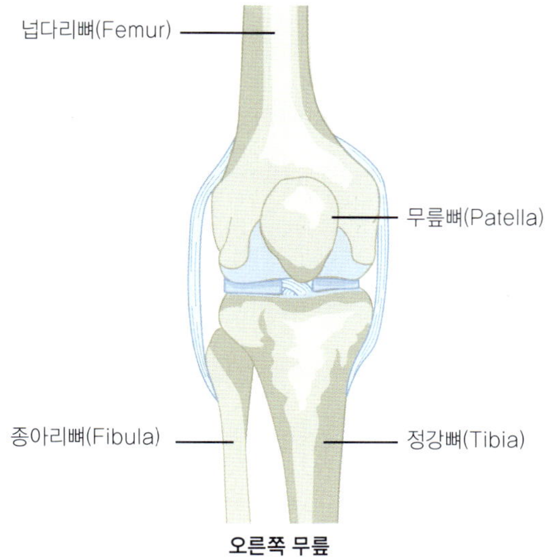

그림 10-2 정강넙다리관절

몸쪽정강뼈의 윗 가장자리를 정강뼈고원(경골고평부, tibial plateau)이라고 하며, 두 개의 넙다리뼈와 연결되는 두 개의 얕은 오목한 부분이 있다. 정강뼈 고원은 또한 두 개의 비교적 얕은 C형 오목한 반달연골(반월판, menisci; 섬유연골 조직)을 갖는다. **가쪽반달**은 가쪽의 오목한 곳에 있고 **안쪽반달**은 안쪽 오목한 곳에 있다. 두 개의 반달은 정강뼈 요철을 깊게 하고 뼈의 끝 부분을 보호할 뿐만 아니라 압력에 대한 "충격 흡수기" 역할을 한다.

정강넙다리관절을 안정화시키는 주요 인대는 네 가지 인대가 있다(그림 10-3). **앞십자인대(anterior cruciate ligament, ACL)**와 **뒤십자인대(posterior cruciate ligament, PCL)**는 관절의 중앙을 통해 비스듬히 십자형으로 교차한다. 십자형은 교차를 의미하고 두 인대는 꼬인 "X"와 같다. ACL은 넙다리뼈 뒷면 아래부터 정강뼈의 앞위쪽 융기사이 융기까지 확장된다. ACL의 목적은 넙다리뼈에서 정강뼈의 전방 전이를 제한하는 것이다. PCL은 넙다리뼈 전면 아래에서 정강뼈의 뒤 위쪽 융기사이 융기까지 확장된다. 그 목적은 넙다리뼈에서 정강뼈의 후방 전이를 제한하는 것이다. **안쪽(정강뼈) 곁인대[medial(tibial) collateral ligament]** 및 **가쪽(종아리뼈) 곁인대[lateral(fibular) collateral ligament]**는 무릎의 각 측면을 안정화시킨다.

무릎넙다리관절(슬개대퇴관절, patellofemoral joint)(그림 10-4)은 무릎뼈(슬개골, patella)와 넙다리뼈 사이의 관절이다. 무릎뼈는 무릎의 폄 및 굽힘 동안 넙다리뼈 관절융기 사이에 있는 넙다리뼈 홈에서 앞뒤로 미끄러진다.

몸쪽정강종아리관절(proximal tibiofibular joint)은 이름에서 알 수 있듯이 정강뼈의 몸쪽 끝과 종아리뼈 사이의 관절이다(그림 10-5). 보다 구체적으로, 이는 종아리뼈 머리가 가쪽정강뼈 관절융기의 측면과 연결되는 곳이다.

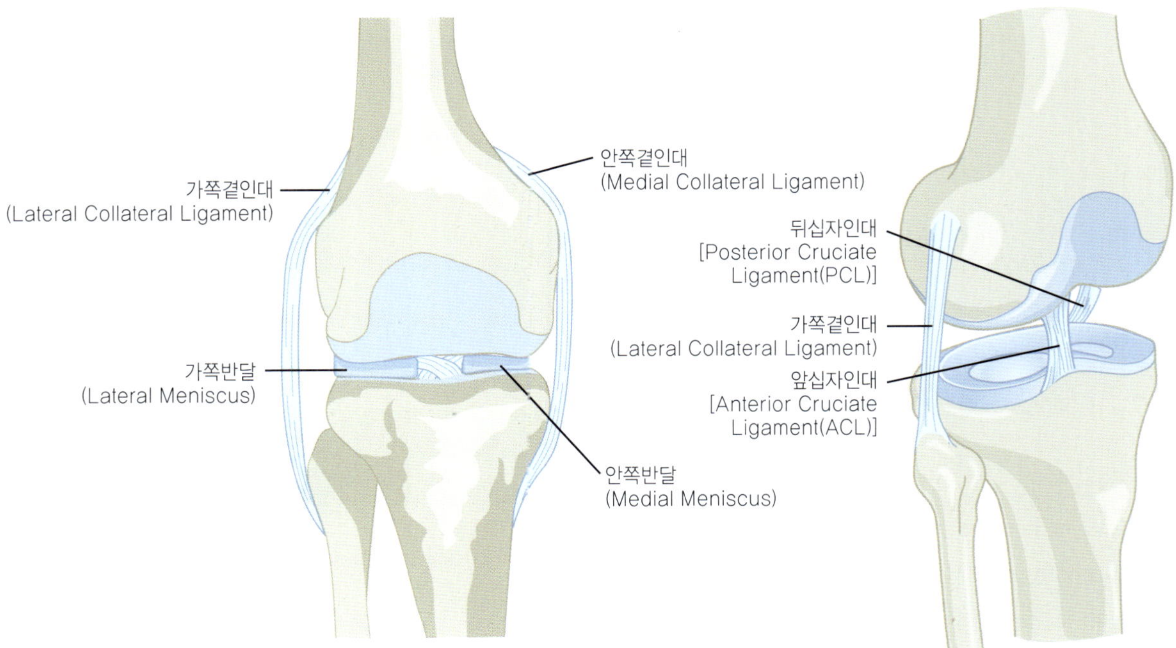

그림 10-3 정강넙다리관절의 주요 인대들

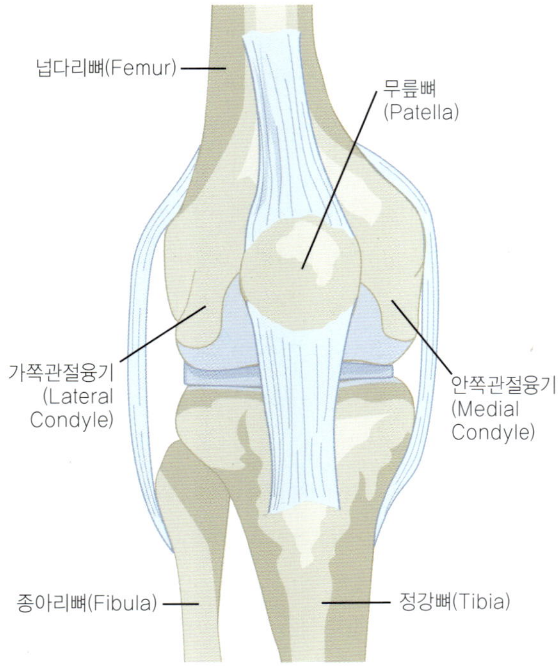

그림 10-4 무릎넙다리관절

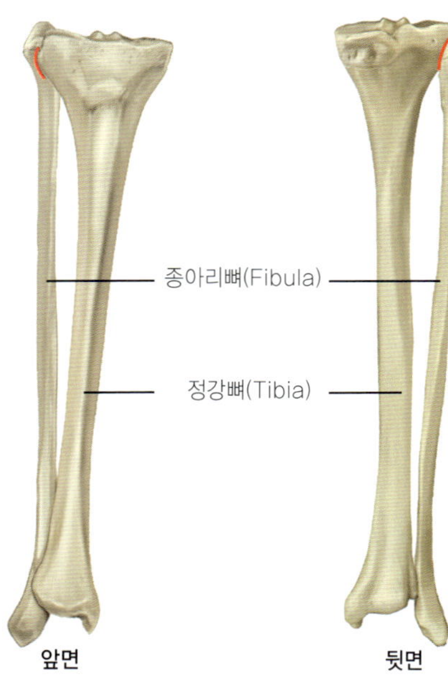

그림 10-5 몸쪽 정강종아리관절

뼈를 연결하는 인대는 **몸쪽 앞정강종아리인대(proximal anterior tibiofibular ligament)**와 **몸쪽 뒤정강종아리인대(proximal posterior tibiofibular ligament)**이다. 정강뼈와 종아리뼈 사이를 길게 채우는 **뼈사이막(골간막, interosseous membrane)**으로 불리는 조직의 밴드에 의해서도 함께 유지된다.

무릎의 동작

무릎은 네 가지 동작이 일어난다. 그러나 두 동작 중 하나를 독립적이라고 하고 다른 두 동작을 종속 또는 보조 동작이라고 한다. 독립적이란 이러한 동작이 추가 동작없이 자유롭게 발생할 수 있음을 의미한다. 액세서리 모션이라고도 하는 종속 모션은 자유롭지 않으며 다른 모션이 수행되는 동안에만 일어난다.

무릎 폄(knee extension)과 굽힘(flexion)은 두 개의 독립적인 동작이다(그림 10-6). 그들은 정면 축을 중심으로 회전하는 시상면에서 무릎을 곧게 펴고 구부린다. **과다폄(hyperextension)**은 때때로 다른 동작으로 나열되며 0도 이상의 폄이다. 평균 무릎 관절가동범위(ROM)는 표 10-1에 나와 있다.

무릎 **안쪽돌림(internal rotation)**과 **바깥돌림(external rotation)**은 두 가지 종속 동작이다. 무게를 가하지 않는 활동 중에는 정강뼈가 회전하고 넙다리뼈는 상대적으로 움직이지 않는다. 무게를 가하는 활동 중에 흥미롭게

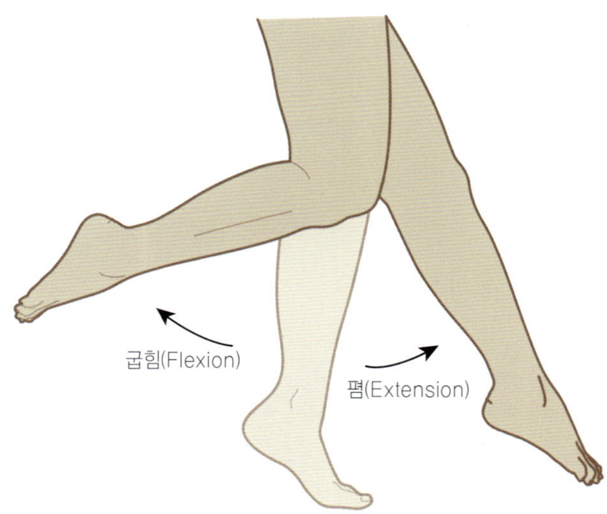

그림 10-6 무릎굽힘과 폄

표 10-1 평균 무릎 관절가동범위

동작	평균 운동 각도
폄(Extension) 과다폄(Hyperextension)	0° 0–10°
굽힘(Flexion)	135–145°
두 동작의 합	135–155°

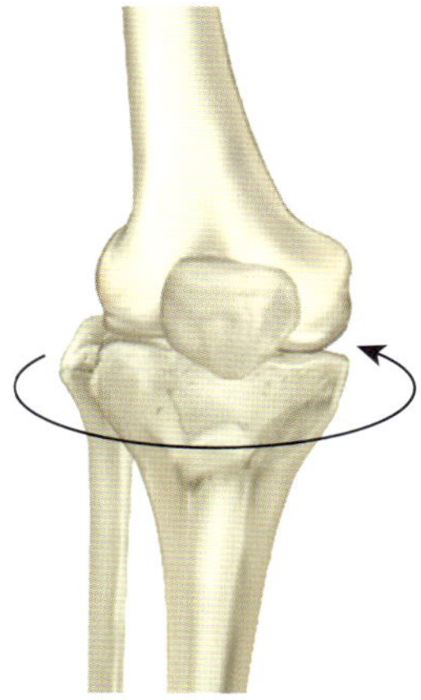

그림 10-7 무릎폄 시 종속동작으로 나타나는 스크류 홈(screw home) 메커니즘

도 넙다리뼈가 회전하고 정강뼈는 움직이지 않는다. 마지막 몇 도의 무릎폄 동안 무게를 가하지 않는 활동에서 정강뼈는 외부적으로 약간 회전한다. 처음 몇 도의 무릎굽힘 동안 정강뼈는 내부적으로 약간 회전한다.

마지막 몇 도의 무릎폄 동안 무게를 가하는 활동 중에 넙다리뼈는 내부적으로 약간 회전한다. 무릎폄 시 나타나는 종속동작을 "스크류 홈"(나사회전회귀기전; screw home) 동작 또는 메커니즘이라고도 한다(그림 10-7). 또한 무릎을 "잠금(locking)"이라고 한다. 반대로, 무릎은 처음 몇 도의 무릎굽힘 동안 "잠금 해제"되어야 한다. 체중부하 활동 동안, 넙다리뼈는 처음 몇 도의 무릎굽힘 동안 정강뼈와 일치하여 약간 뒤로 가쪽돌림이 나타난다.

Ⓘ 주요사항 체크

1. 무릎의 관절들을 열거해 본다.
2. 그런 다음 어느 뼈가 각 관절을 형성하는지 설명해 본다.
3. 무릎의 두 가지 동작은 무엇인가? 또한 두 가지 종속동작은 무엇인가?

무릎을 움직이는 근육

이 장의 나머지 부분은 무릎 근육 학습에 전념한다. 근육의 부착위치와 근육이 작용하는 주요 운동, 그리고 근육을 자극하는 신경에 대해 알아본다. 근육은 무리(group)로 작동하므로 그 무리 내의 각 근육은 신체 분절을 움직이게 하는 데 필요한 힘의 일정 비율을 제공하며, 그 비율은 각 근육마다 다르다. 더욱이, 각 근육이 발휘하는 힘은 신체 분절의 시작 부위에 따라 다르고, 전체 관절가동범위에 따라 변한다. 이것은 운동학(kinesiology)을 처음 접하는 학생들에게 혼란스러울 수 있다. 따라서, 이 장에서는 해부학적 위치에서의 초기 동작을 바탕으로 근육무리를 단순하게 나타내려고 하였다.

근육무리는 구심성(단축성, concentric) 근수축에 의해 만들어진 동작을 기초로 한다(즉, 무릎 굽힘근이 구심성으로 수축할 때 무릎을 구부린다). 그러나, 모든 근육이 편심성(eccentrically) 및 등척성(isometrically) 근수축으로 움직이기도 한다는 것을 잊어서는 안 된다. 또한, 각 근육에 대한 표에 "기타 동작(other motions)"이라는 내용이 있다. 기타 동작이란 이 근육이 속하지 않은 다른 동작에서 어느 정도 보조적으로 그 동작에 참여한다는 것을 의미한다. 일부의 근육은 역할이 무시할 수 없을 정도로 크기 때문에 둘 이상의 근육무리에서도 나타날 수 있다.

오직 독립적인 무릎 동작만 고려될 것이다. 따라서 두 개의 동작이 있기 때문에 두 개의 그룹이 있다. 이것은 무릎굽힘근과 무릎폄근이다.

무릎굽힘근

무릎굽힘근은 주로 무릎을 굽히는 역할을 하며 뒤쪽 허벅지에 위치한다. 3개의 근육으로 이루어진 그룹은 때때로

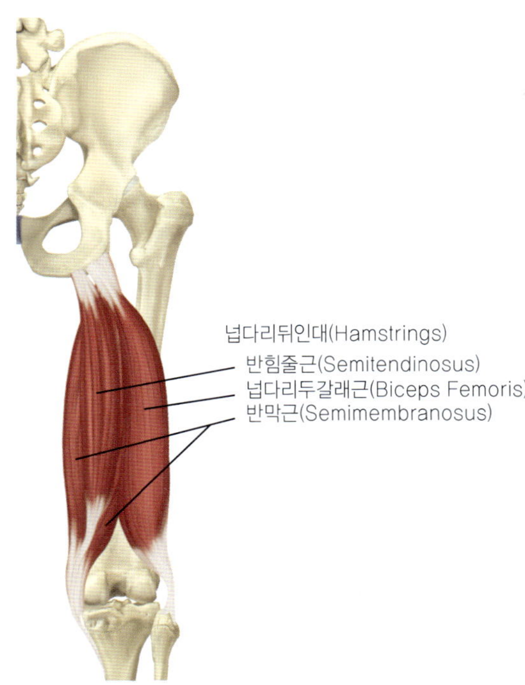

그림 10-8 무릎굽힘근

넙다리뒤인대(햄스트링, hamstrings)라 불리며 넙다리두갈래근(대퇴이두근, biceps femoris), 반힘줄근(반건양근, semitendinosus) 및 반막근(반막양근, semimembranosus)이다(그림 10-8). 또한 무릎굽힘을 돕는 세 가지 다른 근육이 있다. 장딴지근(비복근, gastrocnemius), 장딴지빗근(족척근, plantaris)과 오금근(슬와근, popliteus)이다. 이 장의 끝부분에 무릎굽힘이 표 10-2에 요약되어 있다.

넙다리두갈래근(biceps femoris)은 뒤 허벅지의 가쪽에 있다(그림 10-9). 두 개의 머리가 있고 따라서 두 개의 이는곳이 있다. **긴갈래(장두, long head)**는 궁둥뼈결절(좌골결절, ischial tuberosity)에서 기시하고 **짧은갈래(단두, short head)**는 넙다리뼈의 거친선(조선, linea aspera)에서 기시한다. 긴갈래의 섬유는 엉덩이를 가로 질러 뒤쪽

그림 10-9 넙다리두갈래근(Biceps femoris muacle)

이는곳(기시, Origin)
긴갈래(LH): 궁둥뼈결절
짧은갈래(SH): 거친선의 가쪽
닿는곳(정지, Insertion)
종아리뼈 머리
정강뼈의 가쪽관절융기
다른 동작(Other Motions)
긴갈래(LH): 엉덩관절 폄과 무릎 “잠금”
짧은갈래(SH): 무릎 “잠금”
신경(Nerve)
긴갈래(LH): 궁둥신경
짧은갈래(SH): 공통 종아리뼈

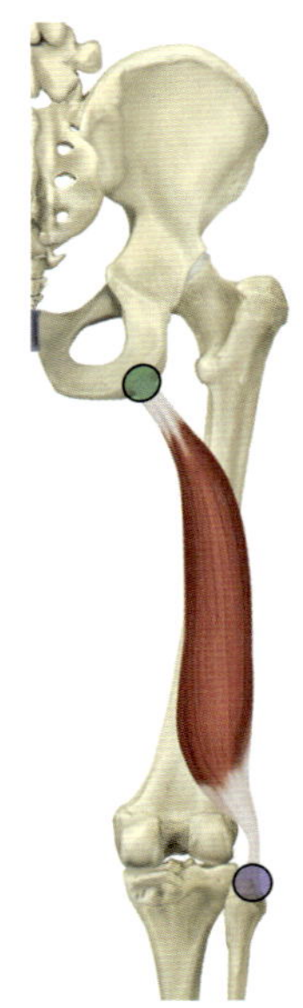

그림 10-10 반힘줄근(Semitendinosus muscle)

이는곳(기시, Origin)
궁둥뼈결절
닿는곳(정지, Insertion)
몸쪽정강뼈 앞안쪽
다른 동작(Other Motions)
엉덩관절 폄
신경(Nerve)
궁둥신경

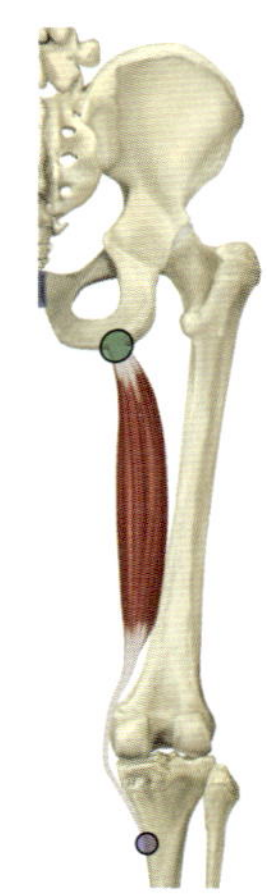

허벅지의 짧은갈래의 섬유와 합쳐진다. 그런 다음 결국에는 정강뼈의 가쪽관절융기(외측과, lateral condyle)의 가쪽과 종아리뼈 머리에 정지한다.

반힘줄근(semitendinosus)의 힘살(belly)은 막대 모양(건과 같은)이며, 이는 뒤쪽 허벅지의 안쪽 반막근 표면에 있다(그림 10-10). 정강뼈거친면(경골조면)에서 기시하며 몸쪽정강뼈의 앞안쪽과 안쪽관절융기(내측과, medial condyle) 바로 아래에 정지한다.

반막근(semimembranosus)은 상대적으로 평평한 막 모양의 근육으로 뒤쪽 허벅지 안쪽의 반힘줄근 아래(깊이)에 있다(그림 10-11). 그 것은 궁둥뼈 결절에서 기시하여 정강뼈 안쪽관절융기의 뒤쪽에 정지한다.

장딴지근(gastrocnemius)은 무릎과 발목을 지나가는 두 관절 근육이다(그림 10-12). 그것은 넙다리뼈 관절융기 뒤쪽에서 기시하여 아킬레스건을 통해 뒤쪽발꿈치뼈(종골, calcaneus)에 정지한다.

장딴지빗근(족척근, plantaris)은 무릎과 발목을 가로지르는 얇은 근육이다(그림 10-13). 그러나 그 기능은 작용

그림 10-11 반막근(Semimembranosus muscle)

이는곳(기시, Origin)
궁둥뼈결절
닿는곳(정지, Insertion)
정강뼈 안쪽관절융기의 뒤쪽
다른 동작(Other Motions)
엉덩관절 폄
신경(Nerve)
궁둥신경

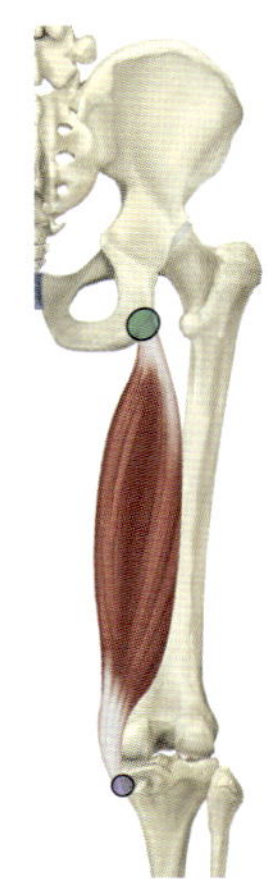

그림 10-12 장딴지근(Gastrocnemius muscle)

이는곳(기시, Origin)
안쪽넙다리뼈 관절융기의 뒤쪽
가쪽넙다리뼈 관절융기의 뒤쪽
닿는곳(정지, Insertion)
발꿈치뼈 뒤쪽
다른 동작(Other Motions)
발바닥쪽 굽힘
신경(Nerve)
정강신경

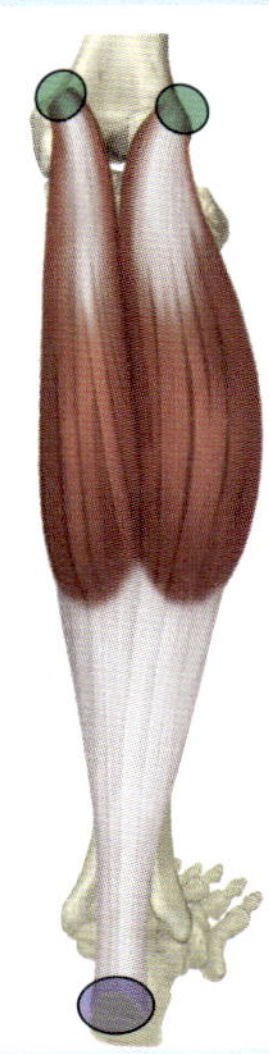

그림 10-13 장딴지빗근(Plantaris muscle)

이는곳(기시, Origin)	가쪽넙다리뼈 관절융기의 뒤쪽
닿는곳(정지, Insertion)	발꿈치뼈 뒤쪽
다른 동작(Other Motions)	발바닥쪽 굽힘
신경(Nerve)	정강신경

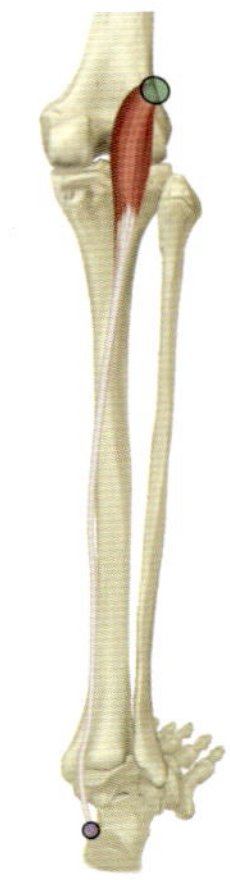

그림 10-14 오금근(Popliteus muscle)

이는곳(기시, Origin)	가쪽넙다리뼈 관절융기의 가쪽
닿는곳(정지, Insertion)	정강뼈 안쪽 관절융기의 뒤쪽
다른 동작(Other Motions)	무릎 "잠금해제"
신경(Nerve)	정강신경

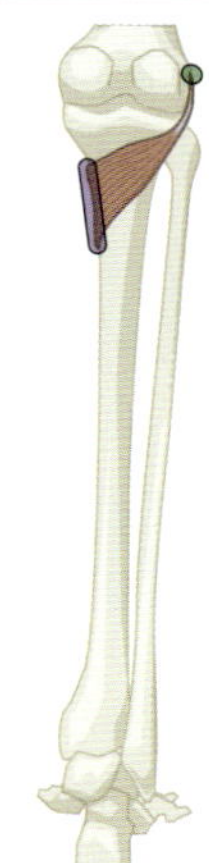

이 거의 없거나 전혀 없으며 인구의 약 10% 정도의 비율로 결손이 나타난다. 가쪽넙다리뼈 관절융기의 뒤쪽에서 기시하여 발꿈치뼈 뒤쪽에 정지하며 단일 머리를 가지고 있다.

오금근(슬와근, popliteus) 근육은 무릎을 비스듬히 가로 지르는 비교적 짧은 근육으로 다른 관절의 동작에는 관여하지 않는다(그림 10-14). 그것은 넙다리뼈의 가쪽 관절융기에서 기시하여 정강뼈의 안쪽 관절융기의 뒤쪽에 정지한다.

주요사항 체크

표 10-2에서는 대부분의 자료에 대한 좋은 검토를 하였지만 이해를 위한 몇 가지 다른 점검 사항이 있다.

1. 무릎굽힘근 무리에는 몇 개의 근육이 있는가? 그것들을 나열하라.
2. 이 근육들이 편심적으로 작용하면 어떤 운동이 발생하는가?
3. 그 근육무리의 일반적인 위치는 어디인가?

표 10-2 무릎굽힘근의 요약

근육	기시	정지	신경
넙다리두갈래근(SH) 넙다리두갈래근(LH)	거친선의 가쪽	종아리뼈 머리와 정강뼈의 가쪽관절융기	공통 종아리신경
반힘줄근 반막근	궁둥뼈결절	몸쪽정강뼈의 앞안쪽 정강뼈 안쪽관절융기의 뒤쪽	궁둥신경
장딴지근	안쪽과 가쪽넙다리뼈 관절융기의 뒤쪽	발꿈치뼈 뒤쪽	
장딴지빗근	가쪽넙다리뼈 관절융기의 뒤쪽	발꿈치뼈 뒤쪽	정강신경
오금근	가쪽넙다리뼈 관절융기의 가쪽	정강뼈 안쪽 관절융기의 뒤쪽	

무릎폄근

앞 허벅지에 무릎을 펴는 4개의 근육이 있다(그림 10-15). 즉, 넙다리곧은근(대퇴직근, rectus femoris), 가쪽넓은근(외측광근, vastus lateralis), 안쪽넓은근(내측광근, vastus medialis) 및 중간넓은근(중간광근, vastus intermedius)이다. 무릎폄근은 때때로 넙다리네갈래근(대퇴사두근, quadriceps; 4개의 머리)이라고 불린다. 왜냐하면 그것들은 모두 기원이 다르지만 공통적으로 정지하는 곳을 공유하기 때문이다. 근육은 앞쪽무릎뼈를 통과하여 정강뼈 결절에 닿는 일반적인 힘줄로 먼쪽으로 수렴한다. 또한, 이 힘줄이 무릎뼈를 가로 질러 지나갈 때, 섬유는 힘줄로부터 연장되어 무릎뼈의 위가시(상극), 앞쪽 표면 및 아래가시(하극)를 따라 연장된다. 근육에서 무릎뼈의 위

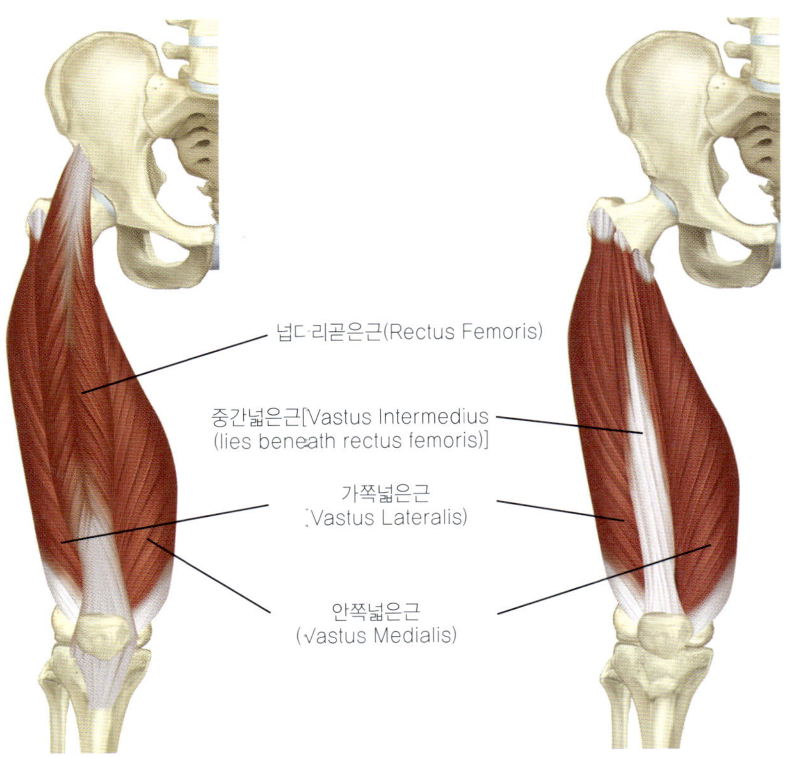

그림 10-15 무릎폄근

그림 10-16 넙다리곧은근(Rectus femoris muscle)

이는곳(기시, Origin)
아래앞엉덩뼈가시(하전장골극)
닿는곳(정지, Insertion)
정강뼈거친면(경골조면)
다른 동작(Other Motions)
엉덩관절 굽힘
신경(Nerve)
넙다리신경

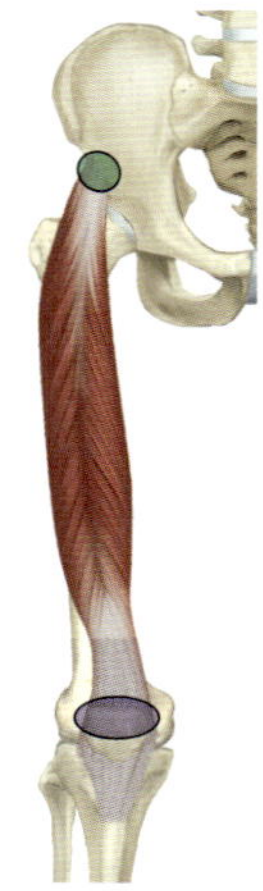

그림 10-17 가쪽넓은근(Vastus lateralis muscle)

이는곳(기시, Origin)
돌기사이선
넙다리뼈 거친선
닿는곳(정지, Insertion)
정강뼈거친면
다른 동작(Other Motions)
없음
신경(Nerve)
넙다리신경

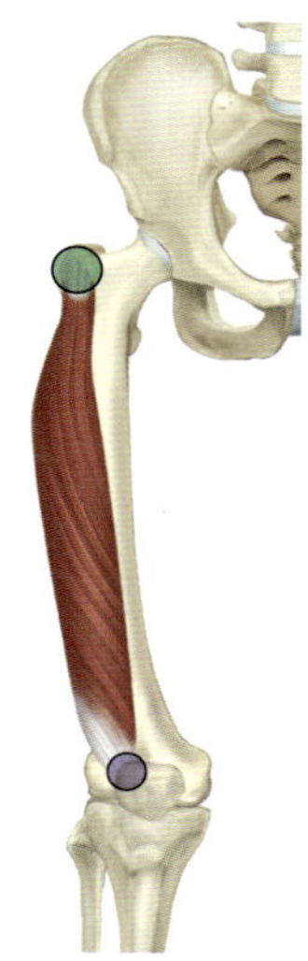

가시까지 힘줄 부분을 **넙다리네갈래근 힘줄(quadriceps tendon)**이라고 한다. 아래가시에서 정강뼈 결절까지의 힘줄 부분은 **무릎힘줄(patella tendon)**이라고 한다. 이 장의 끝부분에서 무릎굽힘이 표 10-3에 요약되어 있다.

넙다리곧은근(rectus femoris)은 표면에 위치하여, 앞쪽 허벅지의 중앙을 세로로 통과한다(그림 10-16). 그것은 엉덩이와 무릎을 가로 지르고 따라서 둘 모두에 작용한다는 점에서 두 관절 근육이다. 그것은 아래앞엉덩뼈가시(하전장골극, anterior inferior iliac spine: AIIS)에서 기시하여 무릎힘줄을 통해 정강뼈 결절에 정지한다.

그들의 이름의 일부로, 다른 세 근육은 문자 그대로 "넓은"을 의미하는 "vastus"라는 단어를 공유한다. **가쪽넓은근(vastus lateralis)**은 세 근육 중 가장 측면이다(그림 10-17). 정강뼈거친면(경골조면, tibial tuberosity)에 정지되기 전에 돌기사이선(전자간선, intertrochanteric line) 및 넙다리뼈 거친선(조선, linea aspera)에서 기시한다.

중간넓은근(vastus medialis)은 넙다리곧은근과 다른 넓은 근육들 사이에 있다(그림 10-18). 그것은 앞쪽의 몸쪽

그림 10-18 안쪽넓은근(Vastus intermedius muscle)

이는곳(기시, Origin)
몸쪽넙다리뼈의 앞쪽
닿는곳(정지, Insertion)
정강뼈거친면(경골조면)
다른 동작(Other Motions)
없음
신경(Nerve)
넙다리신경

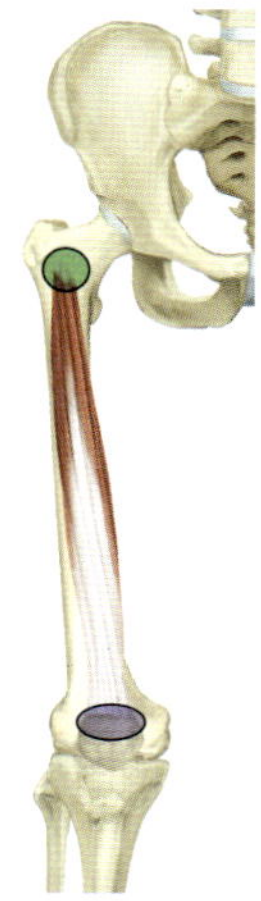

그림 10-19 중간넓은근(Vastus medialis muscle)

이는곳(기시, Origin)
돌기사이선
넙다리뼈 거친선
안쪽관절융기위선
닿는곳(정지, Insertion)
정강뼈거친면(경골조면)
다른 동작(Other Motions)
없음
신경(Nerve)
넙다리신경

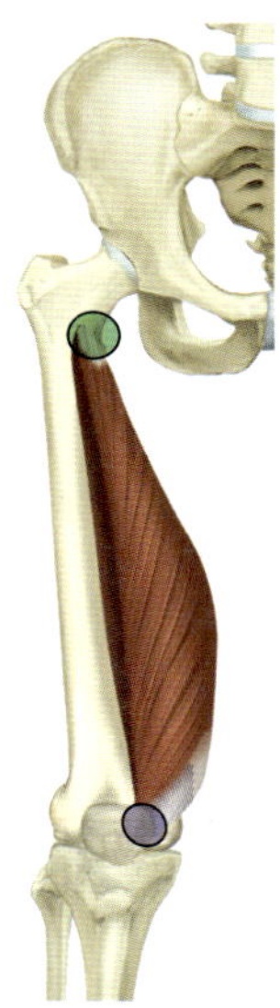

넙다리뼈에서 기시하여 넙다리뼈 위쪽의 돌기(전자, trochanters)와 정강뼈거친면(경골조면)에 정지한다.

안쪽넓은근(vastus intermedius)은 앞쪽 허벅지의 안쪽에 있다(그림 10-19). 그것은 돌기사이선(전자간선, intertrochanteric line), 넙다리뼈 거친선과 위관절융기선(과상선, supracondylar line)의 세 위치에서 기시하고 정강뼈거친면(경골조면)에 정지한다.

주요사항 체크

표 10-3에서는 대부분의 자료에 대한 좋은 검토를 하였지만 이해를 위한 몇 가지 다른 점검 사항이 있다.

1. 무릎폄근 무리에는 몇 개의 근육이 있는가?그것들을 나열하라.
2. 이 근육들이 편심적으로 작용하면 어떤 운동이 발생하는가?
3. 그 근육무리의 일반적인 위치는 어디인가?

표 10-3 무릎굽힘근의 요약

근육	이는곳	닿는곳	신경
넙다리곧은근	아래앞엉덩뼈가시(AIIS)	정강뼈거친면	넙다리신경
가쪽넓은근	돌기사이선과 넙다리뼈 거친선		
안쪽넓은근	몸쪽넙다리뼈의 앞쪽		
중간넓은근	돌기사이선, 넙다리뼈 거친선, 안쪽관절융기위선		

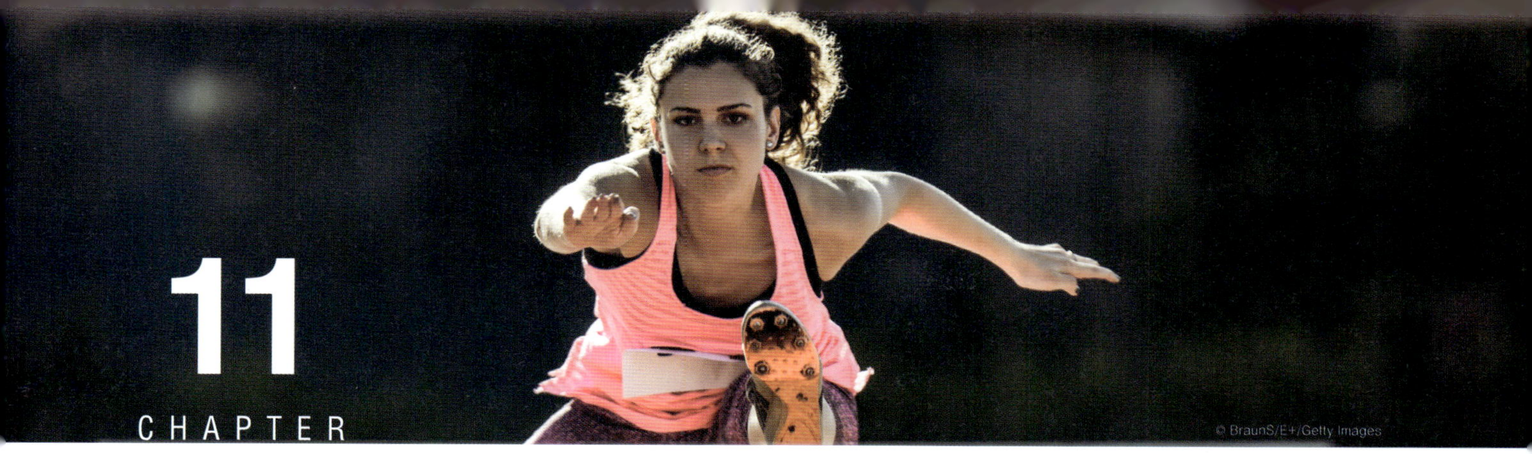

엉덩이

The Hip

학습목표

이 장을 학습한 후 다음 내용을 이해할 수 있다.

1. 엉덩 부위의 관절을 요약한다.
2. 엉덩관절의 동작에 대해 이해한다.
3. 엉덩관절 근육의 이름과 위치에 대해 이해한다.
4. 엉덩관절 근육의 신경과 부착점에 대해 이해한다..
5. 엉덩관절 근육의 동작에 의해 생성된 움직임을 응용한다.

엉덩이(hip)는 허벅지(thigh)와 골반(pelvis)이 교차하는 신체 부위다(그림 11–1). 단 두 개의 뼈가 이 곳에서 교차한다. 그러므로 엉덩이는 단지 하나의 관절에 의해서 구성되며 그 관절은 공과 구멍관절(ball and socket joint)로 분류된다. 엉덩이의 근육과 관절 구조는 여섯 가지의 다른 동작들을 할 수 있다.

엉덩이의 관절

엉덩이에 있는 한 개의 관절을 공식적으로 **볼기관절(관골관절, coxal joint)**이라고 한다(그림 11–2). 여기에서 교차하며 볼기관절을 형성하는 두 개의 뼈는 넙다리뼈(대퇴골, femur)와 볼기뼈(골반골, coxal bone/hip bone/pelvic bone)이다. 보다 구체적으로 넙다리뼈의 머리(공)와 골반뼈의 절구(관골구, acetabulum)가 관절을 형성한다. 이 관절은 절구를 깊게 해주는 입술 모양의 **테두리(labrum)**에 의해 안정된다.

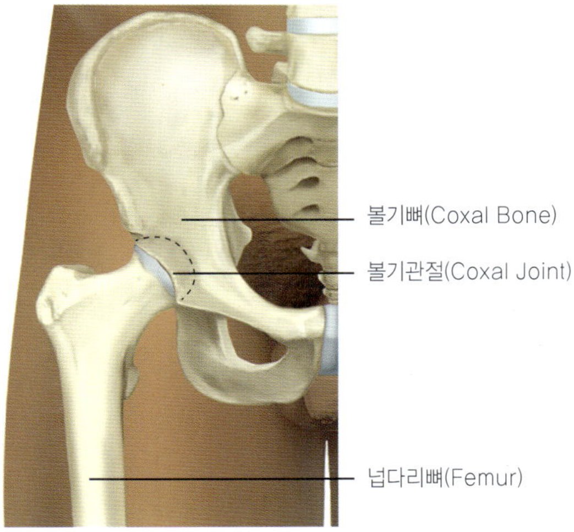

그림 11–1 엉덩이

몇 개의 강한 인대가 볼기관절(coxal joint)을 안정시킨

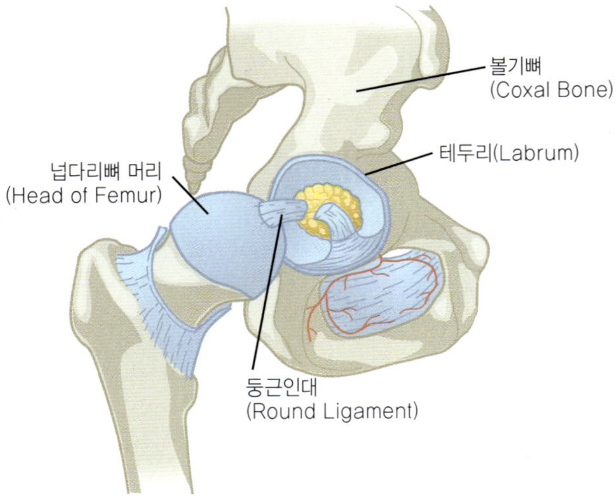

그림 11-2 볼기관절 가쪽면(측면)

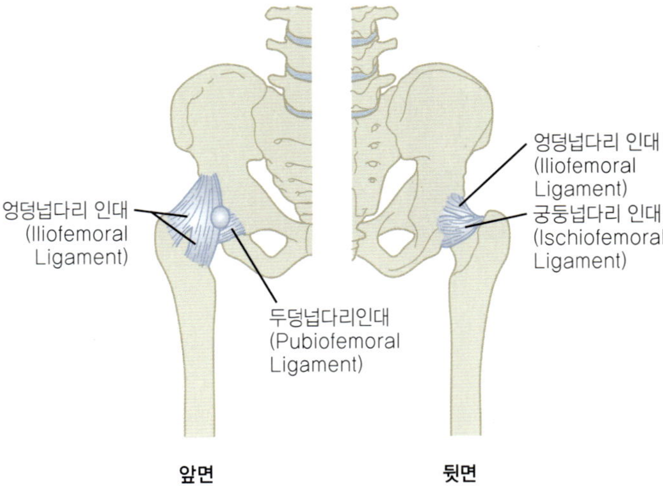

그림 11-3 볼기관절 인대

다(그림 11-3). 볼기관절의 내부에는 **둥근 인대**가 있다. 앞쪽의 주 인대는 **두덩넙다리인대(치골인대, pubiofemoral ligament)**이다. 상부의 주요 인대는 **엉덩넙다리인대(장골대퇴인대, iliofemoral ligament)**이며 뒷면의 주 인대는 **궁둥넙다리인대(좌골대퇴인대, ischiofemoral ligament)**이다.

주요사항 체크

1. 엉덩관절을 나열한다.
2. 그런 다음 어느 뼈가 각 관절을 형성하는지 설명한다.
3. 엉덩이의 6가지 동작은 무엇인가?

엉덩이의 동작

볼기관절(coxal joint)에서 여섯 가지의 동작이 발생한다(그림 11-4). 그 동작은 폄(신전, extension), 굽힘(굴곡, flexion), 벌림(외전, abduction), 모음(내전, adduction), 바깥돌림(외측회전, external/lateral rotation), 안쪽돌림(내측회전, internal/medial rotation)이다. **엉덩관절 폄과 굽힘(고관절 신전 및 굴곡, hip extension and flexion)**은 정면 축(frontal axis)을 중심으로 시상면(sagittal plane)에서 엉덩이를 곧게 펴고 구부린다. **엉덩관절 벌림**

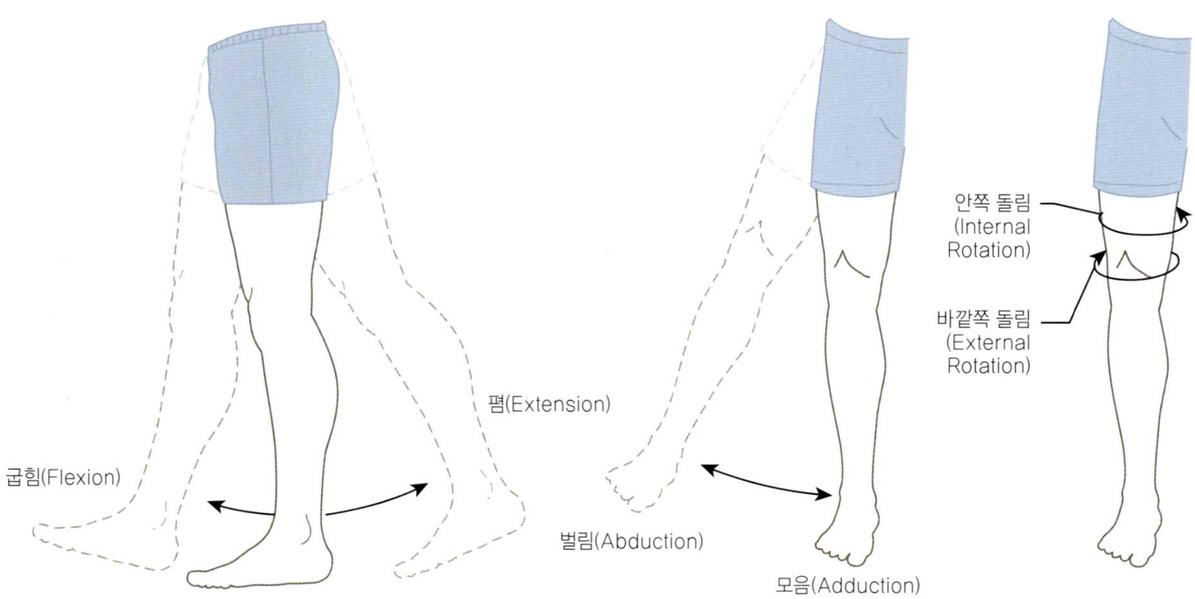

그림 11-4 엉덩이 동작

표 11-1 엉덩이 평균 관절가동범위

동작	평균 운동 각도
폄(신전) 굽힘(굴곡) 두 동작의 합	10-20° 120-130° 130-150°
모음(내전) 벌림(외전) 두 동작의 합	20-30° 45° 65-75°
안쪽돌림(내회전) 바깥쪽돌림(외회전) 두 동작의 합	45° 40-50° 85-95°

(고관절 외전, abduction)과 모음(내전, adduction)은 시상축(sagittal axis)을 중심으로 회전하는 정면(frontal plane)에서 움직인다. **엉덩관절 바깥돌림(외측회전, external rotation)과 안쪽돌림(내회전, internal rotation)**은 세로축(종축, longitudinal axis)을 중심으로 가로면(횡단면, transverse plane)에서 엉덩이를 회전시킨다.

표 11-1은 엉덩이의 평균 관절가동범위를 요약한다. 평균 엉덩이폄(hip extension)은 10~20°이고 굽힘의 경우 120~130°이다. 평균 엉덩이모음(hip adduction)은 20~30°이고 벌림의 경우 45°이다. 평균 엉덩이 안쪽돌림(내회전, hip internal rotation)은 45°이고 바깥돌림(외회전, external rotation)은 40~50°이다.

엉덩이를 움직이는 근육

이 장의 나머지 부분은 엉덩이근육을 학습하는 데 전념한다. 근육의 부착위치와 근육이 작용하는 주요 운동, 그리고 근육을 자극하는 신경에 대해 알아본다. 근육은 므리(group)로 작동하므로 그 무리 내의 각 근육은 신체 분절을 움직이게 하는 데 필요한 힘의 일정 비율을 제공하며, 그 비율은 각 근육마다 다르다. 더욱이, 각 근육이 발휘하는 힘은 신체 분절의 시작 부위에 따라 다르고, 전체 관절가동범위에 따라 변한다. 이것은 운동학(kinesiology)을 처음 접하는 학생들에게 혼란스러울 수 있다. 따라서, 이 장에서는 해부학적 위치에서의 초기 동작을 바탕으로 근육무리를 단순하게 나타내려고 하였다.

근육무리는 구심성(단축성, concentric) 근수축에 의해 만들어진 동작을 기초로 한다(즉, 엉덩이굽힘근이 구심성으로 수축할 때 엉덩이를 구부린다). 그러나, 모든 근육이 편심성(eccentrically) 및 등척성(isometrically) 근수축으로 움직이기도 한다는 것을 잊어서는 안 된다. 또한, 각 근육에 대한 표에 "기타 동작(other motions)"이라는 내용이 있다. 기타 동작이란 이 근육이 속하지 않은 다른 동작에서 어느 정도 보조적으로 그 동작에 참여한다는 것을 의미한다. 일부의 근육은 역할이 무시할 수 없을 정도로 크기 때문에 둘 이상의 근육무리에서도 나타날 수 있다.

엉덩이는 여섯 개의 동작을 할 수 있기 때문에 여섯 개의 근육 그룹이 있다. 엉덩이굽힘근(hip flexors), 엉덩이폄근(hip extensors), 엉덩이벌림근(hip abductors), 엉덩이모음근(hip adductors), 엉덩이 바깥돌림근(hip external rotators) 및 엉덩이 안쪽돌림근(hip internal rotators)이다.

엉덩이굽힘근

엉덩이관절을 굽히는 4개의 주근육이 있다(그림 11-5). 엉덩근(장골근, iliacus), 큰허리근(대요근, psoas major), 넙다리빗근(봉공근, sartorius), 넙다리곧은근(대퇴직근, rectus femoris)이다. 엉덩근과 큰허리근은 **엉덩허리근(iliopsoas)**이라고 통칭하기도 한다. 이는곳(기시점, origins)과 신경지배는 다르지만, 발목을 움직이는 장딴지근(gastrocnemius)이나 가자미근(soleus)과 같이 닿는곳이 같기 때문이다. 이 단의 끝에 엉덩이굽힘근(hip flexors)에 대하여 표 11-2에 요약되어 있다.

큰허리근은 척추뼈 T12-L5 몸체의 측면으로부터 기시되며(그림 11-6), 엉덩근과 합쳐져 작은돌기(소돌기, lesser trochanter)에 연결되고 멀리서는 뼈몸통(골간, diaphysis) 안쪽에 정지한다.

엉덩근(iliacus)은 골반 안쪽에 있다(그림 11-7). 엉덩근은 엉덩뼈가시(iliac spine)의 안쪽 가장자리, 엉덩뼈오목(장골와, iliac fossa) 엉치뼈가쪽면(외측천골, lateral sacrum)의 위쪽 끝의 앞면에서 기시된다. 그것은 큰허리근과 합쳐져 작은돌기(lesser trochanter)와 연결되고 멀리서는 뼈몸통 중앙면의 작은돌기에 정지한다.

넙다리빗근(봉공근, sartorius)은 신체에서 가장 길다(그림 11-8). 넙다리빗근은 위앞엉덩뼈가시(전상장골극, anterior superior iliac spine: ASIS)에서 기시하여 엉덩관절을 가로 질러 허벅지를 경사로 가로지르며 안쪽으로는

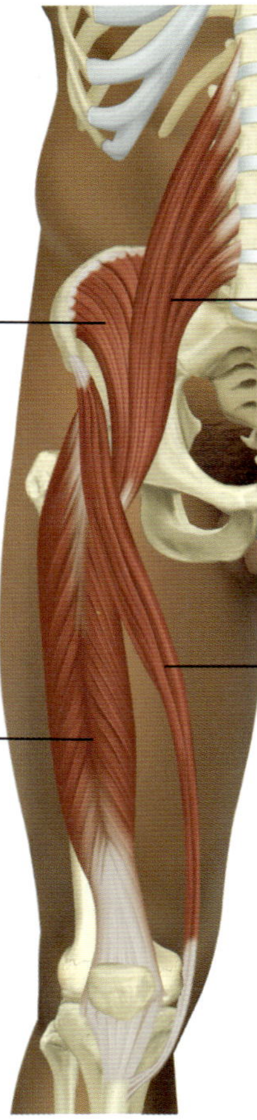

그림 11-5 엉덩이굽힘근

안쪽 정강뼈관절융기(medial tibial condyle)의 바로 아래로 정지한다.

넙다리곧은근(대퇴직근, rectus femoris)은 가쪽에 위치하며 앞쪽 허벅지의 중앙을 세로로 통과한다(그림 11-9). 엉덩이와 무릎을 지나가며 양쪽 모두에 작용한다는 점에서 이중관절 근육이다. 넙다리곧은근(rectus femoris)은 위앞엉덩뼈가시(전상장골극, ASIS)에서 기시하여 무릎뼈힘줄(슬개골건, patellar tendon)을 통해 정강뼈거친면(경골결절, tibial tuberosity)에 정지한다.

주요사항 체크

표 11-2는 대부분의 자료를 검토하는 데 좋은 도움이 되지만 이해를 돕기 위해 몇 가지 다른 점검 사항이 있다.

1. 엉덩이굽힘 근육 그룹에는 몇 개의 근육이 있습니까? 그것들을 나열하십시오.
2. 이 근육들이 편심적(원심성/eccentrically)으로 작용하면 어떤 동작이 발생합니까?
3. 근육 그룹의 일반적인 위치는 어디입니까?

엉덩이폄근

엉덩이를 펴는 4개의 주요 근육이 있다(그림 11-10). 그것들은 큰볼기근(대둔근, gluteus maximus), 넙다리두갈

그림 11-6 엉덩허리근의 큰허리근(Psoas major muscle of the iliopsoas)

이는곳(기시, Origin)
T12-L5 척추뼈 몸통의 가면
닿는곳(정지, Insertion)
작은돌기
몸통쪽 넙다리뼈 몸통의 안쪽면
다른 동작(Other Motions)
없음
신경(Nerve)
허리신경뿌리

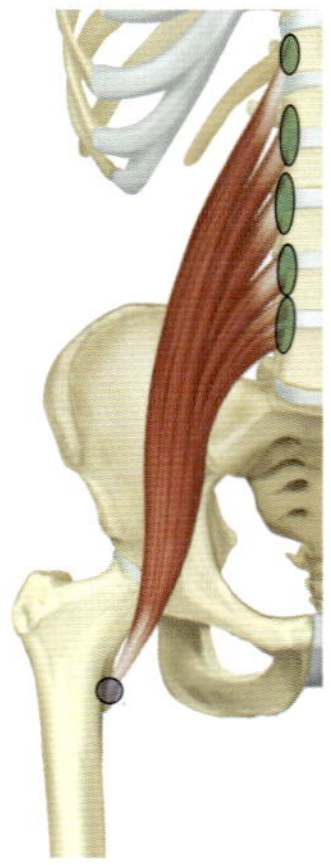

그림 11-7 엉덩허리근의 엉덩근(Iliacus muscle of the iliopsoas)

이는곳(기시, Origin)

엉덩뼈가시의 안쪽모서리

엉덩뼈 오목

엉치뼈 가쪽의 위쪽 끝의 앞면

닿는곳(정지, Insertion)

작은돌기

몸통쪽 넙다리뼈의 안쪽면

다른 동작(Other Motions)

없음

신경(Nerve)

넓다리신경

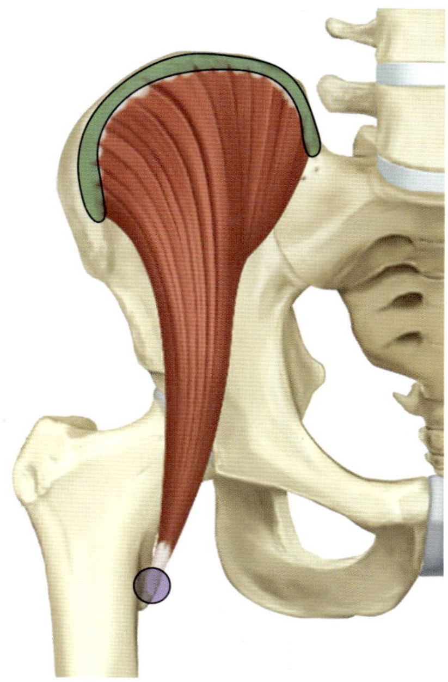

그림 11-8 넙다리 빗근(Sartorius muscle)

이는곳(기시, Origin)

위앞엉덩뼈가시(ASIS)

닿는곳(정지, Insertion)

몸통쪽 정강뼈의 안쪽면

다른 동작(Other Motions)

엉덩이 가쪽 돌림

엉덩이벌림

무릎굽힘

신경(Nerve)

넙다리신경

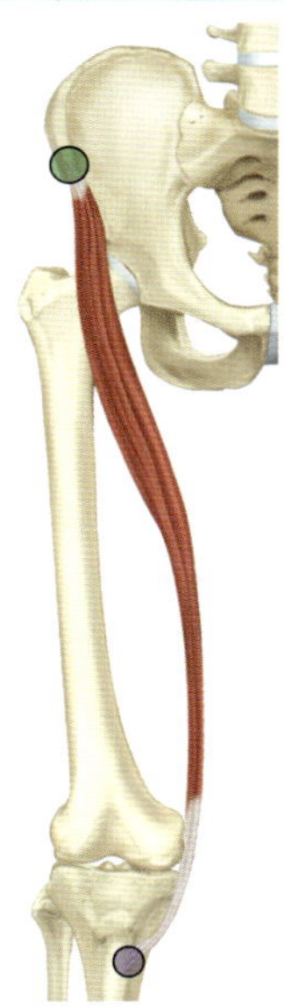

그림 11-9 넙다리곧은근(Rectus femoris muscle)

이는곳(기시, Origin)

위앞엉덩뼈가시(전상장골극, ASIS)

닿는곳(정지, Insertion)

정강뼈거친면(경골융기)

다른 동작(Other Motions)

무릎 폄

신경(Nerve)

넙다리신경

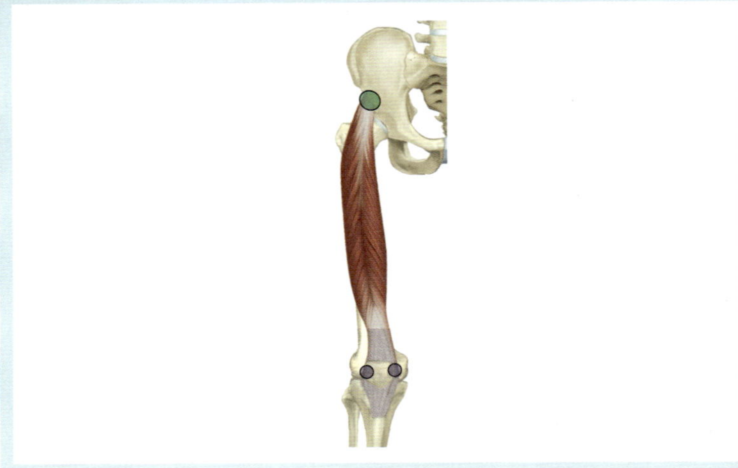

표 11-2 엉덩이굽힘근 요약

근육	이는곳	정지	신경
큰허리근(대요근)	척추 몸체의 가쪽 T12-L5	작은돌기와 몸쪽 넙다리뼈의 안쪽	허리신경뿌리
엉덩근(장골근)	엉덩뼈가시 안쪽 가장자리엉덩뼈 오목 & 엉치뼈 위끝의 앞면		
넙다리빗근	위앞엉덩뼈가시(ASIS)	몸통쪽 정강뼈(경골)의 안쪽면	넙다리신경
넙다리곧은근(대퇴직근)	위앞엉덩뼈가시(전상장골극, ASIS)	정강뼈거친면(경골융기)	

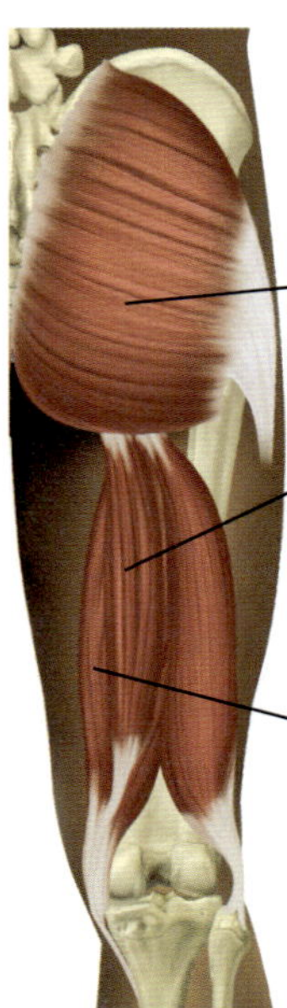

그림 11-10 엉덩이폄근

래근(대퇴이두근, biceps femoris), 반힘줄근(the semitendinosus), 그리고 반막모양근(반막양근, semimembranosus)이다. 그러나 넙다리두갈래근(biceps femoris)은 긴머리와 짧은머리라고 불리는 두 부분이 있다. 이 중에서 긴머리 만이 볼기관절(coxal joint)의 가까이에서 기시하여 엉덩이에 작용한다. 이 섹션의 끝에서 엉덩이폄근이 표 11-3에 요약되어 있다.

큰볼기근(gluteus maximus)은 신체에서 가장 크고 강한 근육이다(그림 11-11). 큰볼기근(gluteus maximus)은 네 곳에서 시작된다. 하나는 후방 부분에서 위뒤엉덩뼈가시(후상장골극, PSIS)까지 엉덩뼈가시(iliac spine)의 가쪽 가장자리에서 기시한다. 또한 뒤볼기근선(posterior gluteal line), 뒤엉치뼈(posterior sacrum)의 가쪽면과 꼬리뼈(미추, coccyx)의 가쪽 가장자리(lateral edges)에서 기시한다. 이 위치에서 기시하여 볼기 부위(gluteal region)

그림 11-11 큰볼기근(대둔근, Gluteus maximus muscle)

이는곳(기시, Origin)
엉덩뼈가시의 뒷부분의 가장자리
뒤볼기선
엉치뼈 가쪽의 뒷면
꼬리뼈 가쪽의 뒷면
닿는곳(정지, Insertion)
넙다리뼈의 볼기근 거친면
정강뼈관절융기
다른 동작(Other Motions)
엉덩이 바깥돌림
엉덩이벌림
신경(Nerve)
아래볼기신경

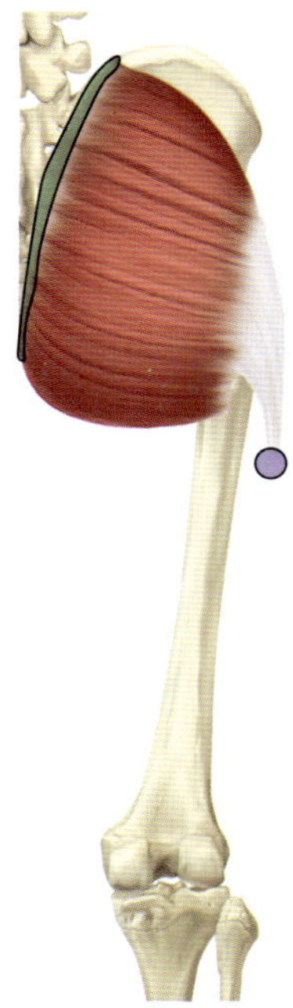

그림 11-12 넙다리두갈래근의 긴머리

이는곳(기시, Origin)
궁둥뼈결절
닿는곳(정지, Insertion)
종아리뼈 머리
정강뼈관절융기
다른 동작(Other Motions)
무릎굽힘
신경(Nerve)
궁둥신경

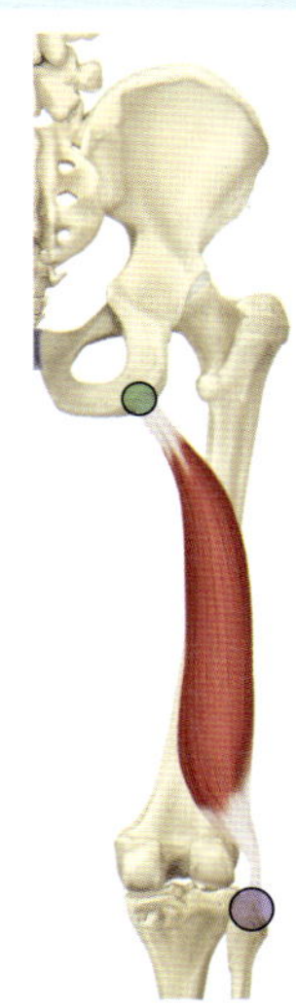

의 대부분을 비스듬히 덮고 넙다리뼈의 볼기근거친면(둔근결절, gluteal tuberosity)에 정지한다. 또한, 근육섬유의 일부는 엉덩정강띠(iliotibial tract or band: IT)와 합쳐진다. 엉덩정강띠(IT)는 가쪽 허벅지 아래로 세로로 통과하는 결합조직으로, 결국 가쪽 정강뼈관절융기(lateral tibial condyle)의 측면에 삽입되며 두 번째 정지한다.

넙다리두갈래근(biceps femoris)은 또 다른 엉덩이폄근(hip extensor)이다(그림 11-12). 그러나 긴머리(long head)

그림 11-13 반힘줄근(Semitendinosus muscle)

이는곳(기시, Origin)
궁둥뼈결절
닿는곳(정지, Insertion)
몸통쪽 정강뼈 앞안쪽면
다른 동작(Other Motions)
무릎굽힘
신경(Nerve)
궁둥신경

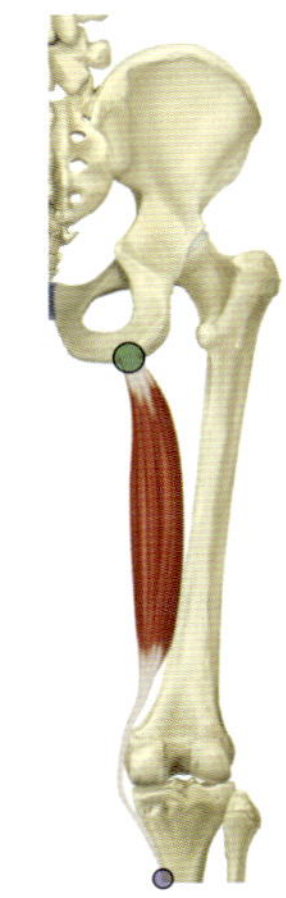

그림 11-14 반막모양근(Semimembranosus muscle)

이는곳(기시, Origin)
궁둥뼈결절
닿는곳(정지, Insertion)
정강뼈 안쪽 관절융기의 뒷면
다른 동작(Other Motions)
무릎굽힘
신경(Nerve)
궁둥신경

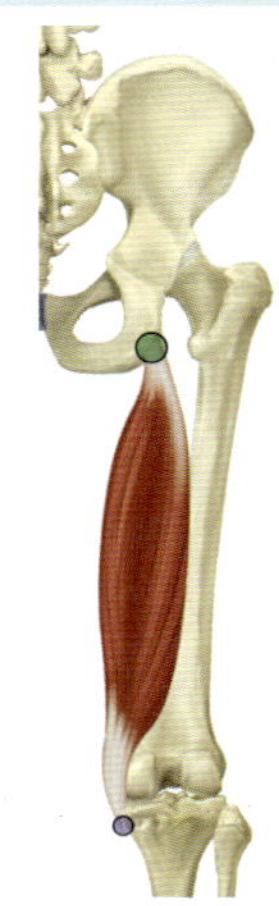

의 섬유만 엉덩이폄에 관여한다. 긴머리는 볼기뼈(coxal bone)의 궁둥뼈결절(ischial tuberosity)에서 기시하여 뒤쪽 중앙 허벅지를 따라 지나간다. 짧은머리의 이는곳(origin)은 이 동작과 관련이 없기 때문에 생략되었다. 짧은머리의 섬유와 합쳐진 후, 그 근육은 섬유질 머리와 가쪽 정강뼈관절융기(lateral tibial condyle)에 정지한다.

반힘줄근(semitendinosus)의 힘살(belly)은 반막모양근(반막양근, semimembranosus)의 체표면 부분 허벅지 뒤쪽 중앙에 있는 막대 모양(힘줄과 같은)이다(그림 11-13). 정강뼈 거친면(tibial tuberosity)에서 시작하며 몸쪽 정강뼈의 중간 쪽에 삽입되어 바로 안쪽관절융기(medial condyle) 바로 아래 몸쪽정강뼈(proximal tibia)의 앞중앙면에 정지한다.

반막모양근(semimembranosus)은 상대적으로 편평한 막 모양의 근육으로, 뒤쪽 허벅지 안쪽의 반힘줄근(semitendinosus) 아래(깊이)에 있다(그림 11-14). 그것은 궁둥뼈결절(ischial tuberosity)에서 시작되며 정강뼈(tibia)의 안쪽관절융기(내측과두, medial condyle)의 뒤쪽에 정지한다.

ⓘ 주요사항 체크

표 11–3은 대부분의 자료를 검토하는 데 좋은 도움이 되지만 이해를 돕기 위해 몇 가지 다른 점검 사항이 있다.

1. 엉덩이폄근 그룹에는 몇 개의 근육이 있습니까? 그것들을 나열하십시오.
2. 이 근육들이 편심적(원심성/eccentrically)으로 작용하면 어떤 동작이 발생합니까?
3. 근육 그룹의 일반적인 위치는 어디입니까?

표 11–3 엉덩이폄근의 요약

근육	이는곳	정지	신경
큰볼기근(대둔근)	엉덩뼈(장골) 가시 가쪽면, 볼기선, 엉치뼈(천골) 가쪽, 꼬리뼈(미골) 가쪽의 뒷면.	넙다리뼈와 가쪽 정강뼈관절융기의 볼기근 거친면	아래볼기근
넙다리두갈래근(두갈래)	궁둥뼈결절	종아리뼈 머리와 정강이뼈의 가쪽 관절융기	궁둥신경
반힘줄근		몸통쪽 정강뼈의 앞안쪽면	
반막모양근		정강이뼈의 중앙 관절융기의 뒷면	

엉덩이벌림근

엉덩이를 벌리는 두 개의 근육이 있다(그림 11–15). 이 두 개는 중간볼기근(gluteus medius)과 넙다리근막긴장근(tensor fasciae latae)이다. 큰볼기근(gluteus maximus)은 엉덩이관절 벌림에 상당히 중요한 역할을 한다. 그러나 엉덩이굽힘근 섹션(hip flexor section)에 이미 설명되어 있으므로 반복하지 않기로 한다. 엉덩이벌림근(hip abductors)은 이 섹션 끝의 표 11–4에 요약되어 있다.

중간볼기근(gluteus medius)은 엉덩이 부위에서 큰볼기근 밑에 있다(그림 11–16). 중간볼기근은 엉덩뼈가시(iliac spine)의 옆면 바로 아래 엉덩뼈에서 시작한다. 그 힘살(belly)은 옆쪽 볼기뼈(coxal bone) 위로 뻗어 있으며 큰돌기(greater trochanter)에 정지한다.

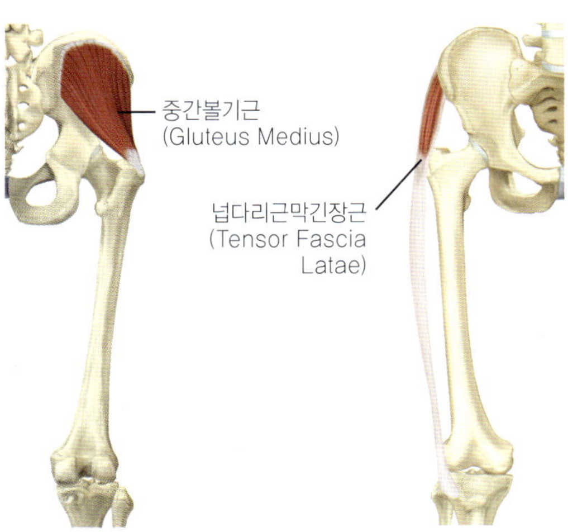

그림 11–15 엉덩이벌림근

넙다리근막긴장근(tensor fasciae latae)은 앞쪽 허벅지의 앞가쪽에 있다(그림 11–17). 그것은 볼기뼈의 위앞엉덩뼈가시(ASIS)에서 시작된다. 그것의 닿는곳(insertion)은 엉덩정강띠(iliotibial tract or band: IT)를 통해 이루어진다. 앞서 언급한 바와 같이, 엉덩정강띠(IT band)는 가쪽 넙다리뼈의 측면에서 세로 방향으로 허벅지 가쪽 아래로 통과하여 결국 정강뼈관절융기(tibial condyle)의 가쪽에서 끝나면서 연결되는 결합조직이다. 넙다리근막긴장근의 모든 섬유는 큰볼기근(gluteus maximus)의 부분과 유사한 접합부에서 엉덩정강띠(IT band)로 합쳐진다.

엉덩이모음근(고관절내전근)

다섯 개의 근육이 엉덩이모음(hip adduction) 동작을 일으킨다(그림 11–18). 그 다섯 개의 근육은 두덩근(치골근, pectineus), 짧은모음근(adductor brevis), 긴모음근(adductor longus), 두덩정강근(gracilis), 그리고 큰모음근(adductor magnus)이다. 엉덩이모음근은 이 섹션의 끝의 표 11–5에 요약되어 있다.

두덩근(pectineus)은 이 그룹의 다섯 개의 근육 중 가

그림 11-16 중간볼기근(Gluteus medius muscle)

이는곳(기시, Origin)

가쪽 엉덩뼈가시

닿는곳(정지, Insertion)

큰돌기

다른 동작(Other Motions)

없음

신경(Nerve)

위볼기신경

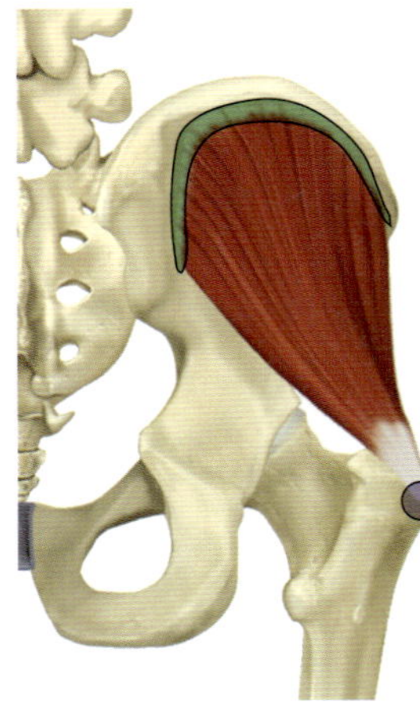

그림 11-17 넙다리근막긴장근(Tensor fasciae latae muscle)

이는곳(기시, Origin)

위앞엉덩뼈가시(ASIS)

닿는곳(정지, Insertion)

가쪽 정강뼈관절융기

다른 동작(Other Motions)

엉덩이굽힘

엉덩이 안쪽돌림

신경(Nerve)

위볼기신경

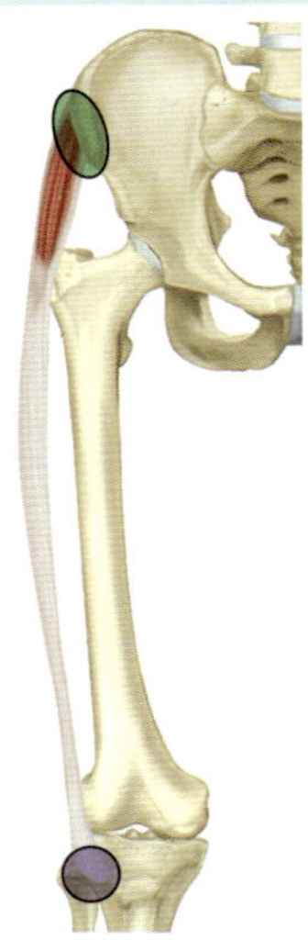

주요사항 체크

표 11-4는 대부분의 자료를 검토하는 데 좋은 도움이 되지만 이해를 돕기 위해 몇 가지 다른 점검 사항이 있다.

1. 엉덩이벌림 그룹(hip abductor group)에는 몇 개의 근육이 있습니까? 그것들을 나열하십시오.
2. 이 근육들이 편심적(원심성/eccentrically)으로 작용하면 어떤 동작이 발생합니까?
3. 근육 그룹의 일반적인 위치는 어디입니까?

표 11-4 엉덩이 벌림근의 요약

근육	이는곳	닿는곳	신경
중간볼기근(Gluteus Medius)	엉덩뼈가시 바로 아래 엉덩뼈 바깥면	큰돌기	위볼기신경
넙다리근막긴장근 (Tensor Fasciae Latae)	위앞엉덩뼈가시(ASIS)	가쪽 정강뼈관절융기	

장 위쪽에 위치한다(그림 11-19). 두덩근위 두덩뼈가지(superior ramus of the pubis)의 상층부에서 유래하여 사타구니(groin)를 통과한다. 그런 다음 넙다리뼈(대퇴골, femur)의 두덩근선(치골근선, pectineal line)에 정지한다.

짧은모음근(adductor brevis)은 사타구니에서 두덩근(pectineus) 아래에 위치한다(그림 11-20). 짧은모음근은 두덩뼈 아래가지(inferior ramus of the pubis)에서 기시하여 두덩근선(pectineal line)과 거친선(linea aspera)의 몸통 쪽 끝에 정지한다.

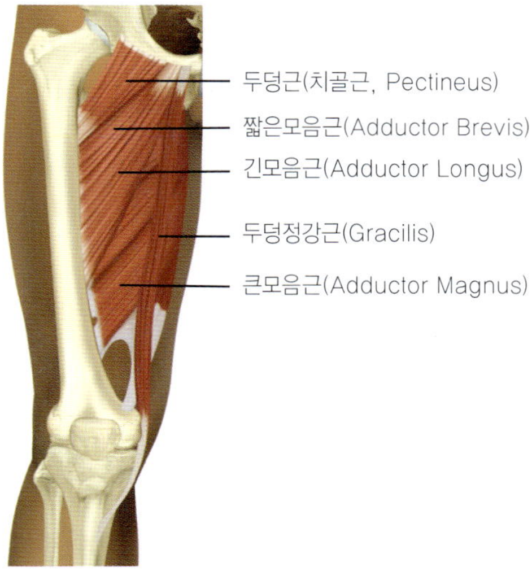

그림 11-18 엉덩이모음근

긴모음근(adductor longus)은 짧은모음근의 아래에 위치한다(그림 11-21). 긴모음근은 짧은모음근의 이는곳(기시점, origin) 바로 아래의 두덩뼈 아래가지와 몸통에서 기시하여 거친선의 중앙 1/3 지점에서 정지한다.

두덩정강근(gracilis)은 다른 엉덩이모음근 중 가장 안쪽이며 안쪽 허벅지 전체에 걸쳐 있다(그림 11-22). 두덩정강근은 두덩뼈위가지(superior ramus of the pubis)에서 기시하며, 뼈몸통(골간, diaphysis)의 앞중앙면에서 정강뼈관절융기(tibial condyle)이 바로 중앙 아래로 정지한다.

큰모음근(adductor magnus)은 허벅지 중앙을 따라 지나갈 때 나머지 다른 엉덩이모음근 밑 깊은곳에 위치한다(그림 11-23). 큰모음근은 3개의 위치에서 시작한다. 두덩뼈아래가지(inferior ramus of the pubis), 궁둥뼈가지(ischial ramus), 그리고 궁둥뼈결절(ischial tuberosity). 큰모음근은 거친선(linea aspera) 전체와 넙다리뼈의 모음근결절(adductor tubercle of the femur) 위에 정지한다.

엉덩이 바깥돌림근

6개의 근육이 엉덩이를 바깥쪽으로 회전시킨다(그림 11-24). 그것들은 궁둥구멍근(piriformis), 위쌍둥근(gemellus superior), 아래쌍둥근(gemellus inferior), 속폐쇄근(obturator internus), 바깥폐쇄근(obturator externus) 및 넙다리네모근(quadratus femoris)이다. 모

그림 11-19 두덩근(치골근, Pectineus muscle)

이는곳(기시, Origin)
두덩뼈가지 위
닿는곳(정지, Insertion)
두덩근선
다른 동작(Other Motions)
엉덩이굽힘
다른 동작에서 최소한의 도움
신경(Nerve)
넙다리신경

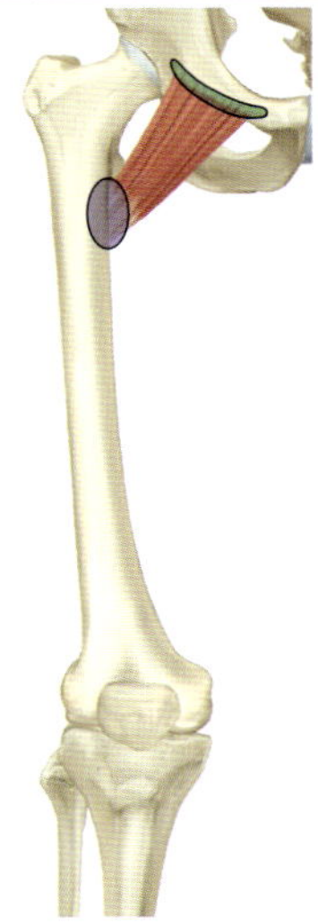

그림 11-20 짧은모음근(Adductor brevis muscle)

이는곳(기시, Origin)
두덩뼈의 몸통
두덩뼈가지 아래
닿는곳(정지, Insertion)
넙다리뼈의 두덩근 선
몸쪽 거친선
다른 동작(Other Motions)
엉덩이굽힘
다른 동작에서 최소한의 도움
신경(Nerve)
폐쇄신경

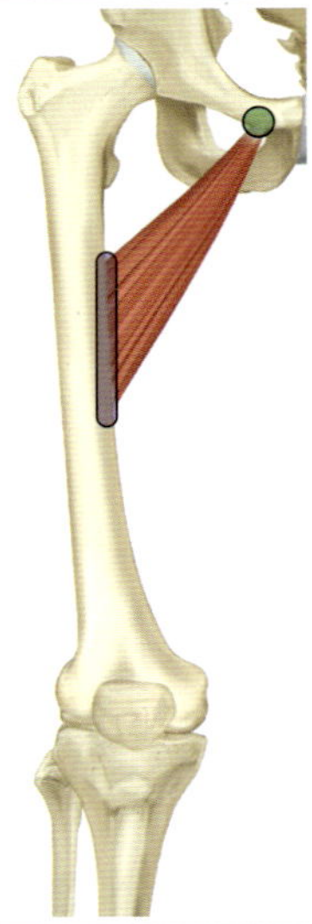

그림 11-21 긴모음근(Adductor Longus Muscle)

이는곳(기시, Origin)
두덩뼈의 몸통
두덩뼈가지 아래
닿는곳(정지, Insertion)
거친선 중앙 1/3
다른 동작(Other Motions)
엉덩이굽힘(hip flexion)
다른 동작에서 최소한의 도움
신경(Nerve)
폐쇄신경

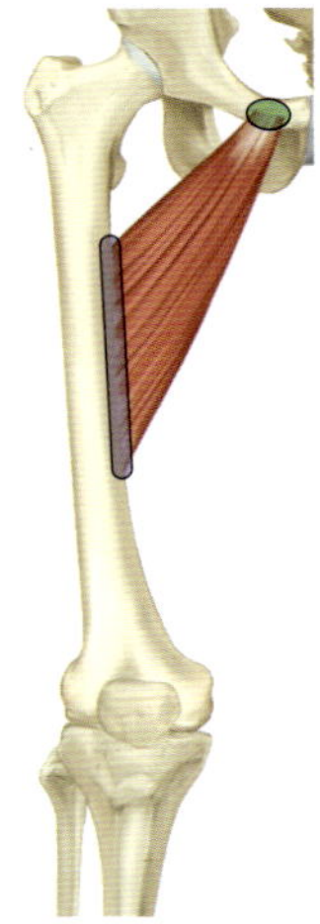

그림 11-22 두덩정강근(Gracilis muscle)

이는곳(기시, Origin)
두덩뼈가지 위
닿는곳(정지, Insertion)
몸통쪽 정강뼈의 앞안쪽면
다른 동작(Other Motions)
다른 동작에서 최소한의 도움
신경(Nerve)
폐쇄신경

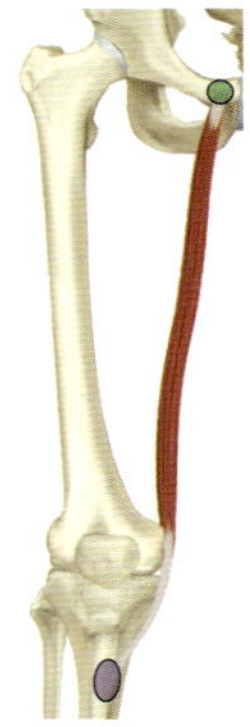

그림 11-23 큰모음근(Adductor magnus muscle)

이는곳(기시, Origin)

두덩뼈가지 아래

궁둥뼈가지

궁둥뼈결절

닿는곳(정지, Insertion)

거친선

넙다리뼈의 모음근 결절

다른 동작(Other Motions)

다른 동작에서 최소한의 도움

신경(Nerve)

폐쇄신경 & 정강신경

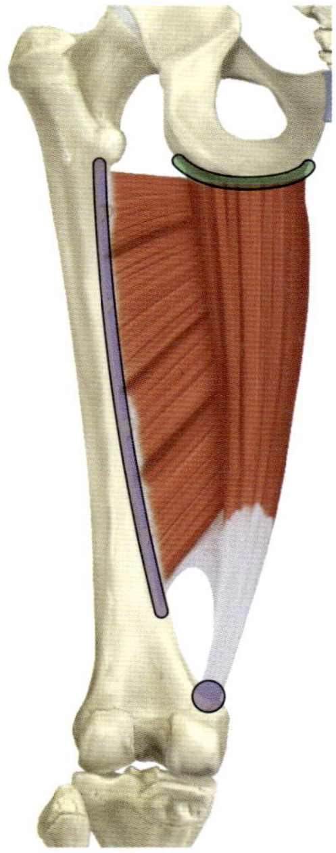

Ⅱ 주요사항 체크

표 11-5는 대부분의 자료를 검토하는 데 좋은 도움이 되지만 이해를 돕기 위해 몇 가지 다른 점검 사항이 있다.

1. 엉덩이벌림 그룹(hip abductor group)에는 몇 개의 근육이 있습니까? 그것들을 나열하십시오.
2. 이 근육들이 편심적(원심성/eccentrically)으로 작용하면 어떤 동작이 발생합니까?
3. 근육 그룹의 일반적인 위치는 어디입니까?

표 11-5 엉덩이모음근의 요약

근육	이는곳	닿는곳	신경
두덩근(Pectineus)	두덩뼈가지 위	두덩근선	넙다리신경
짧은모음근 (Adductor brevis)	몸체와 두덩뼈가지 아래	두덩근선의 넙다리뼈 & 몸쪽 거친선	폐쇄신경
긴모음근 (Adductor longus)	몸체와 두덩뼈가지 아래	거친선의 중앙 1/3	폐쇄신경
두덩정강근(Gracilis)	두덩뼈가지 위	몸통쪽 정강뼈의 앞안쪽면	폐쇄신경
큰모음근 (Adductor Magnus)	아래가지, 궁둥뼈가지 & 궁둥뼈결절	거친선 & 넙다리뼈의 모음근 결절	폐쇄신경 & 정강신경

든 엉덩이 바깥돌림근(hip external rotators)은 골반뼈(pelvic bones)의 다양한 위치에서 기시하여 엉덩이 부위를 가로 질러 비교적 가로 방향으로 뻗어 있고 넙다리뼈의 몸통쪽으로 정지한다. 이 섹션의 끝에 엉덩이모음근이 표 11-6에 요약되어 있다.

궁둥구멍근(piriformis)은 엉치뼈(천골, sacrum)의 앞쪽에서 비롯된 엉덩이 가쪽돌림근(hip lateral rotators) 중에서 가장 위쪽에 위치한다(그림 11-25). 궁둥구멍근은 엉덩이 부위를 가로 질러 넙다리뼈의 큰돌기 뒤쪽 옆면에 정지한다.

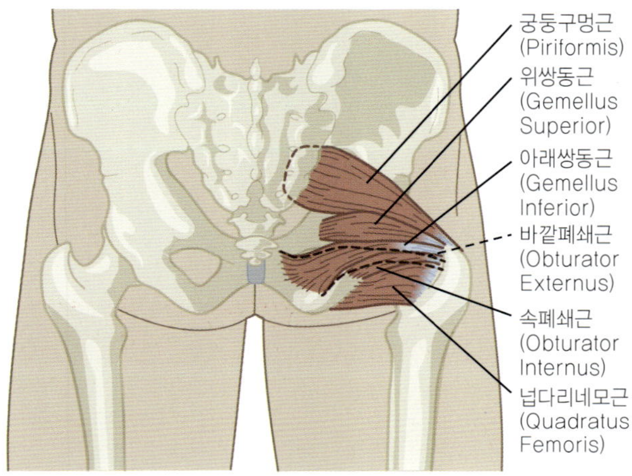

그림 11-24 엉덩이 바깥돌림근

위쌍둥근(gemellus superior)은 궁둥뼈가시(ischial spine)에서 시작한다(그림 11-26). 위쌍둥근의 먼쪽 섬유는 두덩근(pectineus)과 속폐쇄근(obturator internus) 아래 깊이 걸쳐있고 넙다리뼈의 큰돌기 뒤가쪽면으로 정지한다.

아래쌍둥근(gemellus inferior)은 위쌍둥근보다 아래쪽에 위치한다(그림 11-27). 아래쌍둥근은 궁둥뼈결절(ischial tuberosity)에서 시작되며 무릎의 큰돌기(greater trochanter) 뒤쪽 옆면으로 정지한다.

속폐쇄근(obturator internus)은 궁둥뼈가지에서 시작되는 쌍둥근(gemelli muscles)의 위쪽에 위치한다(그림 11-28). 속폐쇄근은 큰돌기의 뒤가쪽면 위쪽으로 정지한다.

바깥폐쇄근(obturator externus)의 대부분은 다른 엉덩이 바깥돌림근(hip external rotator muscles)보다 깊게 위치한다(그림 11-29). 바깥폐쇄근은 궁둥뼈가지(ischial ramus)에서 기시하여 넙다리뼈의 큰돌기로 정지한다.

이 그룹에서 가장 깊은곳에 있는 근육은 **넙다리네모근(quadratus femoris)**이다(그림 11-30). 넙다리네모근의 힘살(belly)이 직사각형이므로 이름이 네모(quadratus)이다. 넙다리네모근은 궁둥뼈결절(ischial tuberosity)에서 기시하여 넙다리뼈의 돌기사이능선(intertrochanteric crest)에 정지한다.

그림 11-25 궁둥구멍근(Piriformis muscle)

이는곳(기시, Origin)
앞면 엉치뼈
닿는곳(정지, Insertion)
큰돌기의 뒤가쪽면
다른 동작(Other Motions)
다른 동작에서 최소한의 도움
신경(Nerve)
L5-S2 신경뿌리

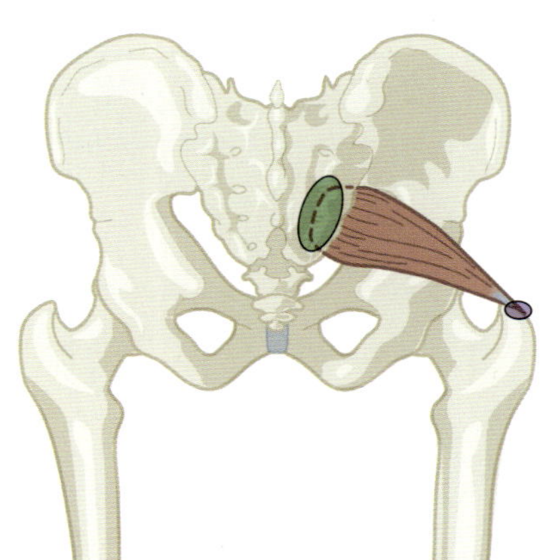

그림 11-26 위쌍동근(Gemellus superior muscle)

이는곳(기시, Origin)

궁둥뼈가시

닿는곳(정지, Insertion)

큰돌기의 뒤가쪽면

다른 동작(Other Motions)

다른 동작에서 최소한의 도움

신경(Nerve)

L5-S2 신경뿌리

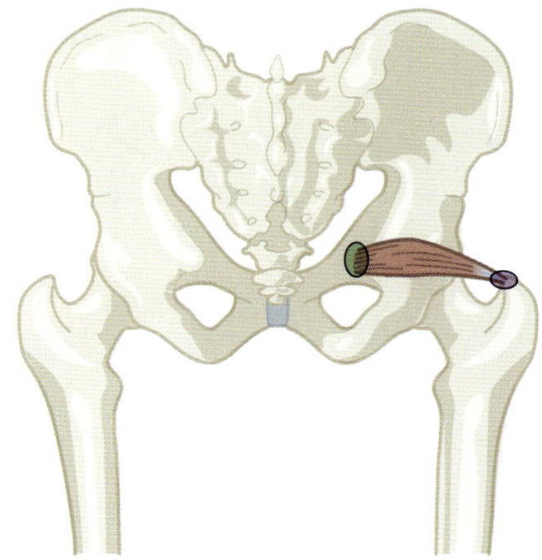

그림 11-27 아래쌍동근(Gemellus inferior muscle)

이는곳(기시, Origin)

궁둥뼈결절

닿는곳(정지, Insertion)

큰돌기의 뒤가쪽면

다른 동작(Other Motions)

다른 동작에서 최소한의 도움

신경(Nerve)

L4-S2 신경뿌리

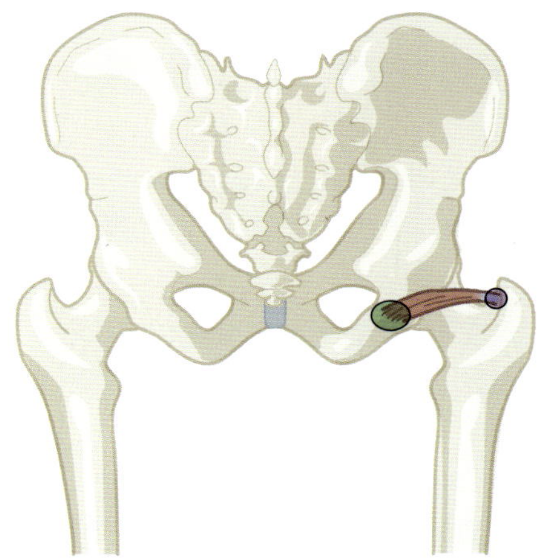

그림 11-28 속폐쇄근(Obturator internus muscle)

이는곳(기시, Origin)

궁둥뼈가지

닿는곳(정지, Insertion)

큰돌기의 뒤가쪽면

다른 동작(Other Motions)

다른 동작에서 최소한의 도움

신경(Nerve)

L4-S2 신경뿌

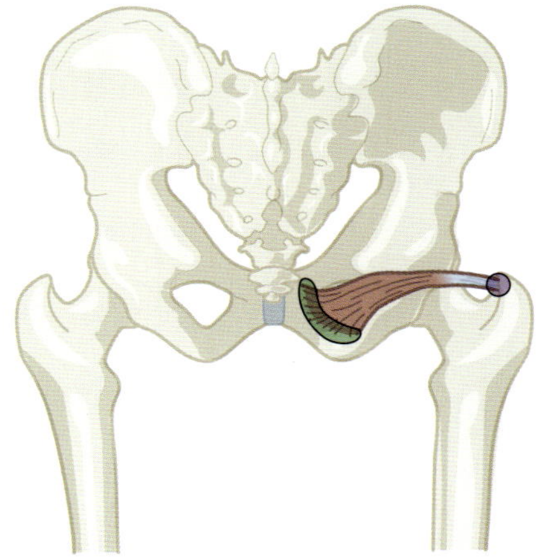

그림 11-29 바깥폐쇄근(Obturator externus muscle)

이는곳(기시, Origin)

궁둥뼈가지

닿는곳(정지, Insertion)

큰돌기의 뒤가쪽면

다른 동작(Other Motions)

다른 동작에서 최소한의 도움

신경(Nerve)

폐쇄신경

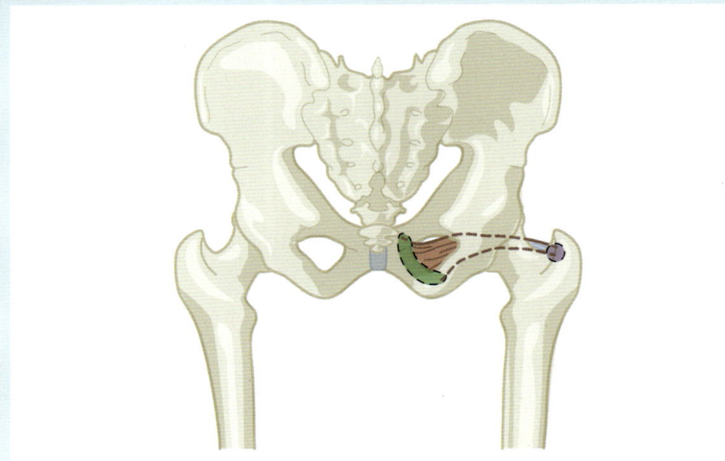

그림 11-30 넙다리네모근(Quadratus femoris muscle)

이는곳(기시, Origin)

궁둥뼈결절

닿는곳(정지, Insertion)

돌기사이능선

다른 동작(Other Motions)

다른 동작에서 최소한의 도움

신경(Nerve)

L4-S1 신경뿌리

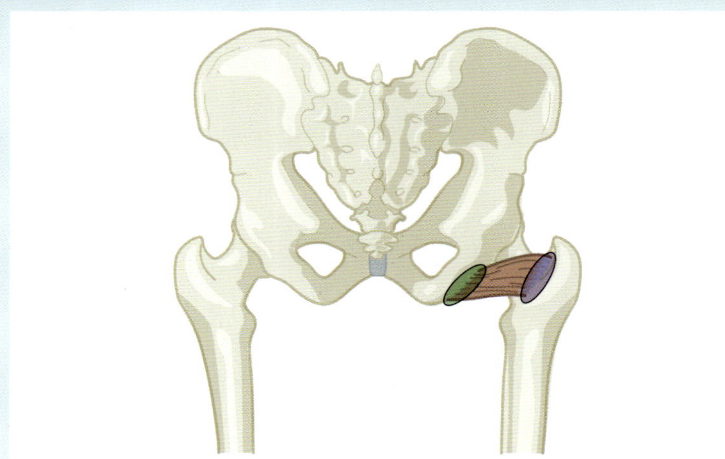

표 11-6 엉덩이 바깥돌림근의 요약

근육	이는곳	닿는곳	신경
궁둥구멍근(Piriformis)	엉치뼈 앞면	큰돌기의 뒤가쪽면	L5-S2 신경뿌리
위쌍동근(Gemellus Superior)	궁둥뼈가시		
아래쌍동근(Gemellus Inferior)	궁둥뼈결절		L4-S2 신경뿌리
속폐쇄근(Obturator Internus)	궁둥뼈가지		
바깥폐쇄근(Obturator Externus)			폐쇄신경
넙다리네모근(Quadratus Femoris)	궁둥뼈결절	돌기사이능선	L4-S1 신경뿌리

주요사항 체크

표 11-6은 대부분의 자료를 검토하는 데 좋은 도움이 되지만 이해를 돕기 위해 몇 가지 다른 점검 사항이 있다.

1. 엉덩이 바깥돌림 그룹(hip external rotator group)에는 몇 개의 근육이 있습니까? 그것들을 나열하십시오.
2. 이 근육들이 편심적(원심성/eccentrically)으로 작용하면 어떤 동작이 발생합니까?
3. 근육 그룹의 일반적인 위치는 어디입니까?

그림 11-31 작은 볼기근(Gluteus minimus muscle)

이는곳(기시, Origin)

중간볼기근 아래의 가쪽엉덩뼈

닿는곳(정지, Insertion)

큰돌기의 앞면

다른 동작(Other Motions)

다른 동작에서 최소한의 도움

신경(Nerve)

위볼기신경

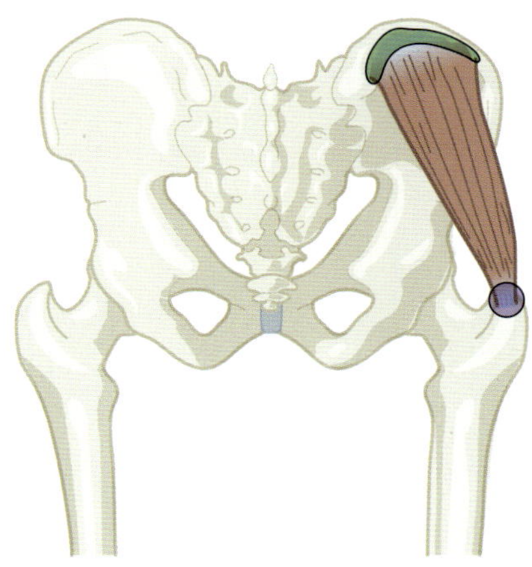

엉덩이 안쪽돌림근

몇몇 근육들이 엉덩이 안쪽돌림(hip internal rotation) 동작을 돕지만, 오직 한 개의 근육이 이 동작에 주로 작용한다. 작은볼기근(gluteus minimus)은 척추 아래, 중간볼기근의 이는곳(기시점, origin)보다 깊이 낮게 엉덩뼈의 가쪽면에서 시작한다(그림 11-31). 엉덩뼈 가쪽(lateral ilium)을 가로 질러서 중간볼기근아래를 지나서 큰돌기의 앞면으로 정지한다.

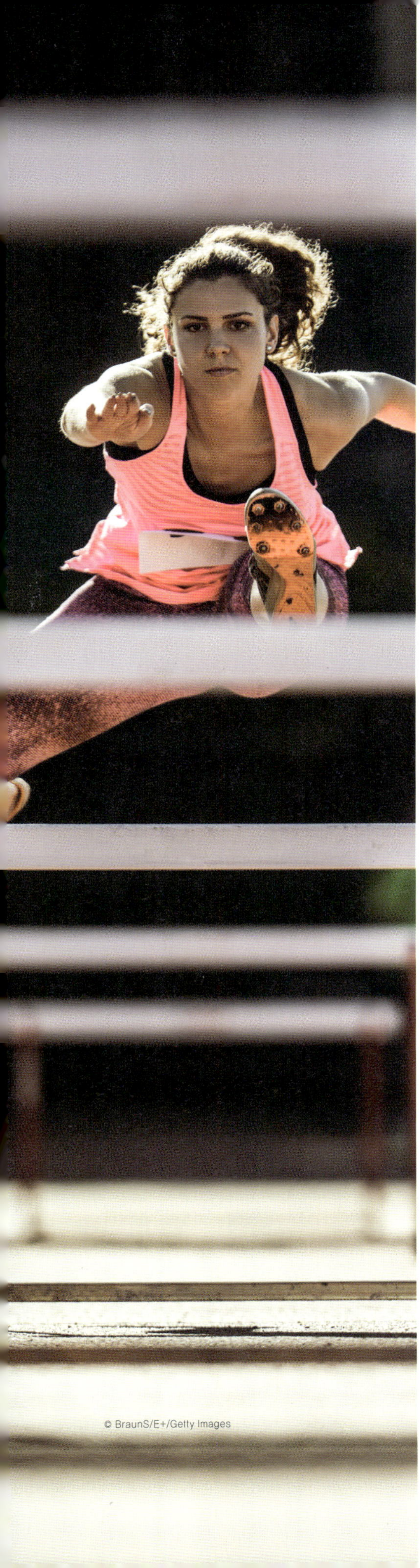
© BraunS/E+/Getty Images

SECTION 4

몸통 부위

The Axial Region

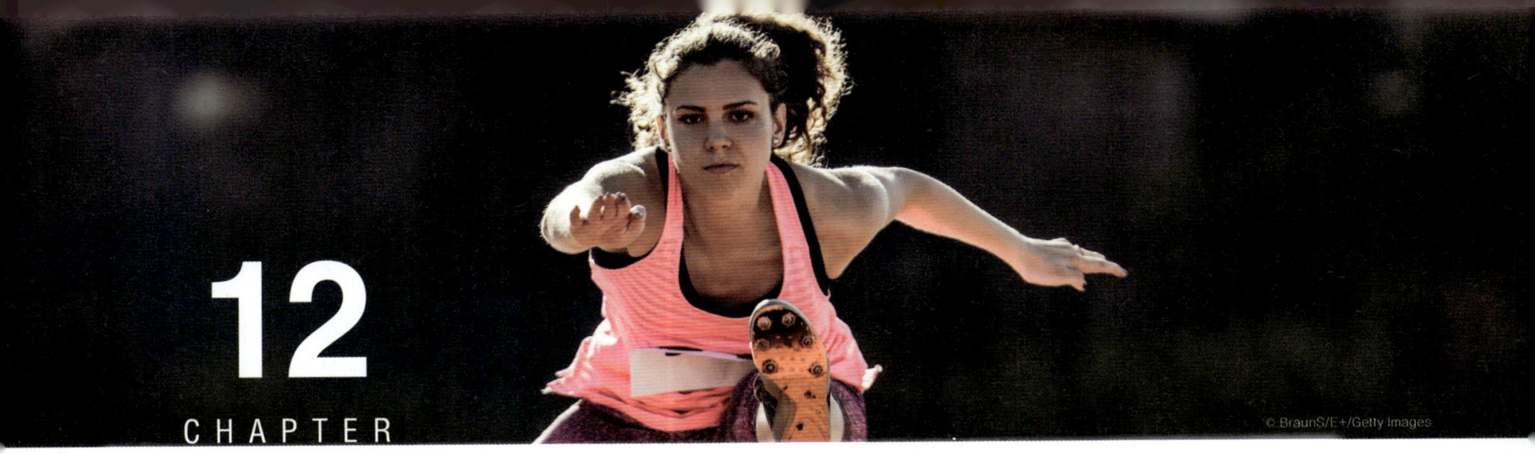

12
CHAPTER

몸통

The Trunk

학습목표

이 장을 학습한 후 다음 내용을 이해할 수 있다.

1. 몸통 부위의 관절들을 요약한다.
2. 몸통의 동작에 대해 이해한다.
3. 몸통 근육의 이름과 위치에 대해 이해한다
4. 몸통 근육의 신경과 부착점에 대해 이해한다
5. 몸통 근육의 동작에 의해 생성된 움직임을 응용한다.

몸통은 목의 아래 부위이며 상지와 하지가 붙어있는곳의 사이를 말한다(그림 12-1). 몸통에는 엉치뼈(천골, sacrum)와 5번 허리뼈(요추, lumber) 사이의 관절뿐만 아니라 척추뼈 사이의 수많은 관절들이 있다. 이곳 뼈들의 배열 상태와 근육의 작용으로 여섯 가지 동작이 가능하다.

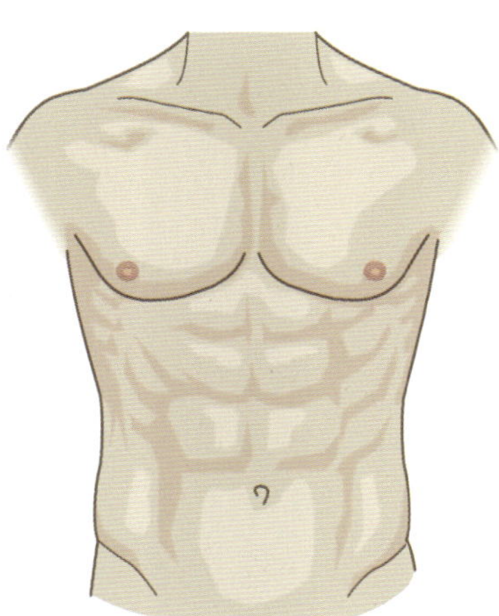

그림 12-1 몸통

몸통의 관절

수많은 척추사이관절(intervertebral joints)과 허리엉치관절(lumbosacral joint)은 몸통 동작에 관여한다. **척추사이관절**은 한 척추뼈와 다음 척추뼈 사이의 관절이다(그림 12-2). 각 척추 사이에는 뼈의 끝을 보호하고 압축력을 흡수하는 척추사이원반(추간판, intervertebral disc)이 있다.

6개의 주요 인대는 척추사이관절을 안정시킨다. **앞세로인대(전종인대, anterior longitudinal ligament)**는 척주의 전체 길이에 걸쳐 있으며 각 척추 몸체의 앞면에 부착된다. **뒤세로인대(후종인대, posterior longitudinal lig-**

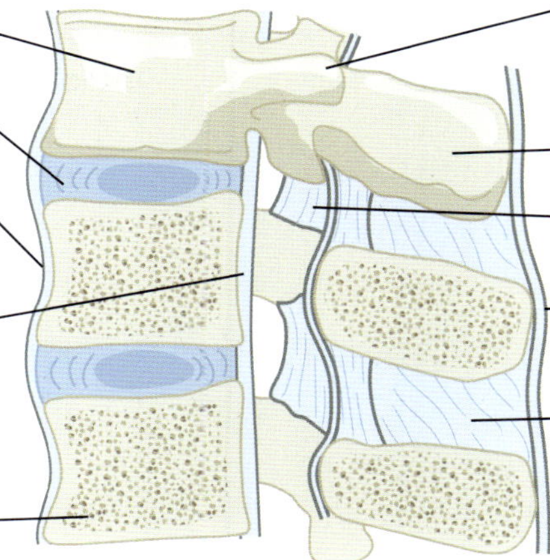

그림 12-2 척추사이관절(Intervertebral Joints)(A Section of the Vertebral Column)

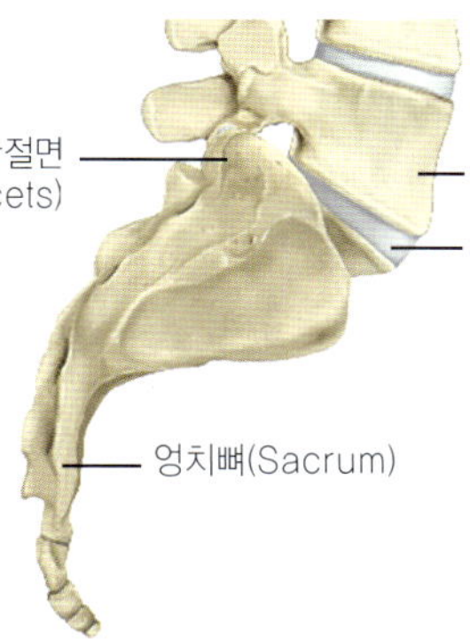

그림 12-3 허리엉치관절

ament)는 척주의 뒷면 전체 길이에 걸쳐 있으며, 척추구멍(vertebral foramina)을 지나면서 각 척추 몸체의 뒷면을 안정시킨다. **황색인대(ligamentum flavum)**는 각 척추의 고리판(lamina)에 정지한다. 표면적으로는 **가시위인대(supraspinous ligament)**가 척추뼈들의 가시돌기를 걸치면서 걸쳐있다. 인대 안쪽으로는 **가시사이인대(interspinous ligaments)**가 가시돌기를 연결한다. 또한 가느다란 과정을 연결한다. 마지막으로, **가로사이인대(intertransverse ligaments)**가 모든 황색인대를 안정화시킨다.

허리엉치관절(lumbosacral joint)은 척추 기둥의 끝(5번 요추)과 엉치뼈 사이의 관절이다(그림 12-3). 엉치뼈 위쪽 끝에는 바닥(base)이라고 불리는 약간 패인 곳이 있다. 5번 요추의 몸통 하단이 이 곳과 맞닿는다. 척추 디스크는 5번 요추의 몸체와 엉치뼈의 바닥 사이에 위치한다. 또한 엉치뼈에는 뒤의 위쪽으로 2개의 상면(superior facets)이 있고, 5번 요추의 뒷면에 2개 아래관절의 면과 관절을 이룬다.

몸통의 동작

몸통은 6가지 동작이 가능하다(그림 12-4). 폄, 굽힘, 오른가쪽굽힘, 왼가쪽굽힘, 오른쪽돌림, 왼쪽돌림이다. **폄**과 **굽힘**은 정면축(frontal axis)을 중심으로 시상면(sagittal plane)에서 몸통을 곧게 펴고 구부린다. **오른가쪽굽힘(right lateral flexion)**과 **왼가쪽굽힘(left lateral flexion)**은 시상축(sagittal axis)을 중심으로 이마면(전두면, frontal plane)에서 각 측면으로 몸통을 구부린다. **왼쪽과 오른쪽돌림**은 세로축(longitudinal axis)을 중심으로 가로면(transverse plane)의 몸통을 회전시킨다.

평균적인 몸통 동작의 범위는 표 12-1에 요약되어 있다. 몸통의 굽힘과 폄에 대하여 정해진 수치는 없다. 몸통 가쪽굽힘(lateral flexion)은 양방향에서 평균 20~45°이고 돌림은 양방향에서 평균 20~40°이다.

표 12-1 평균 몸통 관절가동범위

동작	평균운동각도
폄 굽힘 두 동작의 합	정해진 기준은 없음
오른가쪽굽힘 왼가쪽굽힘 두 동작의 합	20-45° 20-45° 40-90°
오른돌림 왼돌림 두 동작의 합	20-40° 20-40° 40-80°

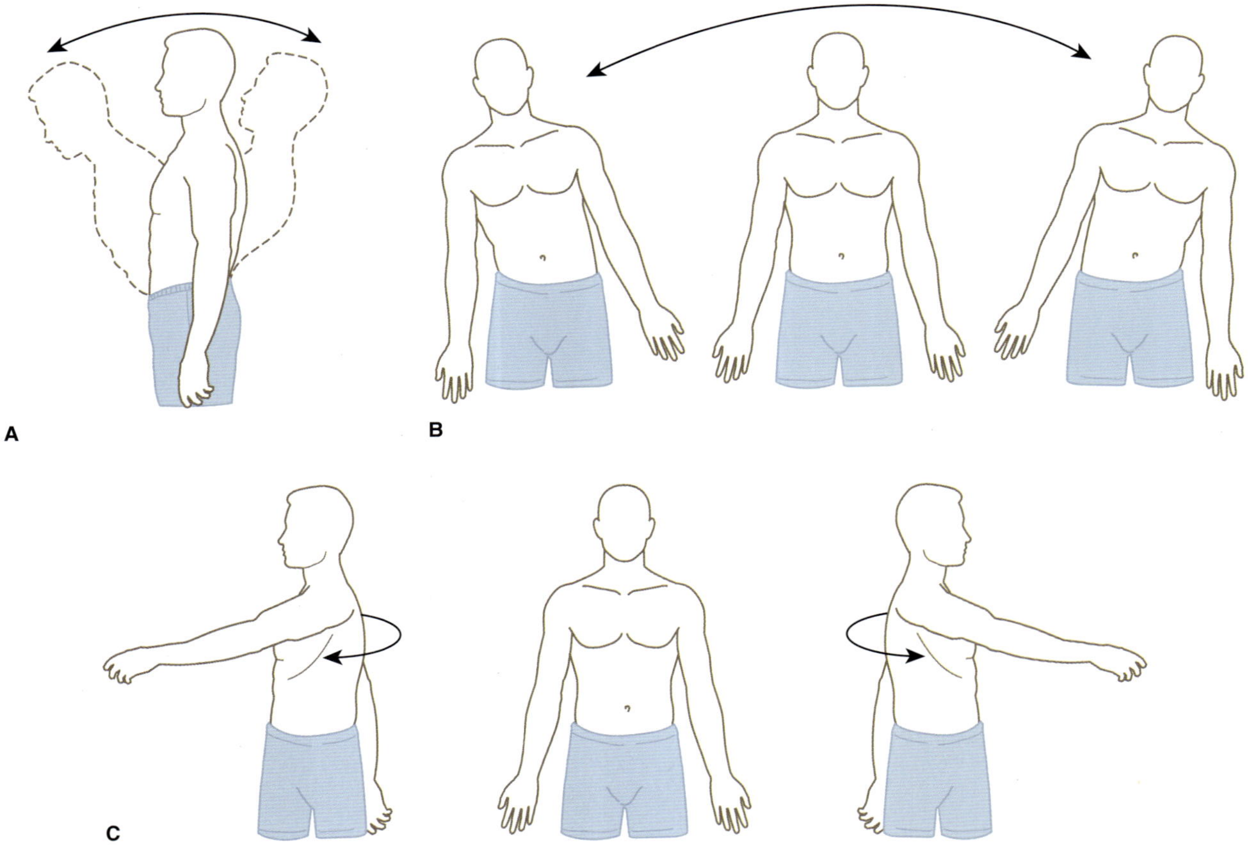

그림 12-4 몸통 동작. (A) 폄 & 굽힘, (B) 오른쪽과 왼쪽 가쪽 굽힘, (C) 오른쪽과 왼쪽 돌림

주요사항 체크

1. 몸통의 관절을 나열해 보세요.
2. 그런 다음 어느 뼈가 각 관절을 형성하는지 말해보세요.
3. 몸통의 6가지 동작은 무엇입니까?

몸통을 움직이는 근육

이 장의 나머지 부분은 근육의 부착위치와 근육이 작용하는 주요 운동, 그리고 근육을 자극하는 신경에 대해 알아본다. 근육은 무리(group)로 작동하므로 그 무리 내의 각 근육은 신체 분절을 움직이게 하는 데 필요한 힘의 일정 비율을 제공하며, 그 비율은 각 근육마다 다르다. 더욱이, 각 근육이 발휘하는 힘은 신체 분절의 시작 부위에 따라 다르고, 전체 관절가동범위에 따라 변한다. 이것은 운동학(kinesiology)을 처음 접하는 학생들에게 혼란스러울 수 있다. 따라서, 이 장에서는 해부학적 위치에서의 초기 동작을 바탕으로 근육무리를 단순하게 나타내려고 하였다.

근육무리는 구심성(단축성, concentric) 근수축에 의해 만들어진 동작을 기초로 한다(즉, 몸통 굽힘근이 구심성으로 수축할 때 몸통을 구부린다). 그러나, 모든 근육이 편심성(eccentrically) 및 등척성(isometrically) 근수축으로 움직이기도 한다는 것을 잊어서는 안 된다. 또한, 각 근육에 대한 표에 "기타 동작(other motions)"이라는 내용이 있다. 기타 동작이란 이 근육이 속하지 않은 다른 동작에서 어느 정도 보조적으로 그 동작에 참여한다는 것을 의미한다. 일부의 근육은 역할이 무시할 수 없을 정도로 크기 때문에 둘 이상의 근육무리에서도 나타날 수 있다.

지금까지 살펴본 것과 다르게 나머지 6가지의 동작이 있음에도 불구하고 단지 4개의 근육 그룹이 있다. 이것은 네 개의 동작이 같은 용어를 사용하기 때문이다. 예를 들어, 오른쪽 및 왼쪽 몸통돌림(trunk rotation)은 서로 다른 동작이지만 이 돌림을 설명하는 데에는 하나의 그룹만 필요하다. 몸통의 좌우 가쪽굽힘(lateral flexion)도 마찬가지이다. 따라서 몸통의 근육 그룹은 폄근(extensors), 굽힘근(flexors), 돌림근(rotators) 및 가쪽굽힘근이다.

몸통폄근

몸통이 양쪽으로 작용할 때 몸통의 폄은 주로 하나의 근육이 담당한다(그림 12-5). 그 근육을 **척주세움근(척주기립근, erector spinae)**이라고 한다. 때로는 척주세움근를 세 개의 개별 근육으로 구성된 근육 그룹이라고도 한다. 그러나 이 책에서는 세 부분으로 이루어진 하나의 근육이라고 하기로 한다. 척주세움근(척추기립근)의 부분들은 가시근(극근, spinalis), 가장긴근(최장근, longissimus) 및 엉덩갈비근(장늑근, iliocostalis)이다. 척주세움근과 그것의 세 부분은 척추에 가까운 후방 몸통 길이의 전체에 걸쳐 위치한다. 이 근육의 가장 중앙 부분은 가시근이다. 그 옆에는 가장긴근이 있으며 마지막으로 엉덩갈비근이 세 가지 중 가장 바깥 측면에 위치한다.

척주세움근은 여러 위치에서 기시된다. 그것은 lower vertebrae의 다양한 가시돌기와 가로돌기 외에도 후방 엉치뼈(천골, sacrum)와 후방 엉덩뼈능선(장골능선, iliac crest)에서 기시한다. 그것은 다양한 갈비뼈의 뒤쪽, 상부 척추의 다양한 가시 및 가로 방향 과정 및 유양골 돌기에 정지한다.

Ⅱ 주요사항 체크

1. 몸통을 펴는 근육의 부위는 몇 개입니까? 그것들을 나열해 보세요.
2. 이 근육이 원심성으로 작용하면 어떤 동작이 발생합니까?
3. 근육의 일반적인 위치는 어디입니까?

몸통굽힘근

몸통을 구부리는 동작에 작용하는 세 가지 주요 근육들이 있다. 그러나 이것은 근육이 양쪽(bilaterally)으로 작용할 때만 발생한다. 이들은 배곧은근(배직근, rectus abdominis), 배바깥빗근(외복사근), 배속빗근(내복사근, internal abdominal oblique)이다(그림 12-6). 몸통굽힘

그림 12-5 척주세움근(Erector spinae muscle)

이는곳(기시, Origin)
엉치뼈 뒤
엉덩뼈가시 뒤
아래 척추의 가시돌기
황색인대
닿는곳(정지, Insertion)
갈비 뒷면
위 척추의 가시돌기
위 척추의 황색인대
꼭지돌기
다른 일방 동작(Other Unilateral Motions)
굽힘(같은쪽 몸통 가쪽굽힘)
신경(Nerve)
목-허리 신경뿌리

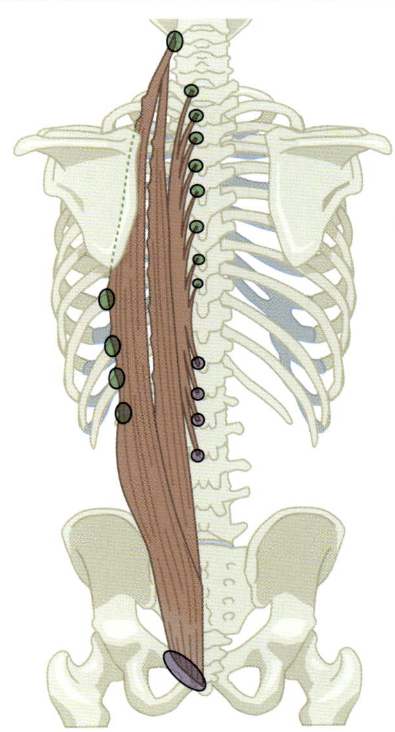

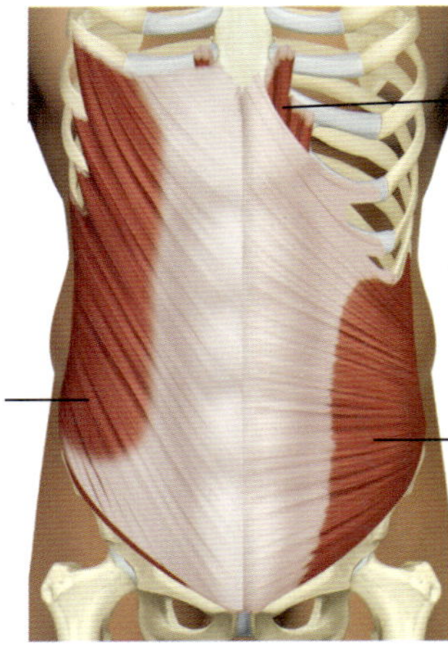

그림 12-6 몸통굽힘근

근은 이 섹션 끝의 표 12-2에 요약되어 있다.

배곧은근은 복부 중앙에 수직으로 위치한다(그림 12-7). 이는 두덩뼈의 위쪽에서 기시하여 칼돌기(xiphoid process)와 갈비연골(costal cartilage) 5~7번에 정된다.

배바깥빗근(외복사근, external abdominal oblique)은 복부 측면에서 신체의 정중선쪽으로 비스듬히 뻗어 있다(그림 12-8). 배바깥빗근은 갈비뼈 5~12번의 측면에서 기시된다. 그것은 엉덩뼈가시(iliac spine)의 앞쪽 절반, 두덩(pubis)의 위쪽 및 **백색선(linea alba)**이 세 곳으로 연결된

그림 12-7 배곧은근(Rectus abdominis muscle)

이는곳(기시, Origin)
두덩뼈의 윗면
닿는곳(정지, Insertion)
칼돌기
갈비연골5-7
다른 동작(Other Motions)
없음
신경(Nerve)
T6-T12 신경뿌리

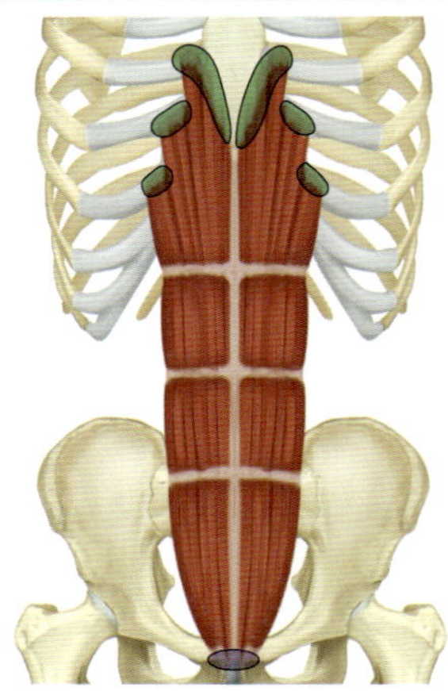

그림 12-8 배바깥빗근(External abdominal oblique muscle)

이는곳(기시, Origin)
5~12번 갈비의 가쪽면
닿는곳(정지, Insertion)
엉덩뼈가시의 앞 1/2
두덩뼈의 윗면
백색선
다른 일방 동작(Other Unilateral Motions)
반대쪽 몸통돌림
같은쪽 몸통 가쪽굽힘(동측 몸통 외측굴곡)
신경(Nerve)
T7-T12 신경뿌리

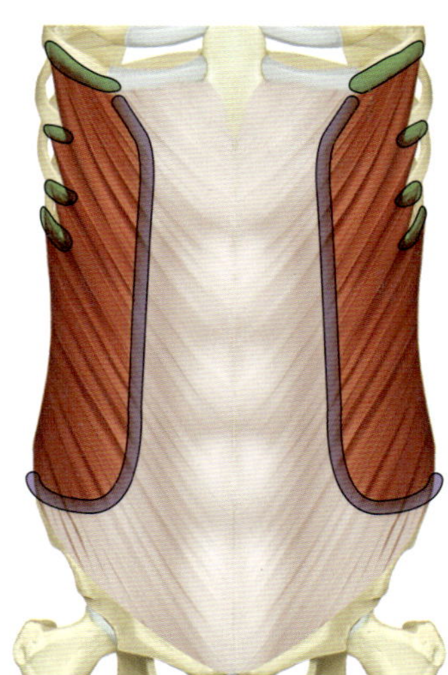

그림 12-9 배속빗근(Internal abdominal oblique muscle)

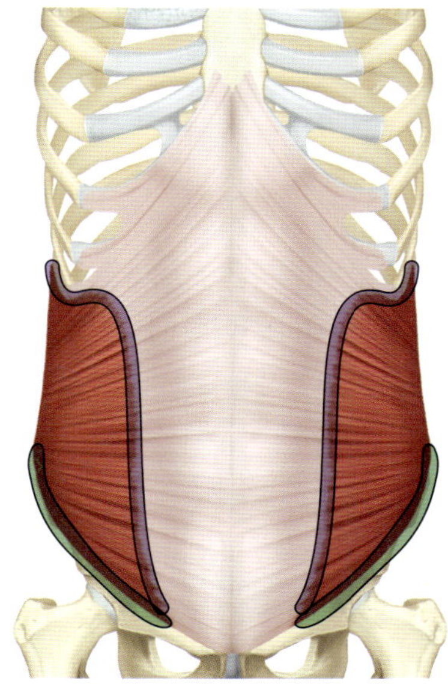

이는곳(기시, Origin)
엉덩뼈가시
사타구니인대
닿는곳(정지, Insertion)
10~12번 갈비뼈
7~10번 갈비뼈의 갈비연골
백색선
다른 동작(Other Motions)
같은쪽 몸통돌림(동측 몸통회전)
같은쪽 몸통 가쪽굽힘
신경(Nerve)
T7-L1 신경뿌리

표 12-2 몸통굽힘근의 요약

근육	이는곳	닿는곳	신경
배곧은근(복직근, Rectus Abdominis)	두덩뼈 윗면	칼돌기와 갈비뼈 5~7번의 갈비연골	T6-T12 신경뿌리
배바깥빗근(External Abdominal Oblique)	5~12번 갈비뼈의 가쪽면	두덩뼈의 윗면과 백색선	T7-T12 신경뿌리
배속빗근(Internal Abdominal Oblique)	엉덩뼈가시 & 사타구니인대	10~12번 갈비, 7~10번 갈비의 갈비연골	T7-L1 신경뿌리

다. 문자 그대로 "백색선"을 의미하는 백색선은 칼돌기에서 두덩결합(symphysis pubis)까지 복부 중앙에 길지 수직으로 뻗어있는 끈 모양의 결합조직이다.

배속빗근(내복사근, internal abdominal oblique)은 또한 중앙선에서 볼기뼈(coxal bone)까지 복부를 가로 질러 비스듬히 지나간다(그림 12-9). 이것은 배바깥빗근과 반대되는 방향이다. 두 근육 사이 섬유 방향의 차이를 설명하기 위해 각 근육에서 하나의 섬유만 보는 것을 상상해 보기로 한다. 이렇게 보면 "X"자와 유사하다. 구체적으로, 배속빗근(내복사근) 엉덩뼈가시와 사타구니인대(inguinal ligament)에서 기시한다. 갈비뼈 10~12번, 갈비뼈의 갈비연골(costal cartilage) 7~12번 및 백색선에 정지한다.

주요사항 체크

표 12-2는 대부분의 자료를 검토하는 데 좋은 도움이 되지만 이해를 돕기 위해 몇 가지 다른 점검 사항이 있다.

1. 몸통굽힘 근육 그룹(trunk flexor group)에는 몇 개의 근육이 있습니까? 그것들을 나열하십시오.
2. 이 근육들이 원심성으로(eccentrically) 작용하면 어떤 동작이 발생합니까?
3. 양측 동작(bilateral action)은 무엇을 의미합니까?

몸통돌림근

두 개의 근육이 주로 몸통돌림(trunk rotation)을 담당한다. 근육의 양쪽 세트(한쪽)는 일방적인(한쪽) 동작 중에만 몸통을 회전시킨다. **배바깥빗근(external abdominal** oblique)(그림 12-8)은 일방적으로(한쪽) 작용할 때 반대쪽(대향) 몸통돌림을 유발한다. **배속빗근(internal abdominal oblique)**(그림 12-9)은 일방적인(한쪽) 동작 동안 동측(같은 쪽) 몸통돌림을 유발한다. 따라서 왼쪽 배바깥빗근(외복사근)과 오른쪽 배속빗근(내복사근)이 일방적으로 수축하면 몸통이 오른쪽으로 회전한다. 그리고 오른쪽 바깥배빗근과 왼쪽 배속빗근이 작용할 때 왼쪽으로의 몸통돌림이 발생한다. 그들의 이는곳(origin), 닿는곳(insertion), 다른 동작들 및 그들을 지배하는 신경들은 이전 섹션에서 설명되었으므로 반복하지 않을 것이다.

주요사항 체크

1. 몸통돌림근 그룹(trunk rotator group)에는 몇 개의 근육이 있습니까? 그것들을 나열해 보세요.
2. 이 근육들이 원심성으로(eccentrically) 작용하면 어떤 동작이 발생하나요?
3. 근육이 한쪽으로(unilaterally) 작용한다는 것은 무엇을 의미하나요?
4. 반대쪽(contralateral)과 같은쪽(ipsilateral)의 뜻은 무엇인가요?

몸통 가쪽굽힘근

허리네모근(요방형근, quadratus lumborum)은 몸통이 일방적으로 작용할 때 몸통을 옆으로 굽히는 주 근육이다(그림 12-10). 그러나, 배속빗근(internal abdominal oblique), 바깥배빗근(internal and external abdominal oblique)과 척추세움근(척추기립근, erector spinae muscles)은 가쪽굽힘을 돕는다. 허리네모근(요방형근)은 엉덩뼈능선(iliac crest)에서 기시하는 아래 바깥 부위의 각 측면을 비스듬히 지나간다. 갈비뼈 12와 모든 요추의 가로돌기(횡적돌기, transverse processes)에 정지된다. 또 다른 동작은 수행하지 않으며 신경근 T12-L4에 의해 지배된다.

주요사항 체크

1. 몸통 가쪽굽힘근 그룹(trunk lateral flexor group)에는 몇 개의 근육이 있나요? 그것들을 나열해 보세요.
2. 근육 그룹의 일반적인 위치는 어디입니까?
3. 근육이 일방적으로(unilaterally) 동작한다는 것은 무엇을 의미하나요?

그림 12-10 허리네모근(Quadratus lumborum muscle)

이는곳(기시, Origin)
엉덩뼈가시
닿는곳(정지, Insertion)
12번 갈비
L1-L5 척추의 황색인대
다른 동작(Other Motions)
없음
신경(Nerve)
T12-L4 신경뿌리

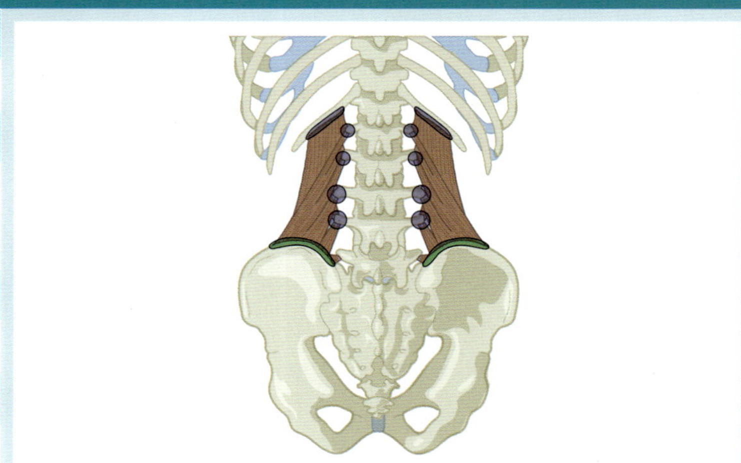

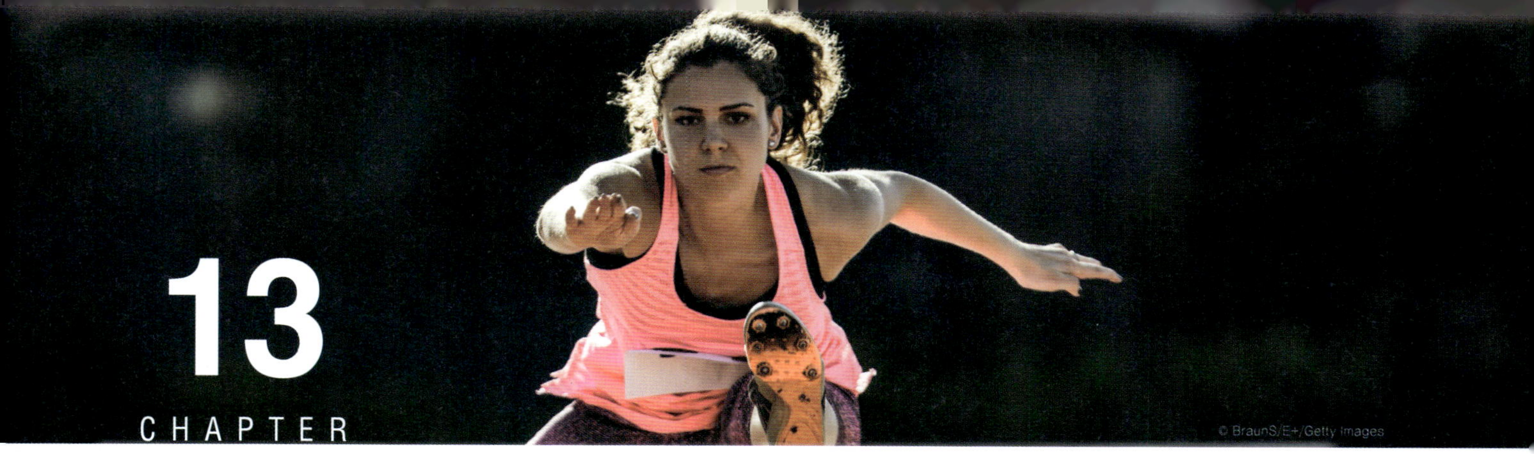

© BraunS/E+/Getty Images

목

The Neck

학습목표

이 장을 학습한 후 다음 내용을 이해할 수 있다.

1. 목 부위의 관절을 요약한다.
2. 목의 동작에 대해 이해한다..
3. 목 근육의 이름과 위치에 대해 이해한다.
4. 목 근육의 신경과 부착점에 대해 이해한다.
5. 목 근육의 동작에 의해 생성된 움직임을 응용한다.

목은 머리와 몸통 사이의 중간 부위이다(그림 13-1). 허리와 유사하게, 목의 동작은 실제로 목뼈(경추, cervical spine)에서 척추사이관절(추간관절, intervertebral joint)과 고리뼈(환추, atlas, C1)와 뒤통수뼈(후두골, occipital bone) 사이에서의 관절의 혼합된 동작을 통해 일어난다. 뼈의 배열과 목 근육의 작용에 의해 6가지의 동작이 만들어진다.

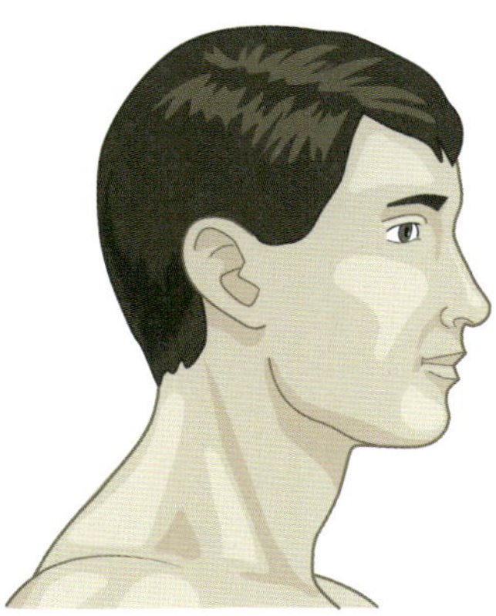

그림 13-1 목

목 관절

목에는 7개의 관절이 있다. 가장 위에 위치한 것은 **고리뒤통수관절(환추후두관절, atlanto-occipital joint)**이라 하며, 이것은 뒤통수뼈와 고리뼈라 불리는 제1목뼈(C1) 사이에서 관절을 이룬다(그림 13-2). 이 관절은 세 가지 주요 구조로 안정화된다. 즉, **고리뒤통수관절의 관절주머니(환추후두관절의 관절낭, atlanto-occipital joint capsule)**, **뒤고리뒤통수막(후환추후두막, posterior atlanto-occipital membrane)** 및 **앞고리뒤통수막(전환추후두막, anterior atlanto-occipital membrane)**이 그것이다.

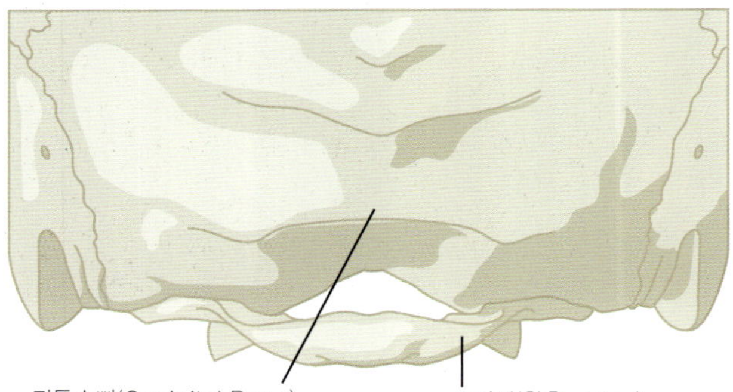

그림 13-2 고리-뒤통수관절

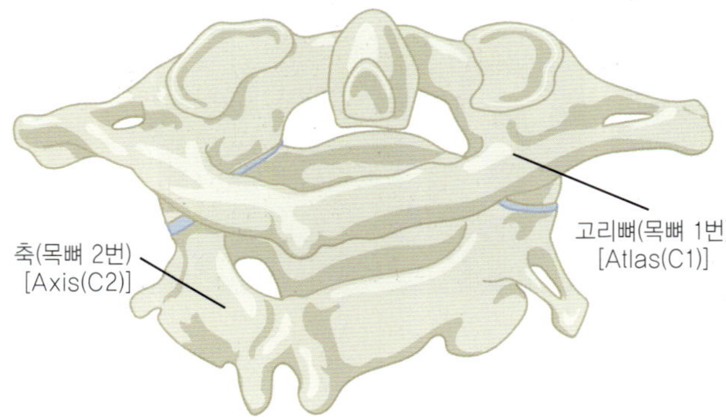

그림 13-3 고리뼈축관절

다른 6개는 7개의 목뼈 사이에 있는 **척추사이관절(intervertebral joints)**이다. 고리뼈(atlas, C1)와 축(C2) 사이에서 가장 위에 위치한 **척추사이관절(intervertebral joint)**은 고리뼈축관절(atlantoaxial joint)이라고 한다(그림 13-3).

6개의 주요 인대가 척추사이관절의 뼈를 안정화시킨다(그림 13-4). **앞세로인대(전종인대, anterior longitudinal ligamen)**는 척추의 전체 길이를 따라 각 척추체의 앞면에 닿는다. **뒤세로인대(후종인대, posterior longitudinal ligament)**는 척추 구멍을 따라 통과하여 각 척추뒤 몸통에 닿는다. **황색인대(황인대, ligamentum flavum)**는 각 척추뼈고리판에 닿는다. 얕은 쪽에서 **가시끝인대(극상인대, supraspinous ligament)**는 가시돌기에서 가시돌기까지 척주에 걸쳐 있다. 그 인대에서 깊은 쪽에 위치한 **가시사이인대(극간인대, interspinous ligament)**는 또한 가시돌기를 연결하고 있다. 마지막으로, **가로사이인대(횡간인대, intertransverse ligaments)**는 모든 가로돌기를 안정화시킨다.

목의 동작

목은 6가지 동작이 가능하다(그림 13-5). 목은 폄, 굽힘, 오른쪽 및 왼가쪽굽힘과 오른쪽 및 왼쪽 돌림이 가능하다. **목의 폄(neck extension)과 굽힘(flexion)**은 이마축(관상축, frontal axis)을 중심으로 회전하는 시상면(sagittal

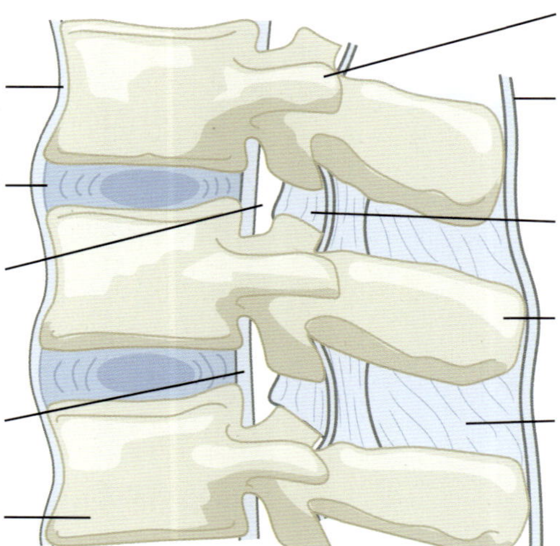

그림 13-4 일부 척추사이관절을 보여주는 척주의 한 부위

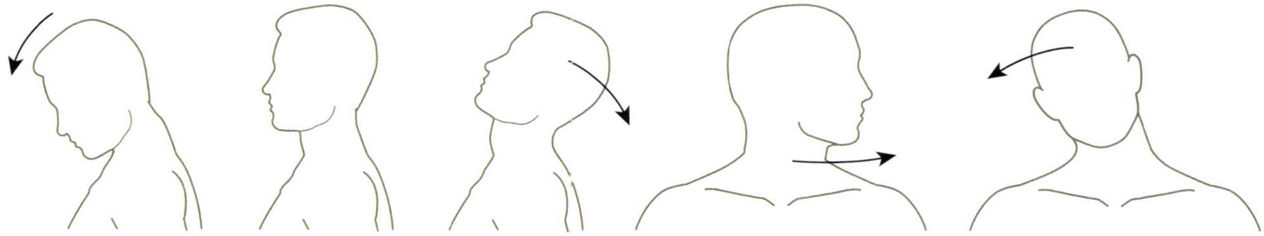

그림 13-5 목의 동작

표 13-1 평균 목의 관절가동범위

동작	평균 운동각도
폄 굽힘 두 동작의 합	확립된 범위 없음
오른쪽 가쪽굽힘 왼쪽 가쪽굽힘 혼합	20-45° 20-40° 40-90°
오른쪽 돌림 왼쪽 돌림 두 동작의 합	70-90° 70-90° 140-180°

plane)에서 곧게 펴져 있고 구부러지는 동작을 말한다. **목 가쪽굽힘(neck lateral flexion)**은 시상축(sagittal axis)을 중심으로 이마면(frontal plane)으로 옆으로 머리를 구부리는 동작이다. **목돌림(neck rotation)**은 세로축을 중심으로 가로면(횡단면, transverse plane)에서 머리를 좌우로 돌리는 동작을 말한다.

목의 평균 관절가동범위는 표 13-1에 요약하였다. 사실, 목의 폄과 굽힘에 대한 관절가동범위의 평균치는 설정되어 있지 않다. 양쪽으로의 가쪽굽힘은 평균 20~45°이다. 그리고 목돌림의 평균 범위는 70~90°이다.

주요사항 체크

1. 목 관절에 대해 기술하시오.
2. 어느 뼈가 각 관절을 형성하는지 설명하시오.
3. 목의 6가지 동작은 무엇인가?

목을 움직이는 근육

이 장의 나머지 부분은 목 근육을 학습하도록 하는 데 전념하였다. 즉, 목 근육의 닿는곳; 목 근육이 만들어내는 주요 동작; 그리고 목 근육을 지배하고 있는 신경에 대해 기술하였다. 근육은 무리(group)로 작동하므로 그 무리 내의 각 근육은 신체 분절을 움직이게 하는 데 필요한 힘의 일정 비율을 제공하며, 그 비율은 각 근육마다 다르다. 더욱이, 각 근육이 발휘하는 힘은 신체 분절의 시작 부위에 따라 다르고, 전체 관절가동범위에 따라 변한다. 이것은 운동학(kinesiology)을 처음 접하는 학생들에게 혼란스러울 수 있다. 따라서, 이 장에서는 해부학적 위치에서의 초기 동작을 바탕으로 근육무리를 단순하게 나타내려고 하였다.

근육무리는 구심성(단축성, concentric) 근수축에 의해 만들어진 동작을 기초로 한다(즉, 목굽힘근이 구심성으로 수축할 때 목을 구부린다). 그러나, 모든 근육이 편심성(eccentrically) 및 등척성(isometrically) 근수축으로 움직이기도 한다는 것을 잊어서는 안 된다. 또한, 각 근육에 대한 표에 "기타 동작(other motions)"이라는 내용이 있다. 기타 동작이란 이 근육이 속하지 않은 다른 동작에서 어느 정도 보조적으로 그 동작에 참여한다는 것을 의미한다. 일부의 근육은 역할이 무시할 수 없을 정도로 크기 때문에 둘 이상의 근육무리에서도 나타날 수 있다.

이전 장에서 다룬 허리 근육과 같이, 목의 동작(6개)과 관련된 것보다 목 근육의 무리(4개)는 적다. 그 근육무리들은 목굽힘근, 목폄근, 목돌림근 및 목 가쪽굽힘근이다.

목굽힘근

4개의 근육이 목의 양쪽에서 작용할 때 목을 굽힐 수 있다(그림 13-6). 목빗근(흉쇄유돌근, sternocleidomastoid), 앞목갈비근(전사각근, anterior scalenes), 중간목갈비근(중사각근, middle scalenes) 및 뒤목갈비근(후사각근, posterior scalenes)이 그것이다. 앞, 중간 및 뒤목갈비근은 일반적으로 함께 무리로 작용하기 때문에 복수형(scalenes)으로 나타낸다. 이 장의 끝부분에 목굽힘근이 표 13-2에 요약되어 있다.

목빗근(sternocleidomastoid)은 복장뼈자루(흉골병, manubrium)와 몸쪽빗장뼈(근위쇄골, proximal clavicle)에서 기시하여 앞가쪽 목(전측 목, anterolateral neck) 부위로 연결되어 있다. 관자뼈(측두골, temporal bone)의 꼭지돌기(유양돌기, mastoid process)에 정지한다(그림 13-7).

목갈비근(앞, 중간, 뒤 근육)은 뒤가쪽 목(posterolateral neck)에서 깊은곳에 놓여있다(그림 13-8). 근육무리는 모든 목뼈(C1-C7)의 가로돌기에서 기시한다. **앞목갈비**

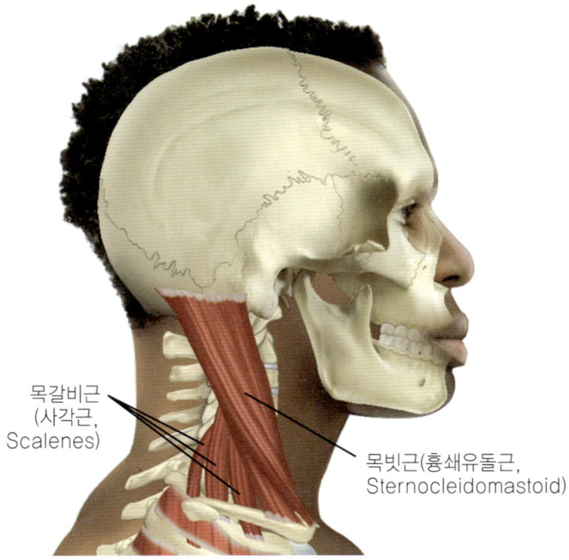

그림 13-6 **목굽힘근**

그림 13-7 목빗근(Sternocleidomastoid muscle)

이는곳(기시, Origin)

복장뼈자루

몸쪽 빗장뼈

닿는곳(정지, Insertion)

꼭지돌기

다른 일방 동작(Other Unilateral Motions)

반대쪽 목돌림

신경(Nerve)

C2-C3 신경뿌리

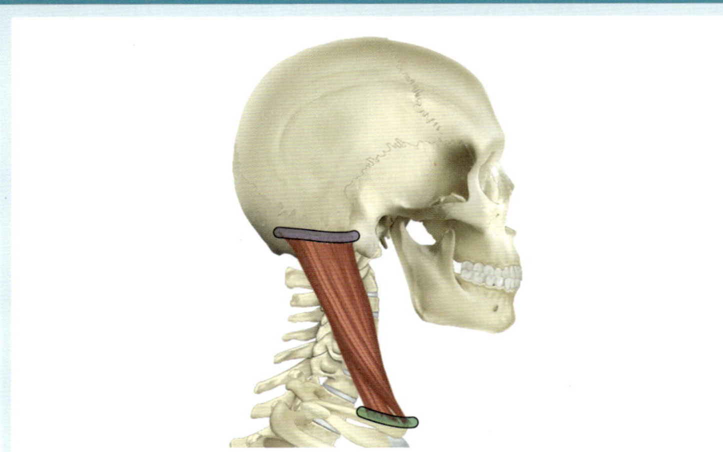

그림 13-8 목갈비근(Scalenes muscle)

이는곳(기시, Origin)

C1-C7 가로돌기

닿는곳(정지, Insertion)

제1, 제2갈비뼈

다른 일방 동작(Other Unilateral Motions)

같은 쪽 목 가쪽굽힘

신경(Nerve)

보조신경 & C3-C8 신경뿌리

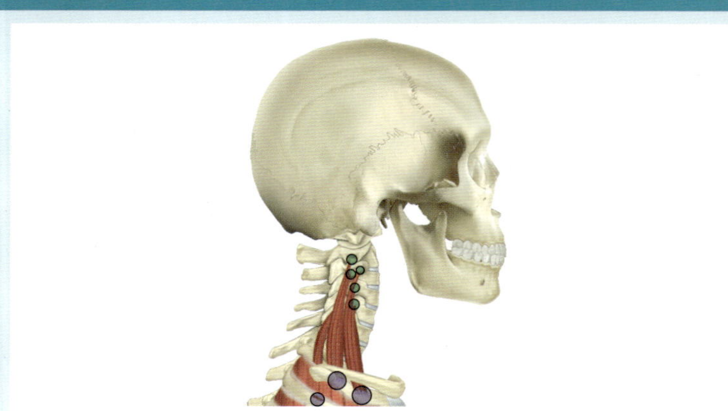

표 13-2 목굽힘근의 요약

근육	이는곳	닿는곳	신경
목빗근	복장뼈자루, 몸쪽 빗장뼈	꼭지돌기	C2-C3 신경뿌리
목갈비근	C1-C7의 가로돌기	제1, 2갈비뼈	보조신경 & C3-C8 신경뿌리

근(anterior scalene)과 **중간목갈비근**(middle scalene)은 제1갈비뼈에 정지하는 반면, **뒤목갈비근**(posterior scalene)은 제2갈비뼈에 정지한다.

주요사항 체크

표 13-2은 학습자료를 위해 좋은 검토자료가 되지만, 이해를 높이기 위해 아래의 사항을 점검해볼 필요가 있다.

1. 목굽힘근 무리에는 몇 개의 근육이 있는가? 나열해 보세요.
2. 이 근육이 편심적으로 작용하면 어떤 동작이 발생하는가?
3. 그 근육군의 일반적인 위치는 어디인가?

목폄근

목을 뒤로 펴게 하는 5개의 주요 근육이 있으며, 주로 양쪽 목덜미에서 작용한다(그림 13-9). 등세모근(승모근, trapezius), 머리널판근(두판상근, splenius capitis), 목널판근(경판상근, splenius cervicis), 머리반가시근(두반극근, semispinalis capitis) 및 목반가시근(경반극근, semispinalis cervicis)이 여기에 포함된다. 등세모근과 관련하여 각 부분이 다른 운동을 일으키기 때문에 일반적으로 세 부분(위, 중간 및 아래)으로 나뉜다. 이 근육의 윗

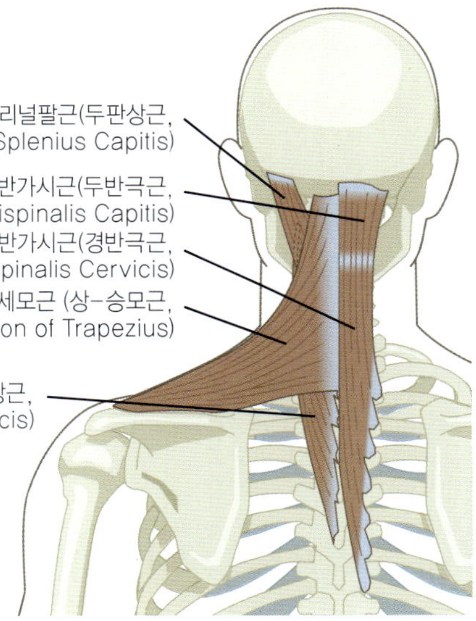

그림 13-9 목폄근

그림 13-10 등세모근의 윗부분(Upper section of the trapezius muscle)

이는곳(기시, Origin)

뒤통수뼈돌기

위 C-목뼈의 가시돌기

닿는곳(정지, Insertion)

어깨뼈가시의 윗부분

먼쪽 빗장뼈의 1/3 지점

봉우리

다른 일방 동작(Other Unilateral Motions)

같은쪽 목 가쪽굽힘

신경(Nerve)

보조신경

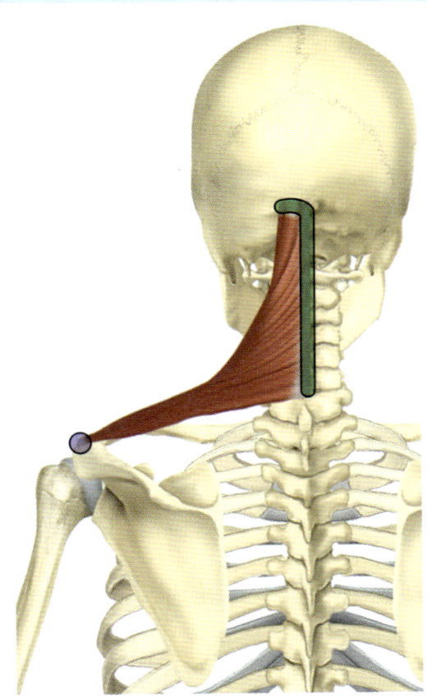

부분은 목을 펴게 만든다. 목폄근 무리는 이 장 끝 무렵에 있는 표 13-3에 요약되어 있다.

위등세모근(상승모근, upper trapezius)은 어깨 위쪽에서 목쪽으로 비스듬히 뻗는다(그림 13-10).

위등세모근은 뒤통수돌기와 위목뼈 가시돌기(극돌기, spinous process)에서 기시한다. 그런 다음 어깨뼈가시의 위쪽, 빗장뼈 먼쪽의 1/3지점 및 봉우리(견봉, acromion) 세 지점에서 정지한다.

머리널판근(두판상근, splenius capitis)은 목덜미인대(nuchal ligament)의 먼쪽 절반과 마지막 목뼈(C7) 가시돌기 및 처음 3번 또는 4번 가슴뼈 지점에서 기시한다(그림 13-11). 이것은 목을 지나 뒤통수뼈와 고리돌기에서 정지한다.

목널판근(splenius cervicis)은 T3-T6 척추의 가시돌기로부터 머리널판근보다 척추에 아래로 기시한다(그림 13-12). 목을 통과한 후에는 C1-C3 척추의 가로돌기(횡단돌기, transverse process)에 정지한다.

머리반가시근(semispinalis capitis)은 척추 C4-T4의

그림 13-11 머리널팔근(Splenius capitis muscle)

이는곳(기시, Origin)
목덜미인대의 먼쪽의 반
C7-T3 또는 T4의 가시돌기
닿는곳(정지, Insertion)
뒤통수뼈
고리돌기
다른 일방 동작(Other Unilateral Motions)
같은쪽 목 가쪽굽힘
같은쪽 목 돌림
신경(Nerve)
C3-C8 신경뿌리

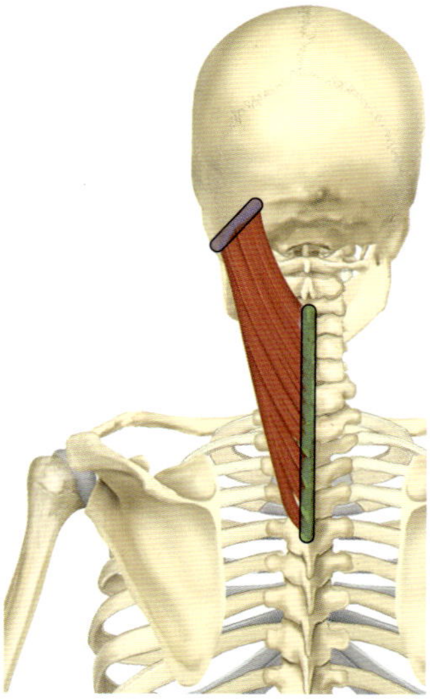

그림 13-12 목널판근(Splenius cervicis muscle)

이는곳(기시, Origin)
T3-T6의 가시돌기
닿는곳(정지, Insertion)
C1-C3의 가로돌기
다른 일방 동작(Other Unilateral Motions)
같은쪽 목 가쪽굽힘
같은쪽 목 돌림
신경(Nerve)
C4-C8 신경뿌리

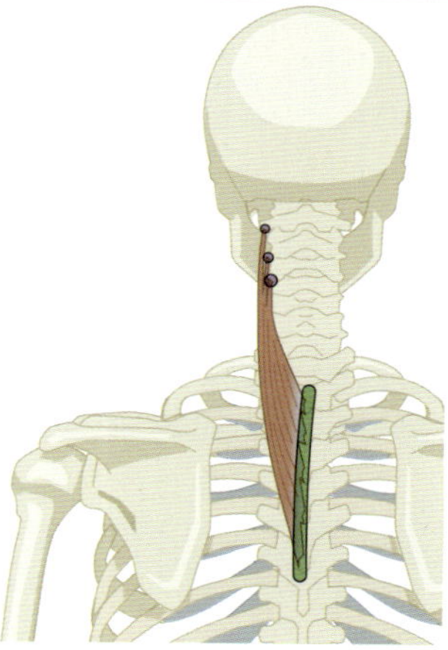

가로돌기에서 기시하고 뒷목 부위를 통과하여 목덜미 위와 아래 사이의 뒤통수뼈에 정지한다(그림 13-13).

목반가시근(semispinalis cervicis)은 위등뼈(T-척추)의 가로돌기로부터 머리반가시근보다 다소 먼쪽에서 기시한다(그림 13-14). 거기에서 목에 세로로 뻗어 흐르며, 목뼈(C-척추)의 가시돌기에서 정지한다.

주요사항 체크

표 13-3에서 모든 자료가 중요하지만 포인트를 점검해볼 필요가 있다.

1. 목폄근 무리에는 몇 개의 근육이 있는지 설명하시오.
2. 이 근육이 편심적으로 작용하면 어떤 운동이 발생하겠는가?
3. 근육무리의 일반적인 위치는 어디인가?
4. 하나의 근육이 양측성 동작을 한다는 것은 무엇을 의미하는가?

그림 13-13 머리널판근(Splenius capitis muscle)

이는곳(기시, Origin)
C4-T4의 가로돌기
닿는곳(정지, Insertion)
위와 아래 목덜미 사이
다른 일방 동작(Other Unilateral Motions)
같은쪽 목 가쪽굽힘
같은쪽 목 돌림
신경(Nerve)
큰 뒤통수신경

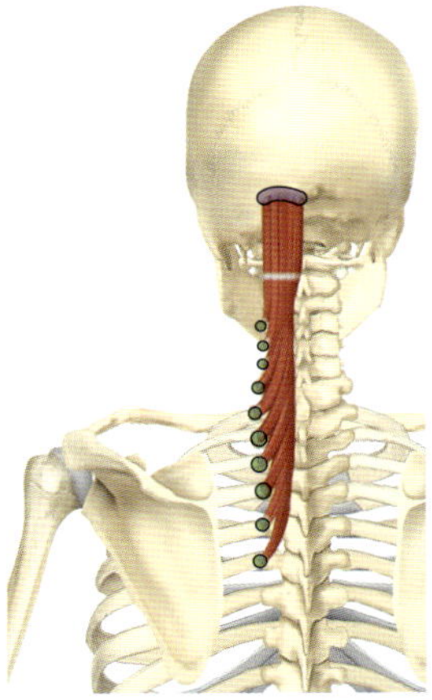

그림 13-14 목널판근(Splenius cervicis muscle)

이는곳(기시, Origin)
위 T-척추의 가로돌기
닿는곳(정지, Insertion)
C-척추의 가시돌기
다른 일방 동작(Other Unilateral Motions)
같은쪽 목 가쪽굽힘
같은쪽 목 돌림
신경(Nerve)
C3-C5 신경뿌리

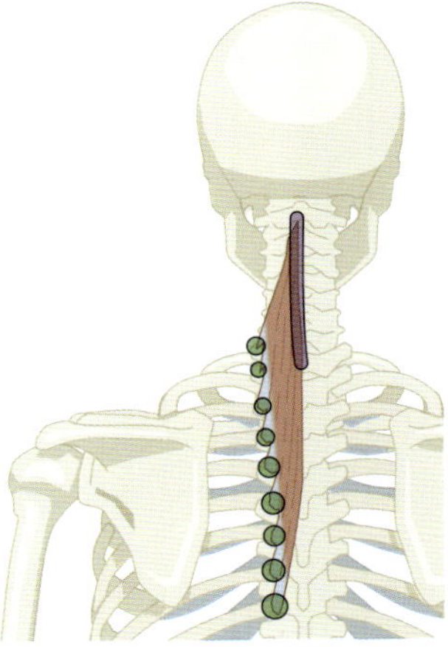

표 13-3 목폄근의 요약

근육	이는곳	닿는곳	신경
위등세모근	뒤통수뼈융기 & 위 C-척추의 가시돌기	먼쪽 1/3 빗장뼈 & 봉우리	보조신경
머리널판근	먼쪽 목덜미인대의 1/2 & C7-T3 또는 T4의 가시돌기	뒤통수뼈 & 고리돌기	C3-C8 신경뿌리
목널판근	T3-T6의 가시돌기	C1-C3의 가로돌기	C4-C8 신경뿌리
머리반가시근	C4-T4의 가로돌기	위&아래 목덜미 사이의 뒤통수뼈	큰 뒤통수신경
목반가시근	위 T-척추의 가로돌기	C-척추의 가시돌기	C3-C5 신경뿌리

목돌림근

5개의 근육이 목을 한 쪽으로 돌리도록 한다. 그중 4개가 같은 쪽(동측)으로 목을 회전시킨다. 이 근육에는 머리널팔근(그림 13-11), 목널판근(그림 13-12), 머리반가시근(그림 13-13) 및 목반가시근(그림 13-14)이 포함된다. 이 4개의 근육은 목편근에서 설명하였다. 목빗근(그림 13-7)은 다섯 번째 목돌림근이지만, 목을 반대쪽으로 회전하게 하는 근육이다. 이 근육은 목굽힘근에서 설명하였다.

주요사항 체크

1. 목돌림근 무리에는 몇 개의 근육이 있는가? 적어보세요.
2. 이 근육이 편심적으로 작용하면 어떤 운동이 발생하는가?
3. 근육무리의 일반적인 위치는 어디인가?
4. 하나의 근육이 단일 측면으로 작용한다는 것은 무엇을 의미하는가?
5. 같은쪽(ipsilateral)과 반대쪽(contralateral)은 무엇을 의미하는가?

목 가쪽굽힘근

8개의 근육이 한쪽으로 작용할 때 목을 옆으로 구부리게 한다. 그중 5개는 **등세모근**(위)(그림 13-10), 머리널판근(그림 13-11), 목널판근(그림 13-12), 머리반가시근(그림 13-13) 및 목반가시근(그림 13-14)이다. 이 5개의 근육은 "목폄근" 부분에 설명되어 있다. 그밖에 3개의 근육은 앞, 중간 및 뒤 목갈비근(그림 13-8)이다. 목갈비근(사각근)에 대한 설명은 "목굽힘근"과 관련된 부분에서 찾아볼 수 있다.

주요사항 체크

1. 목 가쪽굽힘근 무리에는 몇 개의 근육이 있는가? 적어보세요
2. 이 근육이 편심적으로 작용하면 어떤 운동이 발생하는가?
3. 근육무리의 일반적인 위치는 어디인가?
4. 하나의 근육이 단일 측면으로 작용한다는 것은 무엇을 의미하는가?

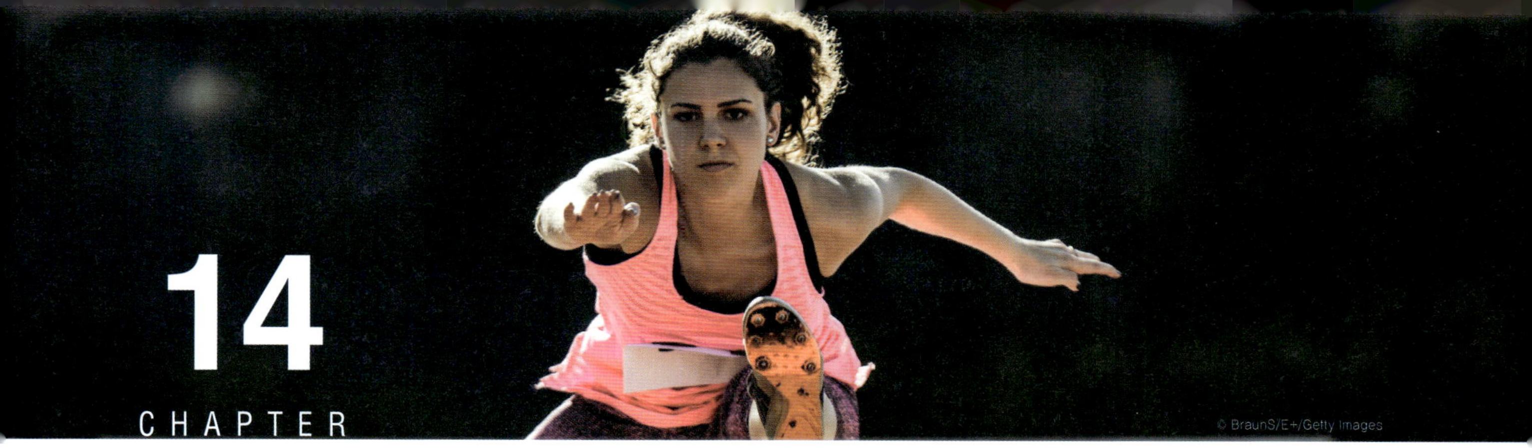

팔이음뼈

The Shoulder Girdle

학습목표

이 장을 학습한 후 다음 내용을 이해할 수 있다.

1. 팔이음뼈의 관절을 요약한다.
2. 팔이음뼈의 동작을 이해한다.
3. 팔이음뼈의 이름과 위치를 구분한다.
4. 팔이음뼈의 부착 부위 및 신경을 기억한다.
5. 팔이음뼈의 동작에 의해 생성된 움직임을 응용한다.

이 장의 본문은 팔이음뼈를 몸통뼈대(축골격)의 일부로 간주하여 설명한다. 다음 장에서 다루는 어깨 부분과 혼동해서는 안 된다. 팔이음뼈(견갑대, shoulder girdle)는 복장뼈, 가슴 및 어깨뼈의 영역을 포함하는 몸통 위의 영역을 말한다(그림 14-1). 팔이음뼈의 배열과 근육의 작용은 네 가지 동작을 만들어 낸다.

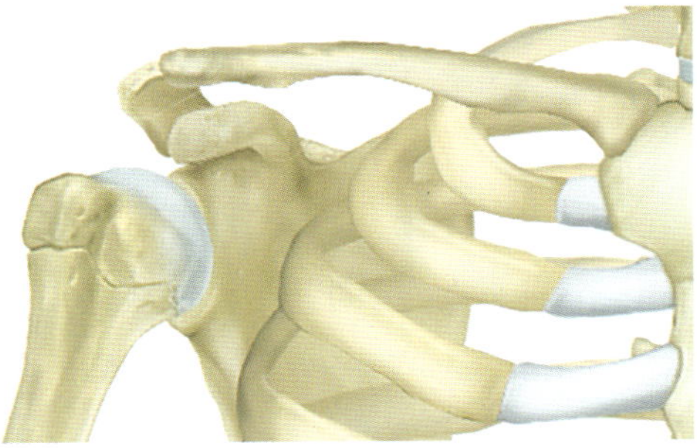

그림 14-1 팔이음뼈

팔이음뼈 관절

두 개의 연골성 관절(약간 움직이는 관절)과 하나의 마디(접합, articulation)가 팔이음뼈를 구성한다. 두 개의 관절은 복장빗장관절(흉쇄관절, sternoclavicular joint)과 봉우리빗장관절(견쇄관절, acromioclavicular)이다. 하나의 마디는 어깨가슴마디(견갑흉골관절, scapulothoracic articulation)라 한다.

어깨가슴마디는 두 뼈의 교차점으로 정의하기가 어렵기 때문에 관절이 아니라 마디로 명명한다. **어깨가슴마디(scapulothoracic articulation)**는 어깨뼈(scapular)가 뒤쪽 흉부(thorax)의 갈비뼈 2~7번 사이에서 움직인다(그림 14-2). 어깨뼈와 갈비뼈를 연결하는 인대는 없다. 오히려, 얕은 쪽 연조직과 여러 근육이 어깨뼈를 붙잡고 있다. 어깨뼈는 갈비뼈 위에 떠 있다.

복장빗장(SC)관절(그림 14-3)은 복장뼈(흉골, sternum)

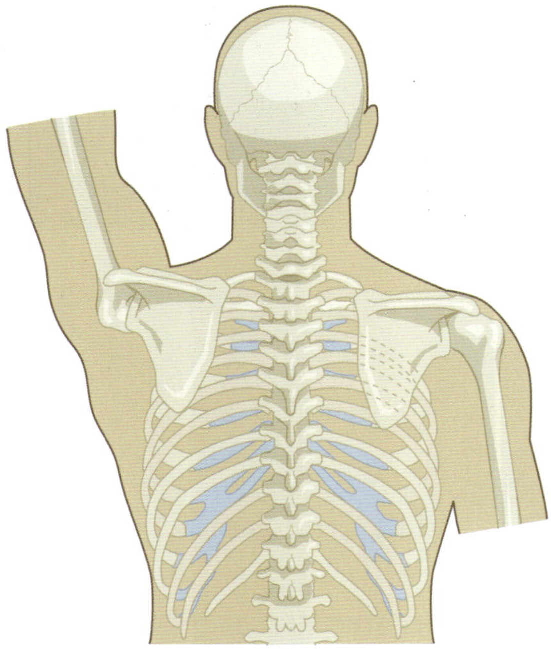

그림 14-2 어깨가슴마디

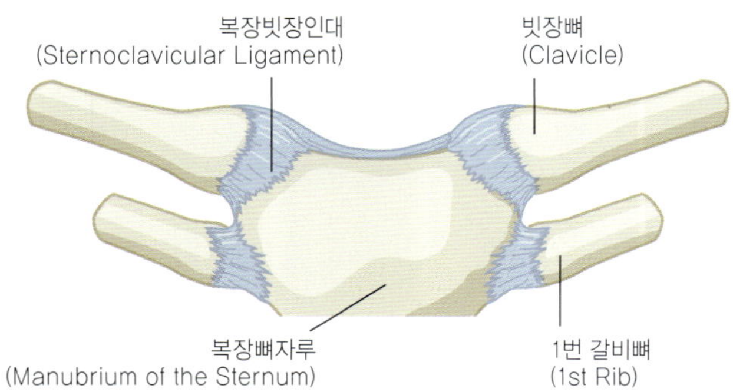

그림 14-3 복장빗장관절

의 위가쪽 끝부분과 빗장뼈(쇄골, clavicle)의 몸쪽 끝부분 사이에서 교차한다. 이 관절은 주로 **복장빗장인대(sternoclavicular ligament)**에 의해 안정화된다.

빗장뼈의 먼쪽 끝은 어깨뼈의 봉우리돌기(acromion)와 교차하여 **봉우리빗장관절(견쇄관절, acromioclavicular joint)**을 형성한다(그림 14-4). 하나의 주요 인대, 즉 **봉우리빗장인대(acromioclavicular ligament)**가 두 뼈를 연결한다. 그러나, 다른 두 개의 주요 인대가 그 관절의 안정성을 돕는다. **부리빗장인대(coracoclavicular ligament)**는 빗장뼈의 먼쪽 끝과 어깨뼈 부리돌기에 부착해 있다. 부리빗장인대는 빗장뼈에서 부리돌기까지 이어진다.

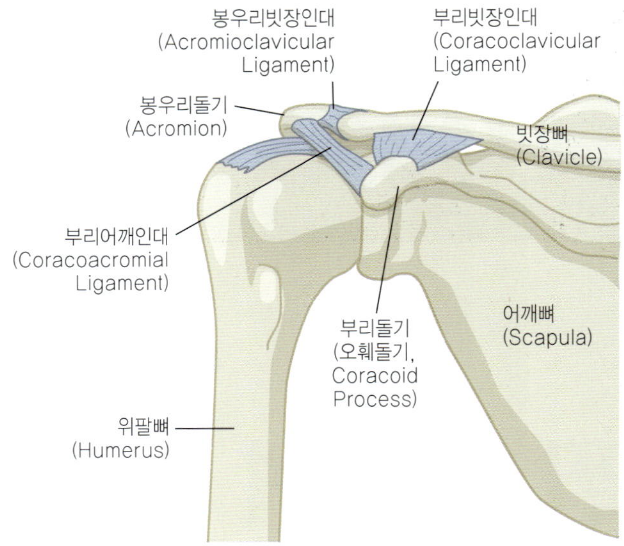

그림 14-4 봉우리빗장관절

주요사항 체크

1. 팔이음뼈의 관절들을 열거해 본다.
2. 그런 다음 어느 뼈가 각 관절을 형성하는지 설명해 본다.
3. 팔이음뼈의 네 가지 동작은 무엇인가?

팔이음뼈의 동작

팔이음뼈는 네 가지 동작이 가능하다(그림 14-5). 그 동작은 올림(elevation), 내림(depression), 내밈(protraction)과 뒤당김(retraction)이다. **올림**과 **내림**은 각각 시상축을 중심으로 회전하는 이마면(frontal plane)에서 팔이음뼈를 올리거나 내리는 동작을 말한다. 어깨뼈를 등 뒤로 모을 때의 **뒤당김**과 그 반대의 동작인 **내밈**은 세로축(longitudinal axis)을 중심으로 가로면에서 일어난다. 팔이음뼈의 관절가동범위에 대한 정상범위는 없다.

이 장에 나열된 많은 근육이 어깨뼈 돌림(scapular rotation)을 돕는다. 그러나 이것은 주로 어깨 벌림(외전, abduction)과 모음(내전, adduction)의 보조적인 동작이며, 15장에서 설명하도록 한다.

팔이음뼈를 움직이는 근육

이 장의 나머지 부분은 팔이음뼈 근육에 대한 학습 즉; 부착 부위; 팔이음뼈가 만드는 주요 동작, 그리고 팔이음뼈를 지배하는 신경에 대해 열거하였다. 근육은 무리

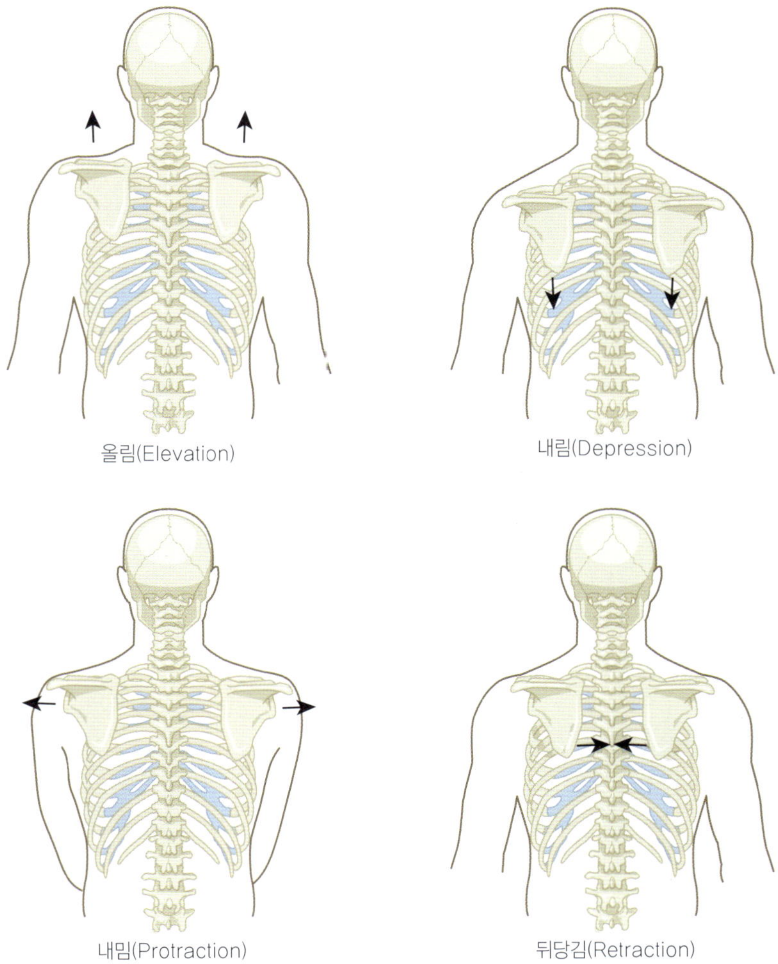

그림 14-5 팔이음뼈의 동작

(group)로 작동하므로 그 무리 내의 각 근육은 신체 분절을 움직이게 하는 데 필요한 힘의 일정 비율을 제공하며, 그 비율은 각 근육마다 다르다. 더욱이, 각 근육이 발휘하는 힘은 신체 분절의 시작 부위에 따라 다르고, 전체 관절 가동범위에 따라 변한다. 이것은 운동학(kinesiology)을 처음 접하는 학생들에게 혼란스러울 수 있다. 따라서, 이 장에서는 해부학적 위치에서의 초기 동작을 바탕으로 근육무리를 단순하게 나타내려고 하였다.

근육무리는 구심성(단축성, concentric) 근수축에 의해 만들어진 동작을 기초로 한다(즉, 어깨띠 올림근이 구심성으로 수축할 때 어깨띠를 올린다). 그러나, 모든 근육이 편심성(eccentrically) 및 등척성(isometrically) 근수축으로 움직이기도 한다는 것을 잊어서는 안 된다. 또한, 각 근육에 대한 표에 "기타 동작(other motions)"이라는 내용이 있다. 기타 동작이란 이 근육이 속하지 않은 다른 동

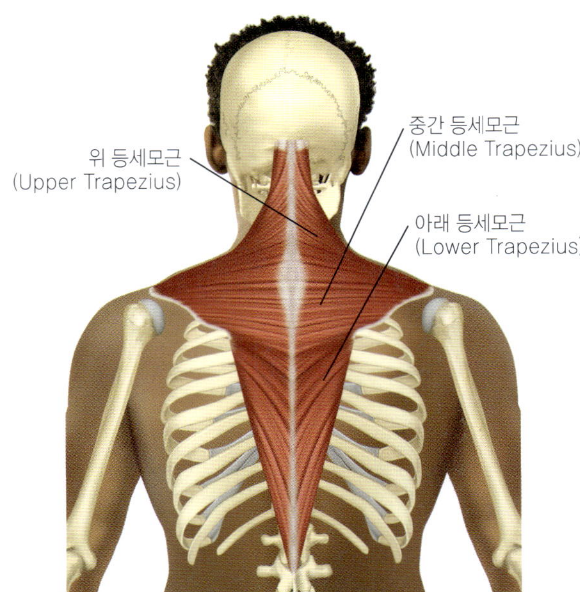

그림 14-6 등세모근의 구분

작에서 어느 정도 보조적으로 그 동작에 참여한다는 것을 의미한다. 일부의 근육은 역할이 무시할 수 없을 정도로 크기 때문에 둘 이상의 근육무리에서도 나타날 수 있다.

네 개의 동작들이 있기 때문에 네 개의 근육무리가 있다. 팔이음뼈 올림근, 내림근, 뒤당김근 및 내밈근이 그것이다. 즉, 여러 개의 근육이 팔이음뼈 동작에 관여하게 된다. 그 중 하나가 등세모근(승모근, trapezius)이다. 등세모근은 일반적으로 각 부분이 다른 동작을 유발하기 때문에 세 부위(위, 중간, 아래)로 나누어진다(그림 14-6). 따라서, 이 근육의 세 부분은 그것의 동작을 기초로 하여 적당한 부분에서 별도로 설명할 것이다.

팔이음뼈 올림근

두 개의 근육이 주로 팔이음뼈를 올리는데 관여한다. 위 등세모근과 어깨올림근(견갑거근, levator scapula)이 그것이다. 팔이음뼈 올림근은 이 장의 끝 부분 정도에 있는 표 14-1에 요약되어 있다.

등세모근의 **위 등세모근(상승모근, upper trapezius)**은

그림 14-7 등세모근의 윗부분(Upper section of the trapezius muscle)

이는곳(기시, Origin)
뒤통수뼈융기
C-척추의 가시돌기
닿는곳(정지, Insertion)
어깨뼈의 위쪽
먼 1/3 빗장뼈
봉우리
다른 일방 동작(Other Unilateral Motions)
동측성 목 가쪽 굽힘
어깨뼈 위로 돌림
신경(Nerve)
보조신경

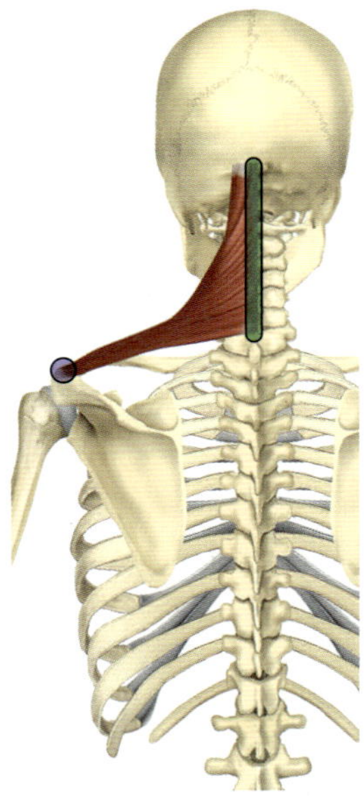

그림 14-8 어깨올림근(Levator scapula muscle)

이는곳(기시, Origin)
C1-C4 가로돌기
닿는곳(정지, Insertion)
어깨뼈가시의 위각에서 아래로 이르는 척추모서리
다른 동작(Other Motions)
어깨뼈의 아래 돌림
신경(Nerve)
등어깨신경

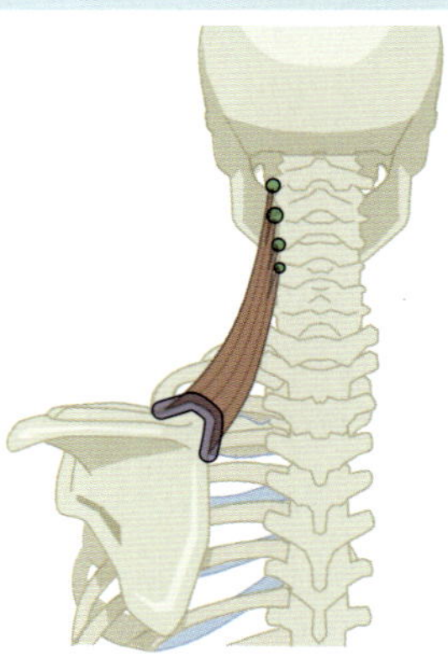

표 14-1 팔이음뼈 올림근의 요약

근육	이는곳	닿는곳	신경
위 등세모근	뒤통수뼈융기 & 위 C-척수의 가시돌기	어깨뼈가시의 위쪽, 먼1/3 빗장뼈 & 봉우리	보조신경
어깨올림근	C1-C4의 가로돌기	어깨뼈가시의 위각에서 아래로 이르는 척추모서리	등 어깨신경

뒤통수뼈융기(후두융기, occipital protuberance)와 위쪽 C-척추의 가시돌기에서 기시한다(그림 14-7). 위 등세모근의 섬유소들은 목을 지나 어깨쪽 위 등(upper back)의 상단을 통과한다. 위 등세모근은 세 부위에서 정지한다. 그것은 어깨뼈가시, 빗장뼈의 먼쪽 1/3지점 및 봉우리이다.

어깨올림근(levator scapula)은 처음 네 개 경추(C1-C4)의 가로돌기에서 기시하여 목 부위를 통과한다(그림 14-8). 이 올림근은 어깨뼈가시의 위각(superior angle)에서 아래로 이르는 척추(안쪽) 모서리에서 정지한다.

주요사항 체크

표 14-1에서는 많은 재료에 대해 검토가 있었겠지만, 이해를 늘이기 위해 몇 가지 다른 점검 사항이 있다.

1. 팔이음뼈 올림근 무리에는 몇 개의 근육이 있는가? 나열해 보세요.
2. 이 근육이 편심적으로 작용하면 어떤 운동이 발생하는가?
3. 그 근육무리의 일반적인 위치는 어디인가?

팔이음뼈 내림근

아래 등세모근(lower trapezius)은 주로 팔이음뼈를 아래로 내려가게 하는 유일한 근육이다(그림 14-9). 아래 등세모근은 척주(vertebral column)를 지나 상대적으로 비스듬하게 중간 등에서 어깨로 향한다. 이것은 마지막 9개의 등뼈(T4-T12)의 가시돌기에서 기시하고 어깨뼈가시 아래쪽과 봉우리(견봉돌기)에 정지한다.

주요사항 체크

1. 팔이음뼈의 내림근무리는 몇 개가 있나? 그것들을 나열하라.
2. 이 근육이 편심적으로 작용하면 어떤 운동이 발생하나?
3. 이 근육무리의 일반적인 위치는 어디인가?

팔이음뼈 뒤당김근

주로 3개의 근육이 팔이음뼈를 뒤로 당겨지게 한다. 중간 등세모근, 작은마름근(소능형근, rhomboideus minor) 및 큰마름근(대능형근, rhomboideus major)이 그것이다. 일반적으로 작은마름근과 큰마름근은 마름근으로 명명하지만, 실제로는 두 개의 근육으로 분리되어 있다. 팔이음뼈 뒤당김근은 이 장의 마지막 부분에 있는 표 14-2에 요약해 두었다.

그림 14-9 등세모근의 아랫부분(Lower section of the trapezius muscle)

이는곳(기시, Origin)

T4-T12 가시돌기

닿는곳(정지, Insertion)

어깨뼈의 아래쪽

봉우리

다른 동작(Other Motions)

어깨뼈 위로 돌림

신경(Nerve)

보조신경

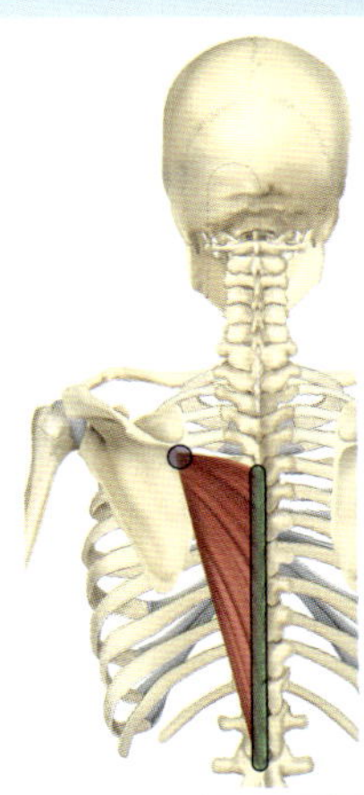

그림 14-10 등세모근의 중간부분(중간 등세모근)(Middle section of the trapezius muscle)

이는곳(기시, Origin)

C7–T3 가시돌기

닿는곳(정지, Insertion)

어깨뼈가시

봉우리

다른 동작(Other Motions)

없음

신경(Nerve)

보조신경

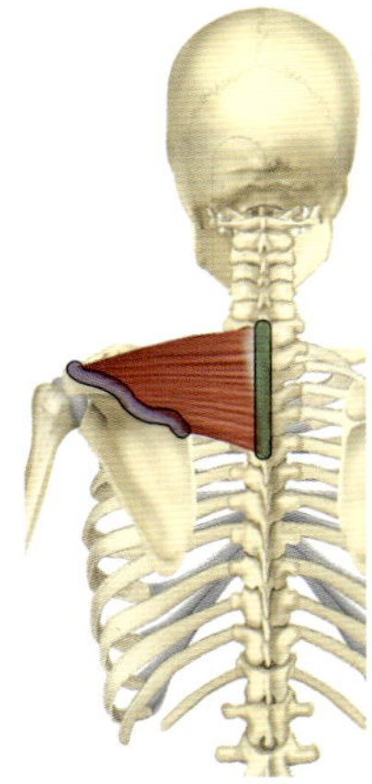

그림 14-11 작은마름근(Rhomboideus minor muscle)

이는곳(기시, Origin)

C7–T1 가시돌기

닿는곳(정지, Insertion)

어깨뼈가시의 위각에서 아래에 이르는 척추모서리

다른 동작(Other Motions)

어깨뼈의 아래 돌림

팔이음뼈의 올림

신경(Nerve)

등어깨신경

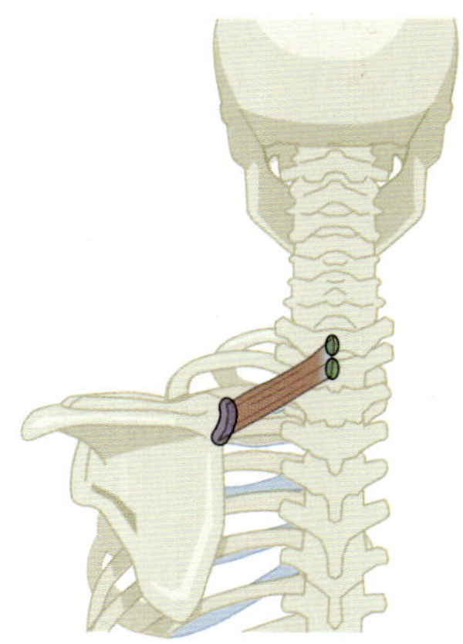

그림 14-12 큰마름근(Rhomboideus major muscle)

이는곳(기시, Origin)

T2–T5 가시돌기

닿는곳(정지, Insertion)

어깨뼈가시 아래에서 아래각에 이르는 척추모서리

다른 동작(Other Motions)

어깨뼈의 아래 돌림

팔이음뼈의 올림

신경(Nerve)

등어깨신경

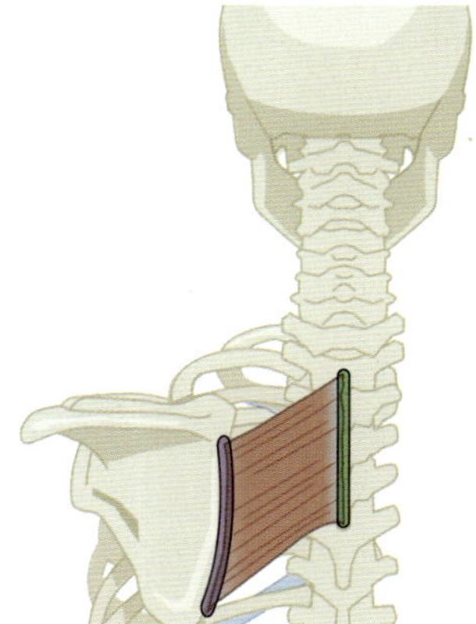

표 14-2 팔이음뼈 뒤당김근의 요약

근육	이는곳	닿는곳	신경
중간 등세모근	C7–T3의 가로돌기	어깨뼈가시 & 봉우리	보조신경
작은마름근	C7–T1의 가로돌기	어깨뼈가시의 위각에서 아래에 이르는 척추모서리	등어깨신경
큰마름근	T2–T5의 가로돌기	어깨뼈가시 아래에서 아래각에 이르는 척추모서리	

주요사항 체크

표 14-2에서는 많은 재료에 대해 좋은 검토가 이루어졌겠지만, 이해를 높이기 위해 몇 가지 다른 점검 사항이 있다.

1. 팔이음뼈 뒤당김근 무리에는 몇 개의 근육이 있는가? 나열해 보세요.
2. 이 근육이 편심적으로 작용하면 어떤 운동이 발생하는가?
3. 그 근육무리의 일반적인 위치는 어디인가?

중간 등세모근(middle trapezius)은 마지막 목뼈(경추, C7)의 가시돌기와 처음 세 개의 등뼈(흉추, T1–T3)로부터 기시하여 가로로 횡단한다. 이후 어깨뼈가시와 봉우리(봉우리돌기)에 정지한다(그림 14–10).

작은마름근(소능형근, rhomboideus minor)은 마지막 목뼈(C7)와 첫 등뼈(T1)의 가시돌기에서 기시하여 비스듬히 위 등을 지나 어깨뼈가시의 위각에서 아래에 이르는 중간 모서리에서 정지한다(그림 14–11).

큰마름근(대능형근, rhomboideus major)은 제2등뼈에서 제5등뼈(T2–5)의 가시돌기에서 기시하여 작은 마름근의 아래쪽으로 비스듬히 놓여 있다. 이것은 어깨뼈가시의 아랫면에서 아래각에 이르는 안쪽모서리에 정지한다(그림 14–12).

팔이음뼈 내밈근

두 개의 근육이 주로 팔이음뼈를 내밀게 한다. 작은가슴근(소흉근, pectoralis minor)과 앞톱니근(전거근, serratus anterior)이 그것이다. 팔이음뼈 내밈근은 이 장의 끝 부분에 있는 표 14–3에 요약해 두었다.

작은가슴근(소흉근, pectoralis minor)은 가슴의 앞 옆쪽 깊은 곳에 있다(그림 14–13). 이것은 제3번에서 제5번 갈비뼈의 앞에서 기시하고 어깨뼈의 부리돌기(오훼돌기, coracoid process)에 정지한다.

앞톱니근(전거근, serratus anterior)은 가쪽 갈비우리(rib cage)에서 앞 어깨뼈 방향으로 향한다(그림 14–14). 보다 구체적으로, 이 근육은 처음 8개의 갈비뼈 측면에서 기시하여 어깨뼈 척추(안쪽)모서리(척추연, vertebral border) 앞쪽에 정지한다.

그림 14–13 작은가슴근(Pectoralis minor muscle)

이는곳(기시, Origin)

갈비뼈 3–5번 앞쪽

닿는곳(정지, Insertion)

어깨뼈 부리돌기

다른 동작(Other Motions)

없음

신경(Nerve)

안쪽가슴근신경

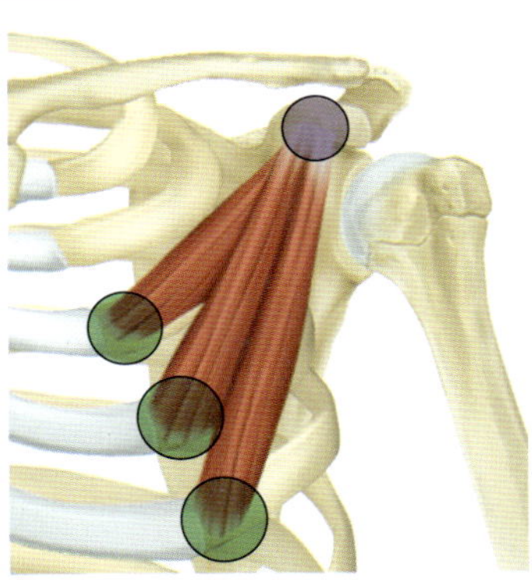

그림 14-14 앞톱니근(Serratus anterior muscle)

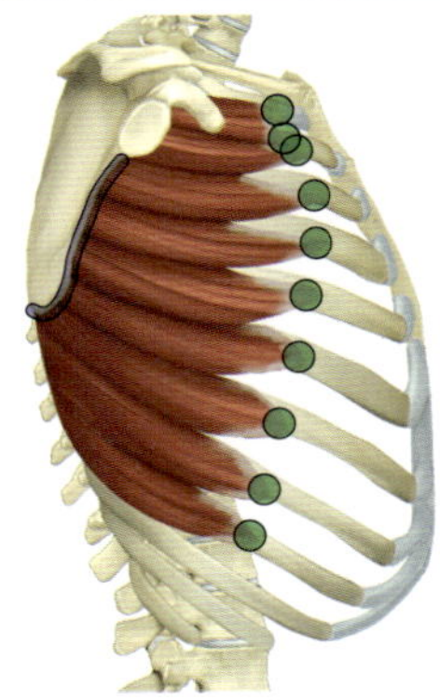

이는곳(기시, Origin)

갈비뼈 1-8의 가쪽

닿는곳(정지, Insertion)

어깨뼈 척추모서리의 앞쪽

다른 동작(Other Motions)

어깨뼈의 위 돌림

신경(Nerve)

긴가슴신경

표 14-3 팔이음뼈 내밈근의 요약

근육	이는곳	닿는곳	신경
작은가슴근	갈비뼈 3~5번의 앞쪽	어깨뼈의 부리돌기	안쪽가슴근신경(C6-C8, T1)
앞톱니근	갈비뼈 1~8번의 옆쪽	어깨뼈 척추모서리의 앞쪽	긴 가슴신경(C5-C8)

주요사항 체크

표 14-3에서는 많은 재료에 대해 좋은 검토가 이루어졌겠지만, 이해를 높이기 위해 몇 가지 다른 점검 사항이 있다.

1. 팔이음뼈 내밈근 무리에는 몇 개의 근육이 있는가? 나열해 보세요.
2. 이 근육이 편심적으로 작용하면 어떤 운동이 발생하는가?
3. 그 근육무리의 일반적인 위치는 어디인가?

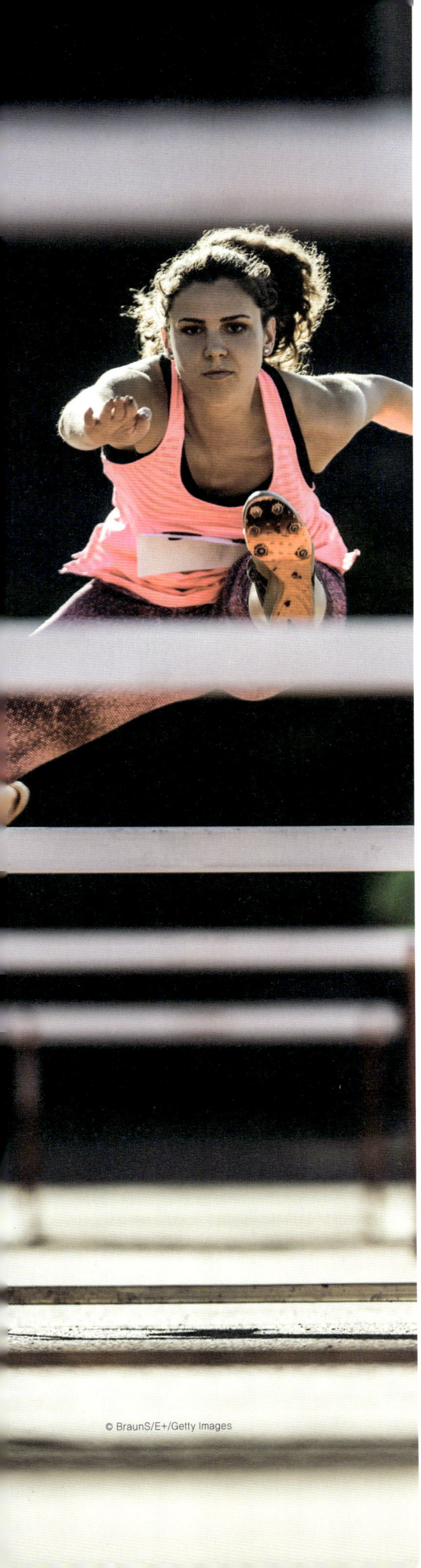

© BraunS/E+/Getty Images

SECTION 5

팔

The Upper Extremities

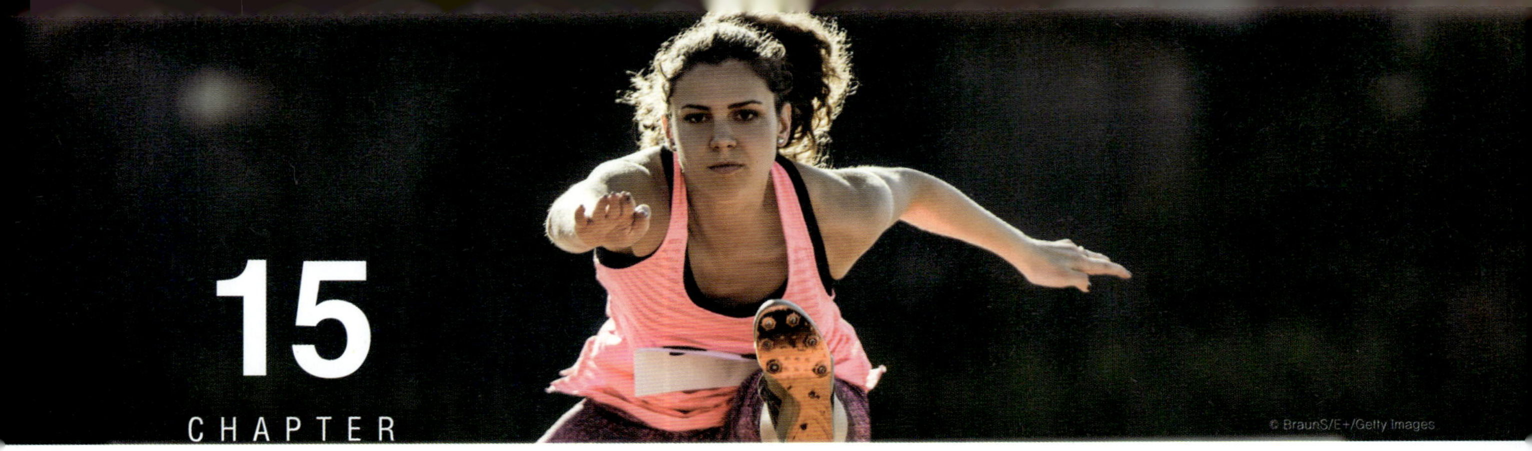

어깨

The Shoulder

학습목표

이 장을 학습한 후 다음 내용을 이해할 수 있다.

1. 어깨 관절에 대해 요약한다.
2. 어깨 동작에 대해 이해한다.
3. 어깨 근육의 위치와 이름을 식별한다.
4. 어깨 근육의 신경과 정지점을 상기한다.
5. 어깨 근육을 통해 생성된 움직임을 적용한다.

어깨는 몸통과 팔이 만나는 신체의 부위이다(그림 15-1). 어깨는 신체의 다른 어느 부위보다 큰 가동성을 갖고 있으며 절구관절(구상관절, ball and socket joint)로 분류된다. 어깨 근육을 따라 구성된 뼈는 8가지의 다른 동작을 허락한다.

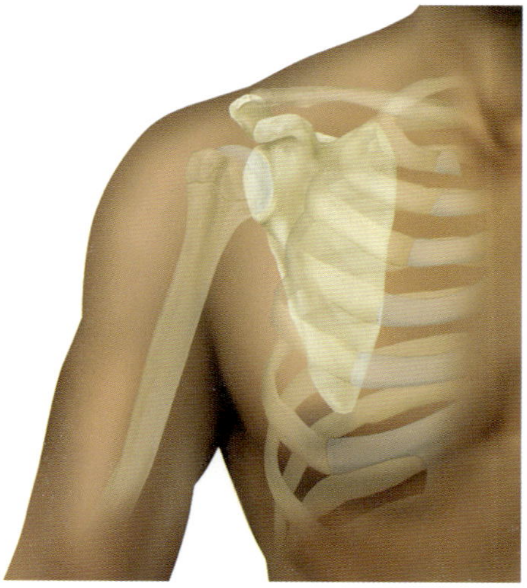

그림 15-1 어깨

어깨관절

어깨의 주 관절은 오목위팔관절이다(그림 15-2). 엄밀히 따져보면, 오목위팔관절(상완관절, glenohumeral joint)은 14장에서 논의했듯이 팔이음뼈(견갑대, shoulder girdle)와 분리되어 움직인다. 다른 관절은 어깨가슴마디(견흉관절, scapulothoracic articulation, 엄밀히 따지면 관절은 아님), 봉우리빗장관절(견갑흉골관절, acromioclavicular joint, AC joint), 복장빗장관절(흉쇄관절, sternoclavicular joint, SC joint)이 있다. 이 "다른" 3 관절은 이미 14장에서 살펴 봤고, 이 장에서 다시 다루지는 않는다.

오목위팔관절(glenohumeral joint; GH joint)은 위팔

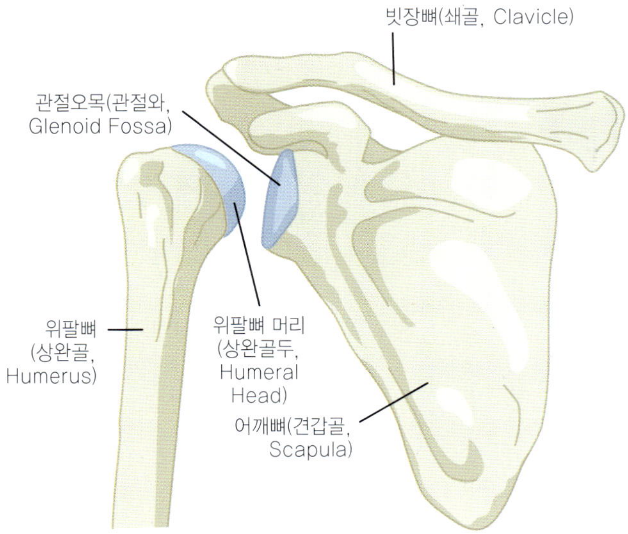

그림 15-2 오목위팔관절

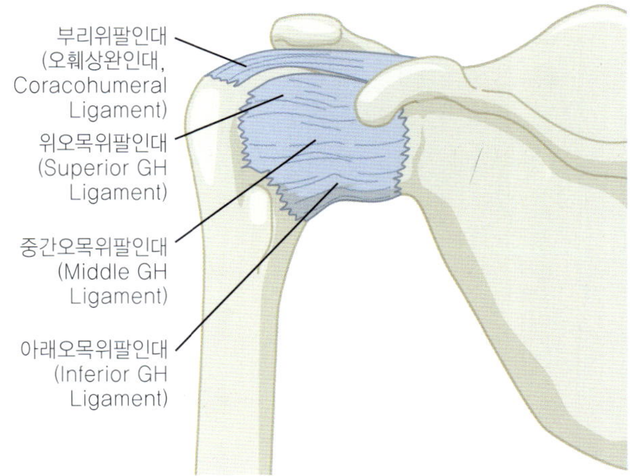

그림 15-3 오목위팔인대

뼈(상완골, humerus)와 어깨뼈(견갑골, scapula) 사이에 있는 관절(articulation)이다. 이 이름은 좀 더 구체적으로 어깨뼈의 관절오목(관절와, glenoid fossa, socket)과 위팔뼈의 머리로부터 유래되었다. 엉덩관절 같이, **와순(labrum)**이라 불리는 섬유연골(fibrocartilage)은 위팔뼈 머리를 위해 관절오목을 더 깊게 만든다.

관절낭(joint capsule)은 오목위팔관절을 둘러싸고 안정화시킨다. 뒤쪽은 뒤쪽 관절낭에 의해 안정화되지만, 관절낭의 앞 부분은 4개의 전혀 다른 주요 인대로 분리되어 있다(그림 15-3). 가장 위쪽은 어깨뼈의 부리돌기(오훼돌기, coracoid process)와 위팔뼈를 연결하는 **부리위팔인대(오훼상완인대, coracohumeral ligament)**이다. 그 다음 세 가지는 **위(superior)**, **중간(middle)**, **아래(inferior)** 오목위팔인대(glenohumeral ligament)이다.

이 인대는 관절오목과 위팔뼈머리를 연결함으로써 관절 앞쪽을 안정화시킨다. 한 가지 더 기억해야 할 인대는 **두갈래근인대(상완이두근인대, bicipital ligament)**로 불리는 **가로인대(transverse ligament)**이다. 다른 인대와 달리 이 인대는 두 뼈를 연결하지 않는다. 대신, 결절사이고랑(intertubercular sulcus, 두갈래근고랑, bicipital groove) 양쪽에 붙어있다. 이 인대는 긴 위팔두갈래근(상완이두근, biceps brachii)의 힘줄이 인대 아래의 결절사이고랑으로 지나다니게 함으로써 안정화시키는 역할을 한다.

어깨의 동작

어깨관절(GH joint)에서는 8가지의 동작이 일어나며 일반적으로 사람들에게 있어 가장 가동성이 큰 관절이다(그림 15-4). 이 동작은 **폄(신전, extension)**, **굽힘(굴곡, flexion)**, 벌림(외전, abduction), 모음(내전, adduction), 수평벌림, 수평모음, 바깥돌림, 안쪽돌림이 있다. 폄과 굽힘은 시상면(sagittal plane)에서의 반대되는 동작이며, 이마축(frontal axis)을 따라 일어난다. 벌림과 모음은 이마면(전두면)에서 시상축(sagittal axis)을 따라 순환한다. **수평벌림(horizontal abduction)**과 **수평모음(horizontal adduction)**은 벌림 모음과 같은 근원을 갖고 있지만, 가로면(transverse plane)의 세로축(longitudinal axis)을 따라 움직인다. 어깨관절(GH joint)의 **안쪽돌림(internal/medial rotation)**과 **바깥돌림(external/lateral rotation)**은 수평벌림 수평모음과 같은 면으로 움직이며, 같은 축을 따라 회전한다.

어깨관절(GH joint)동작의 평균 관절가동범위는 **표 15-1**에 요약되어 있다. 폄과 굽힘의 평균은 대략 230° 이다. 벌림과 모음은 180°이고 수평벌림과 수평모음은 대략 165°이다. 안쪽돌림과 바깥돌림은 각각 대략 90°이며 총합은 180° 이다.

추가로, 어깨관절(GH joint)의 벌림과 모음이 일어날 때 어깨뼈의 두 가지 보조 동작이 있다(그림 15-5). 어깨뼈 **위쪽돌림(상방회전, upward rotation)**과 **아래쪽돌림(하방회전, downward rotation)**이다. 어깨뼈 위쪽돌림은 반시계

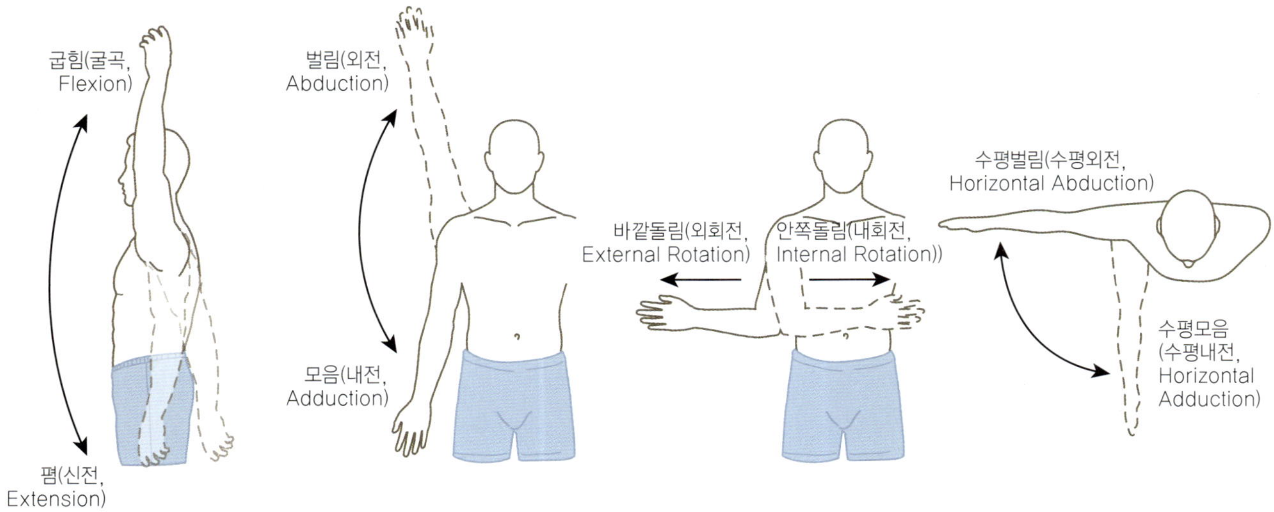

그림 15-4 오목위팔관절의 동작

표 15-1 오목위팔뼈관절 동작의 평균 관절가동범위

동작	평균 운동각도
폄(신전, Extension) 굽힘(굴곡, Flexion) 두 동작의 합	50-60° 170-180° 220-240°
모음(내전, Adduction) 벌림(외전, Abduction) 두 동작의 합	0° 170-180° 170-180°
수평벌림(수평외전, Horizontal Abduction) 수평모음(수평내전, Horizontal Adduction) 두 동작의 합	45° 120° 165°
안쪽돌림(내회전, Internal Rotation) 바깥돌림(외회전, External Rotation) 두 동작의 합	80-90° 80-90° 160-180°

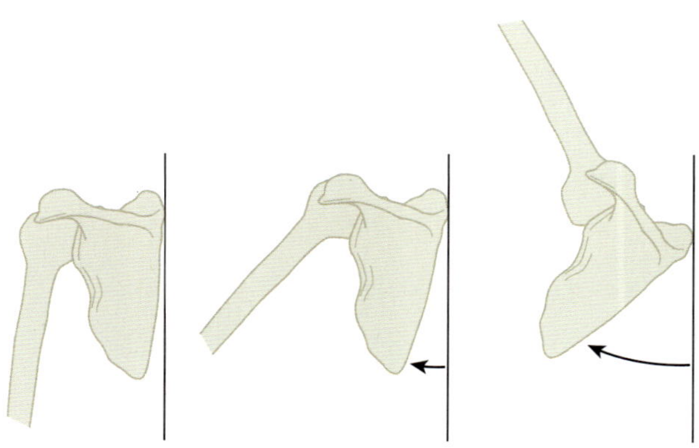

그림 15-5 어깨뼈 돌림

방향으로 어깨뼈가 회전한다. 어깨뼈 아래쪽돌림은 시계 방향으로 일어나는 동작이다. 어깨관절 벌림의 초반 30° 구간에서 어깨뼈는 움직이지 않는다. 그러나, 어깨관절 벌림의 30~90° 구간에서는 매 2도 벌림마다 1도씩의 위쪽 돌림이 일어난다. 그 후, 약 90°부터 어깨벌림 마지막 구간까지는, 어깨관절의 벌림 매 각도 마다 1도씩 위쪽돌림이 일어난다. 어깨관절의 모음시에는 어깨뼈의 아래쪽돌림(하방회전, downward rotation, 시계방향)이 어깨관절 동작에서 같은 비율로 일어난다.

휘돌림(선회, circumduction)은 종종 동작으로 구분되기도 한다(그림 15-6). 이 책에서는 휘돌림을 단순관절동작으로 보지 않고 복합관절(complex joint) 동작으로 간주하겠다. 앞에서 정의했던 것처럼, 단순동작은 하나의 회전축으로 하나의 면을 따라 한 방향으로 위치변화가 있어야 한다. 휘돌림은 이 정의와 명백히 맞지 않는다. 그러나, 휘돌림은 그 공통성(commonality) 때문에 언급할만한 가치가 있고 어깨를 얼마나 잘 움직일 수 있는지를 보여주게 된다. 평균적으로 어깨관절 굽힘은 약 180°에서 제

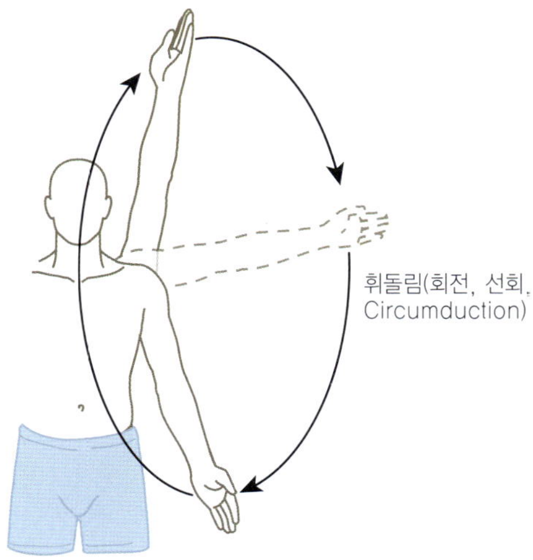

그림 15-6 휘돌림 동작

한된다. 그러나, 대부분의 사람들이 어깨관절의 돌림을 지속시켜 팔이 시작 지점으로 되돌아올 때까지 한바퀴를 회전 시킬 수 있다. 이게 휘돌림이고 이 동작은 한바퀴 들림을 위해 굽힘동작에서 어깨관절 안쪽돌림이 동반되야지만 일어날 수 있다. 이처럼 휘돌림 동작을 하기 위해서는 두 동작이 사용된다.

주요사항 체크

1. 어깨의 관절을 나열하시오.
2. 각 관절을 이루는 뼈들을 말하시오.
3. 어깨의 8가지 동작은 무엇인가?

오목위팔관절을 움직이는 근육

이 장의 나머지 부분은 어깨관절의 동작을 일으키는 근육, 그들의 부착 부위, 그들이 만들어내는 일차적 주요 동작, 그리고 분지되어 있는 신경을 배워보겠다. 근육은 구리(group)로 작동하므로 그 무리 내의 각 근육은 신체 분절을 움직이게 하는 데 필요한 힘의 일정 비율을 제공하며, 그 비율은 각 근육마다 다르다. 더욱이, 각 근육이 발휘하는 힘은 신체 분절의 시작 부위에 따라 다르고, 전체 관절 가동범위에 따라 변한다. 이것은 운동학(kinesiology)을 처음 접하는 학생들에게 혼란스러울 수 있다. 따라서, 이 장에서는 해부학적 위치에서의 초기 동작을 바탕으로 근육무리를 단순하게 나타내려고 하였다. 이에 대한 예외로 수평벌림(horizontal abduction)과 수평모음(horizontal adduction)은 90도의 어깨관절 벌림 위치에서 시작한다.

근육무리는 구심성(단축성, concentric) 근수축에 의해 만들어진 동작을 기초로 한다(즉, 어깨 굽힘근이 구심성으로 수축할 때 어깨를 구부린다). 그러나, 모든 근육이 편심성(eccentrically) 및 등척성(isometrically) 근수축으로 움직이기도 한다는 것을 잊어서는 안 된다. 또한, 각 근육에 대한 표에 "기타 동작(other motions)"이라는 내용이 있다. 기타 동작이란 이 근육이 속하지 않은 다른 동작에서 어느 정도 보조적으로 그 동작에 참여한다는 것을 의미한다. 일부의 근육은 역할이 무시할 수 없을 정도로 크기 때문에 둘 이상의 근육무리에서도 나타날 수 있다.

각 근육군 내의 개별 근육들을 설명하기 전에 4개의 근육을 14장에서 배운 등세모근(승모근, trapezius)근육과 같이 부분으로 나누어야 한다. 각 근육의 각 부분이 다른 부분의 다른 주요 동작을 일으키기 때문이다. 이 근육은 어깨세모근(삼각근), 위팔세갈래근(상완삼두근), 큰가슴근(대흉근), 위팔두갈래근(상완이두근)이다(그림 15-7과 15-8).

어깨세모근(deltoid)은 일반적으로 앞, 가운데, 뒤 세 부분으로 나뉜다. **위팔세갈래근(triceps brachii)**도 긴갈래(장두, long head), 안쪽갈래(내측두, medial head), 가쪽갈래(외측두, lateral head)로 나뉜다. **큰가슴근(대흉근, pectoralis major)**은 빗장뼈부분과 복장뼈부분을 갖고 있다. **위팔두갈래근(biceps brachii)**은 긴갈래와 짧은갈래의 두 부분을 갖는다.

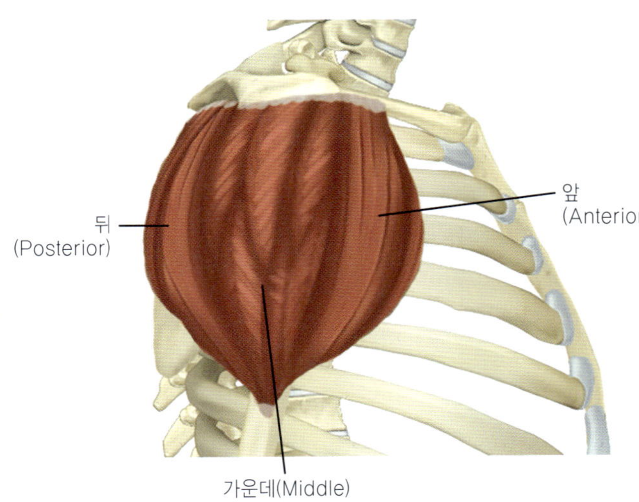

그림 15-7 어깨세모근의 분류

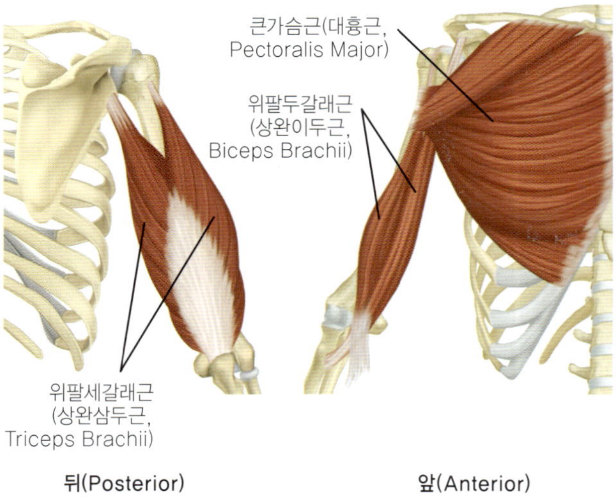

그림 15-8 위팔세갈래근(상완삼두근), 위팔두갈래근(상완이두근),큰가슴근(대흉근)의 분류

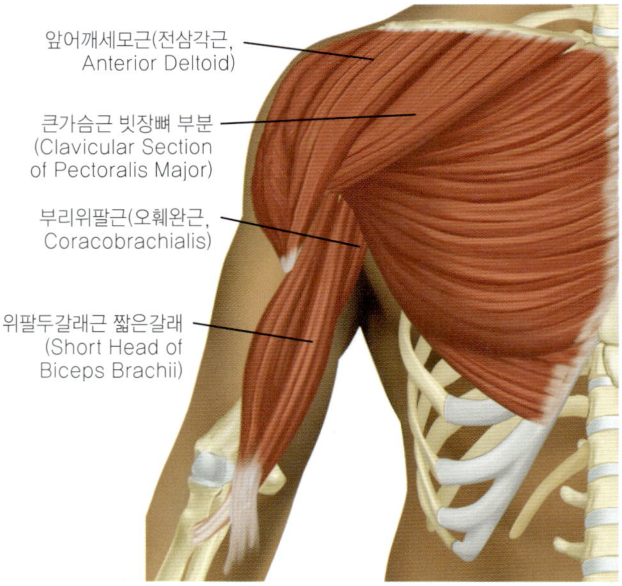

그림 15-9 오목위팔굽힘근

8개의 동작이 있기에 8개의 근육 그룹이 있다. 이 8개의 그룹은 어깨굽힘근, 어깨폄근, 어깨벌림근, 어깨모음근, 어깨 수평모음근, 어깨 수평벌림근, 어깨 바깥돌림근, 어깨 안쪽돌림근이다.

어깨굽힘근

네 개의 근육이 어깨굽힘의 주요 역할을 한다(그림 15-9). 이들은 어깨세모근(앞쪽 부분), 큰가슴근 빗장뼈 부분, 부리위팔근(오훼완근, coracobrachialis), 그리고 위팔두갈래근(짧은갈래)이다(표 15-2).

앞쪽 어깨세모근(anterior deltoid)은 어깨의 앞부분을 덮고 있다(그림 15-10). 이는곳(기시점, origin)은 빗장뼈의 먼쪽(원위부, distal) 1/3이며 근육의 나머지 부분과 함께 어깨세모근 거친면(결절, tuberosity)에 정지한다.

큰가슴근(대흉근, pectoralis major)의 **빗장뼈(clavicle) 부분**은 **가슴우리(흉곽, thorax)**의 상부, 가쪽 가슴 부위에 얕게(표면, superficial) 위치한다(그림 15-11). 빗장뼈의 3분의 1 몸쪽(근위부, proximal)에서 비스듬히 기시하여, 결절사이고랑(결절간구, intertubercular groove, bicipital groove)의 가쪽선(외측순, lateral lip)에 정지한다.

부리위팔근(오훼완근, coracobrachialis)은 비교적 가느다란 근육으로 위팔의 안쪽부분을 통과한다(그림 15-12). 어

그림 15-10 앞쪽 어깨세모근(Anterior section of the deltoid muscle)

이는곳(기시, Origin)
빗장뼈의 먼쪽 1/3
닿는곳(정지, Insertion)
어깨세모근 거친면(결절)
다른 동작(Other Motions)
어깨 수평모음(수평내전)
신경(Nerve)
겨드랑신경

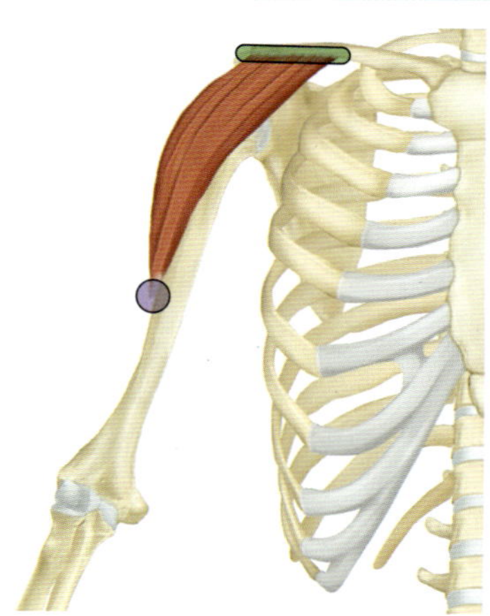

그림 15-11 큰가슴근의 빗장뼈 부분

이는곳(기시, Origin)

빗장뼈 가까운쪽의 3분의 1

닿는곳(정지, Insertion)

결절사이고랑(결절간구)의 가쪽선(외측순)

다른 동작(Other Motions)

어깨 수평모음(수평내전)

어깨 안쪽돌림(내회전)

신경(Nerve)

가슴근신경

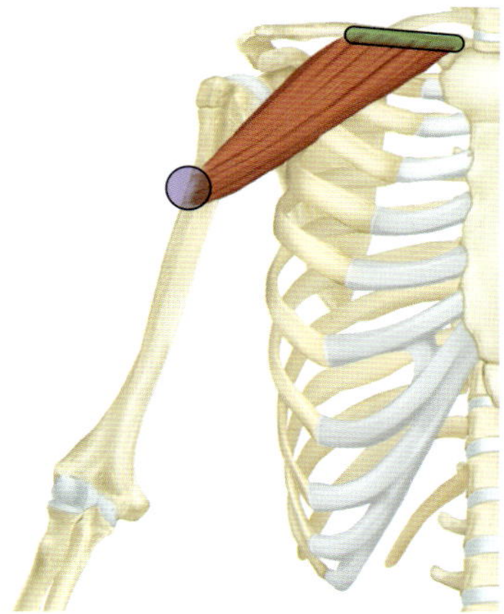

그림 15-12 부리위팔근(Coracobrachialis muscle)

이는곳(기시, Origin)

부리돌기(오훼돌기)

닿는곳(정지, Insertion)

위팔뼈 몸통(골간) 안쪽면

다른 동작(Other Motions)

어깨 수평모음(수평내전)

신경(Nerve)

근육피부신경(근피신경)

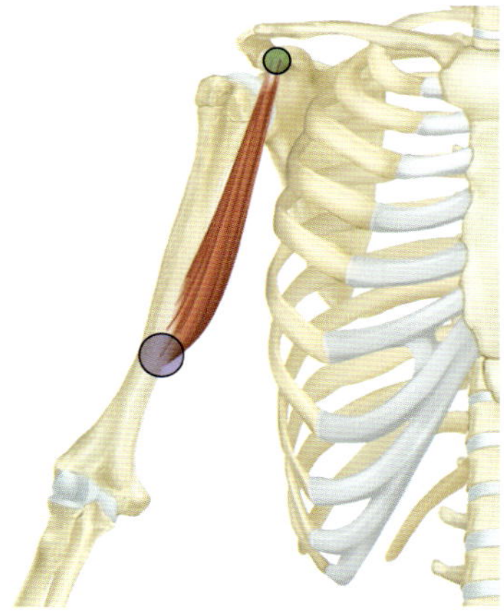

그림 15-13 위팔두갈래근 짧은 갈래(Short head of the biceps brachii muscle)

이는곳(기시, Origin)

부리돌기(오훼돌기)

닿는곳(정지, Insertion)

노뼈거친면(요골조면)

다른 동작(Other Motions)

팔꿈치 굽힘

신경(Nerve)

근육피부신경

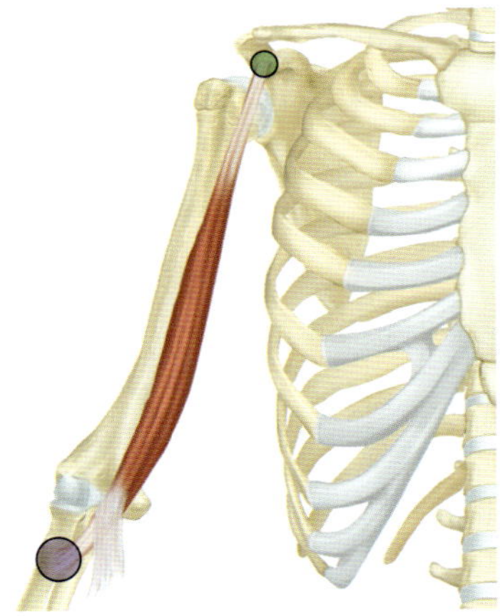

표 15-2 어깨굽힘근의 요약

근육	이는곳(기시, Origin)	닿는곳(정지, Insertion)	신경(Nerve)
어깨세모근(앞)	빗장뼈의 먼쪽(원위부) 1/3	어깨세모근 거친면	겨드랑신경
큰가슴근(빗장뼈 부분)	빗장뼈 가까운쪽의 3분의 1	결절사이고랑의 가쪽선	겨드랑신경
부리위팔근(Coracobrachialis)	부리돌기	위팔뼈 몸통 안쪽면	가슴근신경
위팔두갈래근 짧은 갈래 (Biceps Brachii, SH)	부리돌기	노뼈 거친면	근육피부신경

깨뼈의 부리돌기(오훼돌기, coracoid process)에서 기시하여 위팔뼈 몸통(골간, diaphysis) 안쪽면에 정지한다.

위팔두갈래근(상완이두근, biceps brachii)은 어깨를 얕게(superficailly) 가로질러 앞쪽 위팔 부위를 통과하고 팔꿈치까지 주행하는 2관절 근육이다. 두 개의 머리(두갈래근)와 부분을 가지고 있지만, **짧은갈래(short head)**만 굽힘에 크게 관여한다. 어깨뼈의 부리돌기에서 기시하여, 긴갈래와 합쳐지며, 몸쪽 뼈끝(골단, epiphysis) 바로 아래 있는 앞쪽 노뼈(요골, radius) 거친면에 정지한다.

주요사항 체크

표 15-2는 복습을 위한 상당히 좋은 자료를 제공하고 있지만, 여기 이해를 돕기 위한 몇 가지 다른 점검 사항이 있다.

1. 어깨굽힘근 그룹에는 얼마나 많은 근육이 있는가? 나열하시오.
2. 이 근육이 원심성(신장성, eccentrically)으로 작용한다면 어떤 동작이 일어나는가?
3. 이 근육 그룹의 일반적인 위치는 어디인가?

어깨폄근

두 근육이 어깨 폄을 위한 주요 역할을 한다(그림 15-14). 이 두 근육은 어깨세모근(뒤쪽 부분)과 위팔세갈래근(장두, long head)이다. 어깨폄근은 뒤에 나오는 표 15-3에 요약되어 있다.

뒤어깨세모근(후삼각근, posterior deltoid)은 어깨의 뒤쪽 부분을 덮고 있다(그림 15-15). 어깨뼈가시(견갑극, scapular spine)로부터 기시하여 나머지 부분들과 함께 어깨세모근 거친면(deltoid tuberosity)에 정지한다.

위팔세갈래근(상완삼두근, triceps brachii)은 위팔뼈 뒤쪽 부위에서 어깨와 팔꿈치를 가로질러 놓여 있다(그림 15-16). **긴갈래(long head)**는 어깨뼈의 관절오목(glenoid fossa) 아랫부분에서부터 기시하여 어깨를 지나 두 개의 갈래가 합쳐지고, 자뼈(척골, ulna)의 팔꿈치머리돌기(주두돌기, olecranon process)위에 정지한다.

주요사항 체크

표 15-3는 복습을 위한 상당히 좋은 자료를 제공하고 있지만, 여기 이해를 돕기 위한 몇 가지 다른 점검 사항이 있다.

1. 어깨폄근 그룹에는 얼마나 많은 근육이 있는가? 나열하시오.
2. 이 근육이 원심성(신장성, eccentrically)으로 작용한다면 어떤 동작이 일어나는가?
3. 이 근육 그룹의 일반적인 위치는 어디인가?

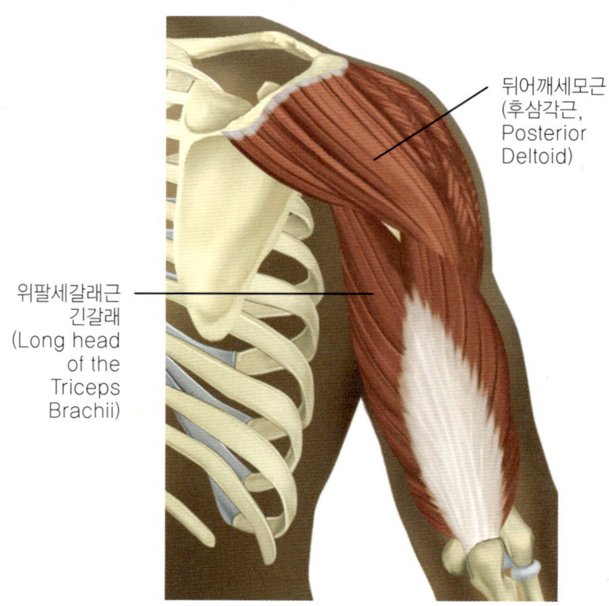

그림 15-14 어깨폄근

그림 15-15 뒤어깨세모근(Posterior section of the deltoid muscle)

이는곳(기시, Origin)
어깨뼈가시(견갑골의 극)
닿는곳(정지, Insertion)
어깨세모근 거친면
다른 동작(Other Motions)
어깨 수평벌림(수평외전)
신경(Nerve)
겨드랑신경

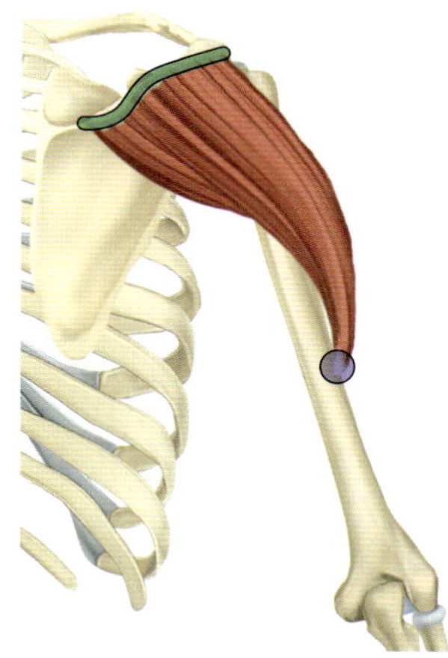

그림 15-16 위팔세갈래근 긴갈래(Long head section of the triceps brachii muscle)

이는곳(기시, Origin)
아래관절오목
닿는곳(정지, Insertion)
팔꿈치머리 돌기
다른 동작(Other Motions)
팔꿈치 폄
신경(Nerve)
노신경(요골신경)

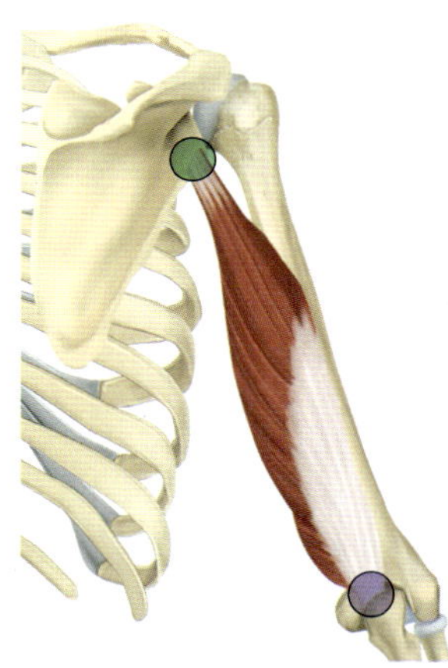

표 15-3 어깨폄근의 요약

근육	이는곳(기시, Origin)	닿는곳(정지, Insertion)	신경(Nerve)
뒤어깨세모근(Posterior Deltoid)	어깨뼈 가시	어깨세모근 거친면	겨드랑신경
위팔세갈래근 긴갈래(Triceps Brachii LH)	아래관절오목	팔꿈치머리	노신경(요골신경)

어깨벌림근

어깨를 벌리게 하는 두 개의 주요 근육이 있다(그림 15-17). 가시위근(극상근, supraspinatus)와 어깨세모근(가운데 부분)이다. 어깨벌림근은 뒤에 나오는 표 15-4에 요약되어 있다.

가시위근(극상근, supraspinatus)은 가시위오목(극상와, supraspinous fossa)으로부터 기시한다(그림 15-18). 거기서부터, 가시위근의 힘살(근복, belly)은 어깨뼈가시(scapular spine) 위를 가로로 가로질러 봉우리빗장관절(견쇄관절, acromioclavicular joint) 밑으로 지나 위팔뼈의 큰거친면(대결절, greater tuberosity)에 정지한다.

가운데어깨세모근(중삼각근, middle deltoid)은 어깨세모근의 앞쪽과 뒤쪽 사이 부분에서 가쪽 어깨를 덮는다(그림 15-19). 어깨뼈봉우리(견봉, acromion)로부터 기시하여 나머지 어깨세모근과 같이 위팔뼈의 어깨세모근 거친면(deltoid tuberosity)에 정지한다.

주요사항 체크

표 15-4 는 복습을 위한 상당히 좋은 자료를 제공하고 있지만, 여기 이해를 돕기 위한 몇 가지 다른 점검 사항이 있다.

1. 어깨벌림근 그룹에는 얼마나 많은 근육이 있는가? 나열하시오.
2. 이 근육이 원심성(신장성, eccentrically)으로 작용한다면 어떤 동작이 일어나는가?
3. 이 근육 그룹의 일반적인 위치는 어디인가?

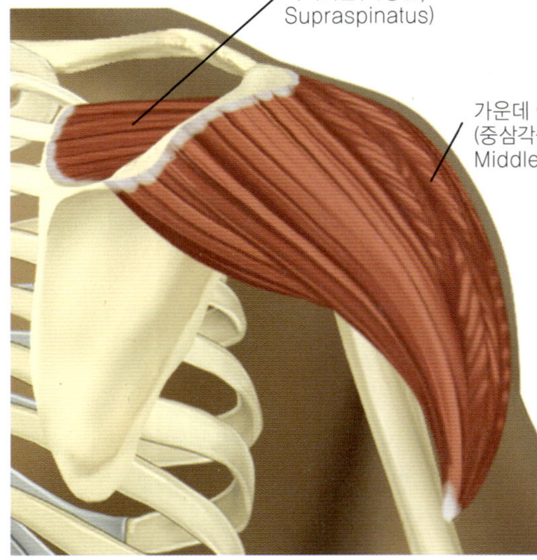

그림 15-17 오목위팔벌림근

표 15-4 어깨벌림근의 요약

근육	이는곳(기시, Origin)	닿는곳(정지, Insertion)	신경(Nerve)
가시위근(극상근, Supraspinatus)	가시위오목(극상와)	위팔뼈의 큰 거친면	어깨위신경(견갑상신경
가운데 어깨세모근(Middle Deltoid)	어깨뼈봉우리(견봉)	어깨세모근 거친면	겨드랑신경

그림 15-18 가시위근(극상근, Supraspinatus muscle)

이는곳(기시, Origin)

가시위오목(극상와)

닿는곳(정지, Insertion)

위팔뼈의 큰 거친면

다른 동작(Other Motions)

없음

신경(Nerve)

어깨위신경(견갑상신경)

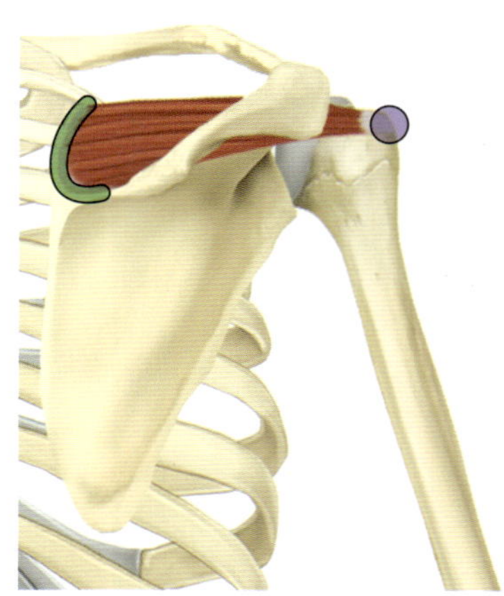

그림 15-19 가운데 어깨세모근(Middle section of the deltoid muscle)

이는곳(기시, Origin)

어깨뼈봉우리(견봉)

닿는곳(정지, Insertion)

어깨세모근 거친면

다른 동작(Other Motions)

없음

신경(Nerve)

겨드랑신경

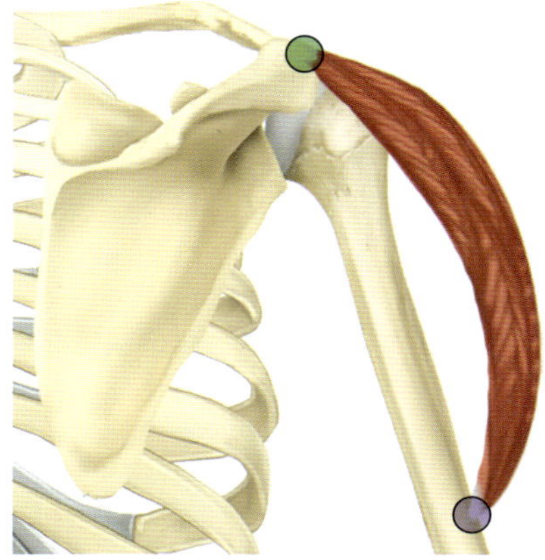

어깨모음근

두 근육이 주로 어깨모음을 담당한다(그림 15-20). 이 두 근육은 넓은등근과 큰원근이다. 이 근육은 뒤에 나오는 표 15-5에 요약되어 있다.

넓은등근(광배근, latissimus dorsi)은 등 가운데에서 아래 양쪽에 자리한다(그림 15-21). 이는곳은 1) T7-L5의 가시돌기(극돌기, spinous processe), 2) 엉치뼈(천골, sacrum)의 뒤쪽, 3) 엉덩뼈가시(장골극, iliac spine), 4) 제10~12갈비뼈(늑골, rib)의 뒤쪽이다. 이 이는곳으로부터, 겨드랑이의 뒤쪽 경계를 형성하는 팔 아래를 통과하여 결절사이고랑(결절간구, intertubercular groove, bicipital groove)의 바로 아래인 위팔뼈 안쪽 면에 정지한다.

큰원근(대원근, teres major)은 어깨뼈 가쪽에 위치하고 겨드랑이를 지난다(그림 15-22). 어깨뼈의 아래각(하각, inferior angle)에서부터 기시하여, 넓은등근(latissimus dorsi)과 겨드랑(axilla)의 뒤쪽 경계를 이루는 팔 아래를 지나 결절사이고랑의 안쪽선(내측순, medial lip)에 정지한다.

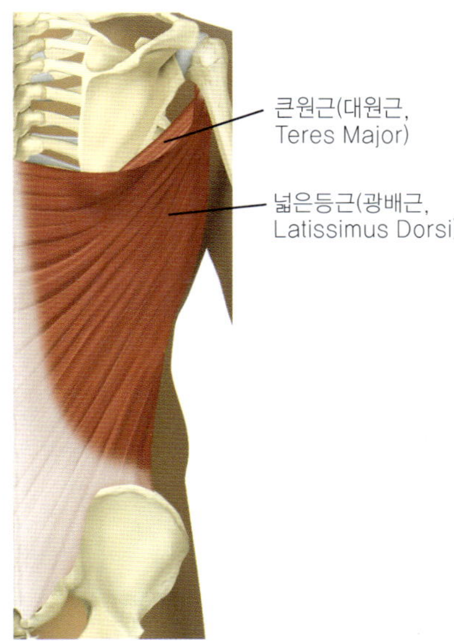

그림 15-20 오목위팔모음근

⏸ 주요사항 체크

표 15-5 는 복습을 위한 상당히 좋은 자료를 제공하고 있지만, 여기 이해를 돕기 위한 몇 가지 다른 점검 사항이 있다.

1. 어깨모음근 그룹에는 얼마나 많은 근육이 있는가? 나열하시오.
2. 이 근육이 원심성(신장성, eccentrically)으로 작용한다면 어떤 동작이 일어나는가?
3. 이 근육 그룹의 일반적인 위치는 어디인가?

그림 15-21 넓은등근(Latissimus dorsi muscle)

이는곳(기시, Origin)
T7-L5의 가시돌기(극돌기)
엉치뼈(천골)의 뒤쪽
엉덩뼈가시(장골극)
10-12 갈비뼈(늑골)의 뒤쪽
닿는곳(정지, Insertion)
결절사이고랑의 바로 아래 위팔뼈 안쪽 면
다른 동작(Other Motions)
어깨 폄(신전)
어깨 안쪽돌림(내회전)
신경(Nerve)
가슴등신경(흉배신경)

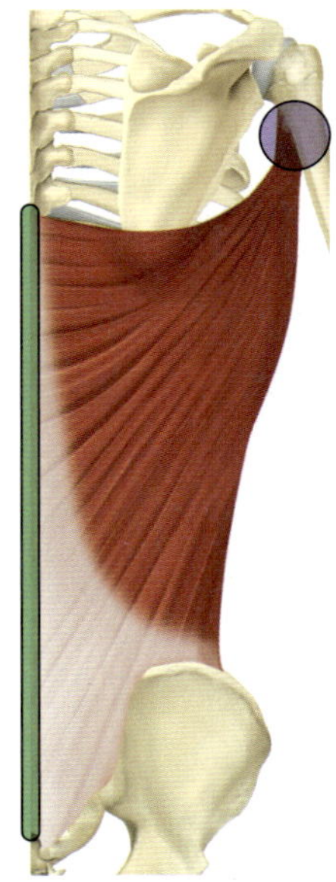

그림 15-22 큰원근(Teres major muscle)

이는곳(기시, Origin)
어깨뼈 아래(하각)
닿는곳(정지, Insertion)
결절사이고랑의 안쪽선
다른 동작(Other Motions)
어깨 폄(신전)
어깨 안쪽돌림(내회전n)
신경(Nerve)
어깨밑신경(견갑하신경)

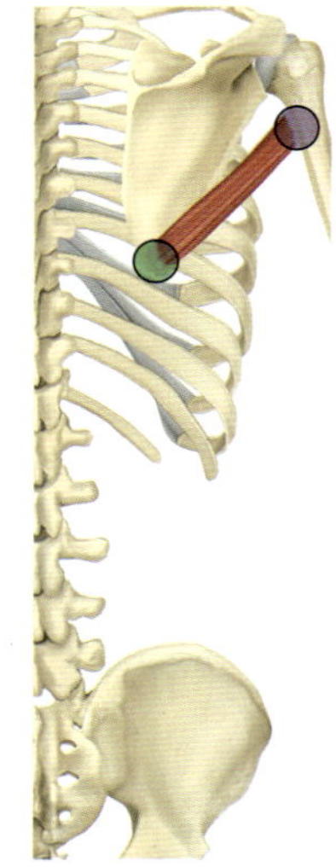

표 15-5 어깨모음근의 요약

근육	이는곳(기시, Origin)	닿는곳(정지, Insertion)	신경(Nerve)
넓은 등근(광배근, Latissimus Dorsi)	T7-L5의 가시돌기(극돌기)	결절사이고랑(결절간구) Bicipital Groove 바로 아래 위팔뼈 안쪽 면	가슴등신경(흉배신경)
큰원근(대원근, Teres Major)	어깨뼈 아래(하각)	팔꿈치머리	어깨밑신경(견갑하신경)

어깨 바깥돌림근

두 근육이 주로 어깨의 바깥돌림(외회전, external rotation)을 담당한다(그림 15-23). 이 두 근육은 가시아래근(극하근, infraspinatus)과 작은원근(소원근, teres minor)이다. 어깨 바깥돌림근은 뒤에 나오는 표 15-6에 요약되어 있다.

가시아래근(극하근, infraspinatus)은 어깨뼈의 가시아래오목(극하와, infraspinous fossa)에서부터 기시한다(그림 15-24). 거기서부터, 가시아래근의 힘살(근복, belly)은 가쪽으로 어깨관절(GH joint)과 위팔뼈머리(humeral head)의 뒤쪽면을 지난다. 위팔뼈의 큰거친면(대결절, greater tuberosity)에 정지한다.

작은원근(소원근, teres)은 큰원근(대원근, teres major)의 이는곳 바로 위 어깨뼈 가쪽가장자리(외측연, lateral border)에서부터 기시한다(그림 15-25). 작은원근의 힘살(근복, belly)은 위팔뼈머리의 큰거친면에 닿기 전까지 가시아래근 바로 아래를 지난다.

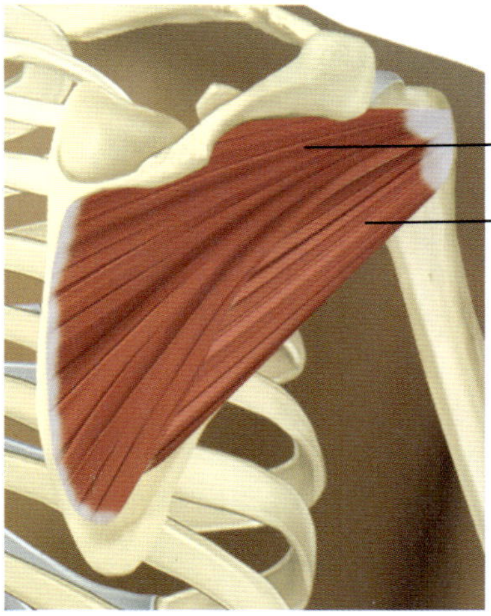

그림 15-23 오목위팔 바깥돌림근

표 15-6 어깨 바깥돌림근의 요약

근육	이는곳(기시, Origin)	닿는곳(정지, Insertion)	신경(Nerve)
가시아래근(극하근, Infraspinatus)	가시아래오목(극하와)	위팔뼈의 큰 거친면 (대결절)	어깨위신경(견갑상신경)
작은원근(소원근, Teres Minor)	어깨뼈 가쪽 가장자리(외측연)		겨드랑신경

그림 15-24 가시아래근(Infraspinatus muscle)

이는곳(기시, Origin)

가시아래오목(극하와)

닿는곳(정지, Insertion)

위팔뼈의 큰거친면(대결절)

다른 동작(Other Motions)

어깨 수평벌림(수평외전)

신경(Nerve)

어깨위신경(견갑상신경)

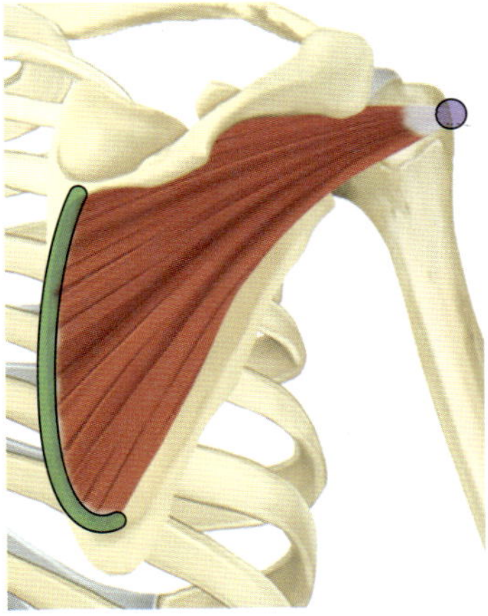

그림 15-25 작은원근(Teres minor muscle)

이는곳(기시, Origin)

큰원근의 이는곳 바로 위 어깨뼈 가쪽 가장자리

닿는곳(정지, Insertion)

위팔뼈의 큰거친면

다른 동작(Other Motions)

어깨 수평벌림(수평외전n)

신경(Nerve)

겨드랑신경

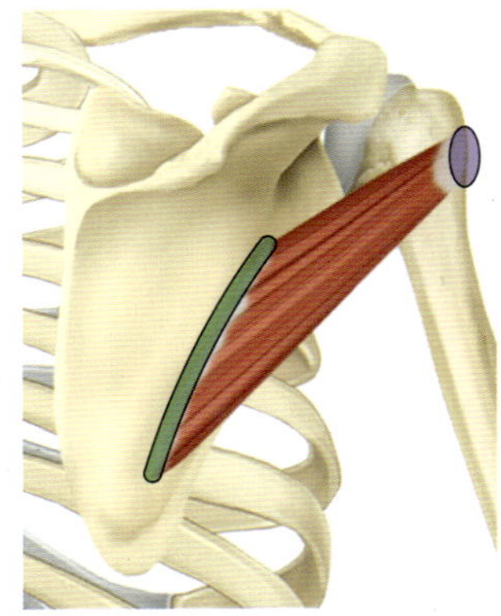

주요사항 체크

표 15-6 은 복습을 위한 상당히 좋은 자료를 제공하고 있지만, 여기 이해를 돕기 위한 몇 가지 다른 점검 사항이 있다.

1. 어깨 바깥돌림근 그룹에는 얼마나 많은 근육이 있는가? 나열하시오.
2. 이 근육이 원심성(신장성, eccentrically)으로 작용한다면 어떤 동작이 일어나는가?
3. 이 근육 그룹의 일반적인 위치는 어디인가?

어깨 안쪽돌림근

두 근육이 주로 어깨 안쪽돌림(내회전, internal rotation)을 담당한다. 어깨밑근(견갑하근, subscapularis)과 큰원근(대원근, teres major)이다(그림 15-26). 큰원근에 대한 것은 여기서 다시 다루지는 않겠다(어깨모음근 참조). 어깨 안쪽돌림근은 뒤에 나오는 표 15-7에 요약되어 있다.

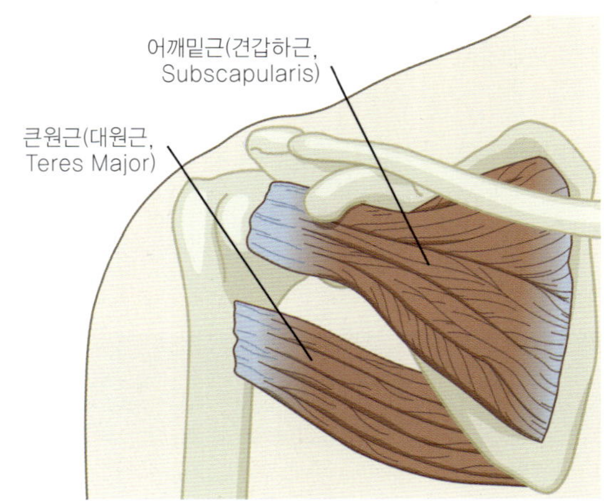

그림 15-26 오목위팔 안쪽돌림근(Internal Rotators)

그림 15-27 어깨밑근(Subscapularis muscle)

이는곳(기시, Origin)

어깨밑오목(견갑하와)

닿는곳(정지, Insertion)

위팔뼈머리의 작은 거친면

다른 동작(Other Motions)

없음

신경(Nerve)

어깨밑신경

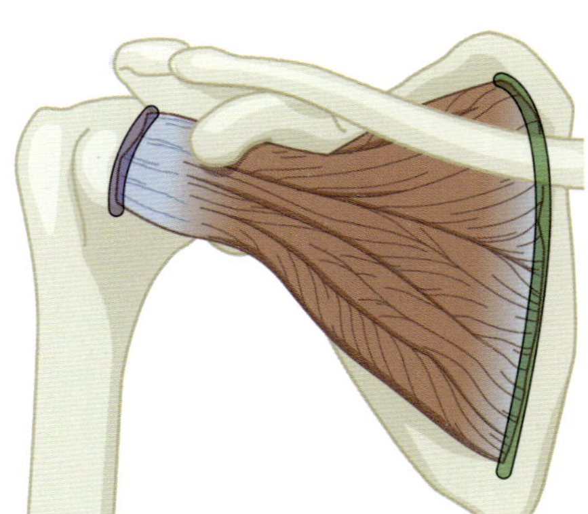

표 15-7 어깨 안쪽돌림근 요약

근육	이는곳(기시, Origin)	닿는곳(정지, Insertion)	신경(Nerve)
어깨밑근(견갑하근, Subscapularis)	어깨밑오목(견갑하와)	위팔뼈머리의 작은거친면(소결절)	어깨밑신경(견갑하신경)
큰원근(대원근, Teres major)	어깨뼈아래(하각)	결절사이고랑의 안쪽선	

어깨밑근(subscapularis)은 어깨뼈 앞쪽면에 있는 어깨밑오목(견갑하와, subscapular fossa)으로부터 기시한다(그림 15-27). 어깨밑근의 힘살은 가쪽으로 어깨뼈를 가로질로 겨드랑이를 지나 위팔뼈 앞쪽으로 지난다. 그리고 나서 위팔뼈머리(humeral head)의 작은거친면(소결절, lesser tuberosity)에 정지한다.

주요사항 체크

표 15-7 은 복습을 위한 상당히 좋은 자료를 제공하고 있지만, 여기 이해를 돕기 위한 몇 가지 다른 점검 사항이 있다.

1. 어깨 바깥돌림근 그룹에는 얼마나 많은 근육이 있는가? 나열하시오.
2. 이 근육이 원심성(신장성, eccentrically)으로 작용한다면 어떤 동작이 일어나는가?
3. 이 근육 그룹의 일반적인 위치는 어디인가?

어깨 수평벌림근

세 근육이 주로 수평벌림(수평외전, horizontal abduction)에 관여한다(그림 15-28). 이들은 뒤어깨세모근, 가시아래근(극하근), 작은원근(소원근)이다. 뒤쪽 어깨세모근은 이미 어깨폄근에서 다뤘다. 가시아래근과 작은원근도 이미 어깨 바깥돌림근에서 살펴봤다. 여기서 다시 다루지는 않겠다.

주요사항 체크

1. 어깨 수평벌림근 그룹에는 얼마나 많은 근육이 있는가? 나열하시오.
2. 이 근육이 원심성(신장성, eccentrically)으로 작용한다면 어떤 동작이 일어나는가?
3. 이 근육 그룹의 일반적인 위치는 어디인가?

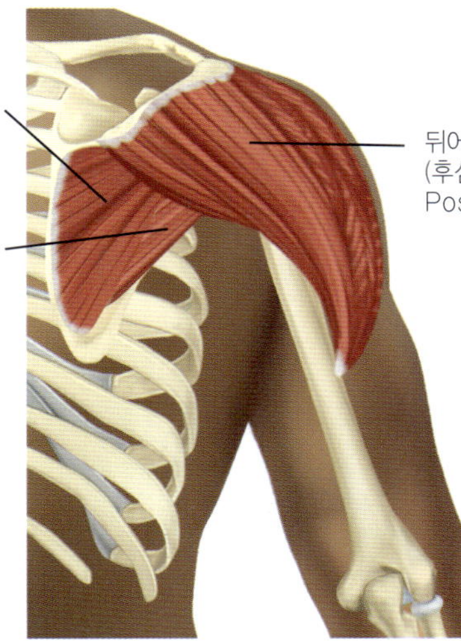

그림 15-28 오목위팔 수평벌림근(Horizontal Abductors)

어깨 수평모음근

세 근육이 주로 어깨의 수평모음을 담당한다(그림 15-29). 이들은 큰가슴근(두 부분 모두, 앞부분 참조), 어깨세모근(앞쪽 부분), 부리위팔근(오훼완근, coracobrachialis)이다. 앞쪽 어깨세모근(anterior deltoid)과 부리위팔근은 이미 어깨굽힘근에서 다뤘지만, 큰가슴근(대흉근, pectoralis major)의 복장뼈(흉골, sternum)부분은 다루지 않았다. 어깨 수평모임근은 뒤에 나오는 표 15-8에 요약되어 있다.

큰가슴근(대흉근, pectoralis major)은 가슴(pectoral, chest) 부위에 얄게(표층, superficially) 자리한다(그림 15-30). 복장뼈 부분 큰가슴근 섬유는 비스듬한 빗장뼈 부분보다 훨씬 더 수평으로 주행한다. 갈비뼈 제1~6번의 갈비연골뿐만 아니라 복장뼈(흉골, sternum)의 가쪽에서 기시하여 빗장뼈부분(clavicular section)과 합쳐지고, 마지막으로 결절사이고랑(intertubercular groove)의 가쪽선(외측순, lateral lip)에 정지한다.

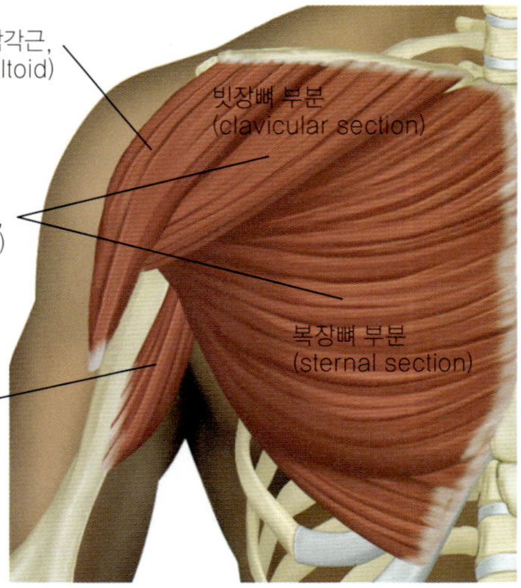

그림 15–29 오목위팔 수평모음근(Horizontal Adductors)

주요사항 체크

표 15–8 은 복습을 위한 상당히 좋은 자료를 제공하고 있지만, 여기 이해를 돕기 위한 몇 가지 다른 점검 사항이 있다.

1. 어깨 수평모음근 그룹에는 얼마나 많은 근육이 있는가? 나열하시오.
2. 이 근육이 원심성(신장성, eccentrically)으로 작용한다면 어떤 동작이 일어나는가?
3. 이 근육 그룹의 일반적인 위치는 어디인가?

그림 15–30 큰가슴근 복장뼈 부분(Sternal section of the pectoralis major muscle)

이는곳(기시, Origin)
복장뼈(흉골)의 가쪽
1–6번 갈비뼈의 갈비연골
닿는곳(정지, Insertion)
결절사이고랑의 가쪽선
다른 동작(Other Motions)
어깨 모음(내전)
어깨 안쪽돌림(내회전)
신경(Nerve)
가슴근신경(흉근신경)

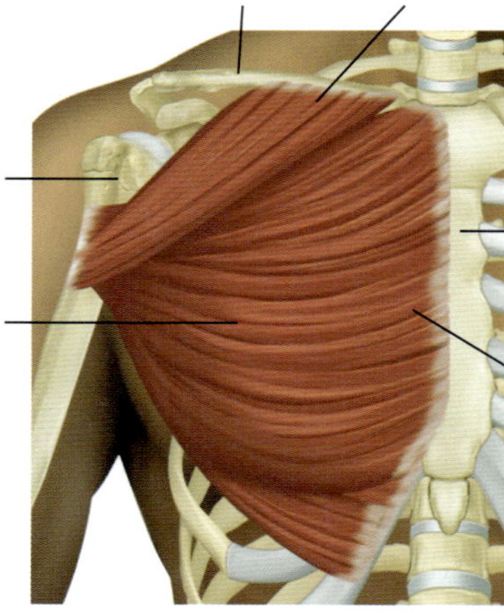

표 15–8 어깨 수평모음근의 요약

근육	이는곳(기시, Origin)	닿는곳(정지, Insertion)	신경(Nerve)
큰가슴근(대흉근, Pectoralis Major)	빗장뼈 가까운쪽의 3분의 1 복장뼈의 가쪽 1~6번 갈비뼈의 갈비연골	결절사이고랑의 가쪽선	가슴근신경
앞어깨세모근(전삼각근, Anterior Deltoid)	빗장뼈의 먼쪽1/3	어깨세모근 거친면(결절)	겨드랑신경
부리위팔근(오훼완근, Coracobrachialis)	부리돌기(오훼돌기)	위팔뼈 몸통(골간) 안쪽면	근육피부신경

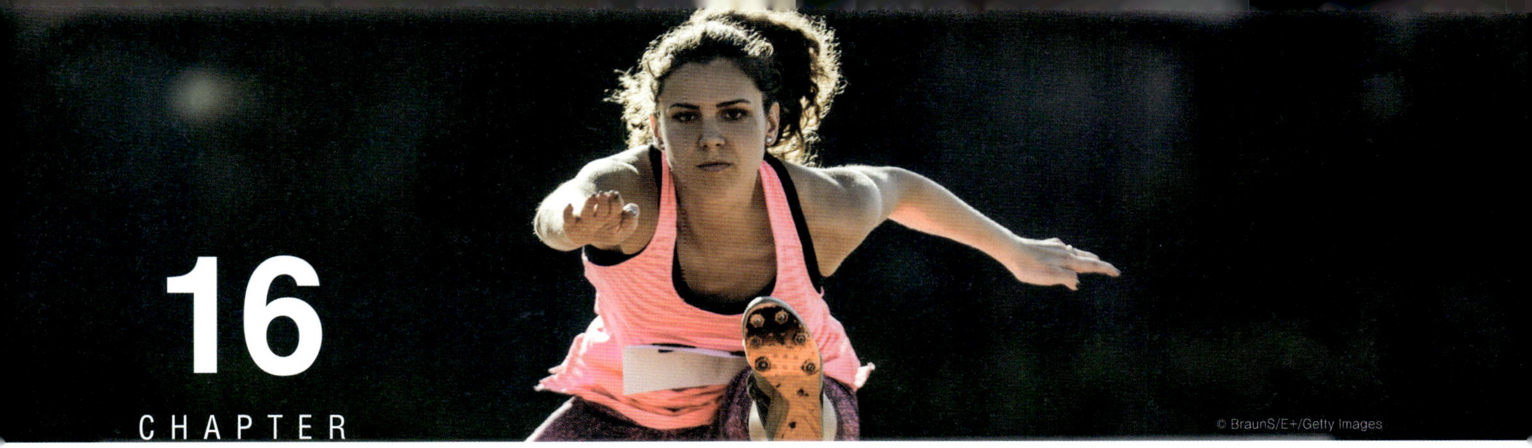

© BraunS/E+/Getty Images

팔꿈치

The Elbow

학습목표

이 장을 학습한 후 다음 내용을 이해할 수 있다.

1. 팔꿈치 부위의 관절을 요약한다.
2. 팔꿈치의 움직임에 대해 이해한다.
3. 팔꿈치 근육의 이름과 위치에 대해 이해한다.
4. 팔꿈치 근육의 신경과 부착점에 대해 이해한다.
5. 팔꿈치 근육의 동작에 의해 생성된 움직임을 응용한다.

팔꿈치는 위팔(상완, humerus)과 아래팔(전완, forearm)이 만나는 영역이다(그림 16-1). 팔꿈치는 경첩관절(hinge Joint)로서 전통적인 분류에도 불구하고, 해부학적 구성 및 근육의 작용은 네 가지의 다른 동작을 만들어낸다. 두 개의 동작은 엎침(회내, pronation)과 뒤침(회외, supination)이다. 이 두 개의 동작은 아래팔에서 생성된다고 알려져 있다. 아래팔이 엎침, 뒤침 동안 움직이는 것은 사실이다. 하지만 이 동작의 근원은 팔꿈치이다. 아래팔이 움직인다는 것은 팔꿈치가 펴진다(extend)는 말과 다를 바가 없다. 이 동작동안 손목의 동작이 있기는 하지만 대부분의 동작은 팔꿈치에서 일어난다.

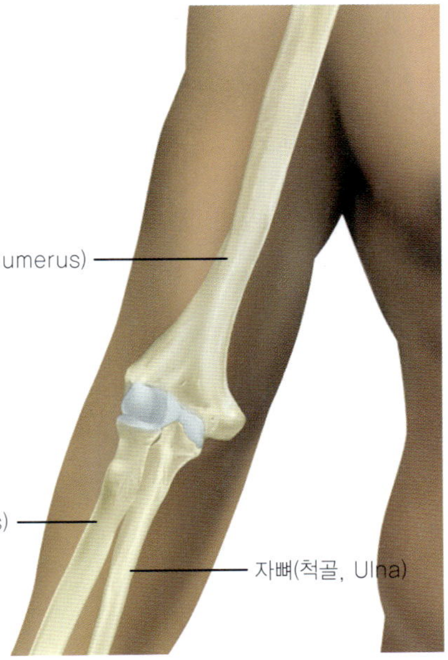

그림 16-1 팔꿈치

팔꿈치의 관절

팔꿈치는 위팔노관절(상완요골관절, humeroradial joint), 위팔자관절(상완척골관절, humeroulnar joint),

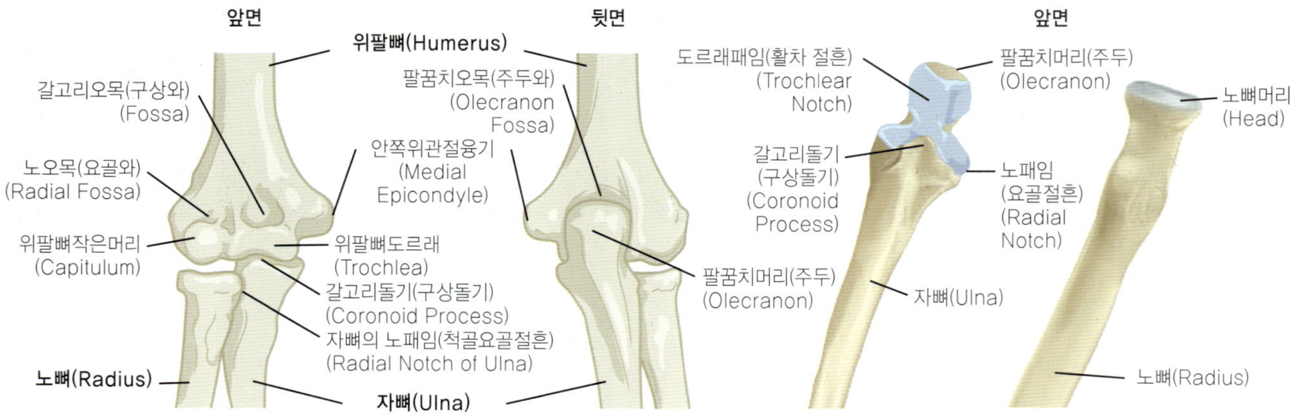

그림 16-2 팔꿈치의 관절

몸쪽노자관절(근위요척관절, proximal radioulnar joint)의 세 개의 관절로 이루어진다(그림 16-2).

위팔노관절(humeroradial joint)은 위팔뼈작은머리(상완골소두, capitulum)의 가쪽관절융기(외측상과, lateral condyle)와 노뼈머리 사이의 관절이다. **위팔자관절(humeroulnar joint)**은 위팔자관절(상완골활차, humeroulnar joint)은 위팔뼈도르래(medial condyle)와 몸쪽자뼈 도르래패임(trochlear notch of the proximal ulna) 사이의 관절이다. **몸쪽노자관절(proximal radioulnar joint)**은 노뼈머리(요골두, radial head)와 자뼈노패임(척골요골절흔, radial notch of the ulna) 사이의 동적인 관계이다.

3개의 주요한 인대가 팔꿈치뼈를 안정화한다(그림 16-3) **머리띠인대(annular ligament)**는 자뼈의 노패임(radial notch of the ulna)에서 노뼈머리(요골두, radial head)를 안정시킨다. 노뼈머리띠인대는 자뼈의 양쪽 노뼈머리 주변에 붙는다. 가쪽곁인대로도 불리우는 **노쪽곁인대(radial collateral ligament)**는 팔꿈치의 가쪽을 안정화한다. 이름과는 달리 노뼈에 붙지는 않는다. 그렇기에 노뼈가 자뼈 주변을 자유롭게 회전할 수 있다. 노쪽곁인대는 위팔뼈 가쪽위관절융기(외측상과, lateral epicondyle)부터 자뼈의 가쪽과 머리띠인대까지 붙는다. **자쪽곁인대(척골측부인대, ulnar collateral ligament)**는 팔꿈치의 안쪽을 안정화한다. 자쪽곁인대는 위팔뼈 안쪽위관절융기(내측상과, medial epicondyle)부터 자뼈 안쪽에 펼쳐져서 붙는다.

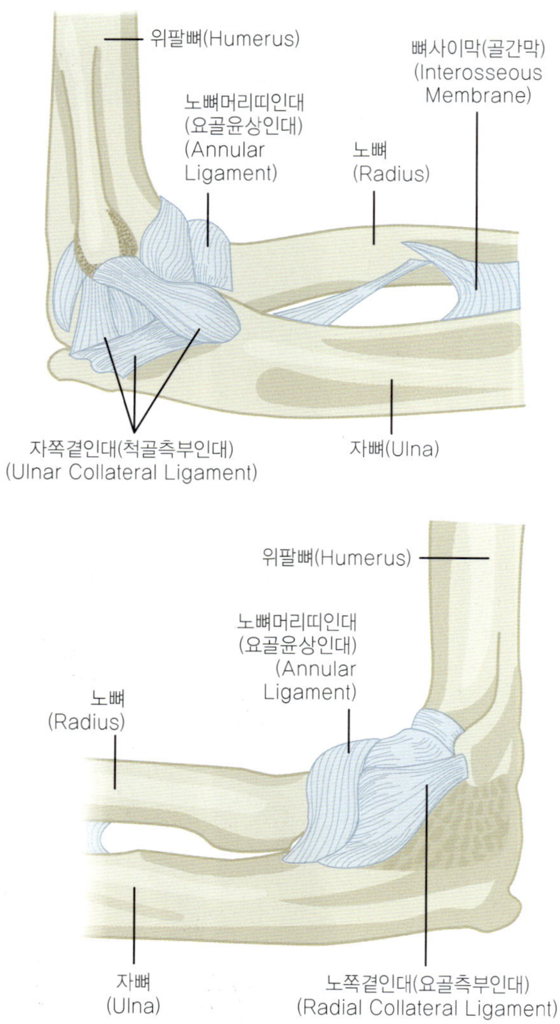

그림 16-3 팔꿈치의 인대

팔꿈치의 동작

팔꿈치에서는 네 가지 동작이 일어난다(그림 16-4). 이 동작은 굽힘(굴곡, flexion), 폄(신전, extension), 엎침(회내, pronation), 뒤침(회외, supination)이다. **팔꿈치 폄과 굽힘**은 시상면(sagittal plane)에서 이마축(frontal axis)을 기준으로 일어난다. 팔꿈치의 엎침은 아래팔을 몸의 중심 방향으로 회전시키는 것이고, 뒤침은 몸의 중심으로부터 밖으로 회전시키는 것이다. **엎침과 뒤침**은 수직축(vertical axis)에 대하여 수평면(transverse plane)에서 일어난다.

표 16-1은 팔꿈치의 평균 관절가동범위(ROM)를 정리한 것이다. 평균적인 팔꿈치 폄각은 0°이다. 평균적인 팔꿈치 굽힘각은 약 150°이다. 뒤침과 업침의 평균은 약 90°이다.

주요사항 체크

1. 팔꿈치관절을 나열한다.
2. 그러면, 각 관절을 이루는 뼈를 알 수 있다.
3. 팔꿈치의 네 가지 동작은 무엇인가?

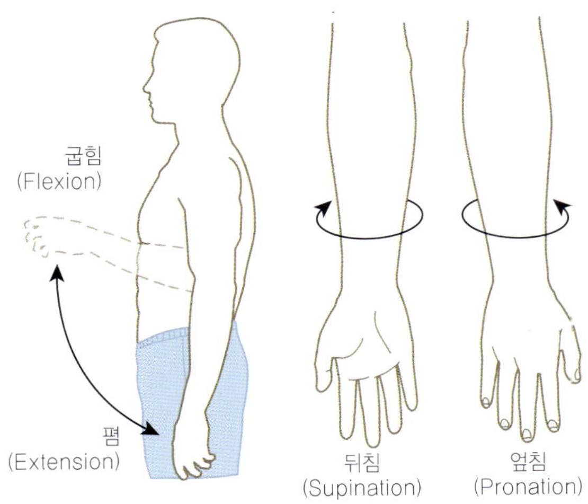

그림 16-4 팔꿈치의 동작

표 16-1 팔꿈치의 평균 관절가동범위

동작	평균 운동 각도
폄	0°
굽힘	145-155°
두 동작의 합	145-155°
뒤침	90°
엎침	90°
두 동작의 합	180°

팔꿈치를 움직이는 근육

이 장의 나머지 부분은 팔꿈치 근육을 학습한다. 근육의 부착위치와 근육이 작용하는 주요 운동, 그리고 근육을 자극하는 신경에 대해 알아본다. 근육은 무리(group)로 작동하므로 그 무리 내의 각 근육은 신체 분절을 움직이게 하는 데 필요한 힘의 일정 비율을 제공하며, 그 비율은 각 근육마다 다르다. 더욱이, 각 근육이 발휘하는 힘은 신체 분절의 시작 부위에 따라 다르고, 전체 관절가동범위에 따라 변한다. 이것은 운동학(kinesiology)을 처음 접하는 학생들에게 혼란스러울 수 있다. 따라서, 이 장에서는 해부학적 위치에서의 초기 동작을 바탕으로 근육무리를 단순하게 나타내려고 하였다.

근육무리는 구심성(단축성, concentric) 근수축에 의해 만들어진 동작을 기초로 한다(즉, 팔꿈치 굽힘근이 구심성으로 수축할 때 팔꿈치를 구부린다). 그러나, 모든 근육이 편심성(eccentrically) 및 등척성(isometrically) 근수축으로 움직이기도 한다는 것을 잊어서는 안 된다. 또한, 각 근육에 대한 표에 "기타 동작(other motions)"이라는 내용이 있다. 기타 동작이란 이 근육이 속하지 않은 다른 동작에서 어느 정도 보조적으로 그 동작에 참여한다는 것을 의미한다. 일부의 근육은 역할이 무시할 수 없을 정도로 크기 때문에 둘 이상의 근육무리에서도 나타날 수 있다.

팔꿈치 근육은 네 개의 팔꿈치 동작과 연관되어 네 개의 무리로 나누어진다. 팔꿈치굽힘근(elbow flexors), 팔꿈치폄근(elbow extensors), 팔꿈치엎침근(elbow pronators), 팔꿈치뒤침근(elbow supinators)이다.

팔꿈치굽힘근

세 개의 근육이 주로 팔꿈치의 굽힘을 담당한다(그림 16-5). 위팔두갈래근(상완이두근, biceps brachii), 위팔근(상완근, brachialis), 위팔노근(상완요근, brachioradialis)이다. 팔꿈치굽힘근에 대해서는 표 16-2에 정리되어 있다.

위팔두갈래근(biceps brachii)은(그림 16-6) 어깨로부터 시작해서 위팔의 앞쪽을 통해 팔꿈치에 다다르는 두 관절 근육이다. 위팔두갈래근은 두 개의 갈래를 가진다. 긴갈래(long head)는 오목한 면(관절와, glenoid fossa)의 위쪽에서 기시하고, 짧은갈래(short head)는 어깨뼈의 부리돌기(오훼돌기,

coracoid process)에서 기시한다. 긴갈래와 짧은갈래는 몸쪽(근위, proximal) 뼈 끝 바로 밑 노뼈 앞면의 노뼈거친면(요골조면, radial tubersosity)에서 정지한다.

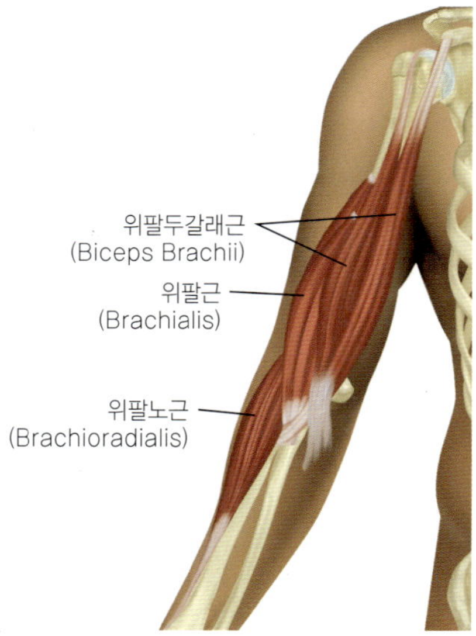

그림 16-5 팔꿈치굽힘근

위팔근(brachialis)은(그림 16-7) 위팔뼈의 먼쪽(원위, dsital) 중간 앞면에 위치한다. 위팔근은 위팔뼈 삼분의 일 말단지점의 앞면으로부터 기시하고 부리돌기와 자뼈거친면(척골조면, ulnar tuberosity)에서 정지한다.

위팔노근(brachioradialis)은(그림 16-8) 아래팔의 가쪽면에 위치한다. 위팔노근은 가쪽 관절융기위능선(supracondylar ridge)에서 기시하여 노뼈의 붓돌기(styloid process)에서 정지한다.

주요사항 체크

표 16-2는 많은 자료에 대한 올바른 검토를 해야 하지만, 여기에서는 이해를 위한 몇 가지 확인을 한다.

1. 팔꿈치굽힘근에는 얼마나 많은 근육이 있는가? 나열하세요.
2. 팔꿈치굽힘근의 근육이 신장성(원심성) 수축으로 작용하면 일어나는 운동은 무엇인가?
3. 팔꿈치굽힘근의 일반적인 부착 위치는 어디인가?

표 16-2 팔꿈치굽힘근의 요약

근육	이는곳	닿는곳	신경
위팔두갈래근	오목위결절(긴갈래) 부리돌기(짧은갈래)	노뼈거친면	근육피부신경
위팔근	위팔뼈 먼쪽 중간의 앞면	갈고리돌기와 자뼈거친면	
위팔노근	위팔의 가쪽 관절융기위능선	노뼈의 경상돌기	노신경

그림 16-6 위팔두갈래근(Biceps brachii muscle)

이는곳(기시, Origin)

긴갈래 : 오목위결절

짧은갈래 : 부리돌기

닿는곳(정지, Insertion)

노뼈거친면

다른 동작(Other Motions)

짧은갈래 : 어깨(오목위팔) 굽힘

팔꿈치뒤침

신경(Nerve)

근육피부신경

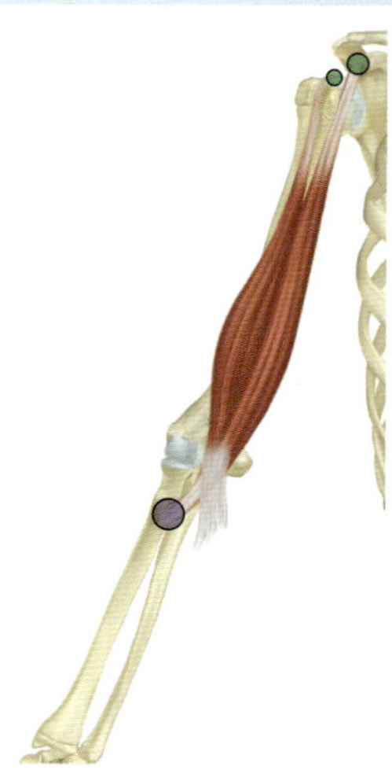

그림 16–7 위팔근(Brachialis muscle)

이는곳(기시, Origin)
위팔뼈 먼쪽 중간의 앞면
닿는곳(정지, Insertion)
갈고리돌기
자뼈거친면
다른 동작(Other Motions)
없음
신경(Nerve)
근육피부신경

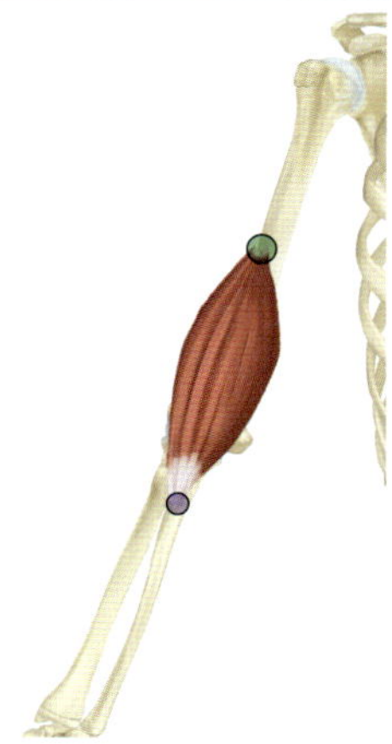

그림 16–8 위팔노근(Brachioradialis muscle)

이는곳(기시, Origin)
위팔의 가쪽 관절융기위능선
닿는곳(정지, Insertion)
노뼈의 붓돌기
다른 동작(Other Motions)
없음
신경(Nerve)
노신경

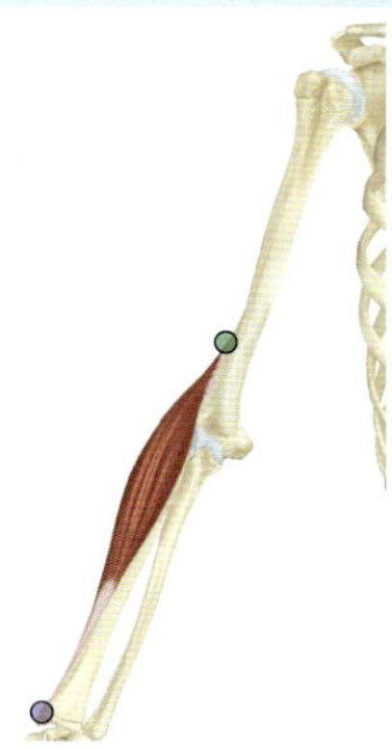

팔꿈치폄근

위팔세갈래근(상완삼두근, triceps brachii)은 팔꿈치를 펴하는데 관여하는 유일한 주동근육이다(그림 16–9). 위팔세갈래근은 어깨와 팔꿈치를 가로지르며 위팔의 뒤쪽에 위치한다(두 개의 관절로 된 근육이다). 위팔세갈래근은 세 개의 갈래로 나뉘어 기시된다. **긴갈래(장두, long head)**는 가장 중앙이고 어깨뼈의 오목한 면(glenoid fossa of the scupula) 아래쪽에서 기시된다. 다른 두 개의 갈래 사이에 위치하는 **안쪽갈래(내측두, medial head)**는 위팔뼈 사이의 뒤쪽 전체에서 기시한다. **가쪽갈래(외측두, lateral head)**는 대결절 하부의 위팔뼈의 뒷면 가쪽에서 기시한다. 세 개의 머리는 합쳐져서 자뼈의 팔꿈치머리에서 정지한다.

주요사항 체크

1. 팔꿈치폄근에는 얼마나 많은 근육이 있는가? 나열하세요.
2. 팔꿈치폄근의 근육이 원심성 수축으로 작용하면 일어나는 운동은 무엇인가?
3. 팔꿈치폄근의 일반적인 부착 위치는 어디인가?

그림 16-9 위팔세갈래근(Triceps brachii muscle)

이는곳(기시, Origin)
긴갈래 : 오목아래결절
안쪽갈래: 위팔뼈 뼈 사이의 뒤쪽 전체
가쪽갈래: 대결절 하부의 위팔뼈 뒷면 가쪽
닿는곳(정지, Insertion)
팔꿈치머리
다른 동작(Other Motions)
긴갈래: 어깨 폄
신경(Nerve)
노신경

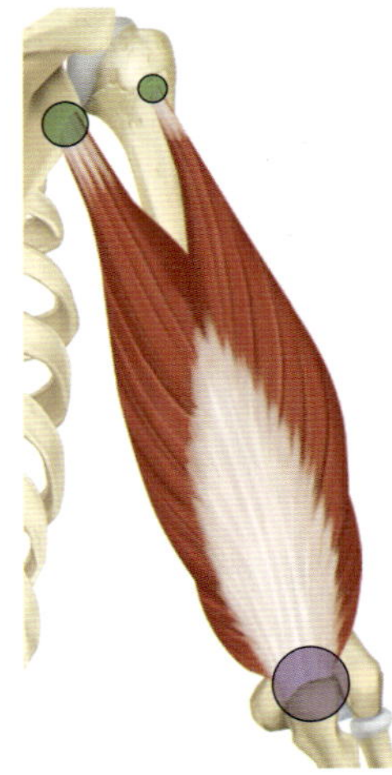

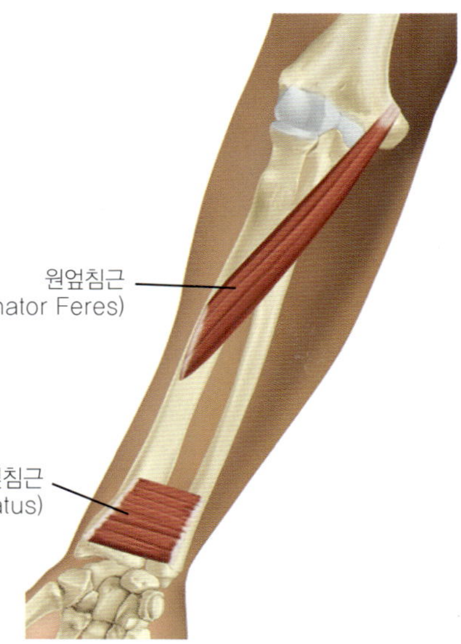

그림 16-10 팔꿈치엎침근

팔꿈치엎침근

두 개의 주요 근육이 팔꿈치를 엎침(pronation)시킨다. 그들은 원엎침근(원형회내근, pronator teres), 네모엎침근(방형회내근, pronator quadratus)이다(그림 16-10). 원엎침근은 팔꿈치 몸쪽에, 네모엎침근은 손목의 몸쪽에 존재한다. 팔꿈치엎침근(elbow pronators)은 표 16-3에 정리되어 있다.

원엎침근(pronator teres)(그림 16-11)은 팔꿈치 안쪽에 있는 뒤침근(supinator)의 반대쪽에 위치하고, 볼록한 부분이 아래팔부위의 앞면 몸 중심부쪽을 가로지른다. 원엎침근은 위팔의 안쪽위관절융기(medial epicondyle of the humerus)와 자뼈의 갈고리돌기(coronoid process)에서 기시한다. 원엎침근은 자뼈의 가운데 뼈 사이 옆면에서 정지한다.

네모엎침근(pronator quadratus)(그림 16-12)은 손목의 몸쪽에 위치하며, 사각형 모양을 가지기에, 그런 의미에서 사분면(quadratus)을 사용한다. 네모엎침근은 자뼈의 앞면 사분의 일 지점의 먼쪽에서 기시하여 노뼈의 앞면 사분의 일 지점의 먼쪽에서 정지한다.

주요사항 체크

표 16-3는 많은 자료에 대한 올바른 검토를 해야 하지만, 여기에서는 이해를 위한 몇 가지 확인을 한다.

1. 팔꿈치뒤침근 그룹에는 얼마나 많은 근육이 있는가? 나열하세요.
2. 이 근육이 원심성으로 작용하면 어떤 운동이 발생하는가?
3. 근육 그룹의 일반적인 위치는 어디인가?

그림 16-11 원엎침근(Pronator teres muscle)

이는곳(기시, Origin)
위팔의 안쪽위관절융기
갈고리돌기
닿는곳(정지, Insertion)
노뼈 뼈몸통가운데 뼈 사이 옆면
다른 동작(Other Motions)
없음
신경(Nerve)
정중신경

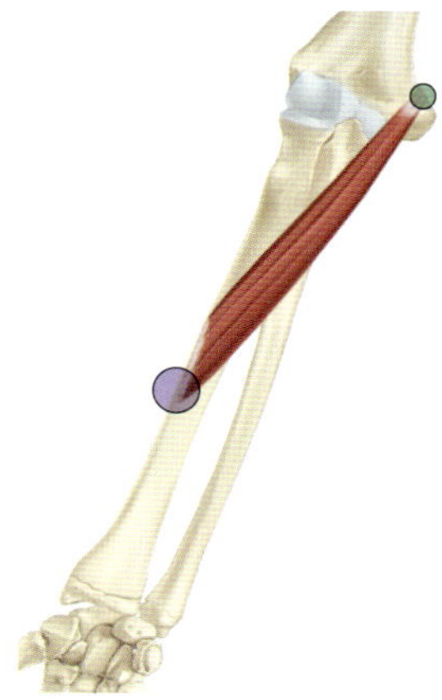

그림 16-12 네모엎침근(Pronator quadratus muscle)

이는곳(기시, Origin)
자뼈의 앞면 1/4지점의 먼쪽
닿는곳(정지, Insertion)
노뼈의 앞면 1/4지점의 먼쪽
다른 동작(Other Motions)
없음
신경(Nerve)
정중신경

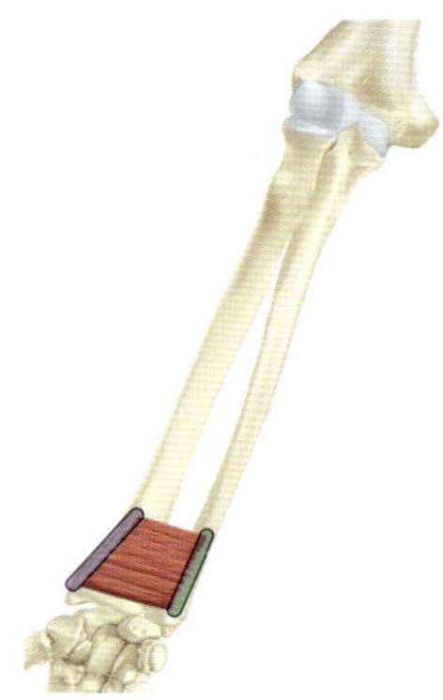

표 16-3 팔꿈치엎침근의 요약

근육	이는곳	닿는곳	신경
원엎침근	위팔의 안쪽위관절융기 갈고리돌기	노뼈 가운데 뼈 사이 옆면	정중신경
네모엎침근	자뼈의 앞면 1/4지점의 먼쪽	노뼈의 앞면 1/4지점의 먼쪽	

팔꿈치뒤침근

단 하나의 근육만이 팔꿈치의 뒤침(supination)에 관여한다. **뒤침근(supinator muscle)**의 볼록한 부분은 아래팔 몸쪽 바깥에 위치한다(그림 16-13). 뒤침근은 우팔의 가쪽위관절융기(lateral epicondyle of the humerus)와 자뼈의 노패임(radial notch) 아래쪽에서 기시한다. 뒤침근은 노뼈의 몸쪽(proximal) 삼분의 일 지점의 앞가쪽(anterolateral)에서 정지한다.

주요사항 체크

1. 팔꿈치뒤침근 그룹은 얼마나 많은 근육이 있는가?
2. 이 근육이 원심성으로 작용하면 어떤 운동이 발생하는가?
3. 근육 그룹의 일반적인 위치는 어디인가?

그림 16–13 뒤침근(Supinator muscle)

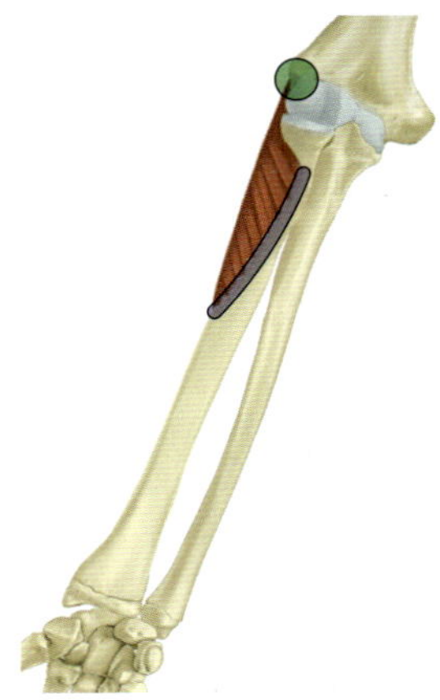

이는곳(기시, Origin)
위팔의 가쪽위관절융기
자뼈의 노패임 하부
닿는곳(정지, Insertion)
노뼈의 몸쪽 1/3지점의 전측면
다른 동작(Other Motions)
없음
신경(Nerve)
노신경

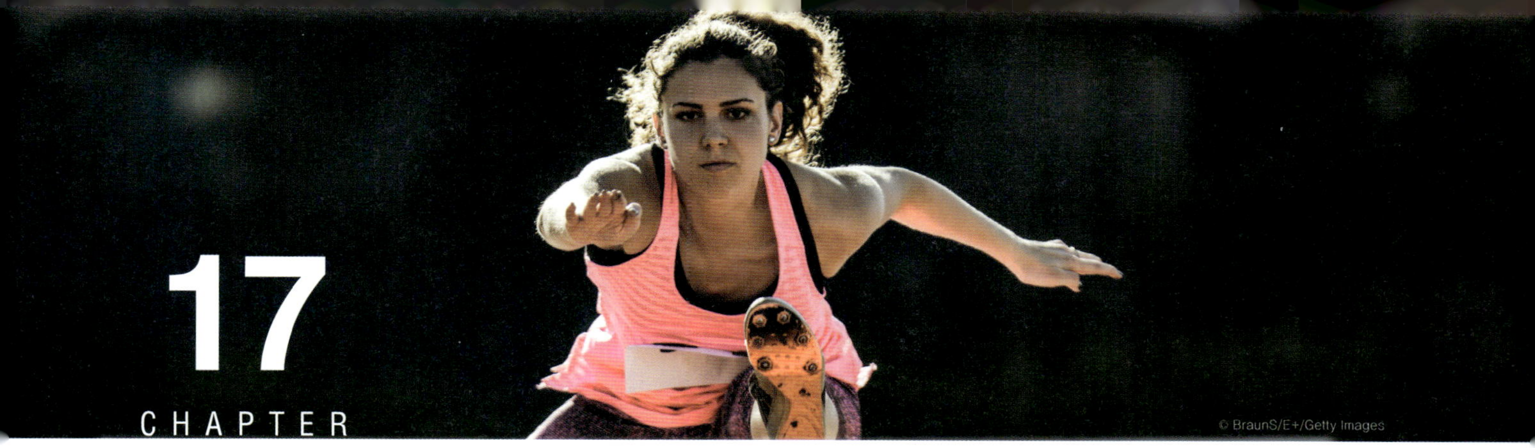

손목

The Wrist

학습목표

이 장을 학습한 후 다음 내용을 이해할 수 있다.

1. 손목 부위의 관절을 요약한다.
2. 손목 동작에 대해 이해한다.
3. 손목 근육의 이름과 위치에 대해 이해한다.
4. 손목 근육의 신경과 부착점에 대해 이해한다.
5. 손목 근육의 동작에 의해 생성된 움직임을 응용한다.

손목은 아래팔과 손이 이어지는 신체 부위이다(그림 17–1). 노뼈(요골, radius), 자뼈(척골, ulna) 및 몸쪽 손목뼈가 이 영역에 속한다. 손목의 뼈와 근육은 네 가지 동작을 생성한다.

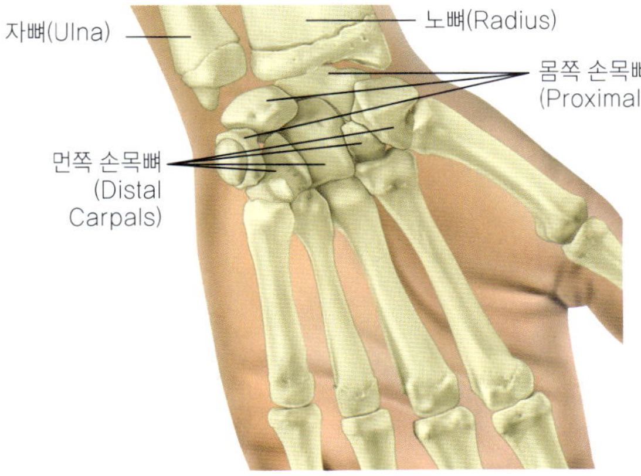

그림 17–1 손목

손목의 관절

손목에는 두 개의 관절이 있다(그림 17–2). 손목관절 중 하나는 **먼쪽노자관절(원위요척관절, distal radioulnar joint)**이다. 이 관절은 노뼈와 자뼈의 먼쪽 끝 사이의 관

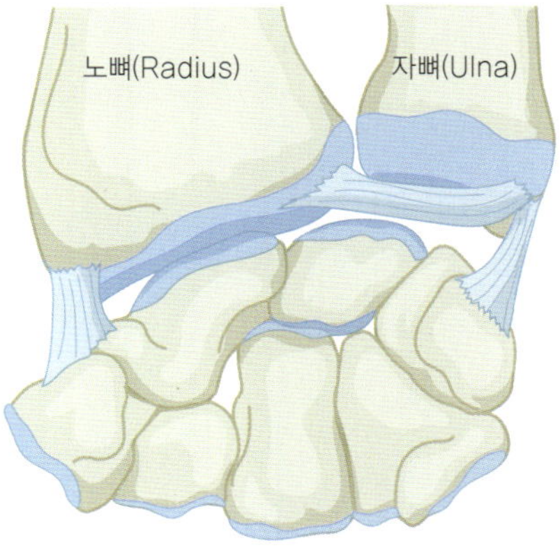

그림 17–2 먼쪽노자관절과 손목관절

절이다. 여기에서는 아주 작은 엎침과 뒤침이 일어난다. 엎침, 뒤침 동작의 대부분은 팔꿈치에서 일어난다(16장 참조). 또 다른 관절은 일반적으로 **손목관절(요수근관절, radiocarpal joint)**이라고 불리며, 이는 노뼈의 먼쪽 끝 부분과 손목뼈의 몸쪽 부분 사이의 관절이다. 그러나, 이러한 명칭은 자뼈의 먼쪽 끝 부분과 약간 닿아 있는 손목뼈 관절을 무시한 명칭이다.

먼쪽 자뼈(ulna)와 손목의 거리가 가까움에도 불구하고, 사이의 관절 디스크로 인해 손목뼈와 거리가 벌어져서 관절로 직접 연결되지는 않는다. 저자가 이 내용을 다음과 같이 정리한다. 두 뼈의 끝을 분리하는 조직에는 몇 가지 예가 있다. 예를 들어, 척주의 각 척추 사이에 척추 디스크가 있지만 척추가 관절이라는 것은 부정되지 않는다. 따라서 이 관절 디스크의 존재로 인해 자뼈가 몸쪽 손목뼈와 관절로 간주되는 것을 무시해서는 안 된다는 것이 저자의 의견이다. 예로 목말종아리관절(거퇴관절, talocrual joint)은 세 개의 뼈로 이루어진 관절이지만, 두 개의 뼈로만 이름 지어진 관절이다. 새로운 용어는 구조적 해부학의 정확성과 설명을 향상시킨다. 손목관절(요수근관절, radiocarpal joint)을 **노자손목관절(요척수근관절, radioulnar-carpal joint)**로 이름이 바뀌었음을 시사한다.

손목에는 네 가지 주요 인대가 있다(그림 17-3). **먼쪽 자뼈곁인대(원위척골측부인대, distal ulnar collateral ligament)**는 자뼈붓돌기(척골경상돌기, ulnar styloid process)에서 일부 손목뼈에 정지되어 안쪽 손목을 안정화시킨다. 결합조직의 일부는 콩알뼈(두상골, pisiform)에 연결되고 나머지는 세모뼈(삼각골, triquetrum)에 연결된다. **먼쪽노뼈곁인대(원위요골측부인대, distal radial collateral ligament)**는 노뼈(radius)를 손배뼈(주상골, scaphoid)에 연결하여 옆쪽 손목을 안정화시킨다. **바닥쪽노손목인대(장측요골수근인대, palmar radiocarpal ligament)**는 손목의 손바닥 쪽을 안정화시키고 **등쪽노손목인대(배측요골수근인대, dorsal radiocarpal ligament)**는 손목의 뒤쪽을 안정화시킨다. 둘 다 노뼈에서 기시해 각 면의 손목뼈에 정지한다.

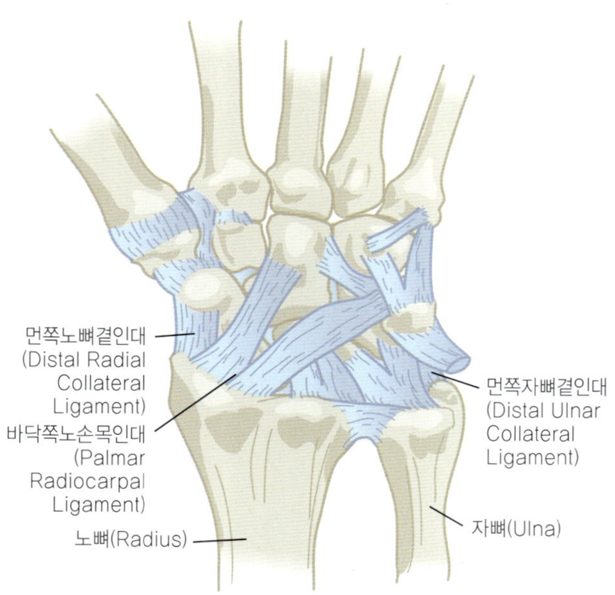

그림 17-3 손목의 인대

손목의 동작

손목에서는 네 가지 동작이 발생한다(그림 17-4). 동작은 굽힘(굴곡, flexion), 폄(신전, extension), 노쪽편위(요측편위, radial deviation), 자쪽편위(척측편위, ulnar deviation)이다. **손목굽힘**(앞쪽으로 구부러뜨리는 동작) 및 **손목폄**(뒤쪽으로 똑바로 구부러뜨리는 동작)은 이마축(frontal axis)을 중심으로 회전하는 시상면(sagittal

표 17-1 손목의 평균 관절가동범위

동작	평균 운동 각도
폄	75-85°
굽힘	80-90°
두 동작의 합	155-175°
노쪽편위	20°
자쪽편위	35°
두 동작의 합	55°

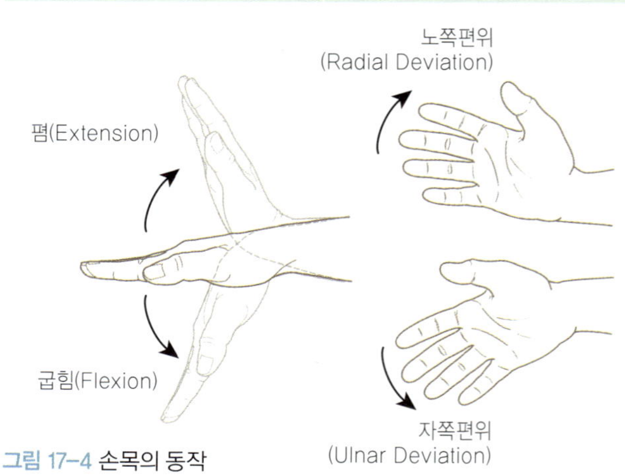

그림 17-4 손목의 동작

plane)에서 발생하는 서로 반대되는 동작이다. **노쪽편위**는 중심선을 기준으로 노뼈쪽 옆으로 구부리는 동작이다. **자쪽편위**는 중심선을 기준으로 자뼈(ulna)쪽 옆으로 구부리는 동작이다. 이 반대되는 동작은 시상축(sagittal axis)을 중심으로 회전하는 이마면(frontal plane)에서 발생한다. 아주 드물게, 손목의 벌림(외전, abduction)과 모음(내전, adduction)뿐만 아니라 손목의 안쪽(내측, medial)과 가쪽(외측, lateral) 굽힘(굴곡, flexion)이라 불리운다.

표 17-1은 손목의 평균 관절가동범위를 요약한 것이다. 평균 손목굽힘은 최대 90°이다. 평균 손목폄은 75~85°이다. 평균 노쪽편위는 20°이고, 평균 자쪽편위는 35°이다.

주요사항 체크

1. 손목관절을 나열한다.
2. 그러면, 각 관절을 이루는 뼈를 알 수 있다.
3. 손목의 네 가지 동작은 무엇인가?

손목을 움직이는 근육

이 장의 나머지 부분은 손목 근육을 학습한다. 근육의 부착위치와 근육이 작용하는 주요 운동, 그리고 근육을 자극하는 신경에 대해 알아본다. 근육은 무리(group)로 작동하므로 그 무리 내의 각 근육은 신체 분절을 움직이게 하는 데 필요한 힘의 일정 비율을 제공하며, 그 비율은 각 근육마다 다르다. 더욱이, 각 근육이 발휘하는 힘은 신체 분절의 시작 부위에 따라 다르고, 전체 관절가동범위에 따라 변한다. 이것은 운동학(kinesiology)을 처음 접하는 학생들에게 혼란스러울 수 있다. 따라서, 이 장에서는 해부학적 위치에서의 초기 동작을 바탕으로 근육무리를 단순하게 나타내려고 하였다.

근육무리는 구심성(단축성, concentric) 근수축에 의해 만들어진 동작을 기초로 한다(즉, 손목 굽힘근이 구심성으로 수축할 때 손목을 구부린다). 그러나, 모든 근육이 편심성(eccentrically) 및 등척성(isometrically) 근수축으로 움직이기도 한다는 것을 잊어서는 안 된다. 또한, 각 근육에 대한 표에 "기타 동작(other motions)"이라는 내용이 있다. 기타 동작이란 이 근육이 속하지 않은 다른 동작에서 어느 정도 보조적으로 그 동작에 참여한다는 것을 의미한다. 일부의 근육은 역할이 무시할 수 없을 정도로 크기 때문에 둘 이상의 근육무리에서도 나타날 수 있다.

네 가지 동작과 관련이 있는 네 가지 무리가 있다. 네 가지 범주는 손목굽힘근(wrist flexors), 손목폄근(wrist extensors), 손목노쪽굽힘근(wrist radial deviators), 손목자쪽굽힘근(wrist ulnar deviators)이다.

손목굽힘근

세 개의 근육이 손목을 굽힘시킨다(그림 17-5). 이들은 노쪽손목굽힘근(요측수근굴근, flexor carpi radialis), 긴손바닥근(장장근, palmaris longus) 및 자쪽손목굽힘근(척측수근굴근, flexor carpi ulnaris)이다. 이 모두는 위팔뼈안쪽위관절융기(상완골내측상과, medial epicondyle of humerus)에서 기시한다. 근육은 아래팔을 통해 아래 방향으로 지나가며 손뼈의 앞(손바닥)쪽의 다양한 위치에 정지한다. 손목굽힘근은 이 부분 끝의 표 17-2에 요약되어 있다.

노쪽손목굽힘근(flexor carpi radialis)은 위팔뼈안쪽위관절융기(medial epicondyle of humerus)에서 기시한다(그림 17-6). 노쪽손목굽힘근은 손목굽힘근 중에 가장 가쪽에 있다. 이 근육은 아래팔의 앞쪽을 통과하여 두 번째와 세 번째 손허리뼈(중수골, metacarpal) 아래쪽의 앞쪽에 정지한다.

긴손바닥근(palmaris longus)은 위팔뼈안쪽위관절융기(medial epicondyle of humerus)에서 기시한다(그림

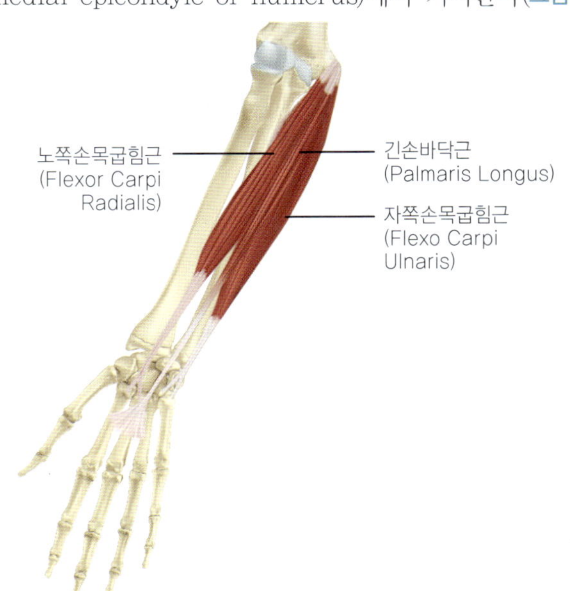

그림 17-5 손목굽힘근

그림 17-6 노쪽손목굽힘근(Flexor carpi radialis muscle)

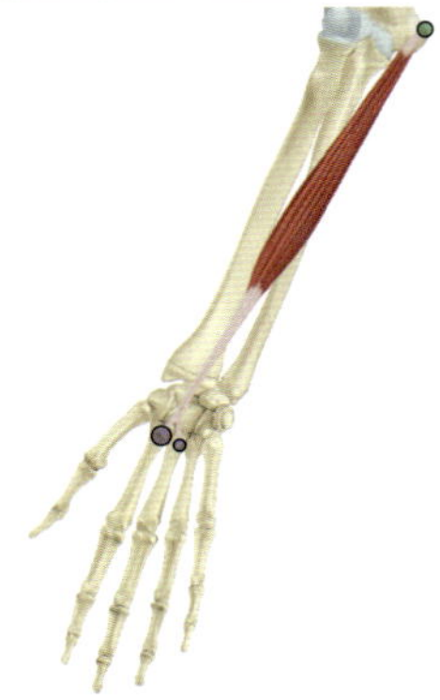

이는곳(기시, Origin)

위팔뼈 안쪽위관절융기

닿는곳(정지, Insertion)

2, 3 번째 손허리뼈 앞쪽

다른 동작(Other Motions)

노쪽편위

신경(Nerve)

정중신경

그림 17-7 긴손바닥근(Palmaris longus muscle)

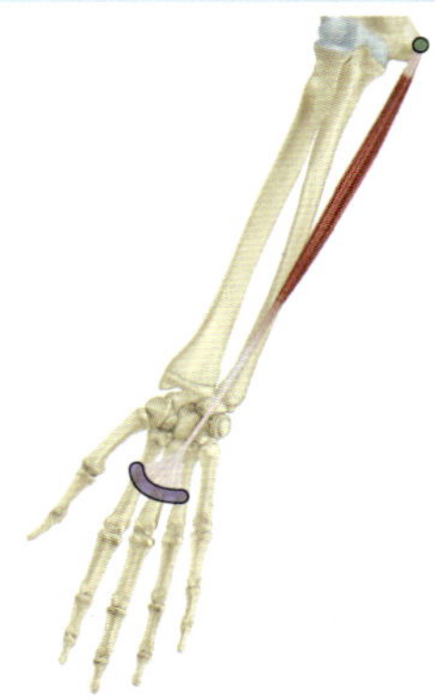

이는곳(기시, Origin)

위팔뼈 안쪽위관절융기

닿는곳(정지, Insertion)

손바닥근막

다른 동작(Other Motions)

없음

신경(Nerve)

정중신경

그림 17-8 자쪽손목굽힘근(Flexor carpi ulnaris muscle)

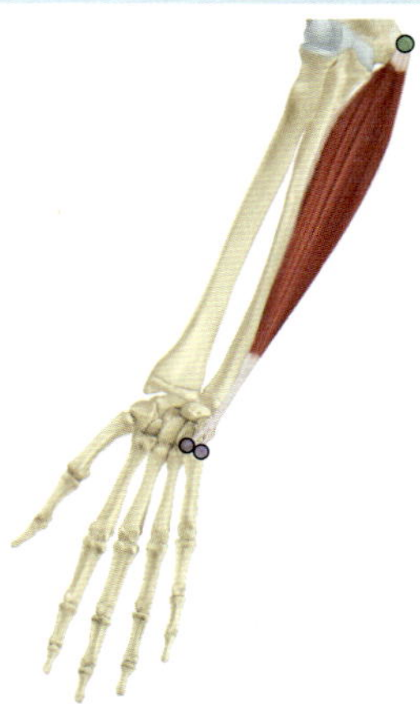

이는곳(기시, Origin)

위팔뼈 안쪽위관절융기

닿는곳(정지, Insertion)

5번째 손허리뼈 앞쪽

콩알뼈

다른 동작(Other Motions)

자쪽편위

신경(Nerve)

자신경

표 17-2 손목 굽힘근의 요약

근육	이는곳	닿는곳	신경
노쪽손목굽힘근		2, 3번째 손허리뼈 앞쪽	정중신경
긴손바닥근	위팔뼈 안쪽위관절융기	손바닥 근막	
자쪽손목굽힘근		5번째 손허리뼈 앞쪽 & 콩알뼈	자신경

17-7). 이 근육은 노쪽손목굽힘근의 옆으로 지나가며 손 앞쪽(손바닥)에 있는 손바닥 근막에 정지한다.

다른 두 손목굽힘근과 마찬가지로 **자쪽손목굽힘근(flexor carpi ulnaris)**도 위팔뼈안쪽위관절융기에서 기시한다(그림 17-8). 이 근육은 아래팔의 앞쪽을 따라 똑바로 지나가고 다섯 번째 손허리뼈의 아래쪽의 앞면과 콩알뼈(pisiform)에 정지한다.

주요사항 체크

표 17-2는 많은 자료에 대한 올바른 검토 역할을 한다. 여기에서는 이해를 위한 몇 가지 확인을 한다.

1. 손목 굽힘근에는 얼마나 많은 근육이 있는가? 나열하세요.
2. 손목 굽힘근이 신장성(원심성) 수축으로 작용하면 일어나는 운동은 무엇인가?
3. 손목 굽힘근의 일반적인 부착 위치는 어디인가?

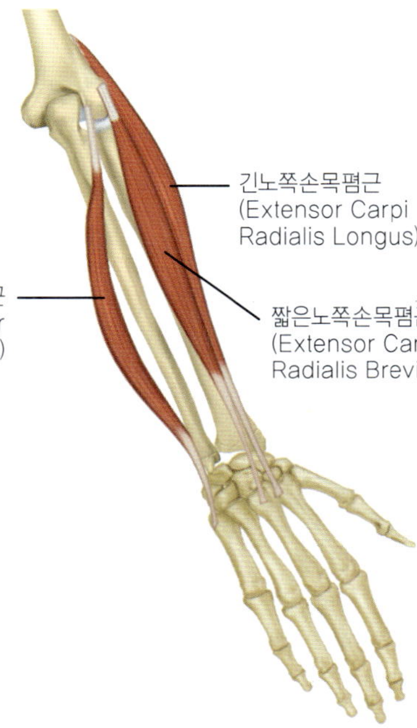

그림 17-9 손목폄근

손목폄근

세 개의 근육이 손목을 편다(그림 17-9). 그것은 긴노쪽손목폄근(장요측수근신근, extensor carpi radialis longus), 짧은노쪽손목폄근(단요측수근신근, extensor radialis brevis) 및 자쪽손목폄근(척측수근신근, extensor carpi ulnaris)이다. 이 근육은 위팔뼈가쪽위관절융기(상완골외측상과, lateral epicondyle of humerus)에서 기시한다. 이 근육은 아래팔을 통해 세로로 지나가고 손 뼈의 뒤쪽(등쪽)의 다양한 위치에 정지한다. 손목폄근(wrist extensors)은 이 부분 끝의 표 17-3에 요약되어 있다.

긴노쪽손목폄근(extensor carpi radialis longus)은 위팔뼈가쪽위관절융기에서 기시한다(그림 17-10). 이 근육은 후면 아래팔(forearm)의 가쪽을 따라 뻗어가고 두 번째 손허리뼈(metacarpal) 아래쪽의 뒤쪽에 정지한다.

짧은노쪽손목폄근(extensor carpi radialis brevis)은 위팔뼈가쪽위관절융기에서 기시한다(그림 17-11). 이 근육은 긴노쪽손목폄근보다 상대적으로 안쪽으로 아래팔의 뒷면 중간을 지나 세 번째 손허리뼈아래쪽의 뒤쪽에 정지한다.

자쪽손목폄근(extensor carpi ulnaris)은 위팔뼈가쪽위관절융기에서 기시한다(그림 17-12). 이 근육은 아래팔의 뒷면 안쪽을 비스듬히 뻗어 있다. 그런 다음 다섯 번째 손허리뼈 아래쪽의 뒤쪽에 정지한다.

그림 17-10 긴노쪽손목폄근(Extensor carpi radialis longus muscle)

이는곳(기시, Origin)

먼쪽 위팔뼈가쪽위관절융기

닿는곳(정지, Insertion)

두 번째 손허리뼈 뒤쪽

다른 동작(Other Motions)

노쪽편위

신경(Nerve)

노신경

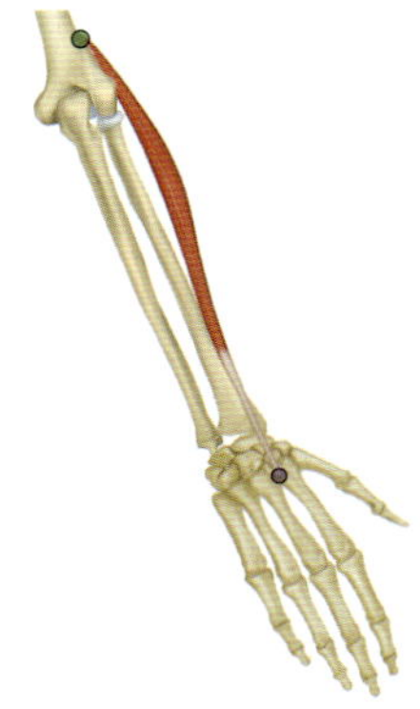

그림 17-11 짧은노쪽손목폄근(Extensor carpi radialis brevis muscle)

이는곳(기시, Origin)

위팔뼈 가쪽위관절융기

닿는곳(정지, Insertion)

세 번째 손허리뼈 뒤쪽

다른 동작(Other Motions)

없음

신경(Nerve)

노신경

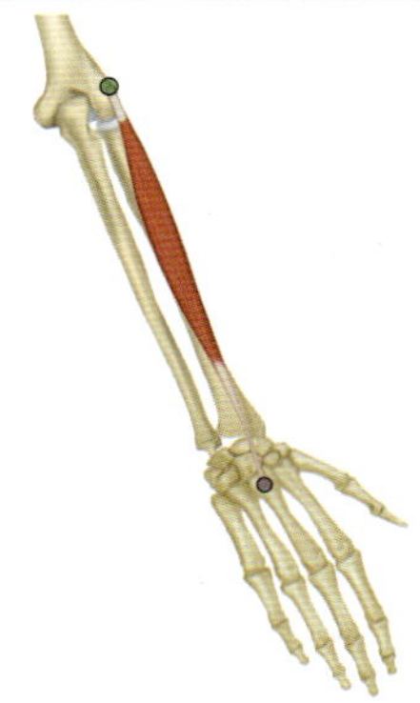

그림 17-12 자쪽손목폄근(Extensor carpi ulnaris muscle)

이는곳(기시, Origin)

위팔뼈 가쪽위관절융기

닿는곳(정지, Insertion)

5번째 손허리뼈 뒤쪽

다른 동작(Other Motions)

자쪽편위

신경(Nerve)

노신경

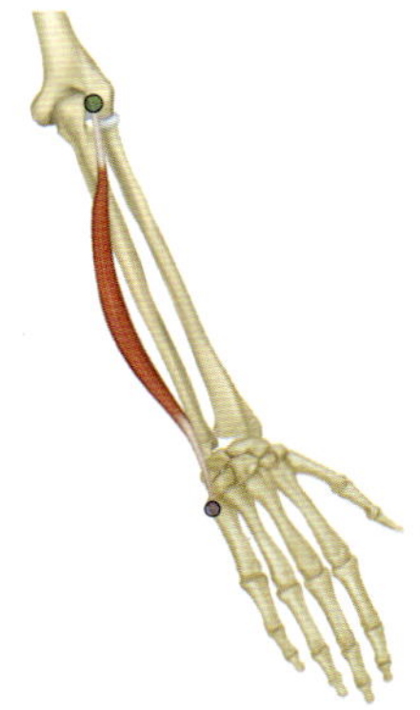

표 17-3 손목폄근의 요약

근육	이는곳	닿는곳	신경
긴노쪽손목폄근	위팔뼈 가쪽위관절융기 먼쪽	두 번째 손허리뼈 뒤쪽	노신경
짧은노쪽손목폄근	위팔뼈 가쪽위관절융기	세 번째 손허리뼈 뒤쪽	
자쪽손목폄근		다섯 번째 손허리뼈 뒤쪽	

주요사항 체크

표 17-3은 많은 자료에 대한 좋은 검토 역할을 한다. 이해를 위한 몇 가지 점검 사항이 있다.

1. 손목 폄근에는 얼마나 많은 근육이 있는가? 나열하세요
2. 손목 폄근이 신장성(원심성) 수축으로 작용하면 일어나는 운동은 무엇인가?
3. 손목 폄근의 일반적인 부착 위치는 어디인가?

손목노쪽편위근(노쪽굽힘근)

손목노쪽편위근(wrist radial deviators)이 함께 작용할 때, **긴노쪽손목폄근**(extensor carpi radialis longus)과 **노쪽손목굽힘근**(flexor carpi radialis)이 손목을 노쪽으로 굽힌다(그림 17-13) 특정 이는곳, 닿는곳 및 신경에 대해서는 손목굽힘근 및 손목폄근과 관련된 해당 부분을 참조하면 된다. 두 근육이 손의 몸쪽 안쪽 면에 붙어있고, 안쪽의 앞쪽과 뒤쪽에 붙어있는 것을 아는 것은 두 근육이 어떻게, 언제 같이 작동하여 노쪽굽힘 시키는지 이해하게 해준다.

주요사항 체크

1. 손목 노쪽편위근에는 얼마나 많은 근육이 있는가?
2. 손목 노쪽편위근이 신장성(원심성) 수축으로 작용하면 일어나는 운동은 무엇인가?
3. 손목 노쪽편위근의 일반적인 부착 위치는 어디인가?

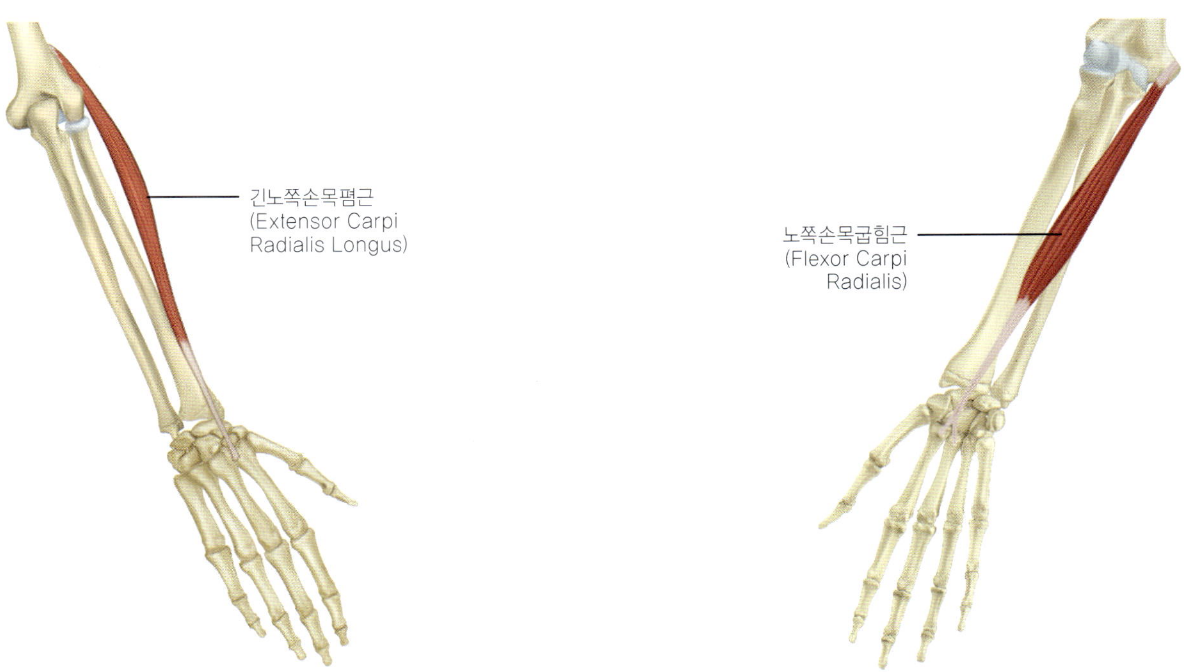

그림 17-13 손목노쪽편위근

손목자쪽편위근(자쪽굽힘근)

손목노쪽편위근(wrist radial deviators)과 마찬가지로 아래팔의 반대 쪽에 있는 두 개의 근육이 손목을 자뼈(ulna) 쪽으로 굽힌다(그림 17-14) 그것은 **자쪽손목폄근(extensor carpi ulnaris)**과 **자쪽손목굽힘근(flexor carpi ulnaris)**이다. 이는곳, 닿는곳 및 신경에 대해서는 손목굽힘근(wrist flexors) 및 손목폄근(wrist extensors)과 관련된 해당 부분을 참조하면 된다. 손목자쪽편위근과 마찬가지로 두 근육은 모두 손의 몸쪽 바깥면에 정지한다. 이 사실을 통해 독자는 근육이 수축할 때 손목을 자뼈쪽으로 굽힘된다고 예측할 수 있다.

주요사항 체크

1. 손목 자쪽편위근에는 얼마나 많은 근육이 있는가?
2. 손목 자쪽편위근이 신장성(원심성) 수축으로 작용하면 일어나는 운동은 무엇인가?
3. 손목 자쪽편위근의 일반적인 부착 위치는 어디인가?

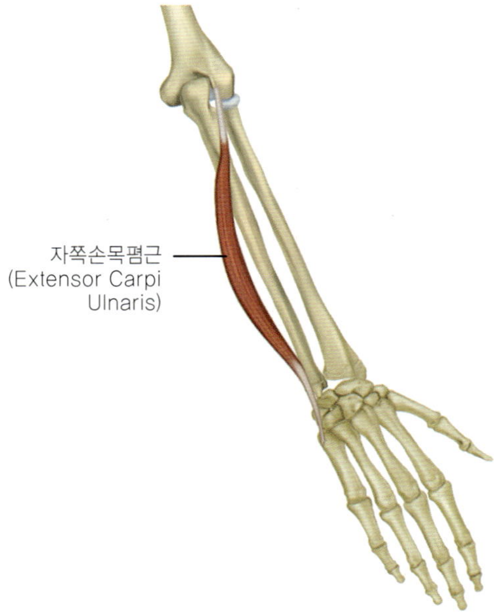

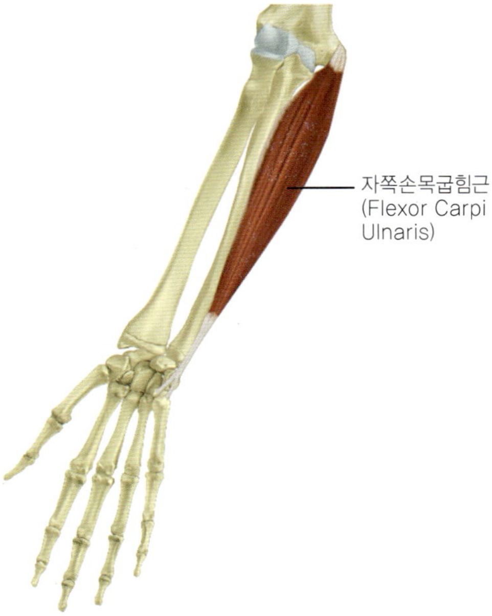

그림 17-14 손목자쪽편위근

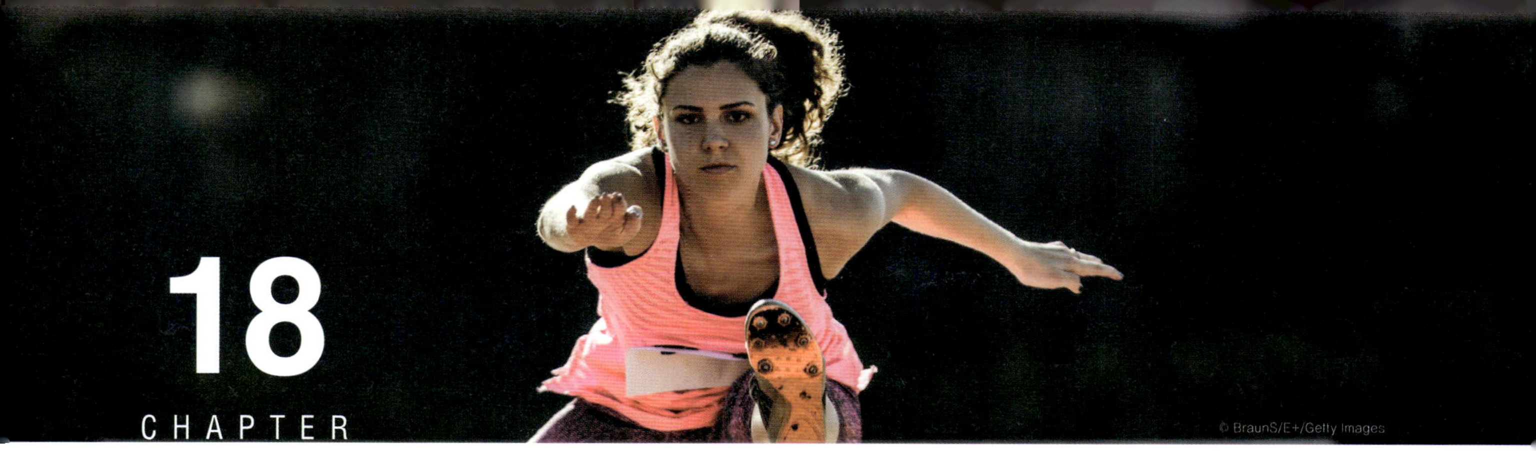

18 CHAPTER

손

The Hand

학습목표

이 장을 학습한 후 다음 내용을 이해할 수 있다.

1. 손 부위의 관절을 요약한다.
2. 손 동작에 대해 이해한다.
3. 손 근육의 이름과 위치에 대해 이해한다.
4. 손 근육의 신경과 부착점에 대해 이해한다.
5. 손 근육의 동작에 의해 생성된 움직임을 응용한다.

손(hand, manus)은 몸통에서 먼 손목쪽에 있다(그림 18-1). 손은 두 부분으로 나눌 수 있다. 손목에서 먼 부분에는 5개의 손허리뼈(meatcarpal bone)가 들어 있다. 앞쪽을 손바닥(palm)이라고 하고 뒤쪽을 등(dorsum)이라고 한다. 그 외에 많은 손가락뼈(phalanges)를 포함하는 다섯 개의 손가락(fingers, digits)이 있다. 손가락에는 가장 가쪽(lateral)에서 가장 안쪽(medial)에 이르는 5자리 숫자인 1-5(I-V)까지 번호가 매겨져 있다. 각 숫자에도 이름이 있다. 첫 번째 손가락(엄지손가락)은 숫자 1(I), 두 번째 손가락(집게손가락)은 숫자 2(II), 세 번째 손가락(가운뎃손가락)은 숫자 3(Ⅲ), 네 번째 손가락(반지손가락)은 숫자 4(IV) 그리고 다섯 번째 손가락(새끼손가락)은 숫자 5(V) 라고 한다. 뼈의 배열과 근육의 작용은 손가락의 6가지 동작을 만들어 낸다.

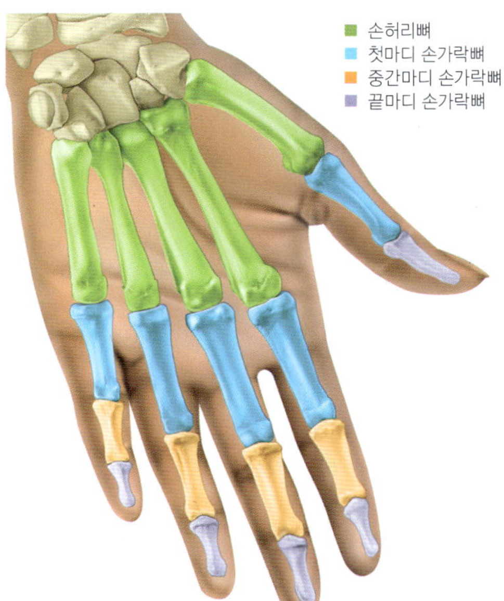

그림 18-1 손

손 관절

손과 손가락에 있는 모든 뼈 사이에는 수많은 관절이 있다(그림 18-2). 집합적으로, **손목손허리관절(carpometacarpal joint)**은 다섯 개의 손허리뼈와 손목뼈 사이에 있는 모든 관절을 말한다. **손허리손가락관절(metacarpophalangeal joint, MP joint)**은 다섯 손가락의 첫마디 손가락뼈(proximal phalages)와 다섯 개의 손허리뼈 사이의 관절를 말한다. 이 관절은 손의 가쪽(MP joint Ⅰ)에서부터 안쪽(MP joint Ⅴ)으로 순차적으로 번호가 매겨진다. **손가락뼈사이관절(interphalangeal joint, IP joint)**도 같은 방식으로 순차적으로 번호가 매겨진다. 첫 번째 손가락(엄지손가락)에는 두 개의 손가락뼈만 포함된다. 따라서, 이 엄지손가락에는 IP 관절(IP joint I)이 하나만 있다. 그러나 나머지 손가락(II-V)에는 각각 세 개의 손가락뼈가 포함되어 있고 한 손가락 당 두 개의 IP 관절이 있다. **몸쪽손가락사이관절(proximal interphalangeal joint, PIP joint)**은 중간마디 손가락뼈(middle phalanges)와 첫마디 손가락뼈 사이에 있다. **먼쪽손가락사이관절(distal interphalangeal joint, DIP joint)**은 끝마디 손가락뼈(distal phalanges)와 중간마디 손가락뼈 사이에 있다.

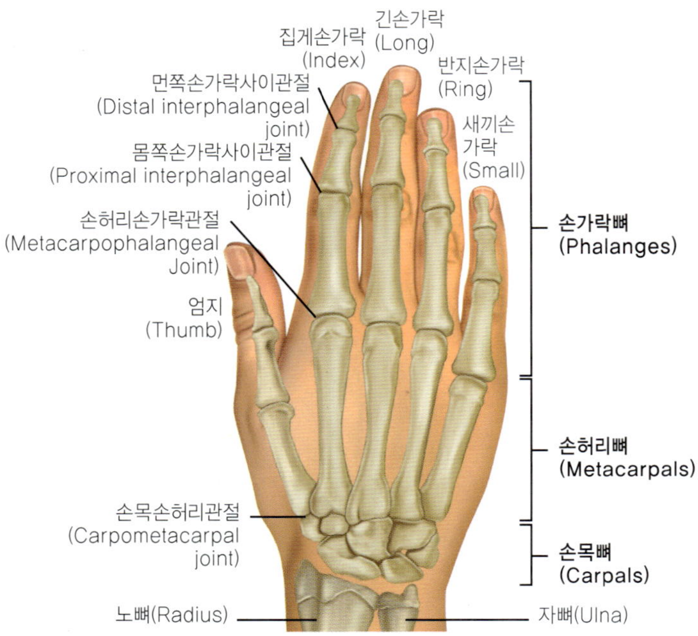

그림 18-2 손 관절

손의 동작

손목손허리뼈관절(carpometacarpal joint)의 동작은 거의 없기 때문에 고려하지 않는다. 그러나 MP 관절과 IP 관절의 동작은 확실히 중요하다(그림 18-3). MP 관절과 IP 관절의 평균적인 관절가동범위는 표 18-1에 요약되어 있다. 두 번째부터 다섯 번째 MP 관절은 폄(extension), 굽힘(flexion), 벌림(abduction), 모음(adduction)이 가능하다. 첫 번째 손가락(엄지손가락)의 첫 번째 MP 관절은 맞섬(opposition)과 재배치(reposition)가 가능하다. IP 관절은 폄과 굽힘만 가능하다.

표 18-1 평균 손가락 관절가동범위

관절	동작	평균 운동 각도
MP I - V	폄 굽힘 두 동작의 합	20-30° 85-105° 105-135°
MP I - V	폄 굽힘 두 동작의 합	0° 20-25° 20-25°
IP I	폄 굽힘 두 동작의 합	0° 80-90° 80-90°
DIP II - V	폄 굽힘 두 동작의 합	0° 110-120° 110-120°
DIP II - V	폄 굽힘 두 동작의 합	0° 80-90° 80-90°

주요사항 체크

1. MP 관절에는 어떤 뼈가 관련되어 있습니까?
2. 첫 번째 숫자는 엄지손가락입니까 아니면 작은 손가락입니까?
3. 손가락은 어떤 동작을 할 수 있습니까?

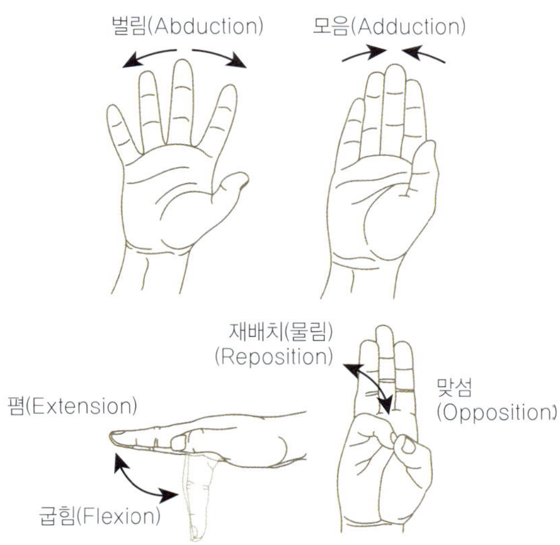

그림 18-3 손 관절

움직이는 손가락 근육

수많은 근육이 손가락을 움직인다. 발가락 근육과 마찬가지로 손가락 근육은 일반적으로 내인성(intrinsic) 또는 외인성(extrinsic) 중 하나로 분류된다. **내재근(intrinsic muscles)**이란 이는곳(origin)과 힘살(belly), 닿는곳(insertion)이 작용하는 관절 부위 내에 위치한 근육을 말한다. **외재근(extrinsic muscles)**은 이는곳과 힘살이 작용하는 관절 부위 밖에 있기 때문에 구별된다. 손가락 외재근의 이는곳과 힘살은 아래팔에 있으며 손가락 내재근은 손 안에 완전히 자리잡고 있다. 표 18-2는 손가락에 작용하는 근육과 근육을 자극하는 신경뿐만 아니라 손가락이 내재근인지 외재근인지를 포함하고 있다. 참고적으로, 손가락의 재배치 근육(repositioners)은 이미 손가락 폄(extension), 벌림(abduction)과 그 외 동작 근육이 표에 나열하였기 때문에 더 이상 나열하지 않았다.

또한, 벌레근(lumbricals), 등쪽뼈사이근(dorsal interossei) 및 바닥쪽사이근(palmar interossei)은 실제로 그룹 당 4개의 근육으로 이루어진 3개의 근육 그룹이다.

표 18-2 손가락근육

근육	위치/부위	신경
손가락굽힘근(Finger Flexors)		
짧은엄지굽힘근(Flexor Pollicis Brevis)	내인성	정중신경
긴엄지굽힘근(Flexor Pollicis Longus)	외인성	정중신경
얕은손가락굽힘근(Flexor Digitorum Superficialis)	외인성	정중신경
깊은손가락굽힘근(Flexor Digitorum Profundus)	외인성	정중신경 과 자신경
벌레근(Lumbricales)	내인성	정중신경 과 자신경
새끼굽힘근(Flexor Digiti Minimi)	내인성	자신경
손가락폄근(Finger Extensors)		
짧은엄지폄근(Extensor Pollicis Brevis)	내인성	노신경
긴엄지폄근(Extensor Pollicis Longus)	외인성	
집게폄근(Extensor Indicis)	외인성	
손가락폄근(Extensor Digitorum)	외인성	
새끼폄근(Extensor Digiti Minimi)	외인성	
손가락벌림근(Finger Abductors)		
짧은엄지벌림근(Abductor Pollicis Brevis)	내인성	정중신경
긴엄지벌림근(Abductor Pollicis Longus)	외인성	노신경
등쪽뼈사이근(Dorsal Interossei)	내인성	자신경
새끼벌림근(Abductor Digiti Minimi)	내인성	자신경
손가락모음근(Finger Adductors)		
엄지모음근(Adductor Pollicis)	내인성	자신경
손바닥쪽뼈사이근(Palmar Interossei)		
엄지 맞섬근(Thumb Oppositioners)		
엄지맞섬근(Opponens Pollicis)	내인성	정중신경
새끼맞섬근(Opponens Digiti Minimi)		자신경

이 장의 나머지 부분은 손가락 근육의 부착 위치, 주요한 운동, 근육을 자극하는 신경을 배우는 데 전념하도록 구성되었다. 다음 각 섹션은 근육 그룹이며 선택된 구심성 수축 동작에 의해 생성된 주요 동작에 따라 나누어진다. 등척성 및 원심성 수축이 일어날 수 있는 모든 근육도 잊지 않아야 한다.

동작이 6개로 구분되기 때문에 근육도 6개의 그룹으로 나뉜다. 그룹은 손가락굽힘근, 손가락폄근, 손가락벌림근, 손가락모음근, 손가락맞섬근, 그리고 손가락 재배치(물림) 근육으로 분류된다. 또한, 손가락 근육의 그룹은 손가락의 근육이 작용하는 특정 관절, 다른 동작, 근육을 활성화하는 신경을 포함하는 각각의 부분으로 요약된다. 이러한 각 요약 표에는 "다른 동작"이 포함된다. "다른 동작"은 이 근육이 다른 동작에서 약간 부차적인 역할을 한다는 것을 의미한다.

주요사항 체크

1. 손가락 내재근과 손가락 외재근의 차이점은 무엇입니까?
2. 3 열 차트를 만듭니다. a) 첫 번째 열에 모든 발가락 근육을 나열하세요. b) 메모리의 두 번째 열에 동심원 동작 중에 발생하는 동작을 기록하세요. 정확한 답을 다시 확인하세요. c) 세 번째 열, 근육이 원심성으로 작용할 때 어떤 운동이 발생하는지 기록하세요.

손가락굽힘근

손가락에 9개의 구부리는 근육이 있다. 그 중 5개는 짧은엄지굽힘근(flexor pollicis brevis), 긴엄지굽힘근(flexor pollicis longus), 얕은손가락굽힘근(flexor digitorum superficialis), 깊은손가락굽힘근(flexor digitorum profundus) 및 새끼굽힘근(flexor digiti minimi)이다. 나머지 4개를 통칭하여 벌레근(lumbricales)이라고 부른다.

짧은엄지굽힘근(flexor pollicis brevis)은 엄지손가락(숫자 I)에 작용한다(그림 18-4). 이 근육은 굽힘근지지띠(flexor retinaculum)와 큰마름뼈(trapezium)의 앞쪽, 엄지의 앞안쪽에서 기시하여 첫 번째 손가락(엄지손가락) 첫마디 손가락뼈(proximal phalange) 바닥의 손바닥에 정지한다.

긴엄지굽힘근(flexor pollicis longus)도 엄지에 작용한다(그림 18-5). 긴엄지굽힘근은 노뼈 몸통(radial diaphysis)의 앞쪽, 몸쪽 중간 지점에서 기시한다. 이 근육은 아래팔의 가쪽을 통과하고 첫 번째 손가락 끝마디 손가락뼈(distal phalange) 바닥의 손바닥에 정지한다.

얕은손가락굽힘근(flexor digitorum superficialis)은 두 번째에서 다섯 번째 손가락에 작용한다(그림 18-6). 이 근육은 위팔의 안쪽위관절융기(medial epicondyle)에서 유래한다. 거기에서 근섬유는 아래팔 앞쪽을 통과하여 두 번째부터 다섯 번째 손가락 중간마디 손가락뼈(middle phalanges)의 바닥에 닿는 힘줄과 합쳐진다.

깊은손가락굽힘근(flexor digitorum profundus)은 두 번째에서 다섯 번째 손가락에 작용한다(그림 18-7). 이 근

그림 18-4 짧은엄지굽힘근(Flexor pollicis brevis muscle)

이는곳(기시, Origin)
큰마름뼈
굽힘근지지띠
닿는곳(정지, Insertion)
손가락 첫마디 손가락뼈 바닥의 손바닥
다른 동작(Other Motions)
없음
신경(Nerve)
정중신경

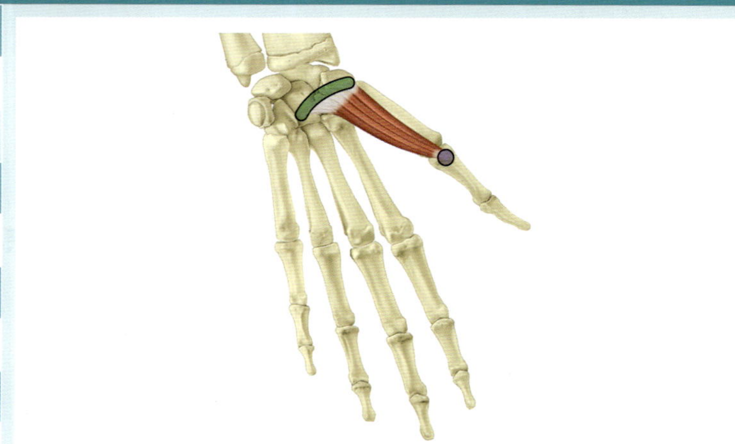

그림 18–5 긴엄지굽힘근(Flexor pollicis longus)

이는곳(기시, Origin)

노뼈 몸쪽 1/2 지점의 앞쪽

닿는곳(정지, Insertion)

손가락 끝마디 손가락뼈의 손바닥 부분

다른 동작(Other Motions)

없음

신경(Nerve)

정중신경

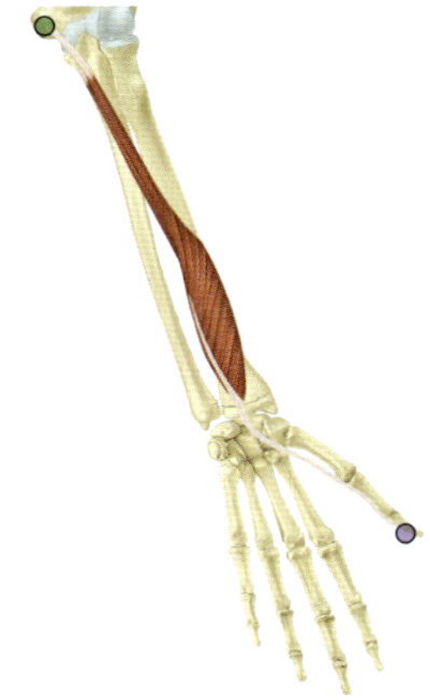

그림 18–6 얕은손가락굽힘근(Flexor digitorum superficialis muscle)

이는곳(기시, Origin)

위팔 안쪽위관절융기

닿는곳(정지, Insertion)

두 번째부터 다섯 번째 손가락 중간마디 손가락뼈 바닥

다른 동작(Other Motions)

없음

신경(Nerve)

정중신경

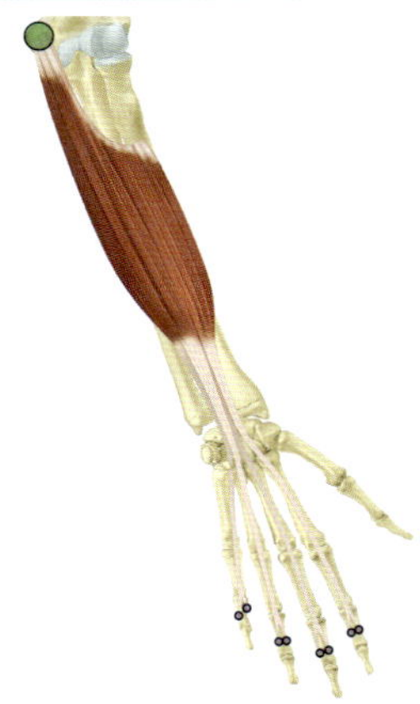

그림 18–7 깊은손가락굽힘근(Flexor digitorum profundus muscle)

이는곳(기시, Origin)

자뼈 몸통 3/4 지점의 앞쪽쪽

닿는곳(정지, Insertion)

두 번째부터 다섯 번째 손가락 끝마디 손가락뼈 바닥

다른 동작(Other Motions)

없음

신경(Nerve)

정중신경과 자신경

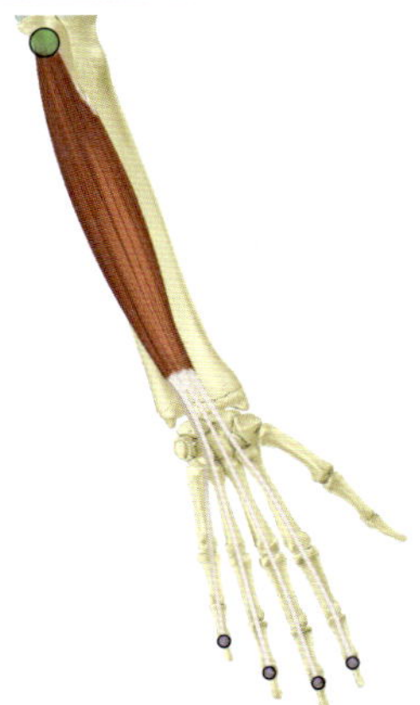

육은 아래팔 앞쪽의 안쪽 부분에 있는 손가락굽힘근 아래에 있다. 자뼈의 앞쪽 몸통 3/4 지점에서 기시하여 두 번째에서 다섯 번째 손가락 끝마디 손가락뼈(distal phalanges) 바닥에 정지한다.

벌레근(lumbricales)은 실제로 손허리뼈(metacarpals) 사이에 존재하는 별개의 4개의 근육 그룹을 말한다(그림 18-8). 이 근육은 손의 가쪽에서 안쪽으로 첫 번째에서 네 번째 근육까지 순차적으로 표시 될 수 있다. 첫 번째 벌래근은 두 번째 손가락(집게손가락), 두 번째 벌레근은 세 번째 손가락(가운뎃손가락), 세 번째 벌레근은 네 번째 손가락(반지손가락), 네 번째 벌레근은 다섯 번째 손가락(작은손가락)에 작용한다. 4개의 근육은 깊은손가락굽힘근의 힘줄에서 기시하여 두 번째에서 다섯 번째 손가락의 첫마디 손가락뼈(proximal phalanges) 몸통 가쪽에 정지한다.

새끼굽힘근(flexor digiti minimi)은 다섯 번째 손가락(작은손가락)에만 작용한다(그림 18-9). 다섯 번째 손허리뼈의 손바닥 부분을 세로로 통과한다. 긴손가락굽힘근(flexor digiti longus)이 없더라도 짧은새끼굽힘근(flexor digiti minimi brevis)이라고도 한다. 그것은 갈고리뼈(hamate)와 굽힘근지지띠(flexor retinaculum)에서 기시하여 다섯 번째 손가락의 첫마디 손가락뼈의 바닥 안

그림 18-8 4개의 벌레근(Lumbricales muscle)

이는곳(기시, Origin)
깊은손가락굽힘근의 힘줄
닿는곳(정지, Insertion)
두 번째에서 다섯 번째 손가락의 첫마디 손가락뼈 몸통의 가쪽
다른 동작(Other Motions)
없음
신경(Nerve)
정중신경과 자신경

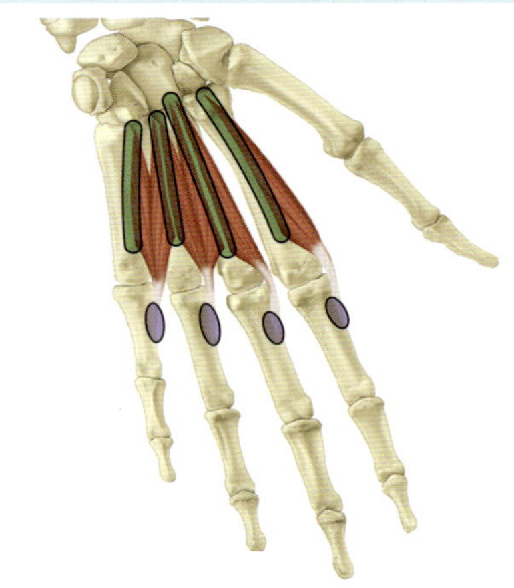

그림 18-9 새끼굽힘근(Flexor digiti minimi muscle)

이는곳(기시, Origin)
갈고리뼈
굽힘근지지띠
닿는곳(정지, Insertion)
다섯 번째 손가락 첫마디 손가락뼈의 안쪽 바닥
다른 동작(Other Motions)
없음
신경(Nerve)
자신경

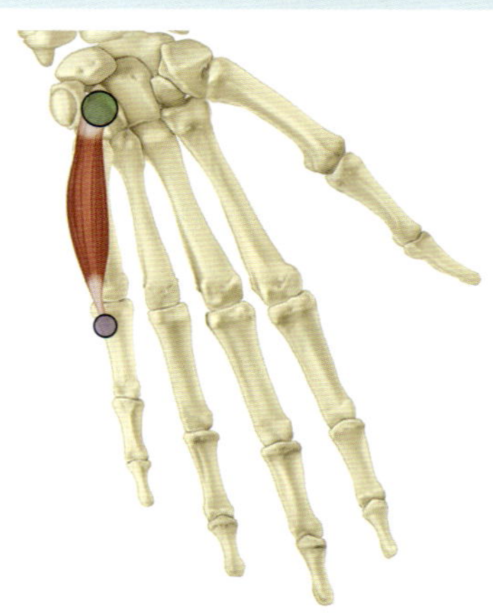

표 18-3 손가락굽힘근

근육	작용하는 손가락	작용하는 관절	신경
엄지굽힘근	1번 손가락	MP	
긴엄지굽힘근	1번 손가락	MP & IP	정중신경
얕은손가락굽힘근	2-5번 손가락	MP & PIP	
깊은손가락굽힘근	2-5번 손가락	MP, PIP, & DIP	정중신경 & 자신경
벌레근	2-5번 손가락	PIP & DIP	정중신경(first 2) 자신경(second 2)
새끼굽힘근	5번 손가락	MP	자신경

쪽에 정지한다.

주요사항 체크

표 18-3은 대부분의 자료에 대한 좋은 검토 역할을 하지만 이는곳과 닿는곳도 검토해야 한다.

손가락폄근

손가락을 펴는 근육은 5개가 있다. 이 근육은 짧은엄지폄근(extensor pollicis brevis), 긴엄지폄근(extensor pollicis longus), 집게폄근(extensor indicis), 손가락폄근(extensor digitorum) 및 새끼폄근(extensor digiti minimi)이다.

짧은엄지폄근(extensor pollicis brevis)은 엄지손가락(숫자 I)에 작용한다(그림 18-10). 먼쪽 노뼈의 뒤쪽에서 기시한다. 그 지점에서 노뼈를 가로질러 비스듬하게 지난 후, 손목을 교차한 후, 첫 번째 손가락 첫마디 손가락뼈(proxikal phalange) 바닥의 가쪽 부분에 정지한다.

긴엄지폄근(extensor pollicis longus)은 엄지손가락(숫자 I)에 작용한다(그림 18-11). 긴엄지폄근의 힘살(belly)은 자뼈에서 먼쪽 아래팔을 가로질러 비스듬하게 놓여있다. 이 근육은 자뼈 중간의 뒤쪽에서 기시하여, 손목을 교차한 후, 첫 번째 손가락 끝마디 손가락뼈(distal phalange) 바닥의 등쪽 부분에 정지한다.

집게폄근(extensor indicis)은 두 번째 손가락(집게손가락)에 작용한다(그림 18-12). 자뼈의 먼쪽 뒤쪽 부분에서 기시한다. 이 근육의 힘살은 아래팔 먼쪽 중앙아래도 세로로 뻗고, 손목을 교차한 후 두 번째 손가락 끝마디 손가락뼈 바닥의 등쪽 부분에 정지한다.

손가락폄근(extensor digitorum)은 두 번째에서부터 다섯 번째 손가락에 작용하는 아래팔 뒤쪽의 중앙에 있

그림 18-10 짧은엄지폄근(Extensor pollicis brevis muscle)

이는곳(기시, Origin)

먼쪽노뼈 뒤쪽

닿는곳(정지, Insertion)

첫 번째 손가락 첫마디뼈의 가쪽

다른 동작(Other Motions)

엄지의 재배치

신경(Nerve)

노신경

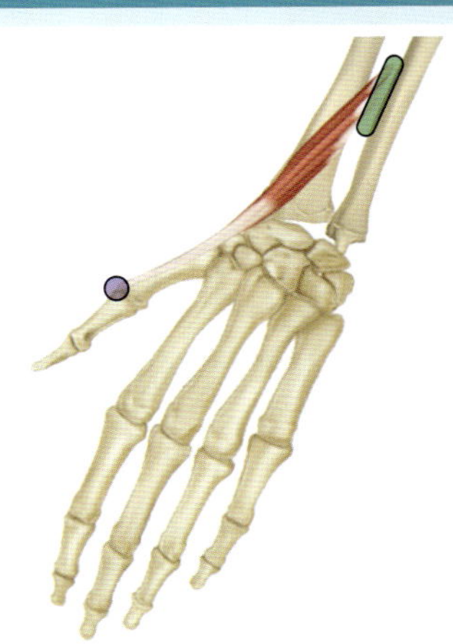

그림 18-11 긴엄지폄근(Extensor pollicis longus muscle)

이는곳(기시, Origin)

자뼈의 중간의 앞쪽

닿는곳(정지, Insertion)

첫 번째 손가락 끝마디뼈 바닥의 등쪽

다른 동작(Other Motions)

엄지의 재배치

신경(Nerve)

노신경

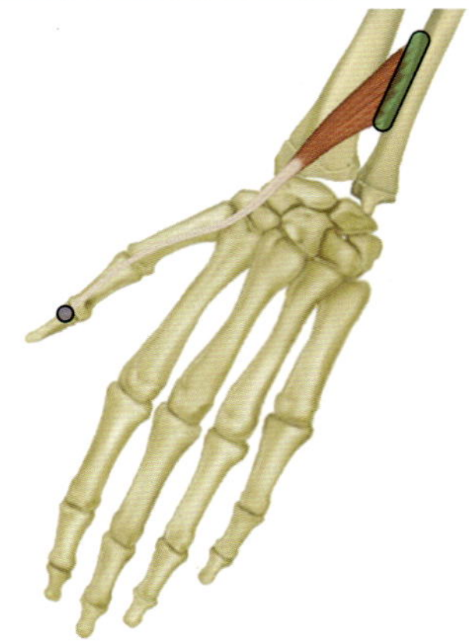

그림 18-12 집게폄근(Extensor indicis muscle)

이는곳(기시, Origin)

먼쪽자뼈의 앞쪽

닿는곳(정지, Insertion)

두 번째 손가락 바닥의 등쪽

다른 동작(Other Motions)

없음

신경(Nerve)

노신경

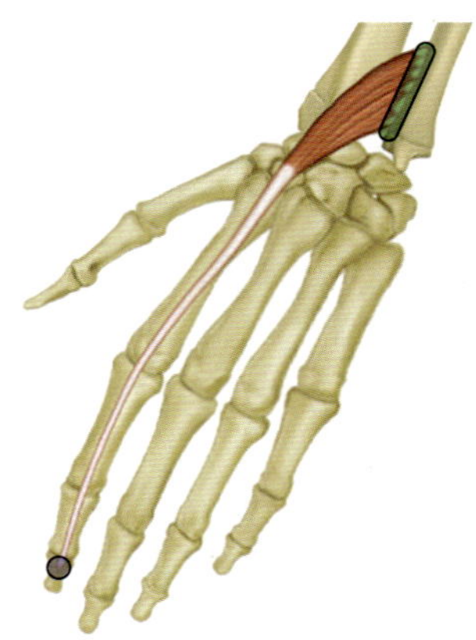

그림 18-13 손가락폄근(Extensor digitorum muscle)

이는곳(기시, Origin)

위팔의 가쪽위관절융기

닿는곳(정지, Insertion)

두 번째에서 다섯 번째 손가락의 끝마디뼈의 등쪽

다른 동작(Other Motions)

없음

신경(Nerve)

노신경

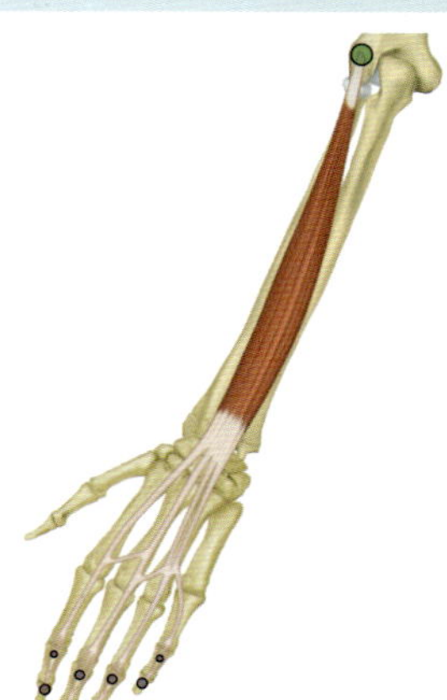

그림 18-14 새끼폄근(Extensor digiti minimi muscle)

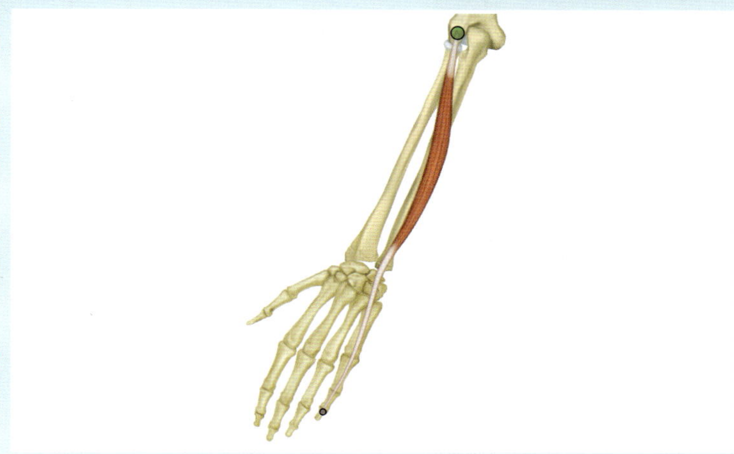

이는곳(기시, Origin)

위팔의 가쪽위관절융기

닿는곳(정지, Insertion)

다섯 번째 손가락 끝마디뼈 바닥의 등쪽 부

다른 동작(Other Motions)

다섯 번째 손가락의 재배치

신경(Nerve)

노신경

표 18-4 손가락폄근

근육	작용하는 손가락	작용하는 관절	신경
짧은엄지폄근	1번 손가락	MP	노신경
긴엄지폄근	1번 손가락	손목손허리뼈, MP, & IP	
집게폄근	2번 손가락	MP, PIP, & DIP	
손가락폄근	2–5번 손가락	MP, PIP, & DIP	
새끼폄근	5번 손가락	MP, PIP, & DIP	

다(그림 18-13). 이 근육은 위팔의 가쪽위관절융기(lateral epicondyle)에서 기시하여 두 번째에서부터 다섯 번째 손가락의 끝마디 손가락뼈 바닥의 등쪽 부분에 정지한다.

새끼폄근(extensor digiti minimi)은 이름에서 알 수 있듯이 다섯 번째 손가락(작은손가락)에 작용한다(그림 18-14). 이 근육은 가쪽위팔위관절융기에서 기시한다. 아래팔 뒤쪽의 중앙부분에서 자뼈를 세로로 지나간다. 손목을 지난 후, 다섯 번째 손가락의 끝마디 손가락뼈 바닥의 등쪽 부분에 정지한다.

주요사항 체크

표 18-4는 대부분의 자료에 대한 좋은 검토의 역할을 하지만 이는곳과 닿는곳도 검토해야 한다.

손가락벌림근

손가락을 벌리는 근육은 7개가 있다. 이 근육은 3개는 짧은엄지벌림근(abductor pollicis brevis), 긴엄지벌림근(abductor pollicis longus), 새끼벌림근(abductor digiti minimi)이다. 다른 4개의 근육은 일반적으로 등쪽뼈사이근(dorsal interossei)이라고 불리는 그룹으로 표현된다.

짧은엄지벌림근(abductor pollicis brevis)은 첫 번째 손가락(엄지)에 작용하는 내재근이다(그림 18-15). 이 근육의 힘살은 첫 번째 손가락 손허리뼈(metacarpal)의 손바닥 위쪽에 있는 짧은엄지굽힘근의 가쪽에 자리잡고 있다. 손목뼈(carpal bones)인 손배뼈(scaphoid)와 큰마름뼈(trapezium)에서 기시하여 첫 번째 손가락 첫마디 손가락뼈 바닥의 가쪽 부분에 정지한다.

긴엄지벌림근(abductor pollicis longus)는 엄지손가락(숫자 I)에 작용하는 외재근이다(그림 18-16). 이 근육은 뼈몸통 아래의 자뼈 앞쪽 부분을 비스듬히 통과한다. 첫 번째 손가락 손허리뼈 바닥에 정지한다.

등쪽뼈사이근(dorsal interossei)은 손허리뼈 사이에 있는 4개의 근육으로 구성된 또 다른 그룹이다(그림 18-17). 그 근육은 손의 가쪽에서 안쪽으로 순차적으로 표시된다.

그림 18-15 짧은엄지벌림근(Abductor pollicis brevis muscle)

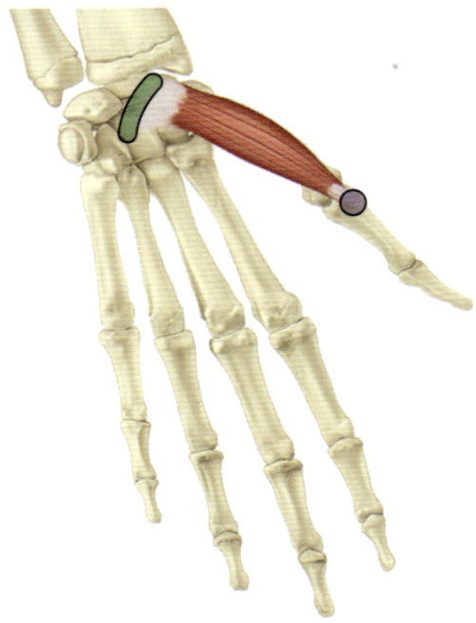

이는곳(기시, Origin)

손배뼈

큰마름뼈

닿는곳(정지, Insertion)

첫 번째 손가락 끝마디뼈 바닥의 등쪽

다른 동작(Other Motions)

엄지의 재배치

신경(Nerve)

정중신경

그림 18-16 긴엄지벌림근(Abductor pollicis longus muscle)

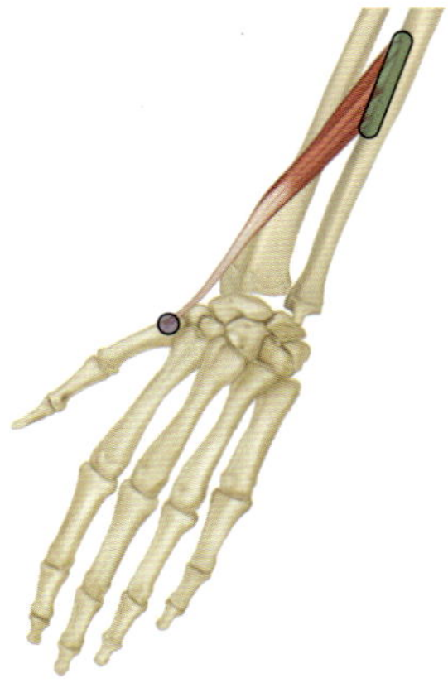

이는곳(기시, Origin)

자뼈 중앙의 앞쪽

닿는곳(정지, Insertion)

첫 번째 손허리뼈 등쪽

다른 동작(Other Motions)

엄지의 재배치

신경(Nerve)

자신경

그림 18-17 4개의 등쪽뼈사이근(Dorsal interossei muscle)

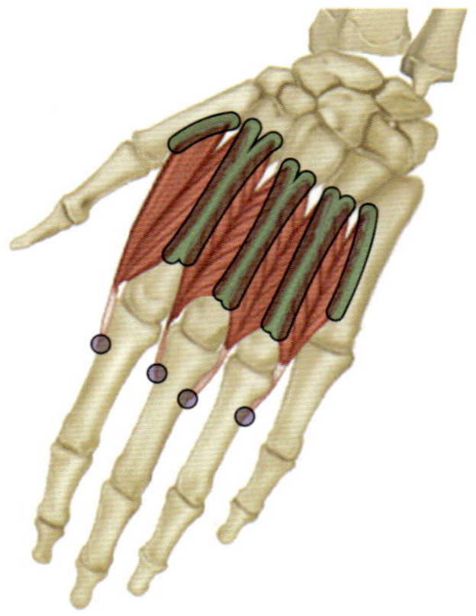

이는곳(기시, Origin)

1–4번 손허리벼의 몸통

닿는곳(정지, Insertion)

2–4번 손가락 첫마디뼈 바닥의 측면

다른 동작(Other Motions)

없음

신경(Nerve)

자신경

그림 18-18 새끼벌림근(Abductor digiti minimi muscle)

이는곳(기시, Origin)

콩알뼈

닿는곳(정지, Insertion)

네 번째 손가락 첫마디뼈의 안쪽

다른 동작(Other Motions)

네 번째 손가락의 재배치

신경(Nerve)

자신경

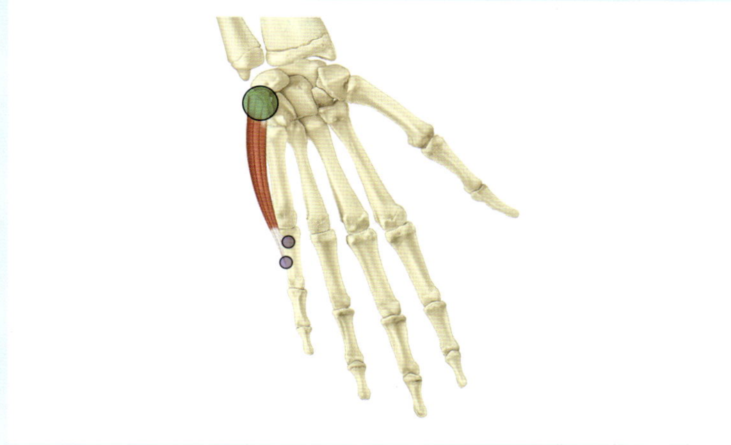

표 18-5 손가락벌림근

근육	작용하는 손가락	작용하는 관절	신경
짧은엄지벌림근	1번 손가락	MP	정중신경
긴엄지벌림근	1번 손가락	손목손허리뼈	노신경
등쪽뼈사이근	2–4번 손가락	MP	자신경
새끼벌림근	5번 손가락	MP	

주요사항 체크

표 18-5는 대부분의 자료에 대한 좋은 검토의 역할을 하지만 이는곳과 닿는곳도 검토해야 한다.

첫 번째 등쪽뼈사이근은 두 번째 손가락에 작용한다. 두 번째와 세 번째 근육은 네 번째와 다섯 번째 손가락에 작용한다. 4개의 근육은 1~5번 손허리뼈 몸통의 가쪽과 안쪽에서 기시한다. 첫 번째 근육은 두 번째 손가락 첫마디뼈 바닥의 가쪽 부분에 정지한다. 두 번째와 세 번째 근육은 각각 세 번째 손가락 첫마디뼈 바닥의 가쪽과 안쪽에 정지한다. 네 번째 근육은 네 번째 손가락 첫마디뼈 바닥의 안쪽 부분에 정지한다.

새끼벌림근(abductor digiti minimi)은 다섯 번째 손가락(작은손가락)에만 작용한다(그림 18-18). 이 근육은 새끼굽힘근(flexor digiti minimi)에 인접한 손(hand)의 앞 안쪽에 자리잡고 있다. 이것은 손목뼈인 콩알뼈(pisifcrm)에서 기시하여 다섯 번째 손가락 첫마디 손가락뼈 바닥의 안쪽 부분에 정지한다.

손가락모음근

손가락을 모으는 근육은 5개가 있다. 이 근육 중 하나는 엄지모음근이다. 다른 4개의 근육은 일반적으로 손바닥쪽뼈사이근(palmar interossei)이라고 하는 그룹이다.

엄지모음근(adductor pollicis)은 다른 엄지손가락 근육과 마찬가지로 엄지손가락에 작용한다(그림 18-19). 근육은 손바닥 중앙에서 엄지손가락까지 손바닥을 가로로 교차하여 지나간다. 구체적으로, 두 번째 및 세 번째 손허리뼈 바닥의 손바닥, 세 번째 손허리뼈의 몸통, 그리고 손목뼈인 알머리뼈에서 기시한다. 엄지손가락의 첫마디 손가락뼈 바닥의 안쪽 부분에 정지한다.

손바닥쪽뼈사이근(palmar interrossei)은 손허리뼈 사이에 있는 4개의 근육 그룹을 말한다(그림 18-20). 이 근육은 첫 번째와 두 번째 손가락뿐만 아니라 네 번째와 다섯

그림 18-19 엄지모음근(Adductor pollicis muscle)

이는곳(기시, Origin)
2-3번 손가락 손허리뼈의 손바닥
3번 손가락 손허리벼의 몸통
알머리뼈
닿는곳(정지, Insertion)
1번 손가락 첫마디뼈의 안쪽
다른 동작(Other Motions)
없음
신경(Nerve)
정중신경

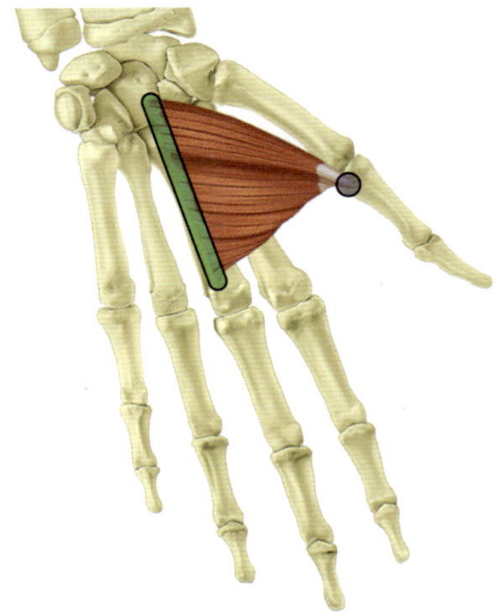

그림 18-20 손바닥쪽뼈사이근(Palmar interossei muscle)

이는곳(기시, Origin)
1,2,4,5번 손가락의 손허리뼈 안쪽
1,2,4,5번 손가락의 손허리뼈 몸통 가쪽
닿는곳(정지, Insertion)
1,2,4,5번 손가락의 첫마디뼈 바닥의 안쪽
1,2,4,5번 손가락의 첫마디뼈 바닥의 가쪽
다른 동작(Other Motions)
없음
신경(Nerve)
자신경

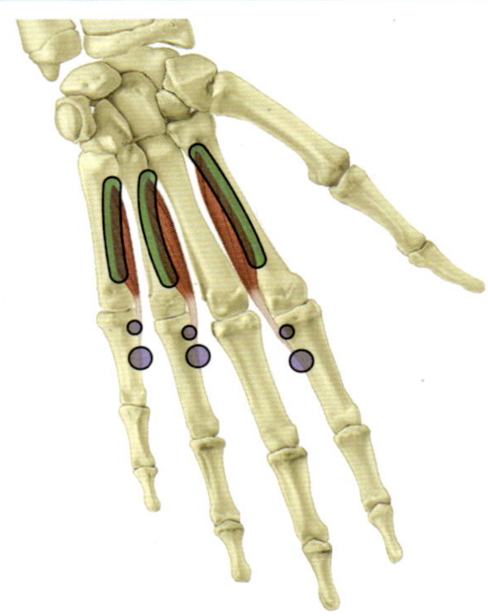

표 18-6 손가락모음근

근육	작용하는 손가락	작용하는 관절	신경
엄지모음근	1번 손가락	MP	정중신경
손바닥쪽뼈사이근	1, 2,4,5번 손가락(3번 손가락은 아님)	MP	자신경

⑪ 주요사항 체크

표 18-6는 대부분의 자료에 대한 좋은 검토의 역할을 하지만 이는곳과 닿는곳도 검토해야 한다.

번째 손가락에 작용한다. 첫 번째 손바닥쪽뼈사이근은 엄지손가락에 작용하고, 두 번째 손바닥쪽뼈사이근은 두 번째 손가락에, 세 번째 손바닥쪽뼈사이근은 네 번째 손가락에, 네 번째 손바닥쪽뼈사이근은 다섯 번째 손가락에 작용한다. 손바닥쪽뼈사이근은 세 번째 손가락(가운뎃손가락)에는 작용하지 않는다. 먼저 두 근육은 첫 번째와 두 번째 손가락의 손허리뼈 몸통 안쪽면에서 기시하여 첫 번째와 두 번째 손가락 첫마디뼈 바닥의 안쪽 부분에 정지한다. 마지막 두 근육은 네 번째와 다섯 번째 손가락의 손허리뼈 몸통 안쪽면에서 기시하여 네 번째와 다섯 번째 손가락 첫마디 손가락뼈 바닥의 가쪽 부분에 정지한다.

손가락맞섬근

손가락맞섬근은 2개가 있다. 이 근육은 첫 번째 손가락(엄지손가락)에 작용하는 엄지맞섬근이고 다섯 번째 손가락(작은손가락)에 작용하는새끼맞섬근(opponens digiti minimi)이다.

엄지맞섬근(opponens pollicis)은 손바닥의 몸쪽 끝부분을 통과하여 첫 번째 손가락의 손허리뼈 위를 비스듬히 통과한다(그림 18-21). 이 근육은 굽힘근지지띠(flexor retinaculum)와 손목뼈인 큰마름뼈(trapezium)에서 기시되고, 첫 번째 손가락의 손허리뼈 몸통의 안쪽 부분에 정지한다.

그림 18-21 엄지맞섬근(Opponens pollicis muscle)

이는곳(기시, Origin)
굽힘근지지띠
큰마름뼈
닿는곳(정지, Insertion)
1번 손가락의 손허리뼈 안쪽
다른 동작(Other Motions)
없음
신경(Nerve)
정중신경

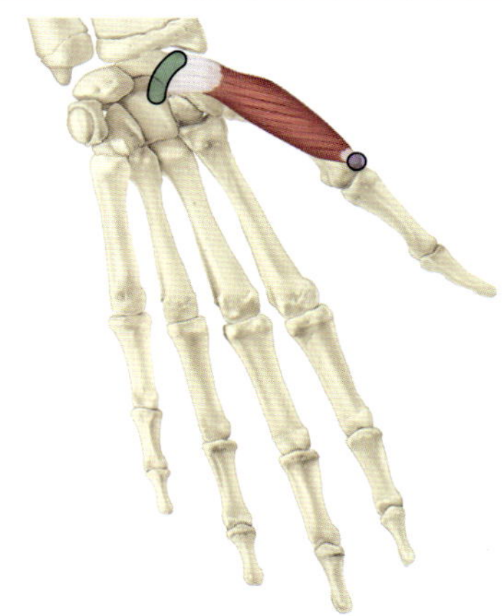

그림 18-22 새끼맞섬근(Opponens digiti minimi muscle)

이는곳(기시, Origin)
굽힘근지지띠
갈고리뼈
닿는곳(정지, Insertion)
5번 손가락의 손허리뼈 몸통 바닥
다른 동작(Other Motions)
없음
신경(Nerve)
자신경

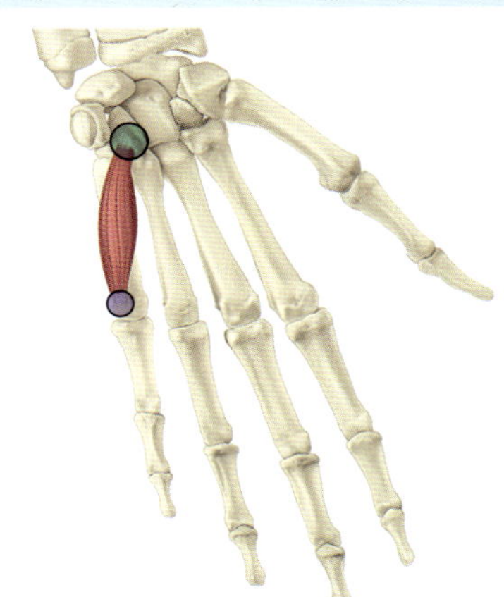

표 18-7 손가락맞섬근

근육	작용하는 손가락	작용하는 관절	신경
엄지맞섬근	1번 손가락	MP	정중신경
새끼맞섬근	5번 손가락	MP	자신경

주요사항 체크

표 18-7는 대부분의 자료에 대한 좋은 검토의 역할을 하지만 이는곳과 닿는곳도 검토해야 한다.

새끼맞섬근(opponens digiti minimi)은 굽힘근지지띠와 손목뼈인 갈고리뼈에서 기시한다(그림 18-22). 거기에서 다섯 번째 손가락의 손바닥 부분을 지나 다섯 번째 손가락의 손허리뼈 몸통에 정지한다.

손가락재배치근

6개의 근육이 손가락재배치(물림) 역할을 한다. 네 개의 근육이 첫 번째 손가락(엄지손가락)에, 두 개의 근육이 다섯 번째 손가락(새끼손가락)에 작용한다.

짧은엄지벌림근(abducter pollicis brevis), 긴엄지벌림근(abducter pollicis longus), 짧은엄지폄근(extensor pollicis brevis) 및 긴엄지폄근(extensor pollicis longus)을 함께 사용하면 엄지손가락의 위치가 변경된다(1번 손가락). 유사하게, 새끼벌림근(abducter digiti minimi)과 새끼폄근(extensor digiti minimi)이 함께 작동하여 새끼손가락을 재배치(물림)하게 한다(5번 손가락).

이러한 모든 근육의 부착, 신경분포 및 기타 작용은 이미 설명되었으며 반복하지 않을 것이다. 이를 검토하려면 "손가락폄근" 또는 "손가락벌림근"이라는 관련 내용을 참조한다.

Workbook 1

학과 ______________ 학번 ______________ 이름 ______________ 날짜 ______________

해부학의 기초

Fundamentals of Anatomy

각 항목의 단어를 사용하여, 각 항목의 이미지에서 가리키는 것과 일치하도록 빈칸에 해부학적 용어를 기록하시오.

1. 신체의 자세

누운 자세(supine)   해부학적 자세(anatomical)   기본적 자세(fundamental)   엎드린 자세(prone)

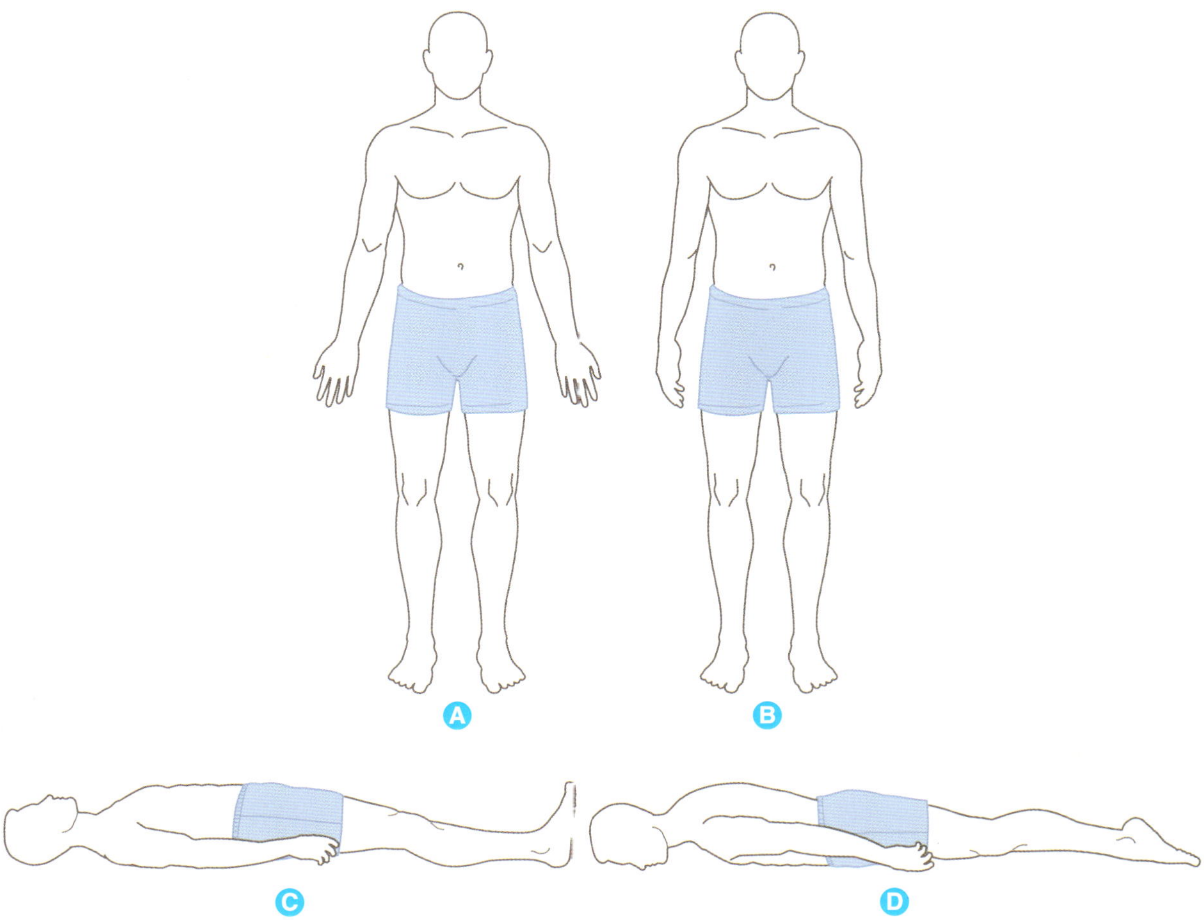

A. ______________________ B. ______________________

C. ______________________ D. ______________________

2. 방향의 용어

몸쪽(proximal) 뒤(posterior) 안쪽(medial) 위(superior)
먼쪽(distal) 아래(inferior) 가쪽(lateral) 앞(anterior)

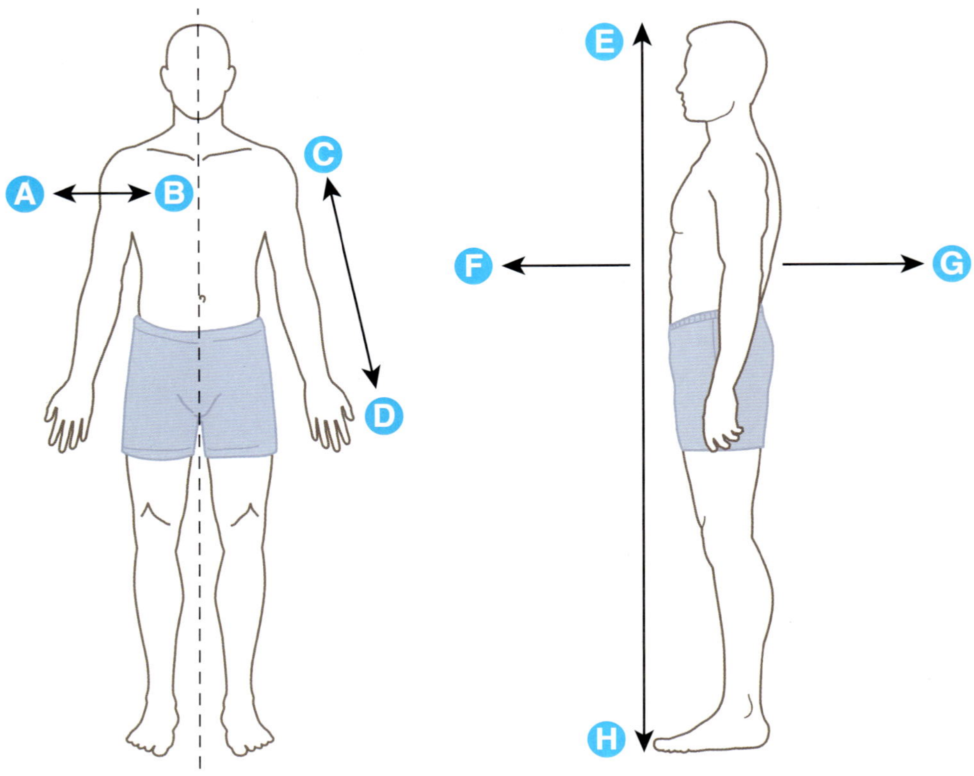

A. ______________ B. ______________ C. ______________

D. ______________ E. ______________ F. ______________

G. ______________ H. ______________

3. 몸통의 하위부위

머리(cephalic) 엉덩(gluteal) 골반(pelvic) 가슴(thoracic) 샅(inguinal)
어깨(scapular) 배(abdominal) 목(cervical) 척추(vertebral) 허리(lumbar)

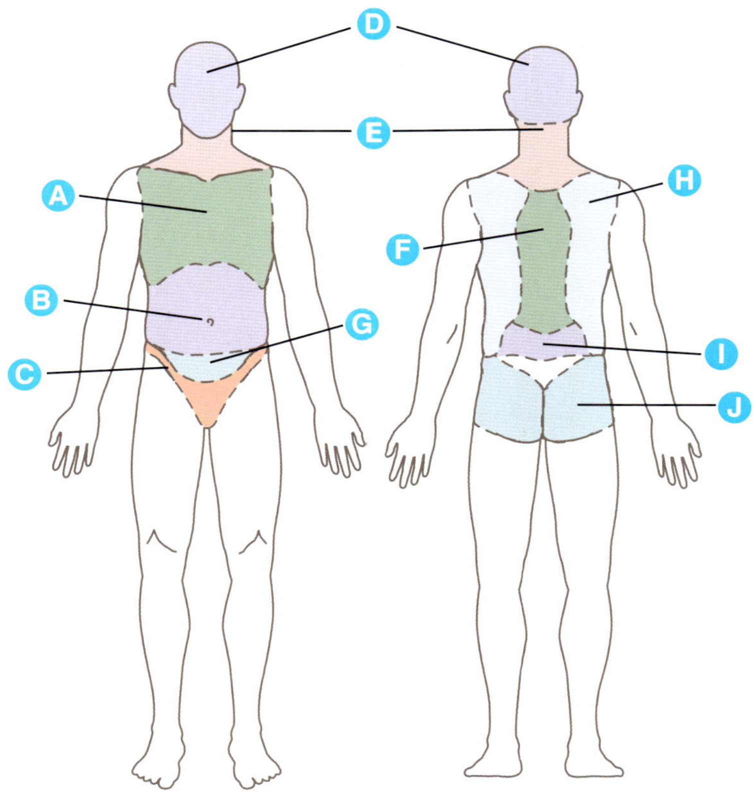

A. ____________________ B. ____________________ C. ____________________

D. ____________________ E. ____________________ F. ____________________

G. ____________________ H. ____________________ I. ____________________

J. ____________________

4. 위팔의 하위부위

등(dorsum) 봉우리(acromial) 팔꿈치 안쪽(cubital) 손(manus) 위팔(brachial)
손목(carpal) 겨드랑이(axillary) 아래팔(antebrachial) 손가락(digits) 손바닥(palmar)

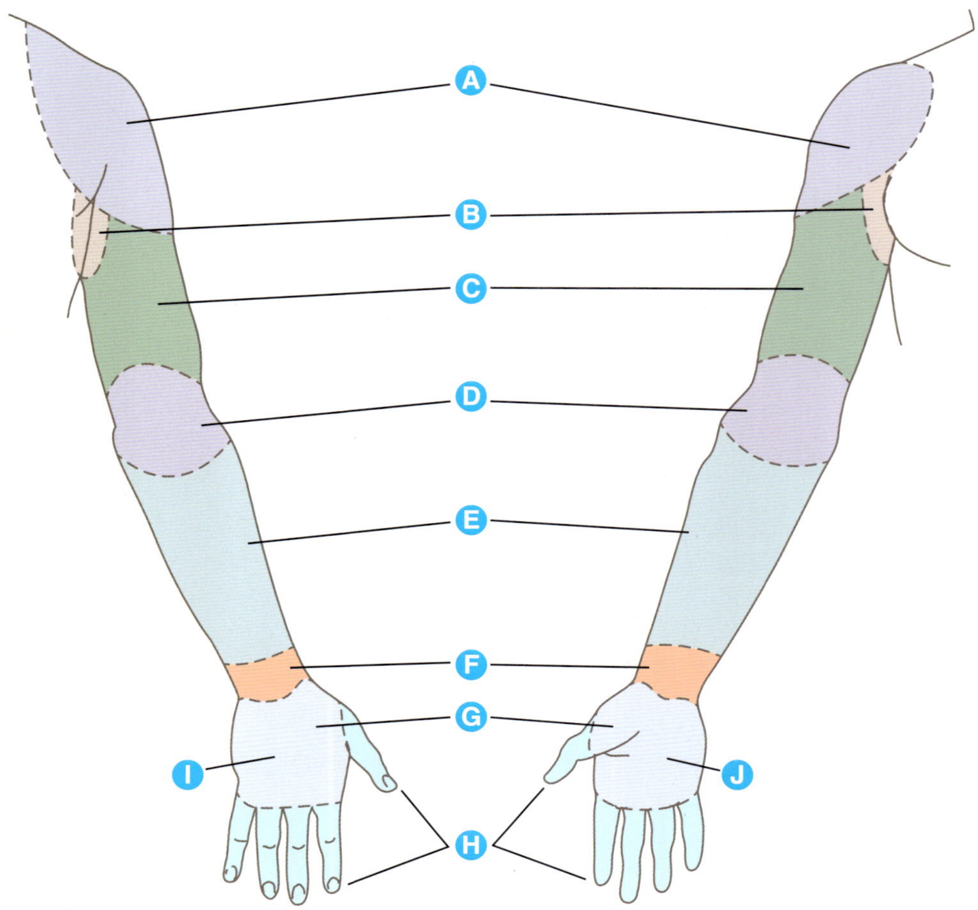

A. ______________ B. ______________ C. ______________

D. ______________ E. ______________ F. ______________

G. ______________ H. ______________ I. ______________

J. ______________

5. 다리(하지)의 하위부위

종아리(crural) 발바닥(plantar) 발(pedal) 넙다리(femoral) 오금(popliteal) 손가락(digit)
발목(tarsal) 엉덩밑(coxal) 발뒤꿈치(calcaneal) 무릎(patellar)

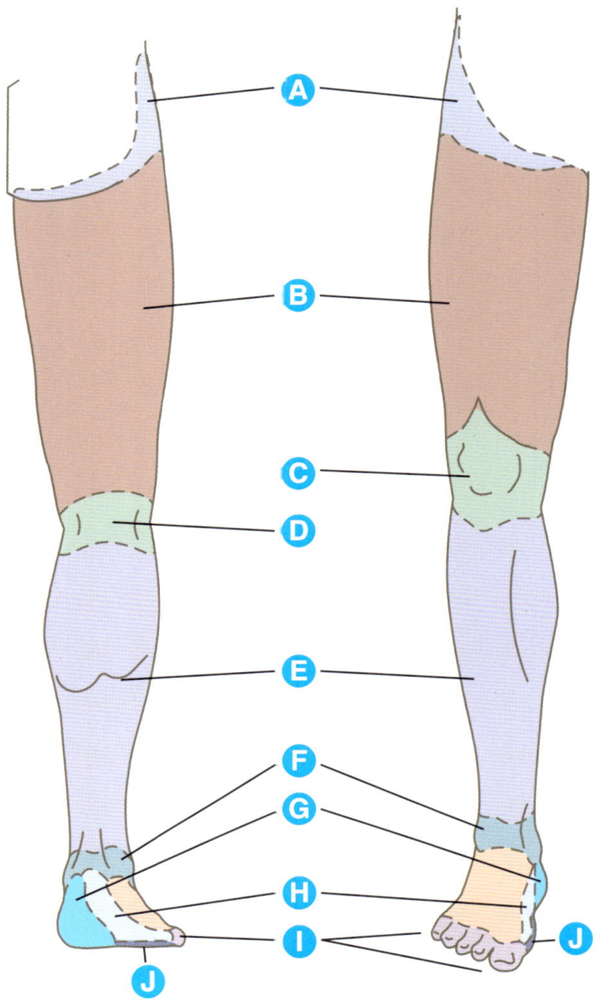

A. ______________ B. ______________ C. ______________

D. ______________ E. ______________ F. ______________

G. ______________ H. ______________ I. ______________

J. ______________

6. 신체의 면과 회전축

가로면(transverse plane) 시상면(sagittal plane) 시상축(sagittal axis)
이마축(frontal axis) 이마면(frontal plane) 수직축(vertical axis)

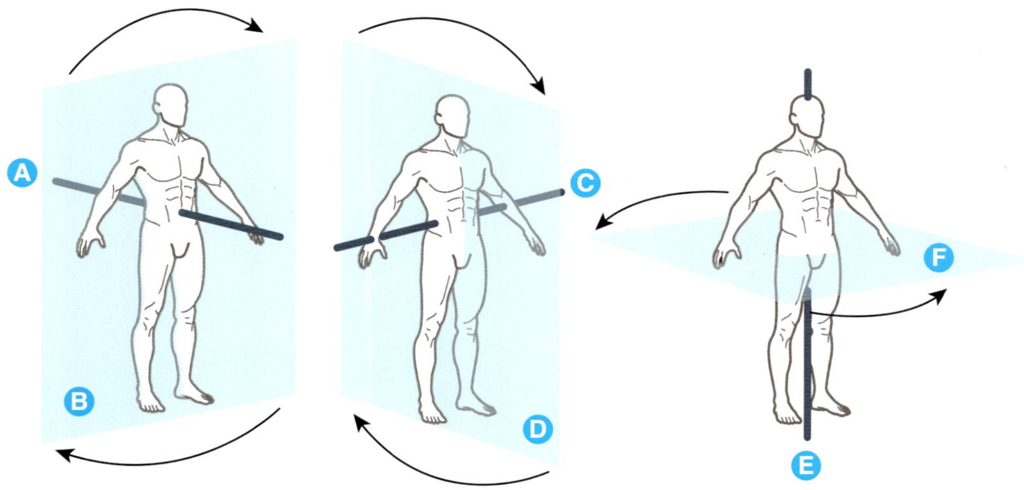

A. ______________ B. ______________ C. ______________

D. ______________ E. ______________ F. ______________

Workbook 2

학과 ________________ 학번 ________________ 이름 ______________ 날짜 ______________

뼈대계통
The Skeletal System

각 항목의 단어를 사용하여, 각 항목의 이미지에서 가리키는 것과 일치하도록 빈칸에 해부학적 용어를 기록하시오.

1. 뼈의 조직

골수(marrow)　연골(cartilage)　신경(nervous)　뼈(osseous)　혈관(vascular)

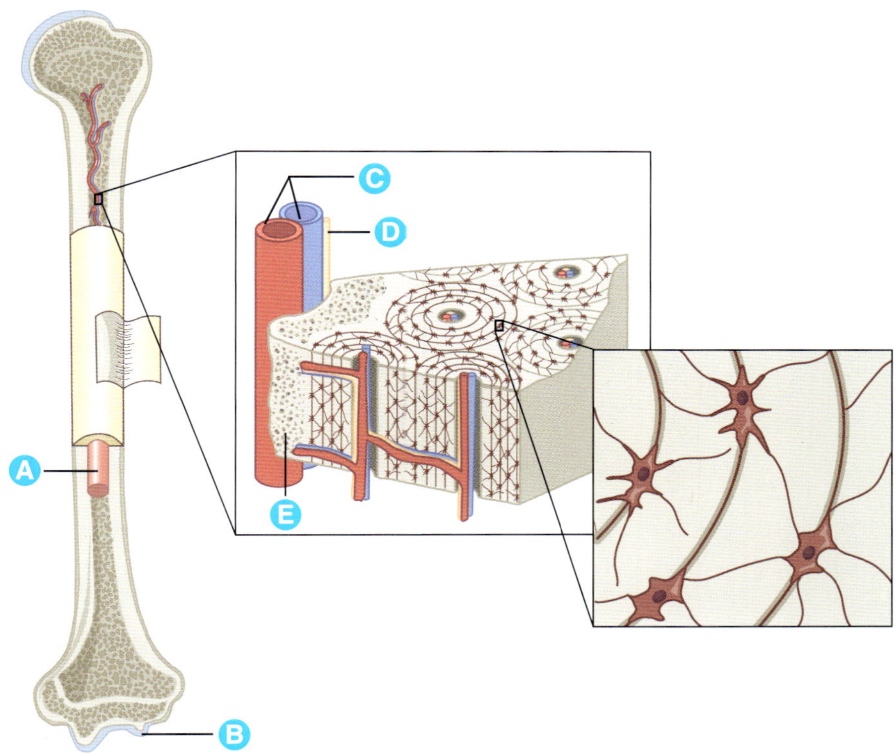

A. ____________________　B. ____________________

C. ____________________　D. ____________________

E. ____________________

2. 뼈의 종류

납작(flat)　짧은(short)　불규칙(irregular)　긴(long)

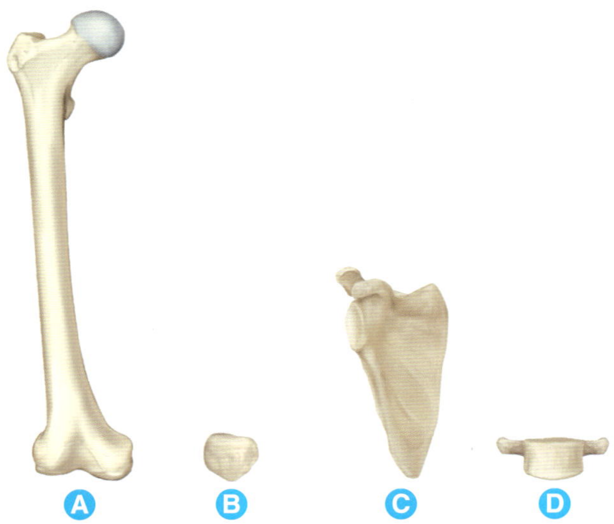

A. ______________________

B. ______________________

C. ______________________

D. ______________________

3. 긴뼈 해부학

뼈몸통(diaphysis)　뼈끝(epiphysis)　뼈막(periosteum)
골수공간(marrow cavity)　뼈속막(endosteum)　관절연골(articular cartilage)

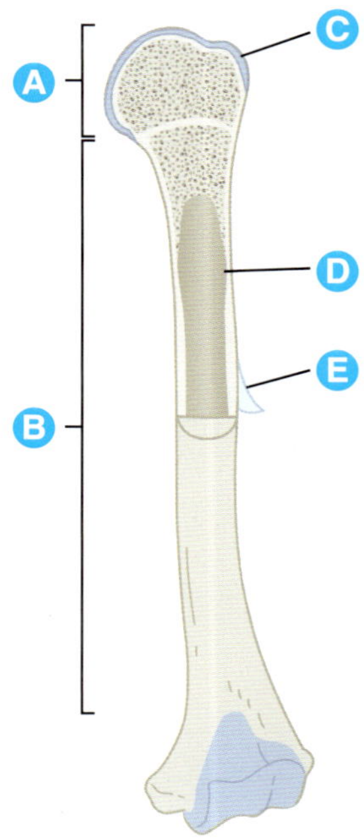

A. ______________________

B. ______________________

C. ______________________

D. ______________________

E. ______________________

4. 관절의 유형

연골(cartilaginous) 뼈융합(bony joint) 윤활(synovial) 섬유(fibrous)

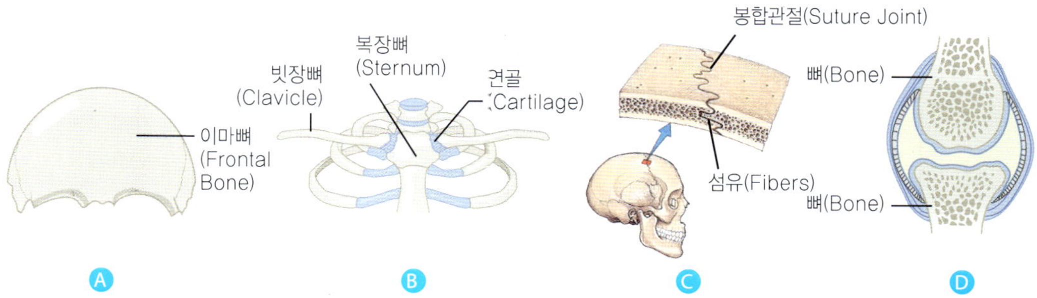

A. ____________________ B. ____________________

C. ____________________ D. ____________________

5. 윤활관절 해부학

섬유연골(fibrocartilage) 윤활막(synovial membrane) 관절연골(articular cartilage)
인대(ligament) 관절공간(joint cavity)

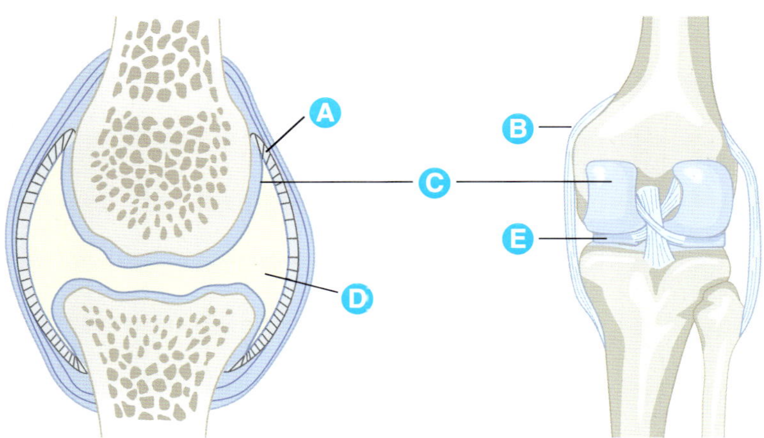

A. ____________________ B. ____________________

C. ____________________ D. ____________________

E. ____________________

6. 윤활관절의 종류

절구관절(ball and socket)　평면관절(plane)　중쇄관절(pivot)
안장관절(saddle)　과상관절(condylar)　경첩관절(hinge)

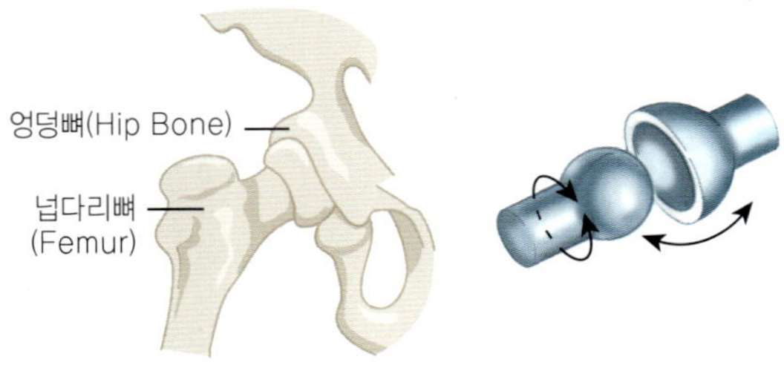

A

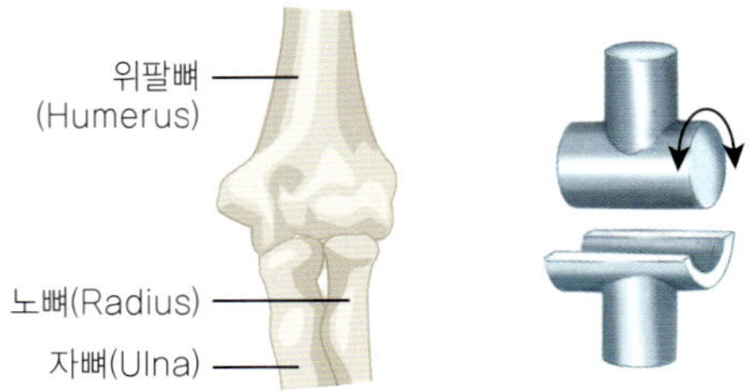

B

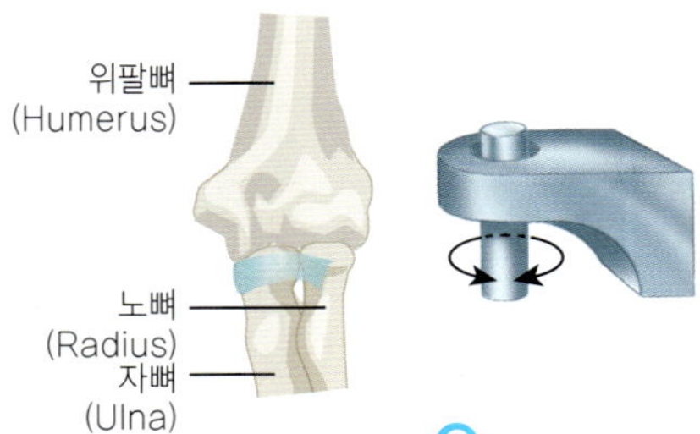

C

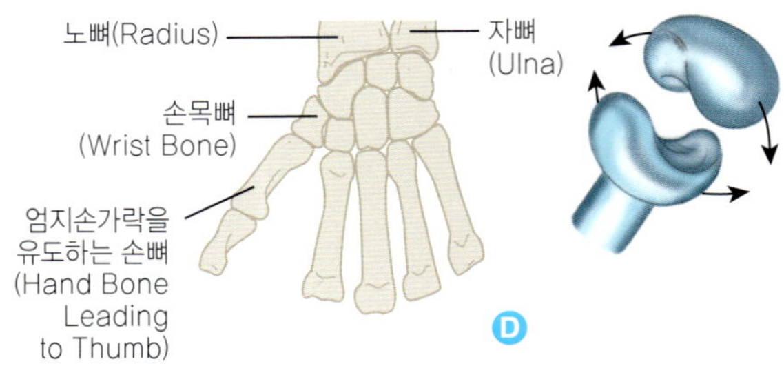

D

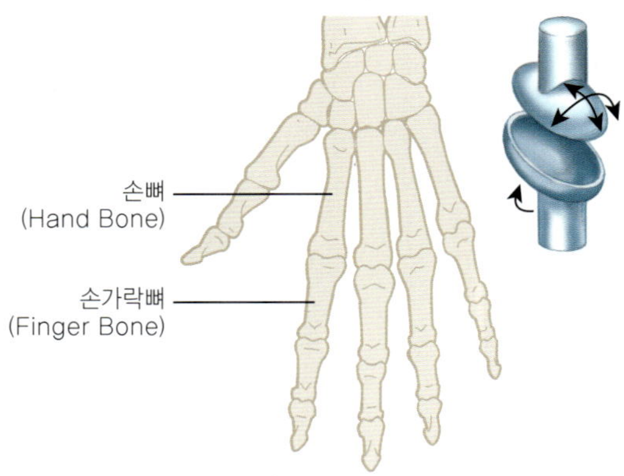

E

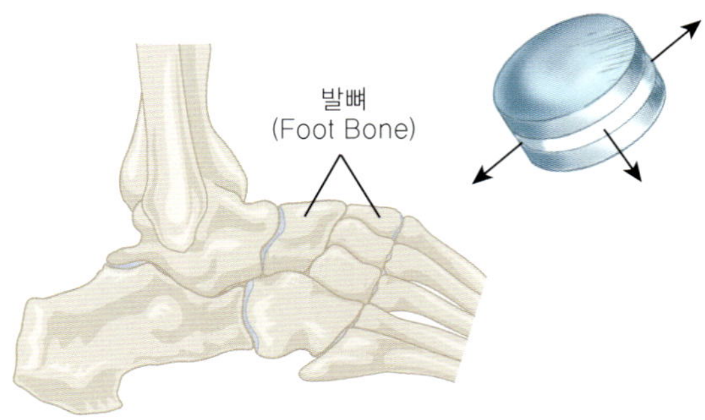

F

A. ______________________　B. ______________________

C. ______________________　D. ______________________

E. ______________________　F. ______________________

Workbook 3

학과 ________ 학번 ________ 이름 ________ 날짜 ________

근육계통
Muscular System

각 항목의 단어를 사용하여, 각 항목의 이미지에서 가리키 는 것과 일치하도록 빈칸에 해부학적 용어를 기록하시오.

1. 근육의 조직

힘줄(tendon) 근육섬유(세포)(muscle fiber (cell)) 근육다발막(perimysium)
근육다발(fascicle) 근육섬유막(endomysium) 근육바깥막(epimysium)

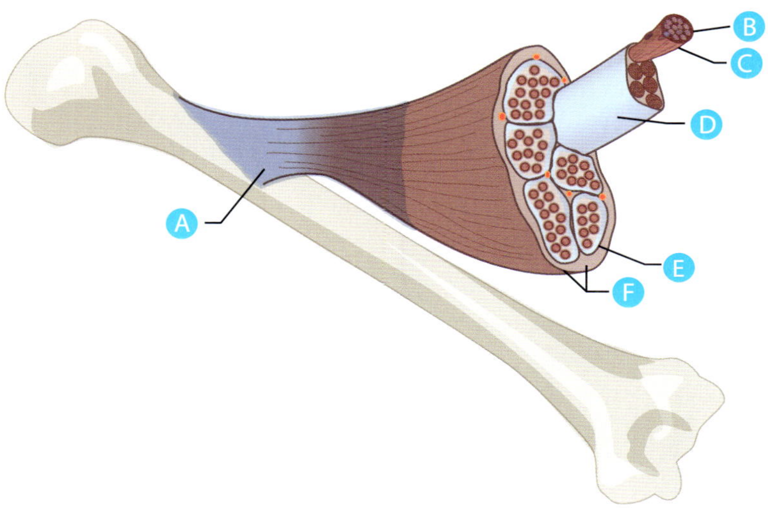

A. ________ B. ________ C. ________

D. ________ E. ________ F. ________

2. 근육 형태 분류

평행형(parallel) 방추형(fusiform) 깃형(bipennate) 뭇깃형(multipennate)
수렴형(convergent) 반깃형(unipennate)

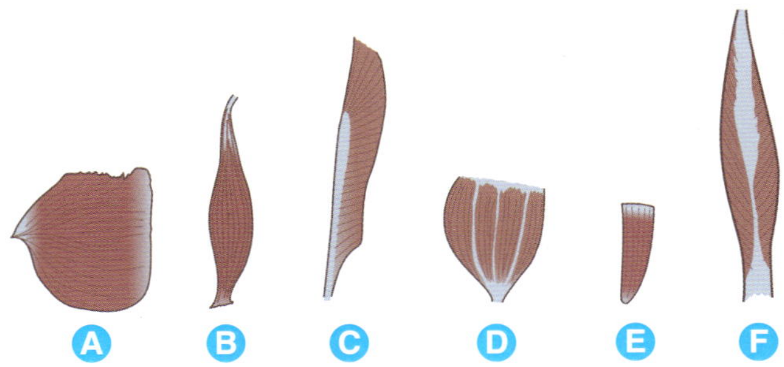

A. ________________ B. ________________ C. ________________

D. ________________ E. ________________ F. ________________

3. 단순 관절 동작

모음(adduction) 바깥돌림(lateral (external) rotation) 돌림(rotation) 올림(elevation)
굽힘(flexion) 발바닥쪽굽힘(plantar flexion) 노쪽치우침(radial deviation)
수평벌림(horizontal abduction) 뒤침(supination) 안쪽번짐(inversion) 안쪽돌림(medial (Internal) rotation), 맞섬(opposition) 자쪽치우침(ulnar deviation) 발등굽힘(dorsiflexion)
수평모음(horizontal adduction) 내밈(protraction) 가쪽번짐(eversion) 뒤당김(retraction)
내림(depression) 벌림(abduction) 엎침(pronation) 폄(extension) 위치복원(reposition)

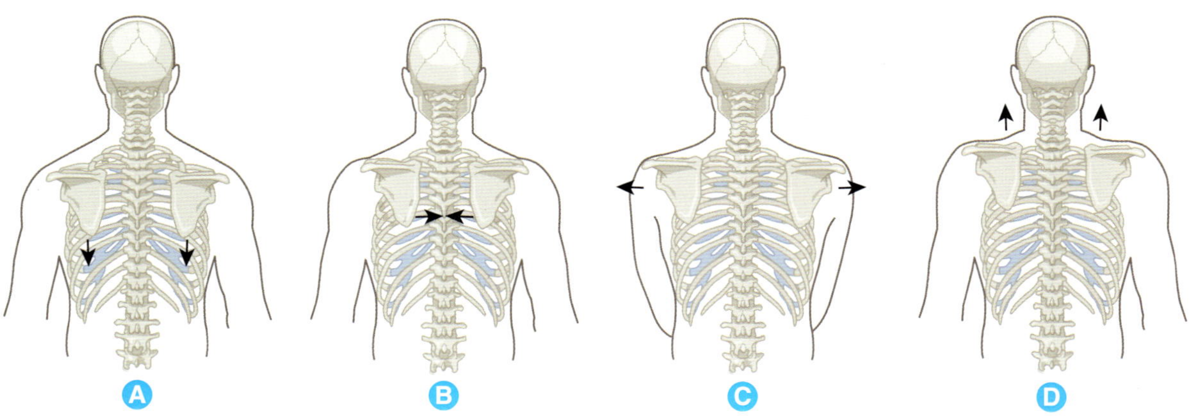

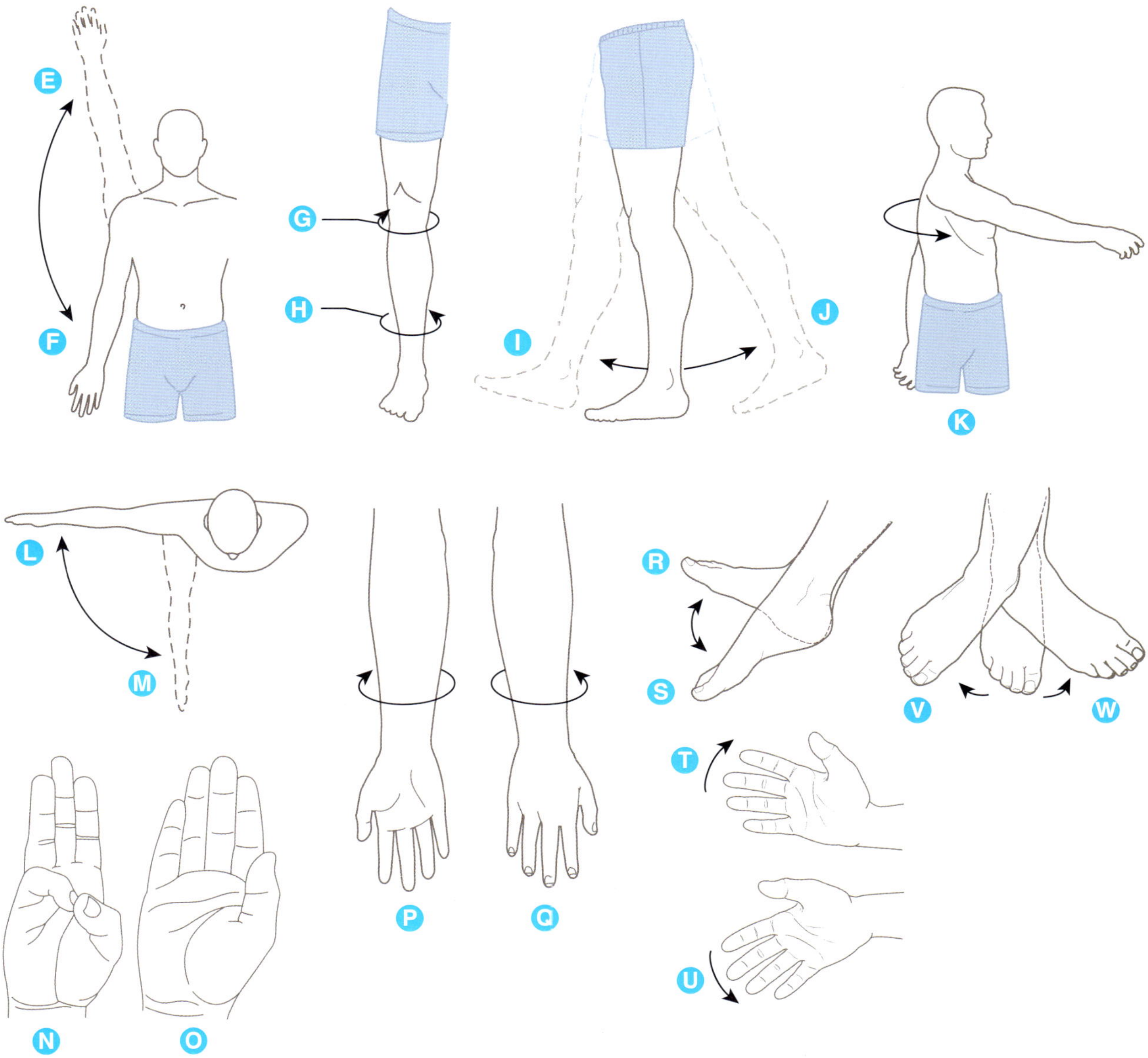

A. ______________________ B. ______________________ C. ______________________

D. ______________________ E. ______________________ F. ______________________

G. ______________________ H. ______________________ I. ______________________

J. ______________________ K. ______________________ L. ______________________

M. ______________________ N. ______________________ O. ______________________

P. ______________________ Q. ______________________ R. ______________________

S. ______________________ T. ______________________ U. ______________________

V. ______________________ W. ______________________

Workbook 4

학과 ______________ 학번 ______________ 이름 ____________ 날짜 ____________

신경계통
The Nervous System

각 항목의 단어를 사용하여, 각 항목의 이미지에서 가리키는 것과 일치하도록 빈칸에 해부학적 용어를 기록하시오.

1. 전형적인 신경세포의 기본 해부학

축삭(axon) 종말섬유(terminal end fibers) 가지돌기(dendrite) 신경세포체(soma)

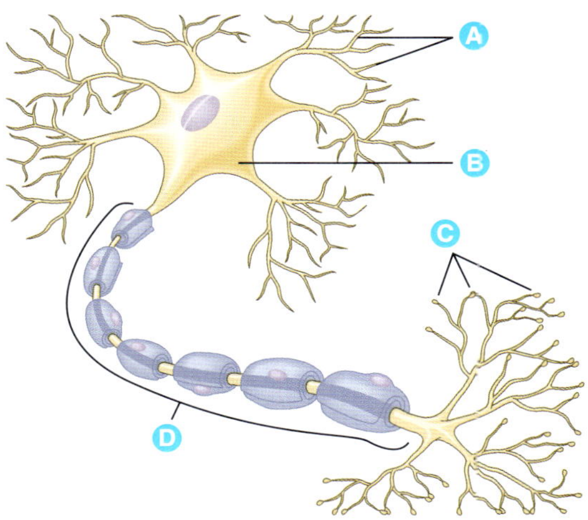

A. ______________________

B. ______________________

C. ______________________

D. ______________________

2. 신경세포-근육 세포 시냅스

신경전달물질(neurotransmitter) 연접 마디(synaptic knob) 소포(vesicles) 시냅스 틈새(synaptic cleft)

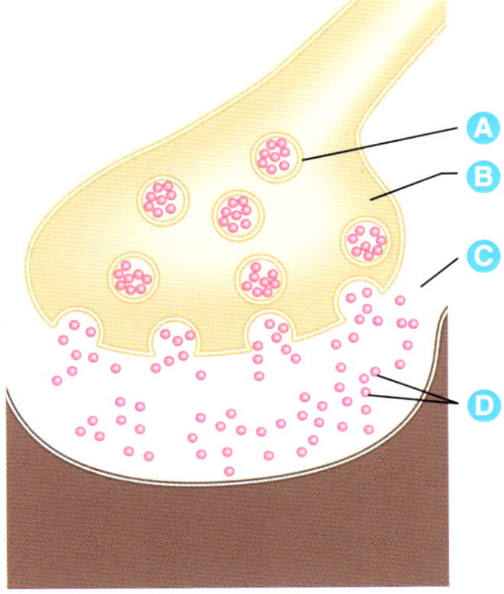

A. ______________________

B. ______________________

C. ______________________

D. ______________________

3. 뇌의 주요 부분

대뇌(cerebrum) 뇌줄기(brain stem) 소뇌(cerebellum)

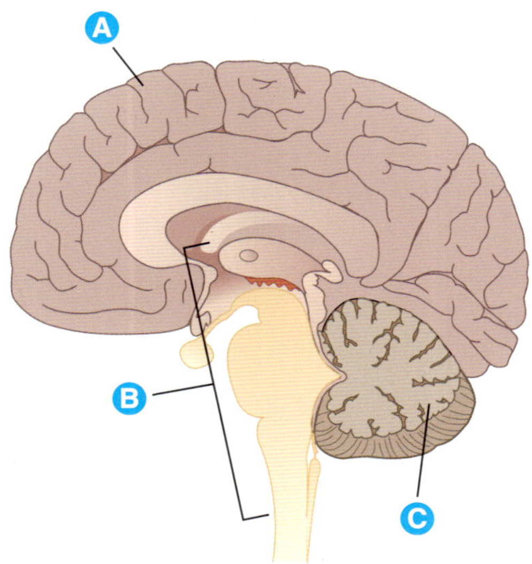

A. ______________________ B. ______________________

C. ______________________

4. 대뇌의 엽(lobes)

마루엽(parietal lobe) 관자엽(temporal lobe)
뒤통수엽(occipital lobe) 이마엽(frontal lobe)

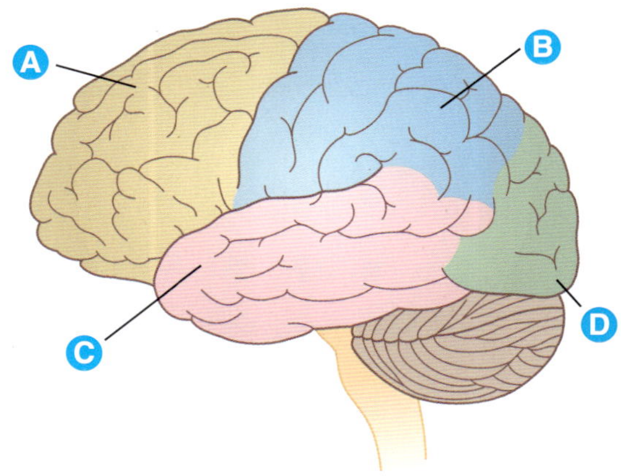

A. ______________________ B. ______________________

C. ______________________ D. ______________________

5. 뇌줄기(뇌간)

다리뇌(pons) 시상(thalamus) 숨뇌(medulla oblongata) 중간뇌(midbrain)

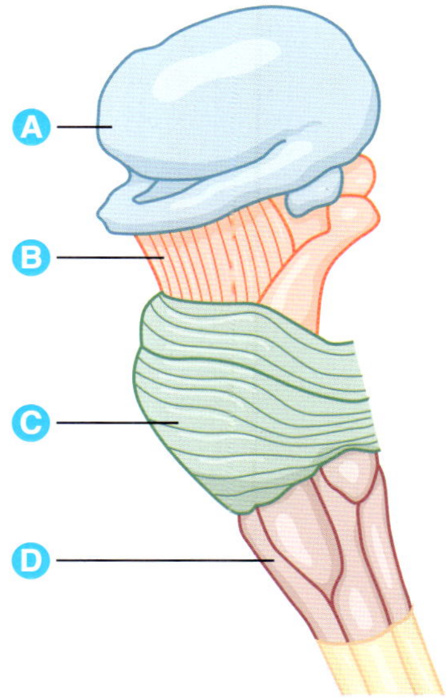

A. ____________________ B. ____________________

C. ____________________ D. ____________________

6. 척수와 척수신경 사이의 연결

뒤뿌리(dorsal root) 척수(sp nal cord) 앞가지(anterior ramus)
앞뿌리(ventral root) 뒤가지(posterior ramus)

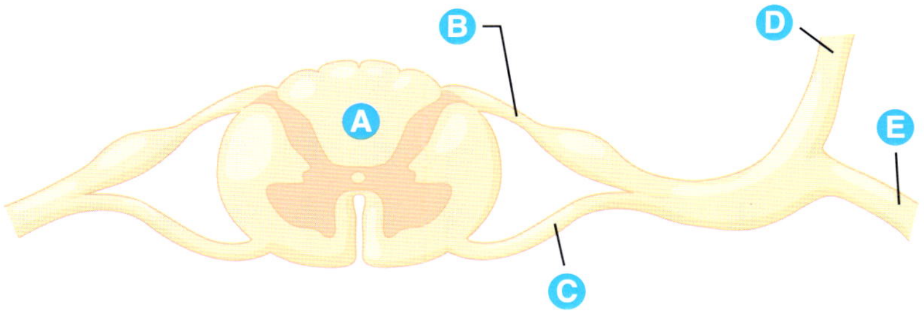

A. ____________________ B. ____________________

C. ____________________ D. ____________________

E. ____________________

Workbook 5

학과 ________ 학번 ________ 이름 ________ 날짜 ________

몸통뼈(축골격)

The Bones of the Axial Skeleton

각 항목의 단어를 사용하여, 각 항목의 이미지에서 가리키는 것과 일치하도록 빈칸에 해부학적 용어를 기록하시오.

1. 머리뼈

위턱뼈(maxilla) 관자뼈(temporal) 광대뼈(zygomatic) 이마뼈(frontal) 아래턱뼈(mandible)
뒤통수뼈(occipital) 나비뼈(sphenoid) 마루뼈(parietal) 코뼈(nasal)

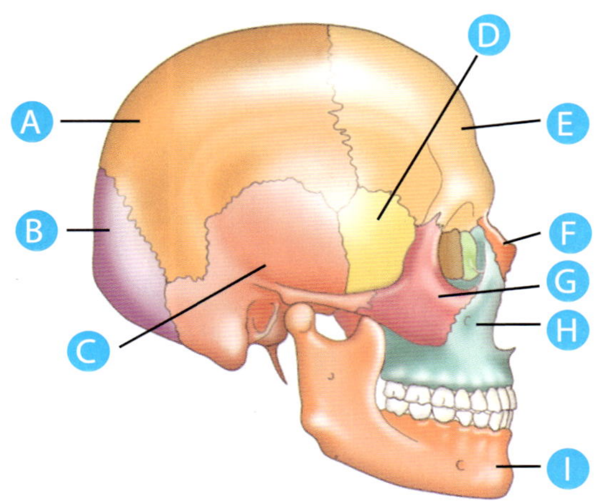

가쪽면

A. ________ B. ________ C. ________

D. ________ E. ________ F. ________

G. ________ H. ________ I. ________

2. 뒤통수뼈

바깥뒤통수뼈융기(external occipital protuberance) 관절융기(condyles)
아래목덜미선(inferior nuchal line) 위목덜미선(superior nuchal line) 큰구멍(foramen magnum)

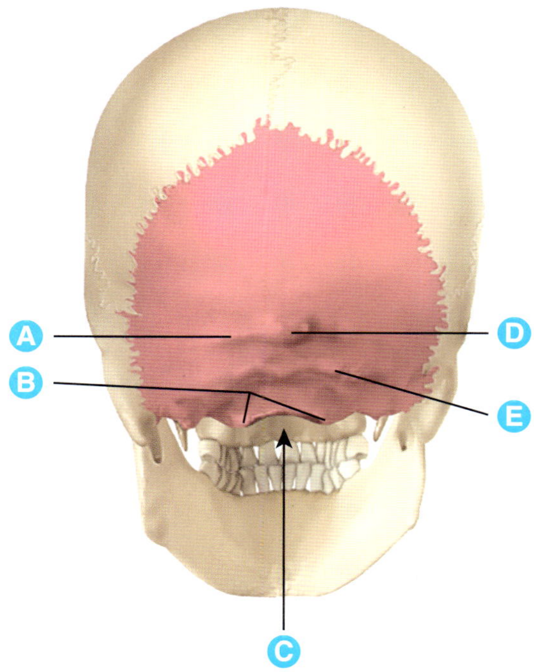

A. ______________________ B. ______________________

C. ______________________ D. ______________________

E. ______________________

3. 척추뼈

엉치뼈(sacrum) 목뼈(cervical vertebrae) 허리뼈(lumbar vertebrae)
꼬리뼈(coccyx) 등뼈(thoracic vertebrae)

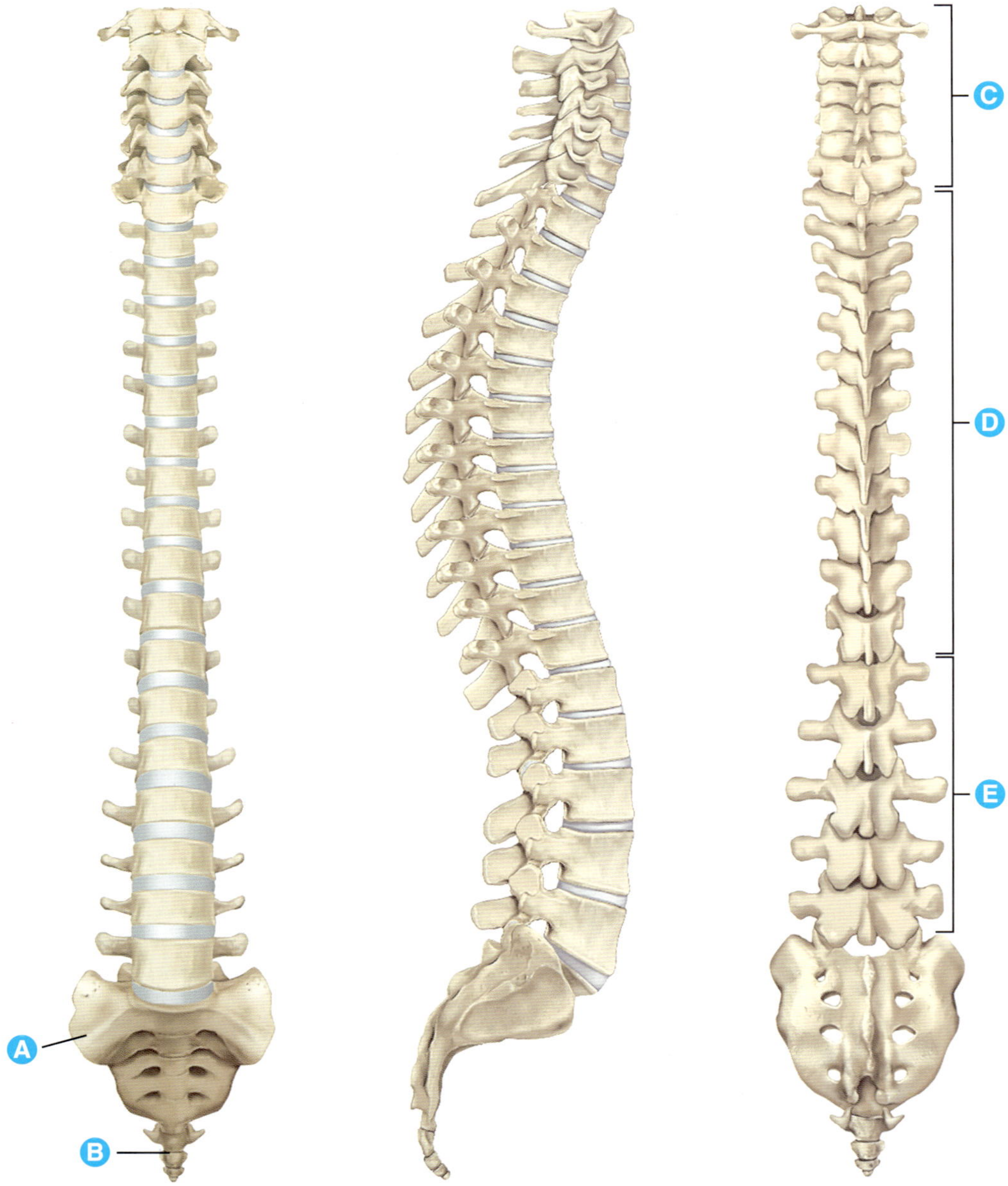

A. ______________________ B. ______________________

C. ______________________ D. ______________________

E. ______________________

4. 척추

척추몸통(body) 가로돌기(transverse process) 위관절면(superior articular facet)
위관절돌기(superior articular process) 가시돌기(spinous process) 척추뼈고리(vertebral arch)

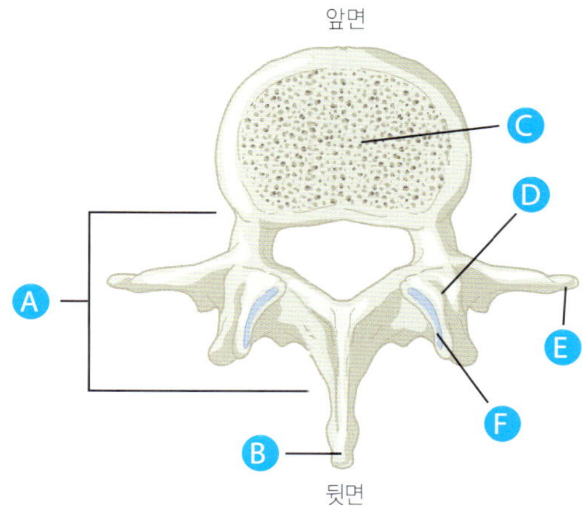

윗면

A. ______________ B. ______________ C. ______________

D. ______________ E. ______________ F. ______________

5. 엉치뼈

엉치뼈바닥(base) 위관절돌기(superior articular process) 엉치뼈관(sacral canal)
정중엉치뼈능선(median sacral crest) 엉치뼈끝(apex) 엉치뼈구멍(sacral foramen)
가쪽엉치뼈능선(lateral sacral crest) 위관절면(superior articular facet)

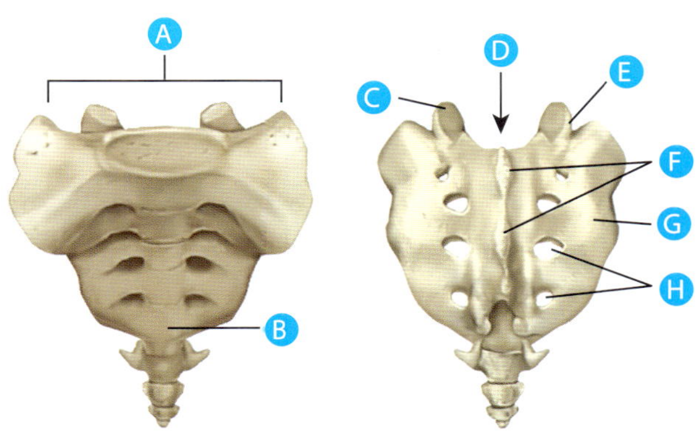

A. ______________ B. ______________ C. ______________

D. ______________ E. ______________ F. ______________

G. ______________ H. ______________

6. 가슴우리

복장뼈자루(manubrium) 참갈비뼈(true rib) 빗장뼈(clavicle) 뜬갈비뼈(false floating rib)
거짓갈비뼈(false rib) 복장뼈(sternal body) 칼돌기(xiphoid process)

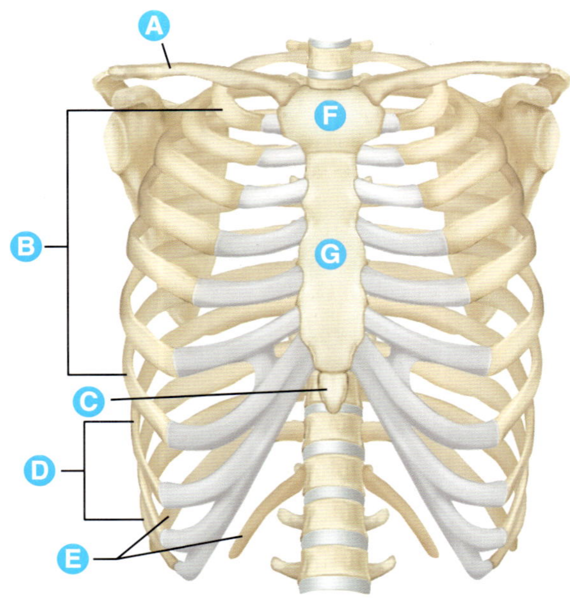

A. ______________ B. ______________ C. ______________

D. ______________ E. ______________ F. ______________

G. ______________

Workbook 6

학과 ________________ 학번 ________________ 이름 ______________ 날짜 ______________

팔뼈(상지)

The Bones of the Upper Extremities

각 항목의 단어를 사용하여, 각 항목의 이미지에서 가리키는 것과 일치하도록 빈칸에 해부학적 용어를 기록하시오.

1. 어깨뼈

어깨뼈가시(scapular spine) 가시아래오목(infraspinous fossa) 관절오목(glenoid cavity)
안쪽모서리(medial border) 아래각(inferior angle) 어깨뼈밑오목(subscapular fossa)
위모서리(superior border) 봉우리각(acromial process) 가쪽모서리(lateral border)
부리돌기(coracoid process) 가시위오목(supraspinous) 위각(fossasuperior angle)

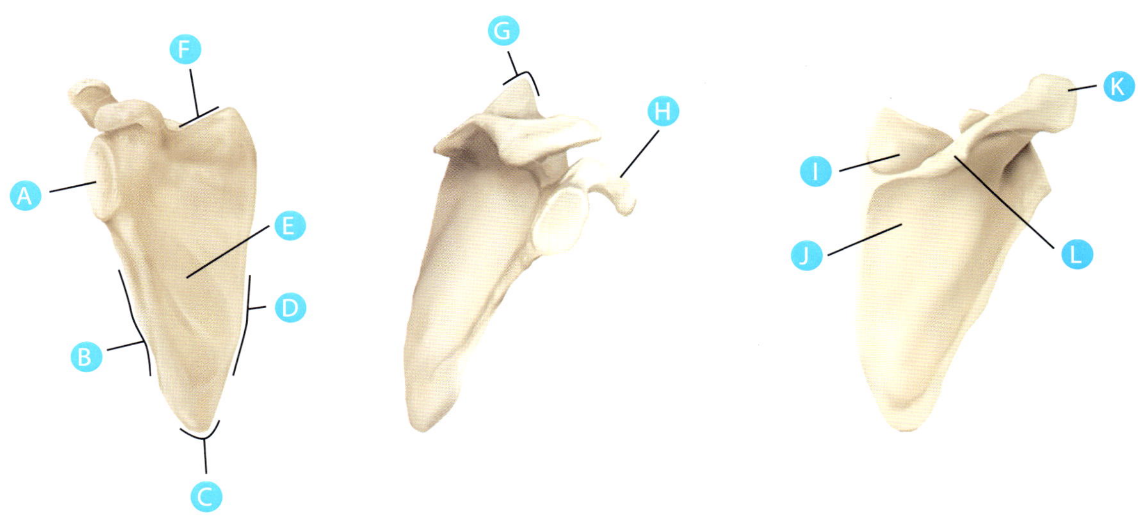

앞면 가쪽면 뒷면

A. ________________ B. ________________ C. ________________

D. ________________ E. ________________ F. ________________

G. ________________ H. ________________ I. ________________

J. ________________ K. ________________ L. ________________

2. 위팔뼈

위팔뼈작은머리(capitulum) 갈고리오목(coronoid fossa) 팔꿈치오목(olecranon fossa)
세모근거친면(deltoid tuberosity) 큰결절(greater tubercle) 위팔뼈머리(head) 작은결절(lesser tubercle)
도르래(trochlea) 결절사이고랑(intertubercular groove) 노오목(radial fossa) 위관절융기(epicondyle)

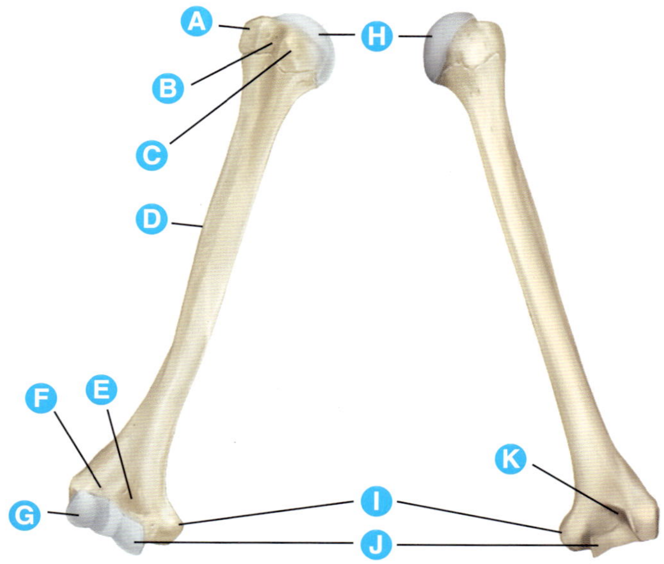

A. ______________ B. ______________ C. ______________

D. ______________ E. ______________ F. ______________

G. ______________ H. ______________ I. ______________

J. ______________

3. 자뼈

(안쪽)붓돌기(medial styloid process) 오구돌기(coronoid process) 팔꿈치머리돌기(olecranon process) 도르래패임(trochlear notch) 노패임(radial notch)

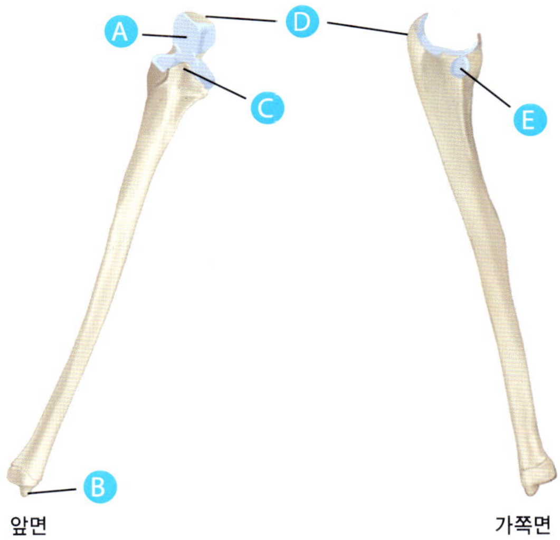

A. ______ B. ______ C. ______

D. ______ E. ______

4. 노뼈

노뼈목(neck) 가쪽붓돌기(lateral styloid process) 노뼈거친면(radial tuberosity) 노뼈머리(head)

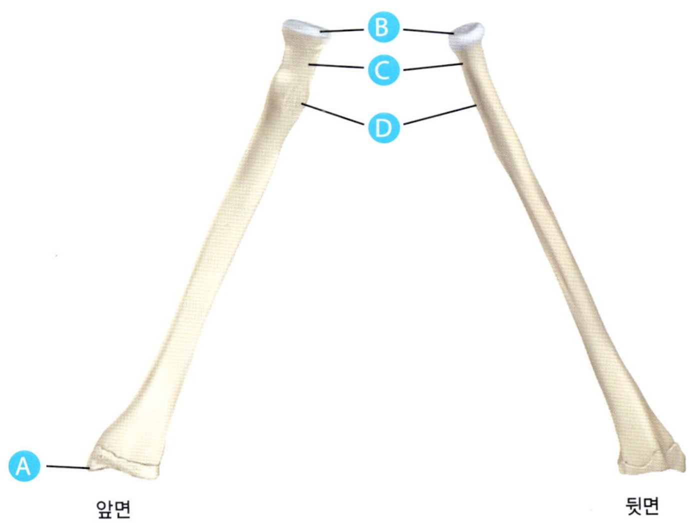

A. ______ B. ______

C. ______ D. ______

5. 손뼈

손목(carpals) 첫째 손가락(finger I) 둘째 손가락(finger II) 셋째 손가락(finger III)
넷째 손가락(finger IV) 다섯째 손가락(finger V) 첫마디뼈(proximal phalange)
중간마디뼈(intermediate phalange) 끝마디뼈(distal phalange) 손허리뼈(metacarpal)

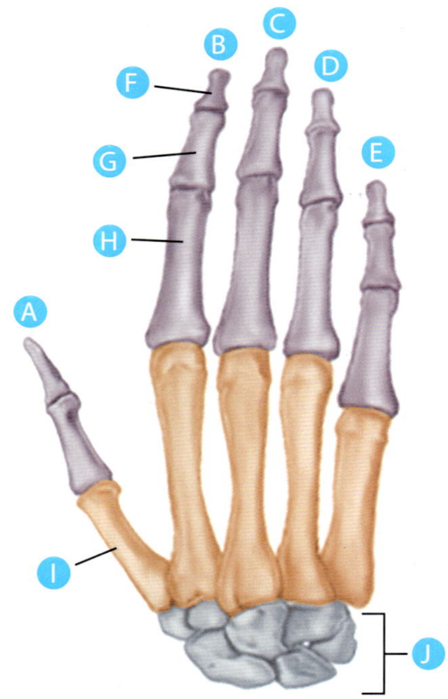

뒷면

A. ____________ B. ____________ C. ____________

D. ____________ E. ____________ F. ____________

G. ____________ H. ____________ I. ____________

J. ____________

Workbook 7

학과 ________ 학번 ________ 이름 ________ 날짜 ________

다리뼈

The Bones of the Lower Extremities

각 항목의 단어를 사용하여, 각 항목의 이미지에서 가리키는 것과 일치하도록 빈칸에 해부학적 용어를 기록하시오.

1. 볼기뼈의 해부학적 특징

두덩뼈가지(pubic ramus) 엉덩뼈(ilium) 큰궁둥패임(greater sciatic notch)
아래앞엉덩뼈가시(anterior inferior iliac spine) 엉덩뼈가시(iliac spine) 두덩뼈(pubis)
위뒤엉덩뼈가시(posterior superior iliac spine) 궁둥뼈가지(ischial ramus) 궁둥뼈가시(ischial spine)
두덩뼈위가지(superior ramus of pubis) 궁둥뼈결절(ischial tuberosity) 작은궁둥패임(lesser sciatic notch)
두덩뼈아래가지(inferior ramus of pubis) 위앞엉덩뼈가시(anterior superior iliac spine)
두덩뼈몸통(pubic body) 궁둥뼈몸통(ischial body) 엉덩뼈오목(iliac fossa)
아래뒤엉덩뼈가시(posterior inferior iliac spine) 궁둥뼈(ischium) 궁둥뼈가시(ischial spine)

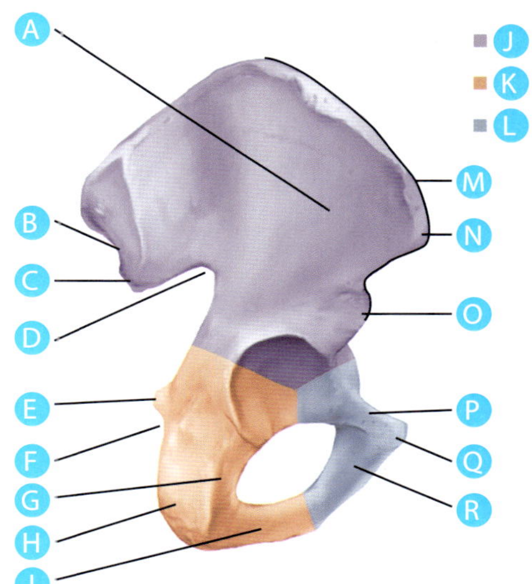

가쪽면

A. ________

B. ________

C. ________

D. ________

E. ________ F. ________ G. ________

H. ________ I. ________ J. ________

K. ________ L. ________ M. ________

N. ________ O. ________ P. ________

Q. ________ R. ________

2. 넙다리뼈의 해부학적 특징

가쪽관절융기(lateral condyle) 두덩근선(Pectineal Line) 거친선(line linea aspera) 안쪽위관절융기(medial epi-condyle) 모음근결절(adductor tubercle) 넙다리뼈머리(head) 돌기사이능선(intertrochanteric crest) 돌기사이선(intertrochanteric line) 작은돌기(lesser trochanter) 융기사이오목(intercondylar fossa) 넙다리뼈머리오목(fovea capitis) 넙다리뼈목(neck) 큰돌기(greater trochanter) 볼기근거친면(gluteal tuberosity) 안쪽관절융기(medial condyle) 가쪽위관절융기(lateral epicondyle)

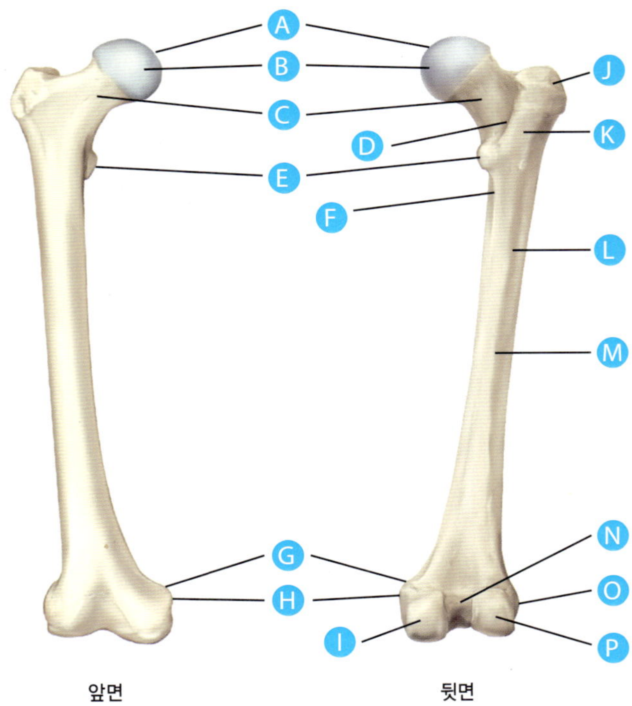

A. ______________ B. ______________ C. ______________

D. ______________ E. ______________ F. ______________

G. ______________ H. ______________ I. ______________

J. ______________ K. ______________ L. ______________

M. ______________ N. ______________ O. ______________

P. ______________

3. 무릎뼈의 해부학적 특징

무릎뼈꼭지(apex) 관절면(art cular facets) 무릎뼈바닥(base)

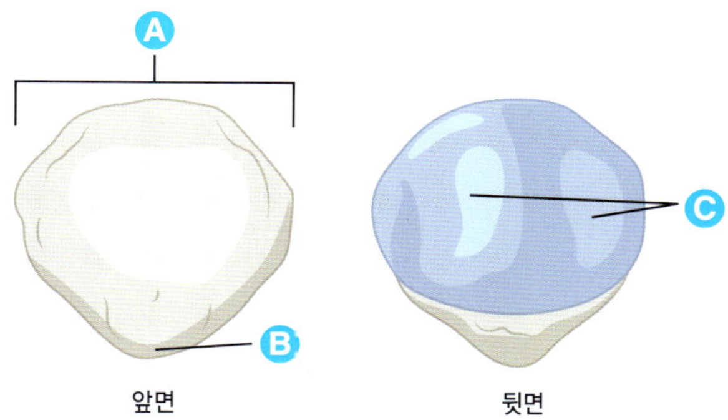

A. ______________ B. ______________ C. ______________

4. 정강뼈의 해부학적 특징

정강뼈거친면(tibial tuberosity) 융기사이융기(ntercondylar eminence) 앞능선(anterior crest)
안쪽관절융기(medial condyle) 안쪽복사(medial malleolus)
가쪽관절융기(lateral condyle) 정강뼈(tibial plateau)

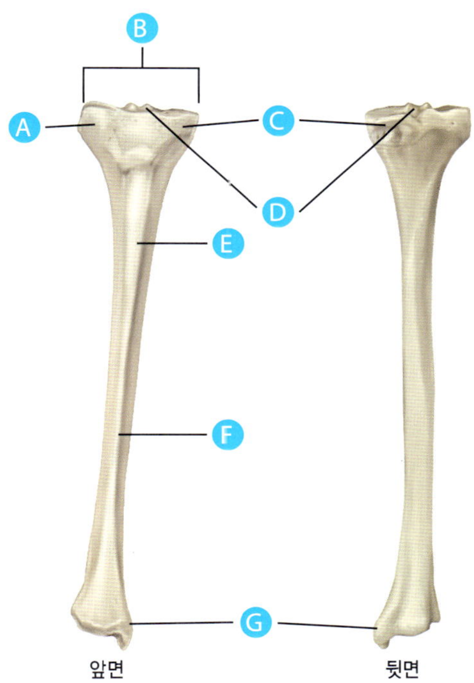

A. ______________ B. ______________ C. ______________

D. ______________ E. ______________ F. ______________

G. ______________

5. 종아리뼈의 해부학적 특징

가쪽복사(lateral malleolus) 종아리뼈머리(head)

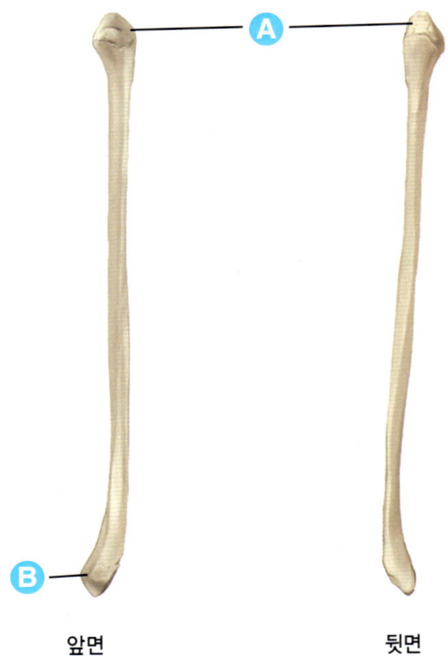

A. ______________________ B. ______________________

6. 발의뼈

발꿈치뼈(calcaneus) 1번째 발가락(toe I) 2번째 발가락(toe II) 안쪽쐐기뼈(medial cuneiform)
3번째 발가락(toe III) 입방뼈(cuboid) 발가락뼈(phalanges) 목말뼈(talus) 중간마디발가락뼈(middle phalanges)
가쪽쐐기뼈(lateral cuneiform) 4번째 발가락(toe IV) 5번째 발가락(toe V) 발목뼈(tarsals)
중간쐐기뼈(Intermediate cuneiform) 끝마디발가락뼈(distal phalange) 발허리뼈(metatarsals)
발배뼈(navicular) 첫마디발가락뼈(proximal phalange)

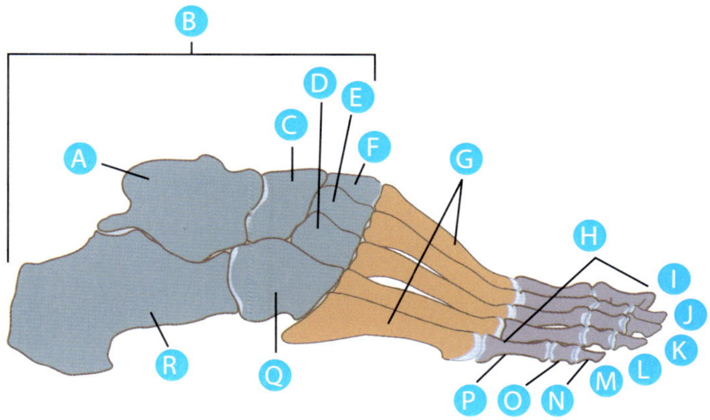

가쪽면

A. ______________ B. ______________ C. ______________

D. ______________ E. ______________ F. ______________

G. ______________ H. ______________ I. ______________

J. ______________ K. ______________ L. ______________

M. ______________ N. ______________ O. ______________

P. ______________ Q. ______________ R. ______________

학과 ____________ 학번 ____________ 이름 ____________ 날짜 ____________

발
The Foot

각 항목의 단어를 사용하여, 각 항목의 이미지에서 가리키는 것과 일치하도록 빈칸에 해부학적 용어를 기록하시오.

1. 발의 관절

발목발허리관절(tarsometatarsal) 발허리발가락관절(metatarsophalangeal) 발가락뼈사이관절(interphalangeal) 몸쪽발가락뼈사이관절(proximal interphalangeal) 먼쪽발가락뼈사이관절(distal interphalangeal)

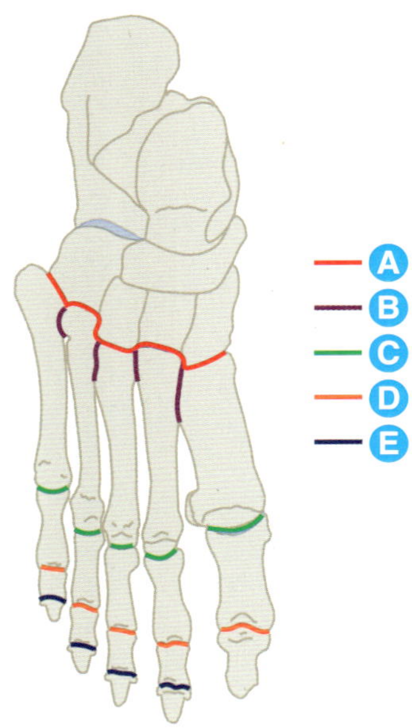

A. ____________ B. ____________ C. ____________

D. ____________ E. ____________

2. 발가락 동작

펌(extension) 굽힘(flexion) 벌림(abduction) 모음(adduction)

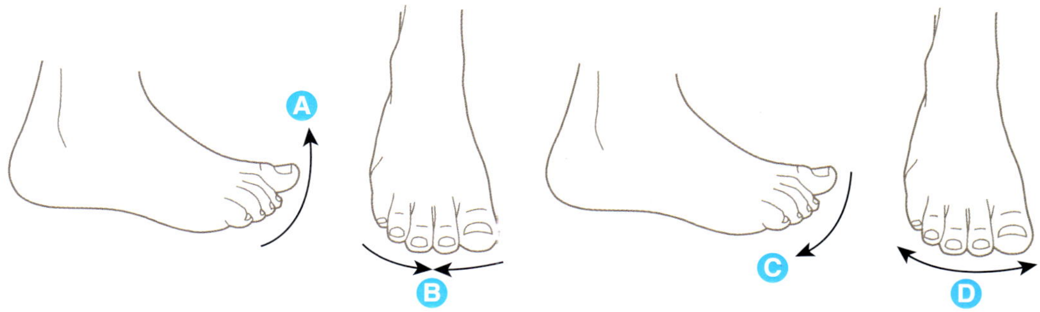

A. ______________________ B. ______________________

C. ______________________ D. ______________________

3. 발가락 굽힘 근육

짧은엄지굽힘근(flexor hallucis brev s) 긴엄지굽힘근(flexor hallucis longus)
짧은발가락굽힘근(flexor digitorum brev s) 긴발가락굽힘근(flexor digitorum longus)
새끼굽힘근(flexor digiti minimi) 발바닥네모근(quadratus plantae) 벌레근(lumbricals)

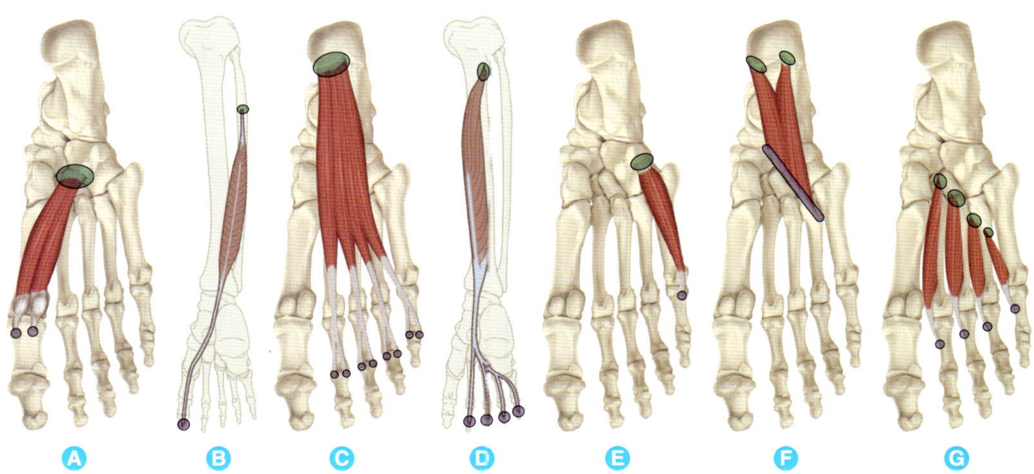

A. ______________________ B. ______________________ C. ______________________

D. ______________________ E. ______________________ F. ______________________

G. ______________________

4. 발가락 폄 근육

짧은엄지폄근(extensor hallucis brevis) 긴엄지폄근(extensor hallucis longus)
짧은발가락폄근(extensor digitorum brevis) 긴발가락폄근(extensor digitorum longus)

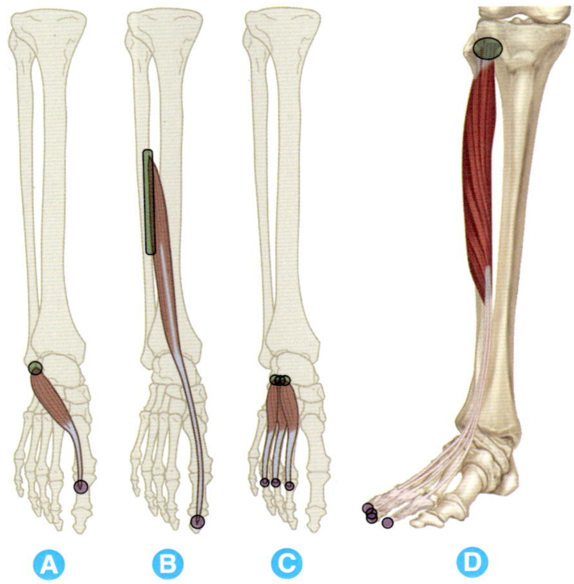

A. ______________________ B. ______________________

C. ______________________ D. ______________________

5. 발가락 벌림근과 모음근

엄지벌림근(abductor hallucis) 등쪽뼈사이근(dorsal interossei) 새끼벌림근(abductor digiti minimi)
엄지모음근(adductor hallucis) 발바닥쪽뼈사이근(plantar interossei)

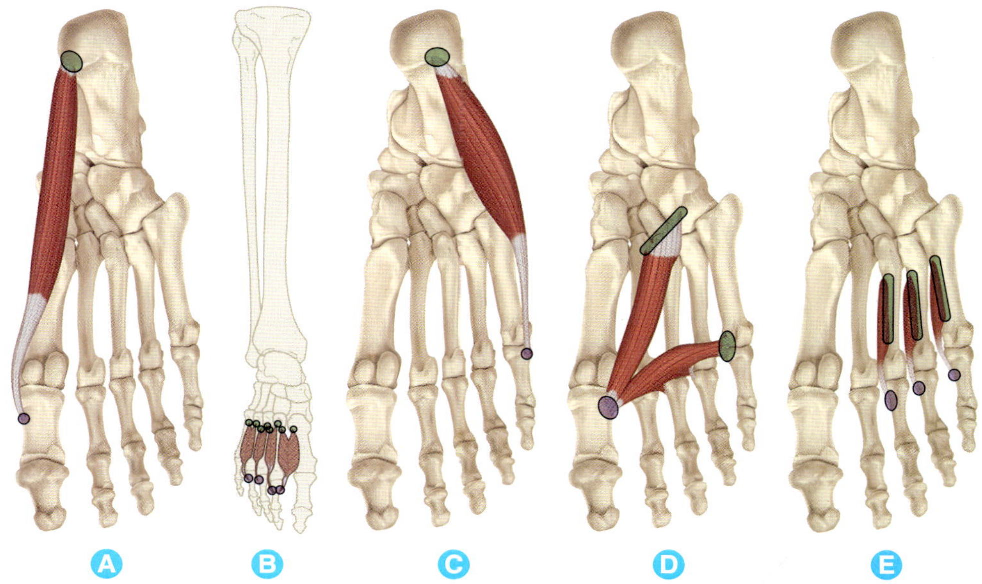

A. ____________________ B. ____________________ C. ____________________

D. ____________________ E. ____________________

Workbook 9

학과 ____________ 학번 ____________ 이름 ____________ 날짜 ____________

발목
The Ankle

각 항목의 단어를 사용하여, 각 항목의 이미지에서 가리키는 것과 일치하도록 빈칸에 해부학적 용어를 기록하시오.

1. 발목의 관절

먼쪽 정강종아리(distal tibiofibular) 목말종아리(talocrural) 목말밑(subtalar)

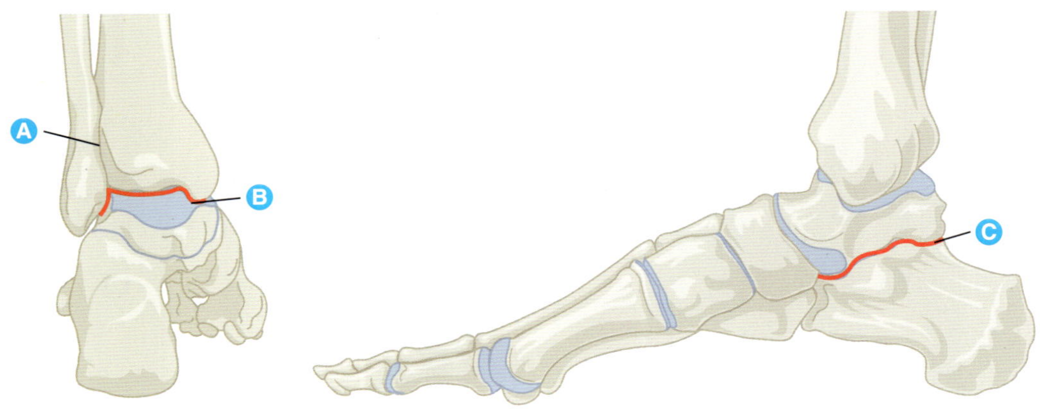

A. ____________ B. ____________ C. ____________

A. ____________ B. ____________

C. ____________ D. ____________

2. 발목의 동작

발바닥굽힘(plantar flexion)　발등굽힘(dorsif exion)　안쪽번짐(inversion)　가쪽번짐(eversion)

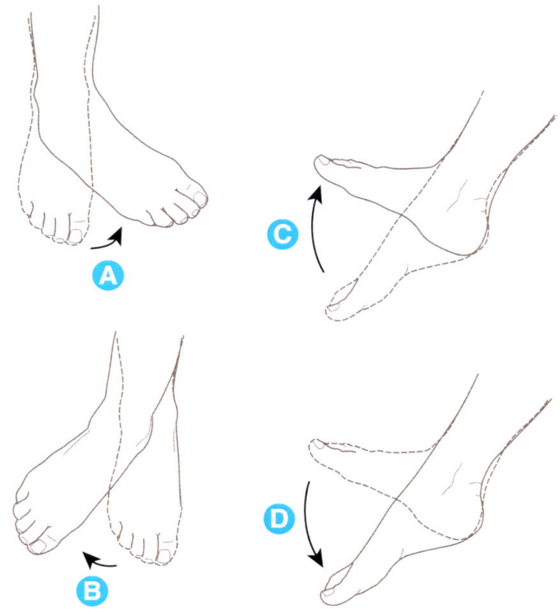

A. ______________________　B. ______________________

C. ______________________　D. ______________________

3. 발목의 근육들

앞정강근(tibialis anterior) 긴엄지폄근(extensor hallucis longus)
긴발가락폄근(extensor digitorum longus) 짧은종아리근(fibularis brevis)
긴종아리근(fibularis longus) 셋째종아리근(fibularis tertius)
장딴지근(gastrocnemius) 넙치근(soleus) 장딴지빗근(plantaris)
뒤정강근(posterior tibialis) 긴발가락폄근(extensor digitorum longus)
긴엄지폄근(extensor hallucis longus)

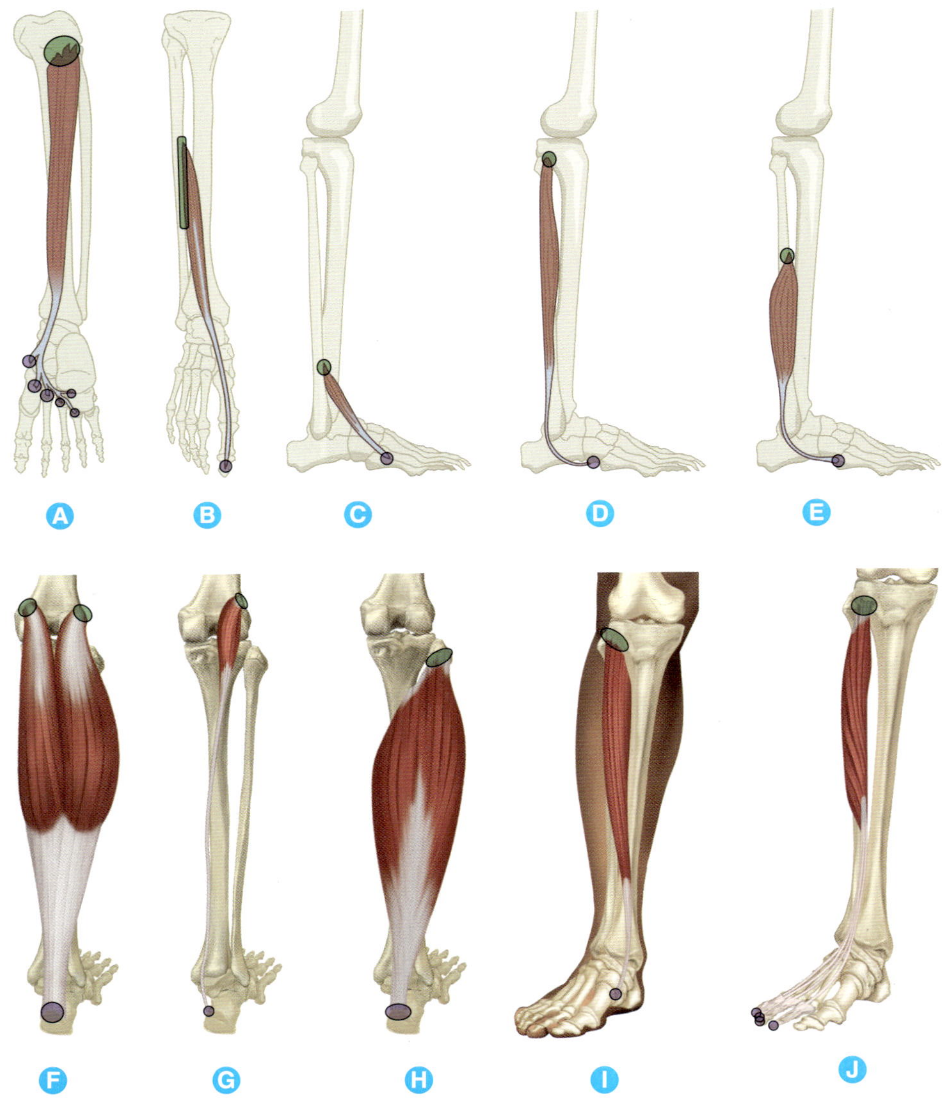

A. ______________________ B. ______________________ C. ______________________

D. ______________________ E. ______________________ F. ______________________

G. ______________________ H. ______________________ I. ______________________

J. ______________________

Workbook 10

학과 ____________ 학번 ____________ 이름 ____________ 날짜 ____________

무릎

The Knee

각 항목의 단어를 사용하여, 각 항목의 이미지에서 가리키는 것과 일치하도록 빈칸에 해부학적 용어를 기록하시오.

1. 무릎의 관절

정강넙다리관절(tibiofemoral joint) 무릎넙다리관절(patellofemoral joint) 정강종아리관절(tibiofibular joint)

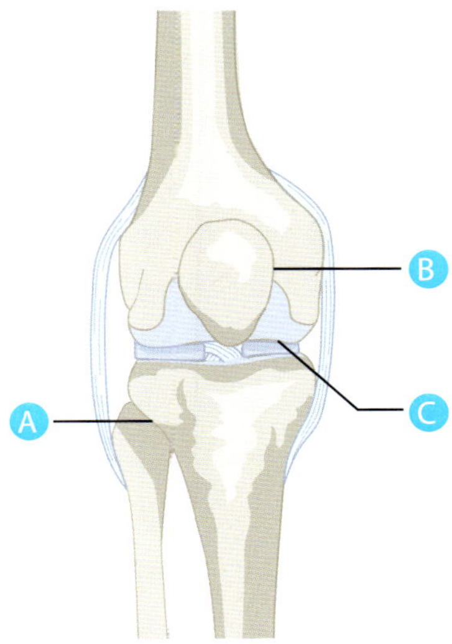

오른쪽 무릎

A. ____________ B. ____________ C. ____________

2. 무릎의 동작

굽힘(flexion)　폄(extension)

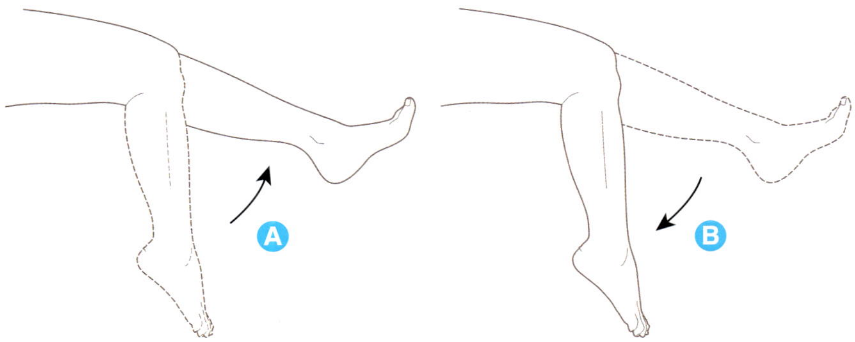

A. ____________________　B. ____________________

3. 무릎의 근육들

중간넓은근(vastus intermedius) 넙다리두갈래근(biceps femoris) 넙다리곧은근(rectus femoris)
오금근(popliteus) 반막근(semimembranosus) 안쪽넓은근(vastus medialis)
반힘줄근(semitendinosus) 가쪽넓은근(vastus lateralis)

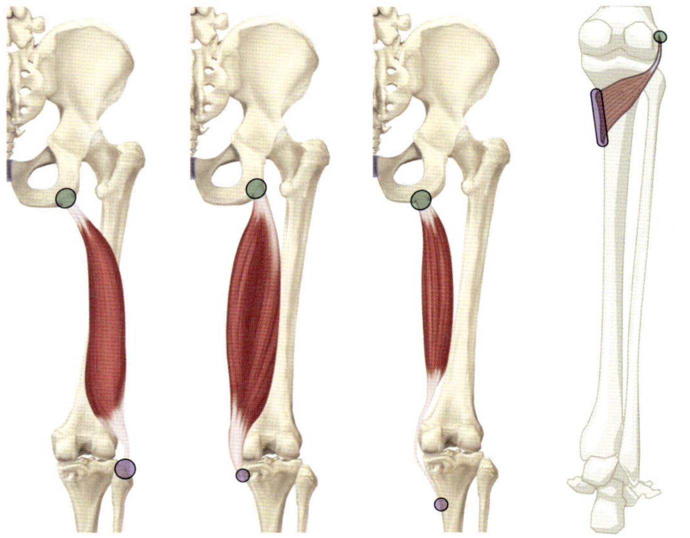

A B C D

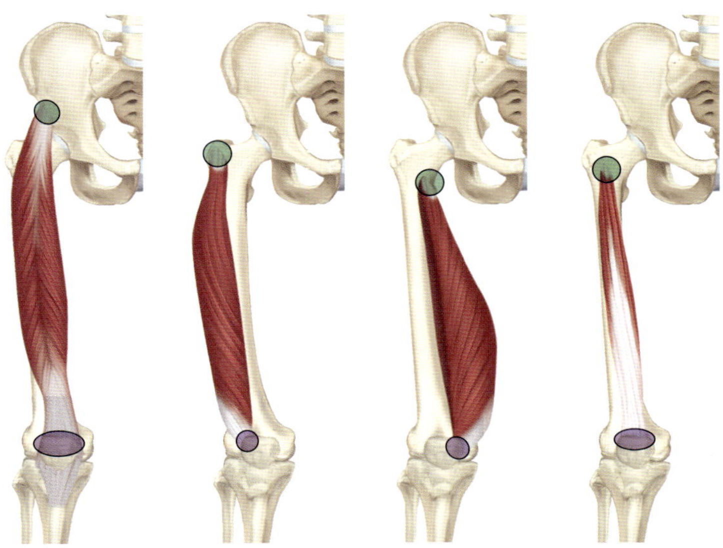

E F G H

A. ______________ B. ______________ C. ______________

D. ______________ E. ______________ F. ______________

G. ______________ H. ______________

Workbook 11

학과 ________________ 학번 ________________ 이름 ______________ 날짜 ______________

엉덩이
The Hip

각 항목의 단어를 사용하여, 각 항목의 이미지에서 가리키는 것과 일치하도록 빈칸에 해부학적 용어를 기록하시오.

1. 엉덩이의 동작들

굽힘(flexion) 폄(extension) 벌림(abduction) 모음(adduction)
바깥쪽돌림(lateral rotation) 안쪽돌림(medial rotation)

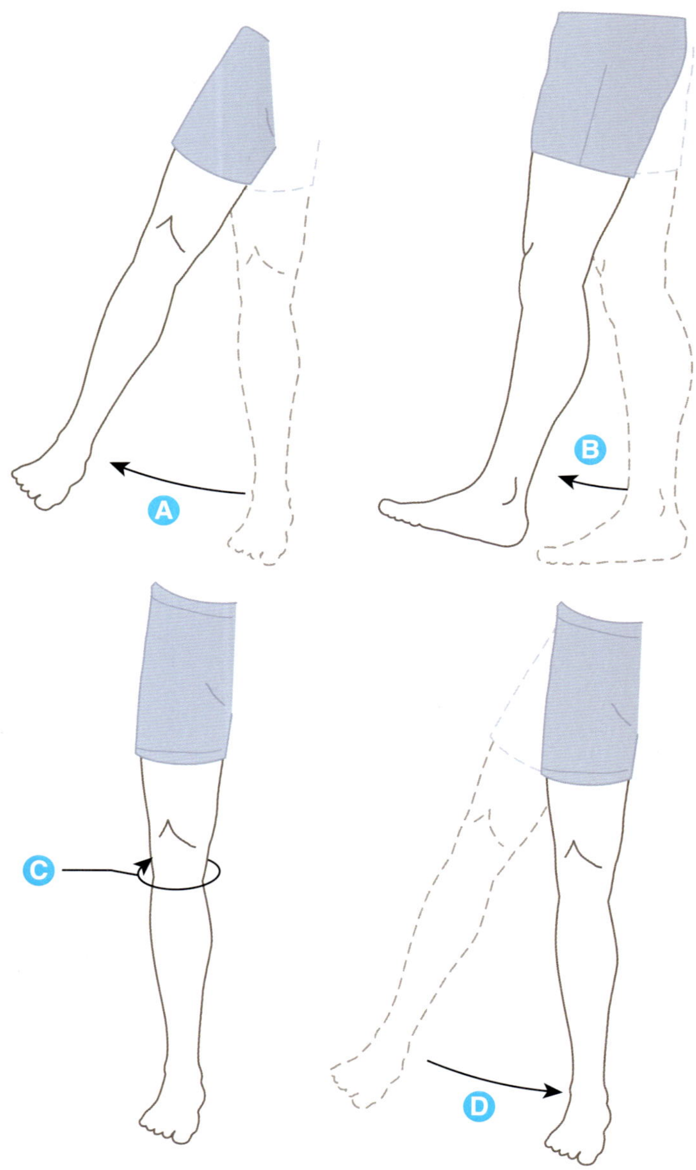

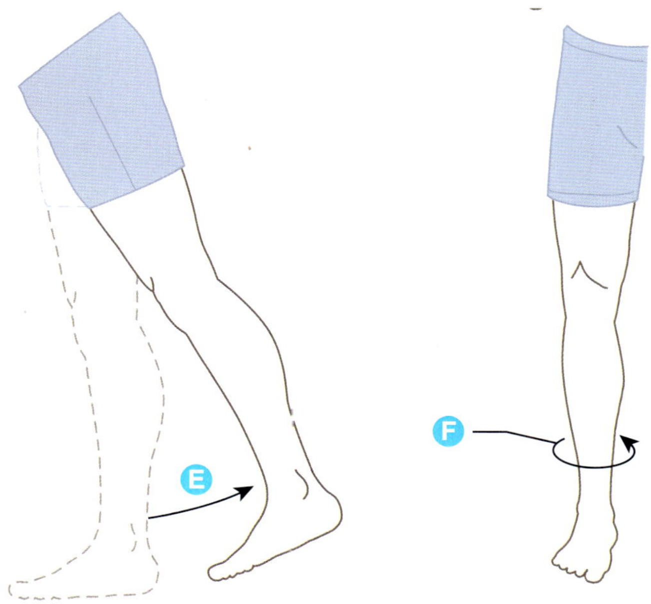

A. ______________________ B. ______________________

C. ______________________ D. ______________________

E. ______________________ F. ______________________

2. 엉덩이에 있는 네 개의 근육들

넙다리빗근(sartorius)　큰허리근(psoas major)　엉덩근(iliacus)　넙다리근막긴장근(tensor fasciae latae)

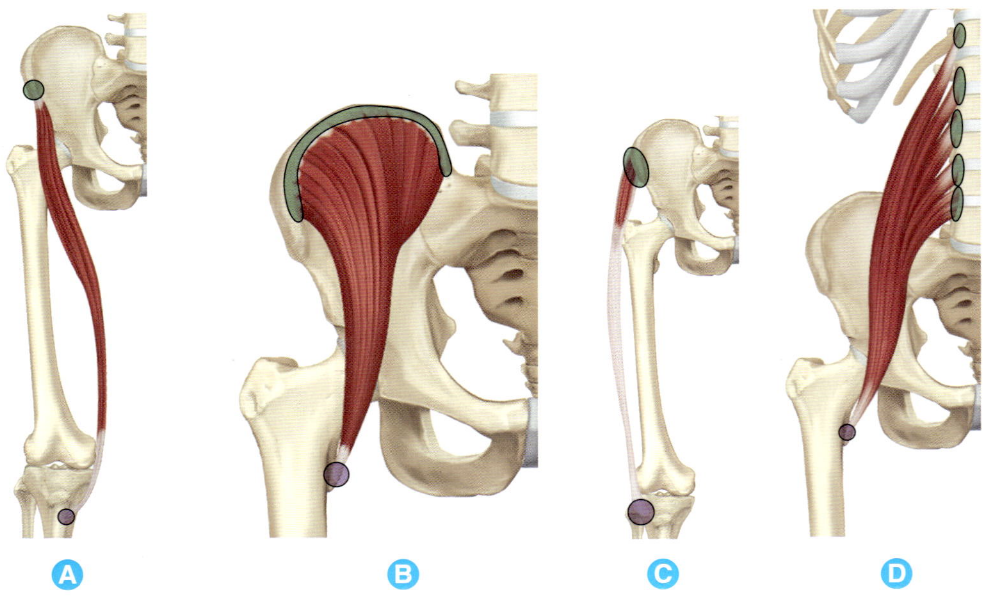

A. ______________________　B. ______________________

C. ______________________　D. ______________________

3. 엉덩이에 있는 다른 네 개의 근육들

짧은모음근(adductor brevis) 작은볼기근(gluteus minimus) 두덩정강근(gracilis) 중간볼기근(gluteus medius)

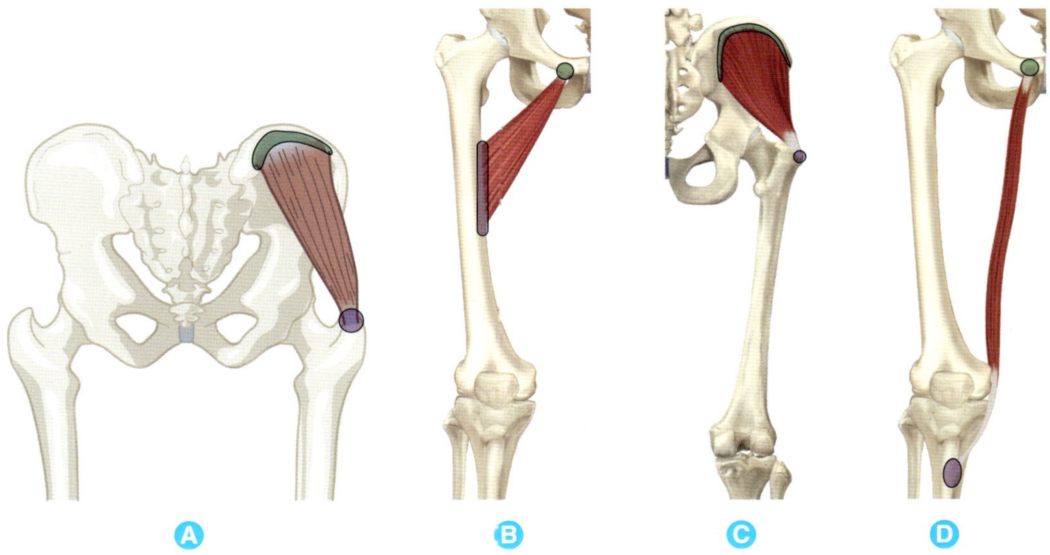

A. ______________________ B. ______________________

C. ______________________ D. ______________________

4. 엉덩이에 있는 다른 다섯 개의 근육들

넙다리곧은근(rectus femoris) 반힘줄근(semitendinosus) 반막모양근(semimembranosus)
넙다리두갈래근(biceps femoris) 긴모음근(adductor longus)

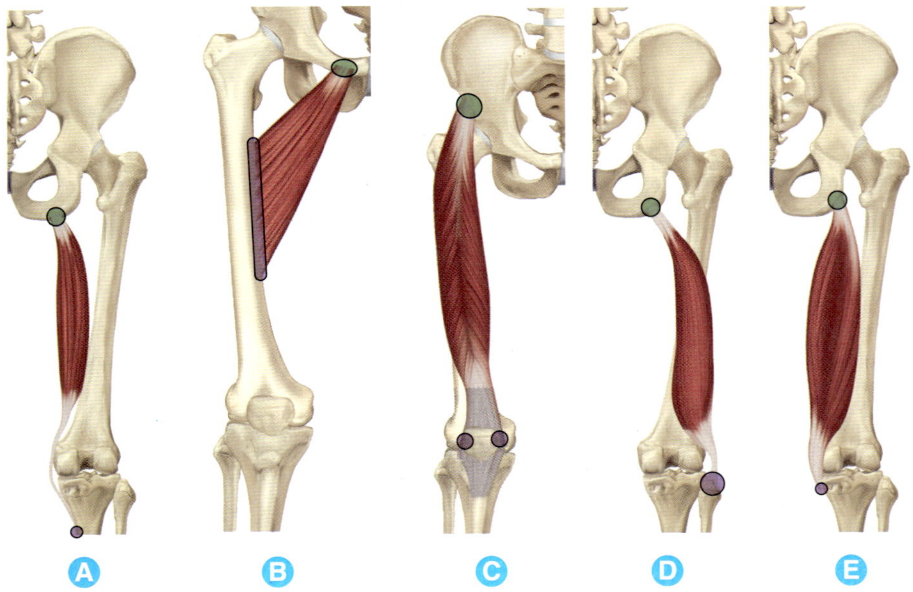

A. ______________________ B. ______________________ C. ______________________

D. ______________________ E. ______________________

5. 엉덩이에 있는 다른 다섯 개의 근육들

궁둥구멍근(piriformis) 두덩근(pectineus) 바깥폐쇄근(obturator externus)
넙다리네모근(quadratus femoris) 속폐쇄근(obturator internus)

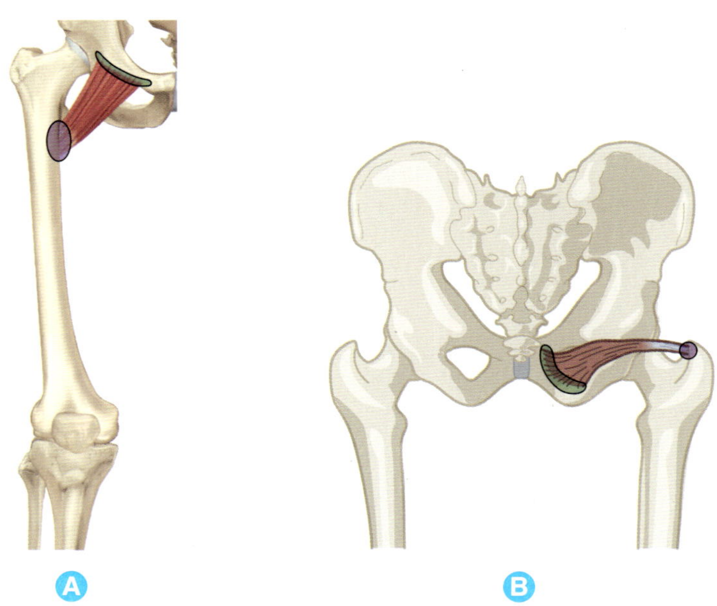

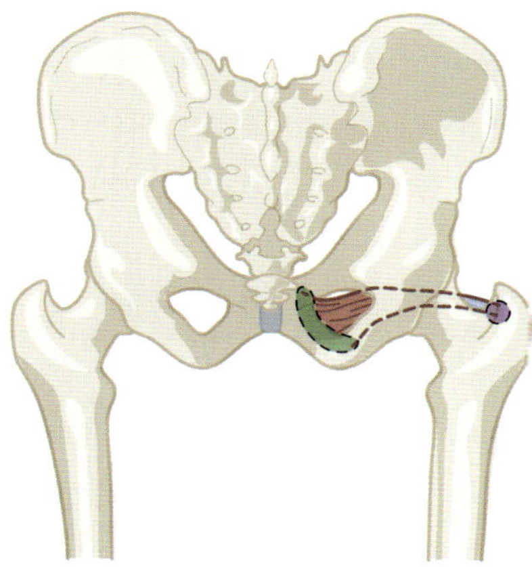

C

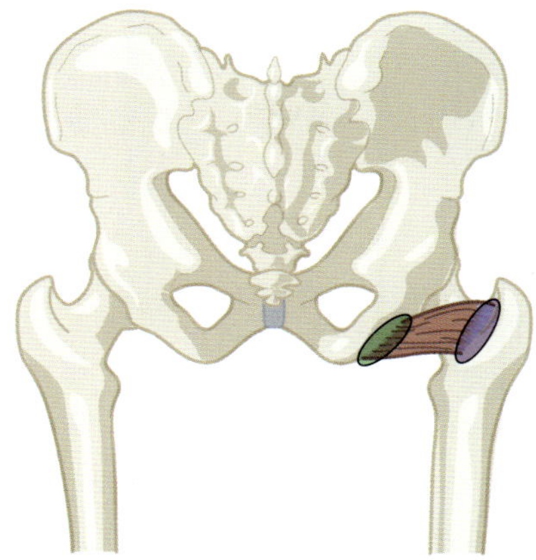

D

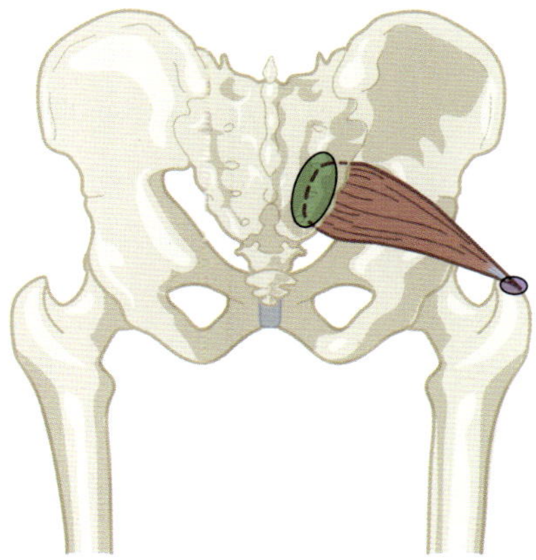

E

A. ______________________ B. ______________________ C. ______________________

D. ______________________ E. ______________________

6. 엉덩이에 있는 마지막 네 개의 근육들

큰볼기근(gluteus maximus) 큰모음근(adductor magnus)
위쌍동근(gemellus superior) 아래쌍동근(gemellus inferior)

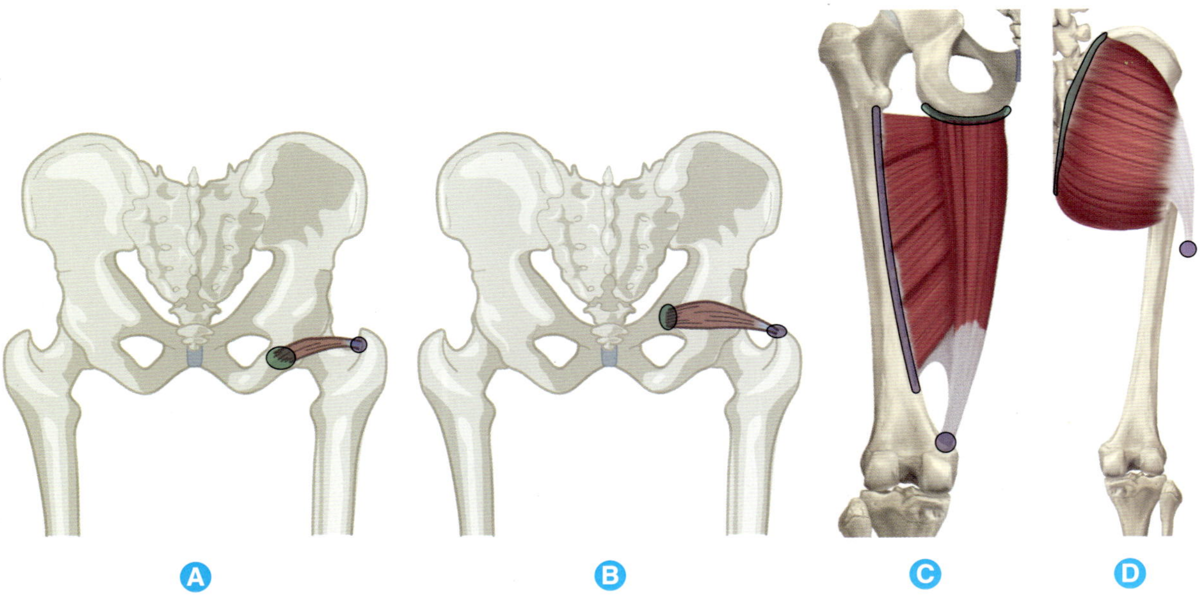

A. ______________________ B. ______________________

C. ______________________ D. ______________________

Workbook 12

학과 ______________ 학번 ______________ 이름 ______________ 날짜 ______________

몸통

The Trunk

각 항목의 단어를 사용하여, 각 항목의 이미지에서 가리키는 것과 일치하도록 빈칸에 해부학적 용어를 기록하시오.

1. 몸통의 관절들

척추사이관절(intervertebral) 허리엉치관절(lumbosacral)

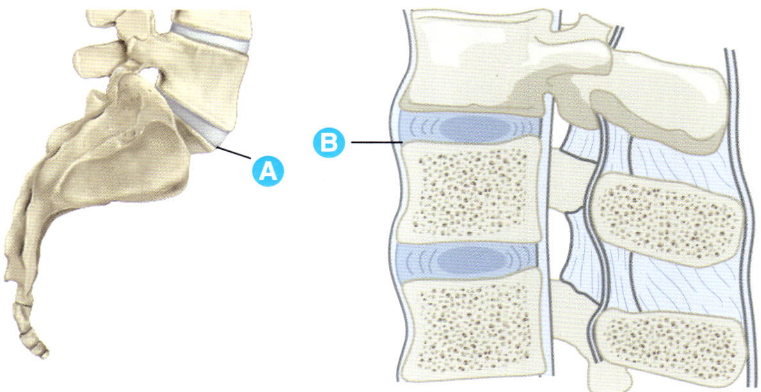

A. ______________________

B. ______________________

2. 몸통의 동작들

굽힘(flexion) 폄(extension) 돌림(rotation) 가쪽굽힘(lateral flexion)

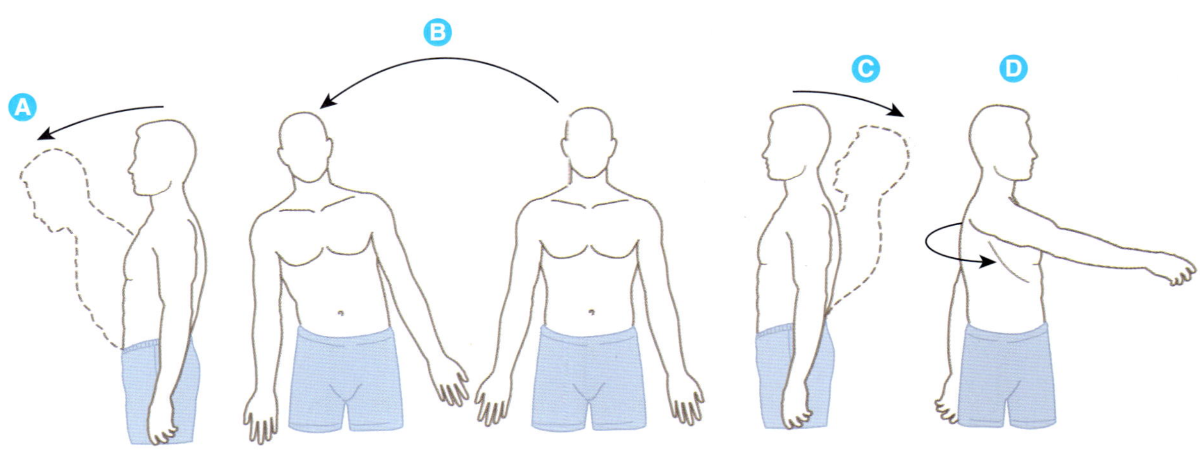

A. ______________________ B. ______________________

C. ______________________ D. ______________________

3. 몸통의 근육들

가시근(spinalis) 최장근(longissimus) 엉덩갈비근(iliocostalis)
배곧은근(rectus abdominis) 배바깥빗근(external abdominal oblique)
배속빗근(internal abdominal oblique) 허리네모근(quadratus lumborum)

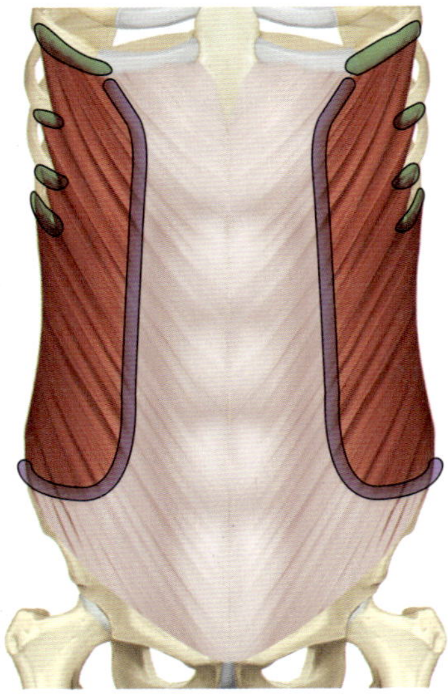

A

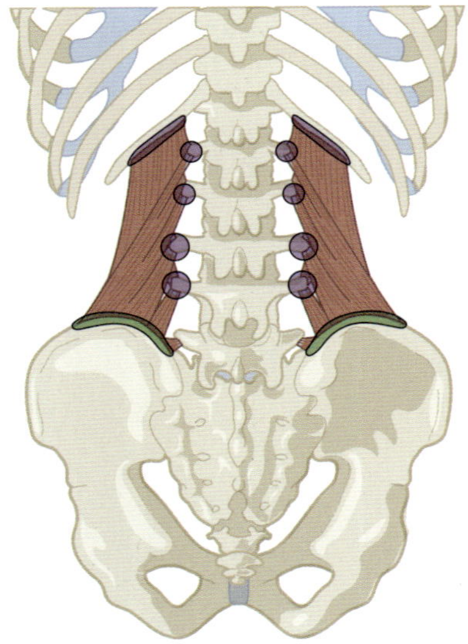

B

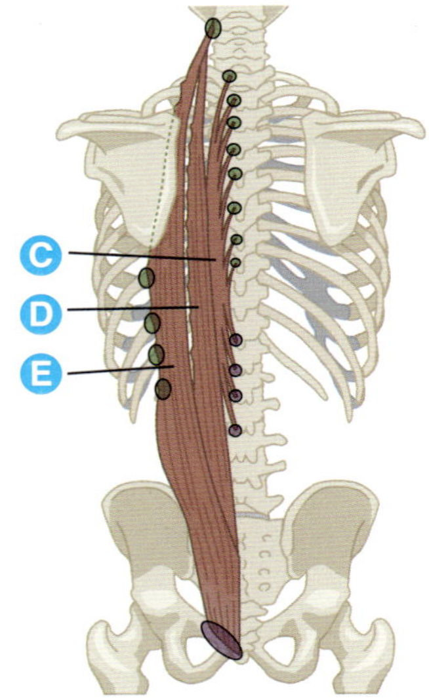

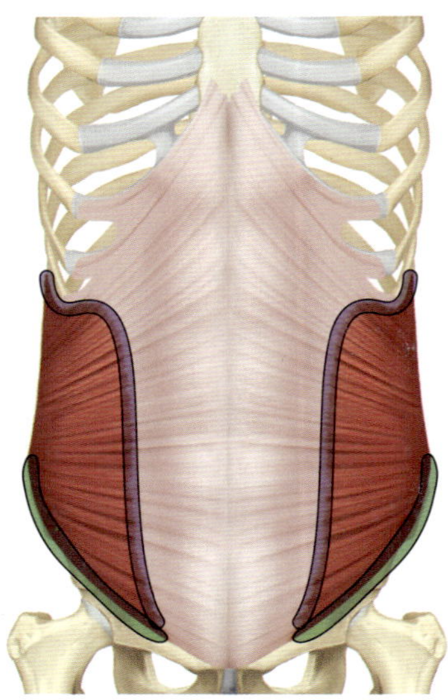

F

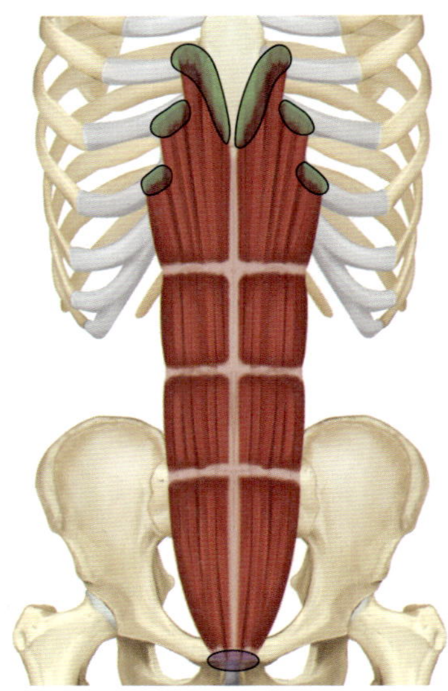

G

A. ______________________ B. ______________________ C. ______________________

D. ______________________ E. ______________________ F. ______________________

G. ______________________

Workbook 13

학과 ______________ 학번 ______________ 이름 ______________ 날짜 ______________

목

The Neck

각 항목의 단어를 사용하여, 각 항목의 이미지에서 가리키는 것과 일치하도록 빈칸에 해부학적 용어를 기록하시오.

1. 목의 관절

고리축관절(atlantoaxial joint) 척추사이관절(intervertebral joints) 고리뒤통수관절(atlanto-occipital joint)

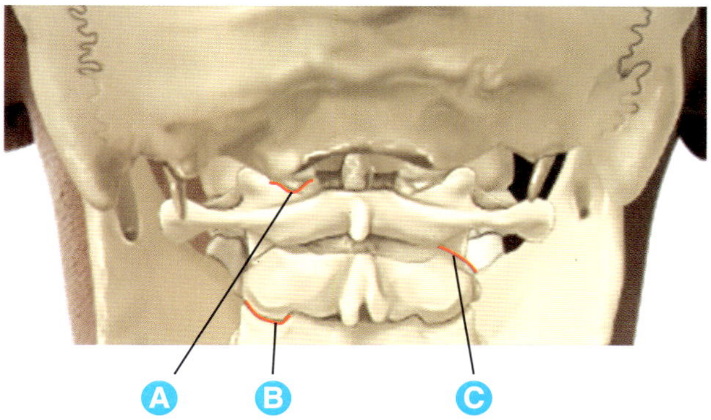

A. ______________ B. ______________ C. ______________

2. 목의 동작

돌림(rotation) 폄(extension) 가쪽굽힘(lateral flexion) 굽힘(flexion)

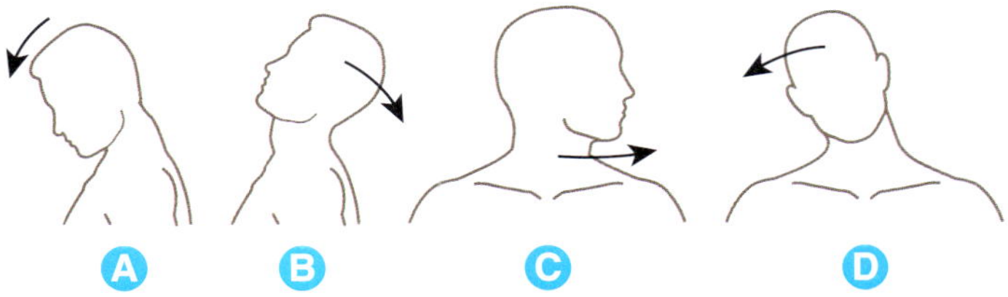

A. ______________ B. ______________

C. ______________ D. ______________

3. 목의 근육

목빗근(sternocleidomastoid) 목갈비근(scalenes) 등세모근(trapezius) 머리널판근(splenius capitis)
목널판근(splenis cervicis) 머리반가시근(semispinalis capitis) 목반가시근(semispinalis cervicis)

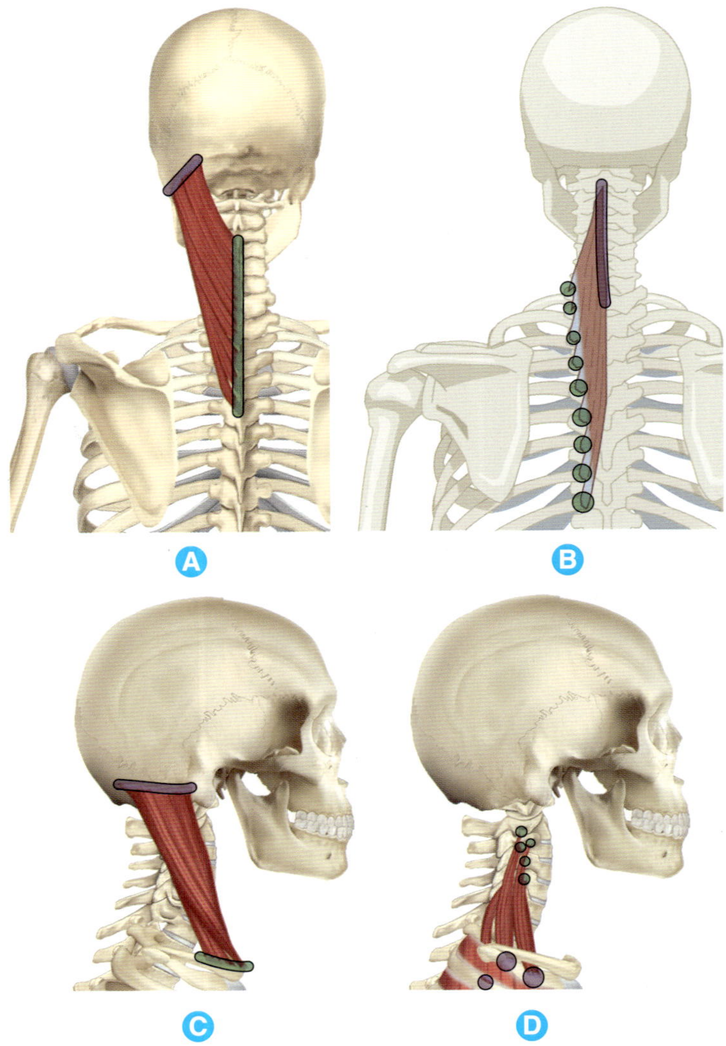

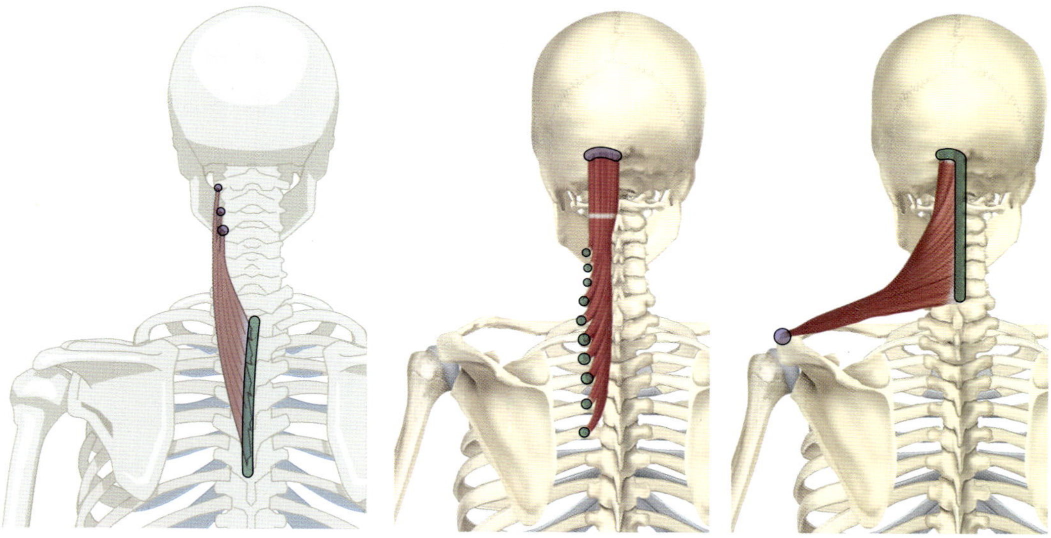

E F G

A. ____________ B. ____________ C. ____________

D. ____________ E. ____________ F. ____________

G. ____________

Workbook 14

학과 ______________ 학번 ______________ 이름 ______________ 날짜 ______________

팔이음뼈

The Shoulder Girdle

각 항목의 단어를 사용하여, 각 항목의 이미지에서 가리키는 것과 일치하도록 빈칸에 해부학적 용어를 기록하시오.

1. 팔이음뼈관절

복장빗장관절(sternoclavicular joint) 어깨가슴마디(scapulothoracic articulation)
봉우리빗장관절(acromioclavicular joint)

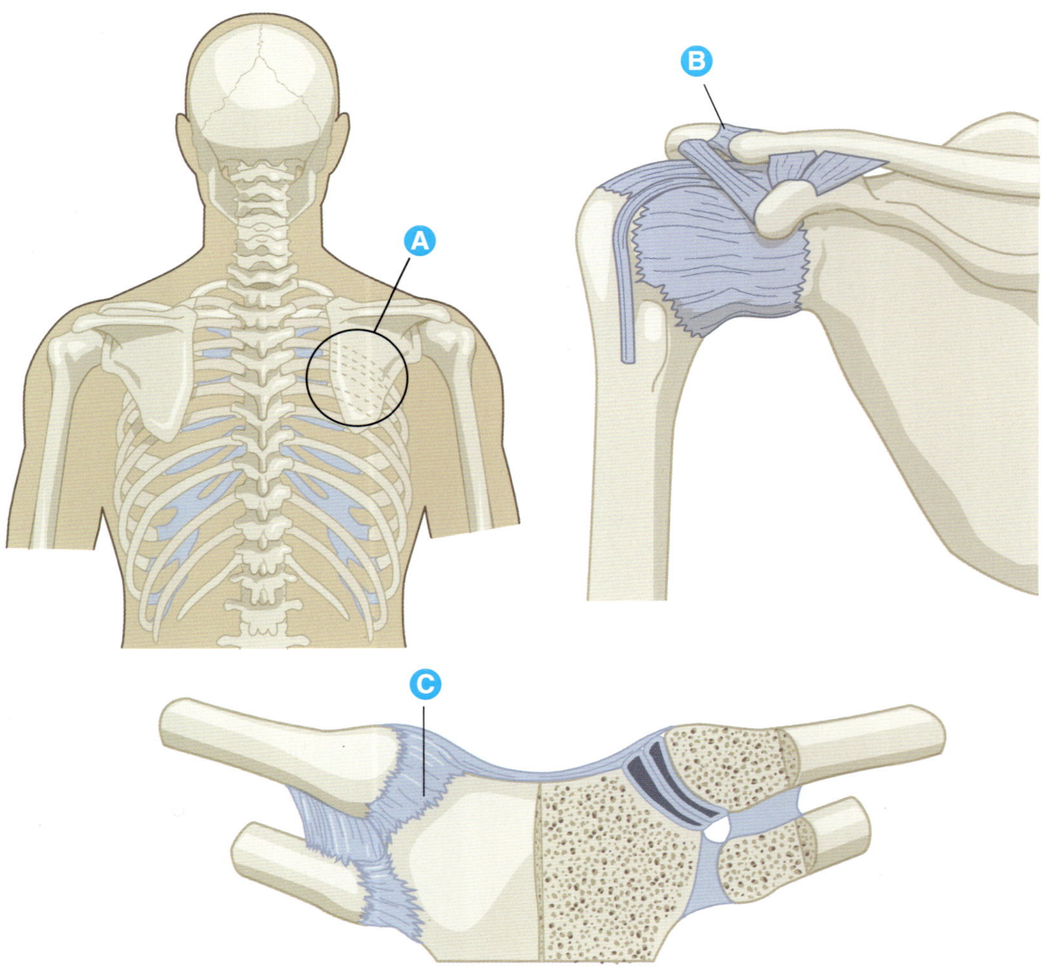

A. ______________ B. ______________ C. ______________

2. 팔이음뼈의 동작

올림(elevation)　내림(depression)　뒤당김(retraction)　내밈(protraction)

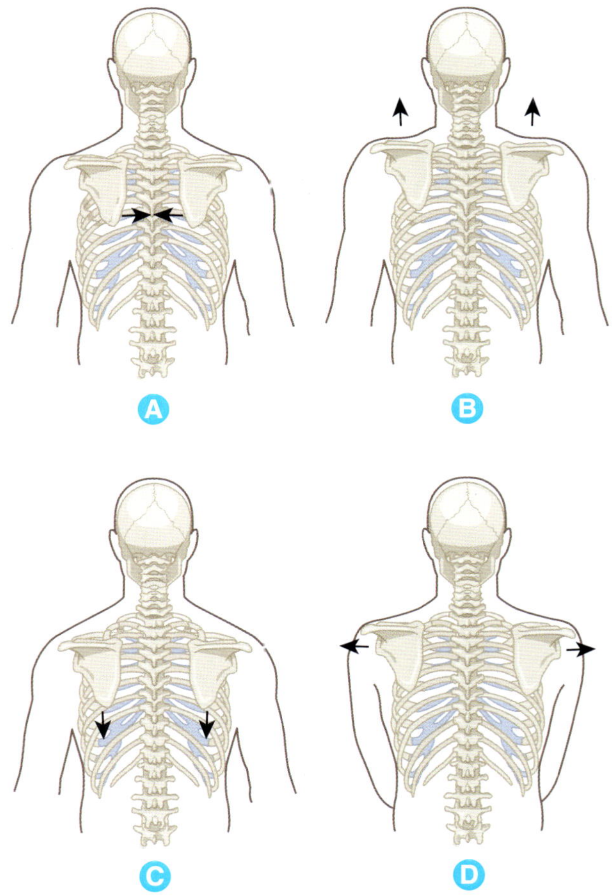

A. ______________________　B. ______________________

C. ______________________　D. ______________________

3. 팔이음뼈의 근육

등세모근(trapezius)　어깨올림근(levator scapula)　큰마름근(rhomboideus major)
작은마름근(rhomboideus minor)　앞톱니근(serratus anterior)　작은가슴근(pectoralis minor)

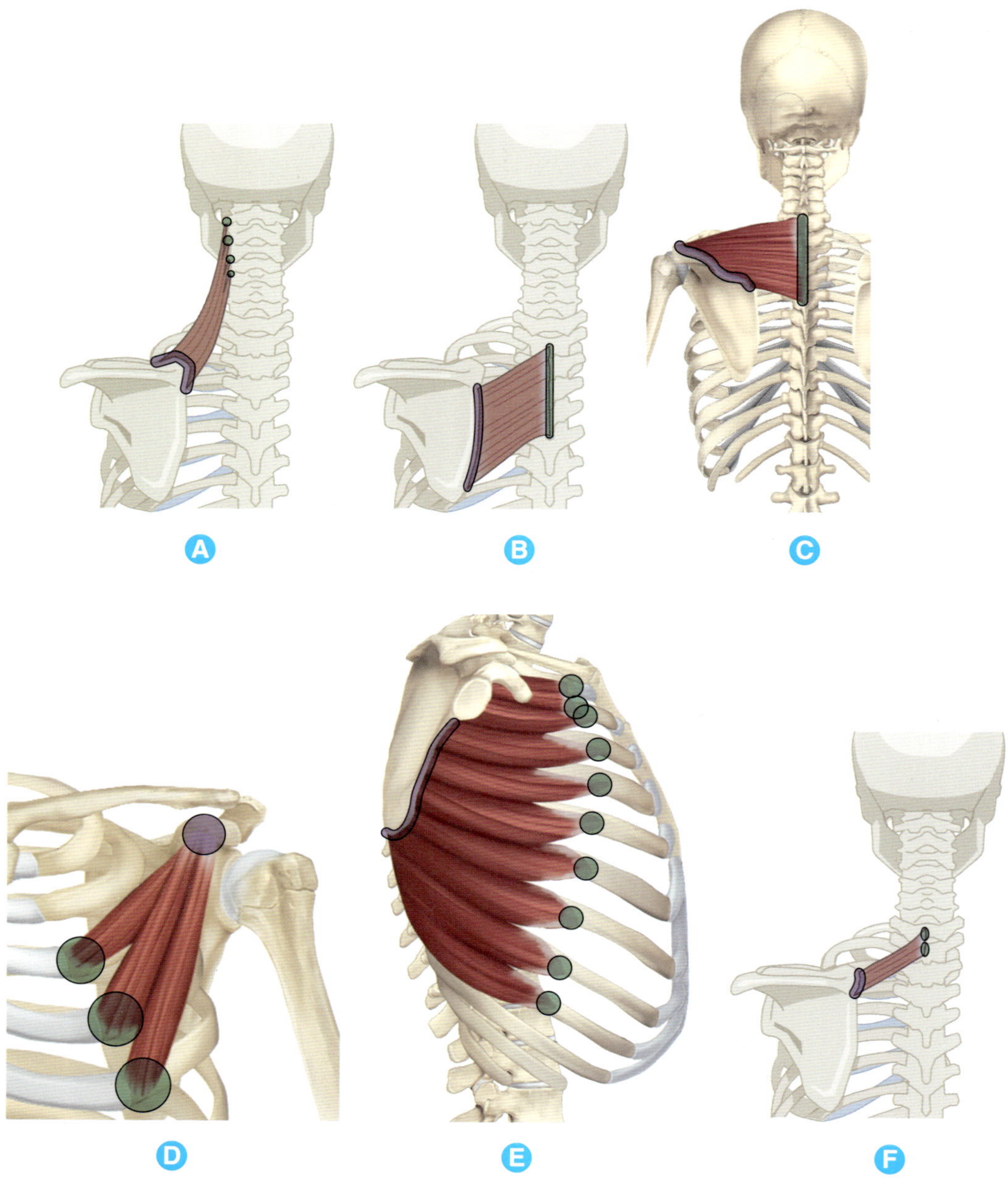

A. ______________________　B. ______________________　C. ______________________

D. ______________________　E. ______________________　F. ______________________

학과 ______________ 학번 ______________ 이름 ____________ 날짜 ____________

어깨
The Shoulder

각 항목의 단어를 사용하여, 각 항목의 이미지에서 가리키는 것과 일치하도록 빈칸에 해부학적 용어를 기록하시오.

1. 오목위팔관절의 동작들

폄(extension) 굽힘(flexion) 벌림(abduction) 모음(adduction)
바깥돌림(external/lateral rotation) 안쪽돌림(internal/medial rotation)
수평벌림(horizontal abduction) 수평모음(horizontal adduction)

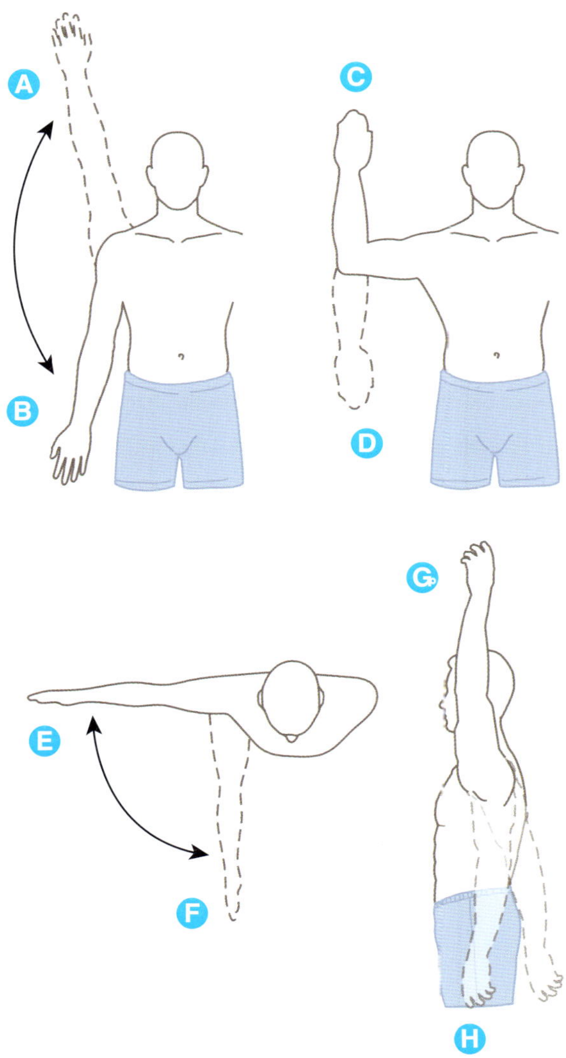

A. ______________________

B. ______________________

C. ______________________

D. ______________________

E. ______________________

F. ______________________

G. ______________________

H. ______________________

2. 어깨의 근육들

어깨세모근(deltoid)　큰가슴근(pectoralis major)　부리위팔근(coracobrachialis)
위팔두갈래근(상완이두근, biceps brachii)　위팔세갈래근(triceps brachii)
가시위근(supraspinatus)　넓은등근(latissimus dorsi)　큰원근(teres major)
가시아래근(infraspinatus)　작은원근(teres minor)　어깨밑근(subscapularis)

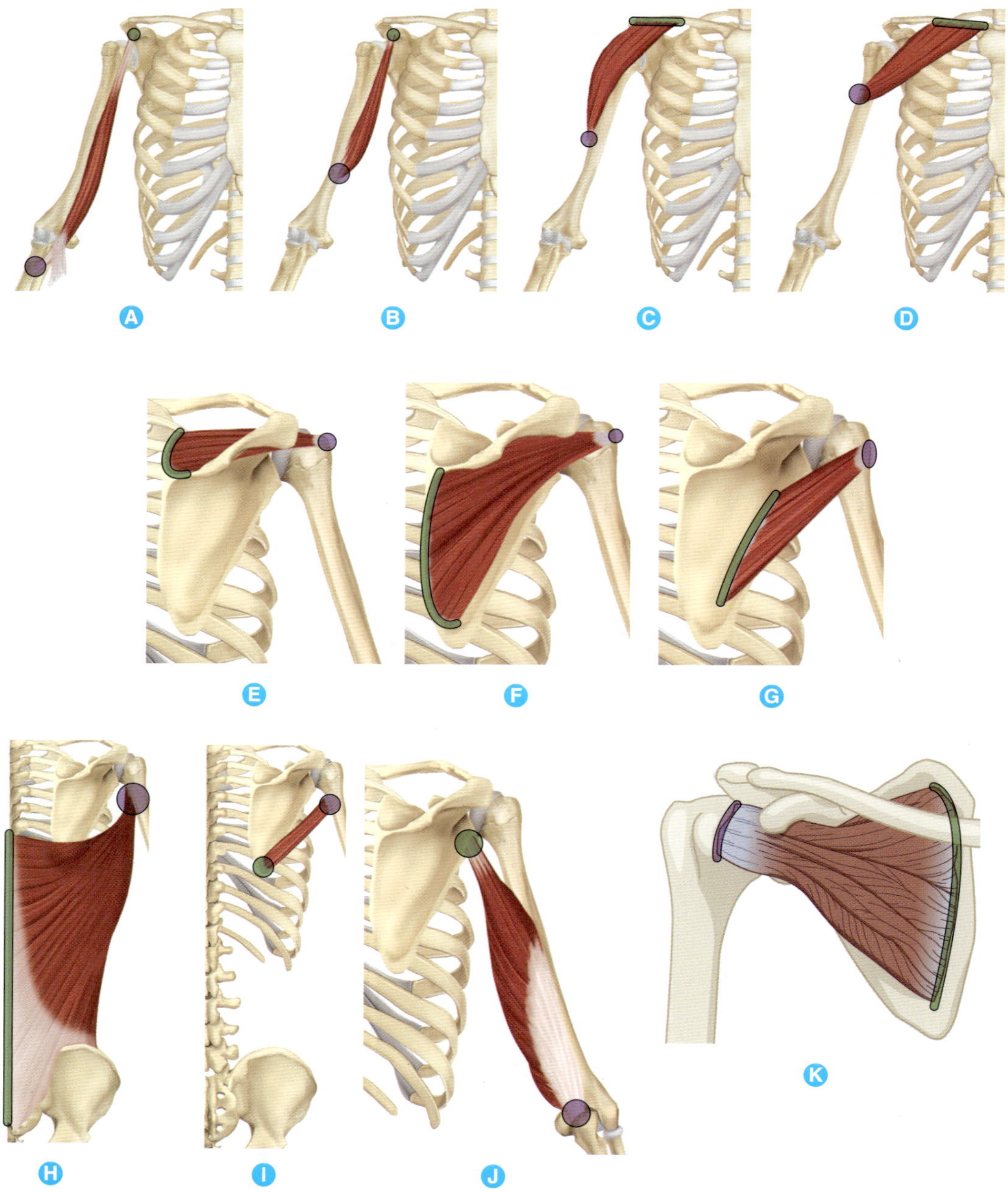

A. ____________ B. ____________ C. ____________

D. ____________ E. ____________ F. ____________

G. ____________ H. ____________ I. ____________

J. ____________

Workbook 16

학과 ____________ 학번 ____________ 이름 ____________ 날짜 ____________

팔꿈치
The Elbow

각 항목의 단어를 사용하여, 각 항목의 이미지에서 가리키는 것과 일치하도록 빈칸에 해부학적 용어를 기록하시오.

1. 팔꿈치의 관절

위팔노관절(humeroradial joint) 위팔자관절(humeroulnar joint)
노자관절(radioulnar joint)

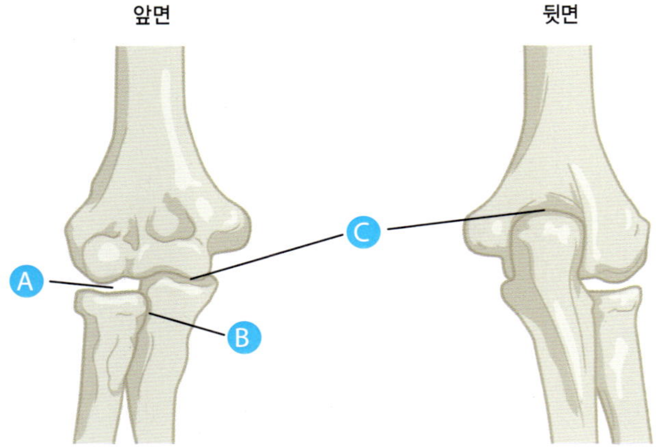

A. ____________

B. ____________

C. ____________

2. 팔꿈치의 동작

굽힘(flexion) 폄(extension)
엎침(pronation) 뒤침(supination)

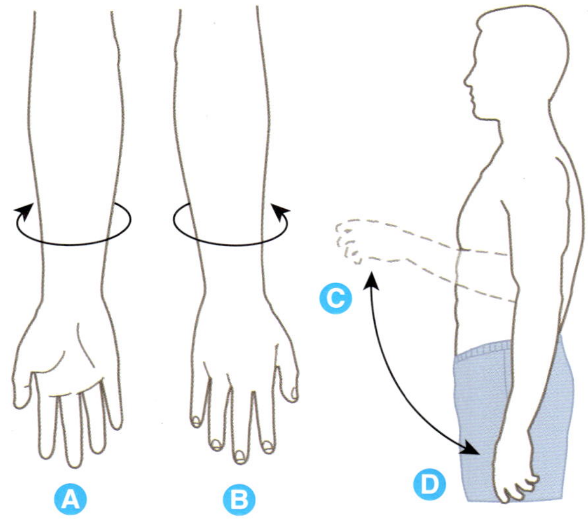

A. ____________

B. ____________

C. ____________

D. ____________

3. 팔꿈치의 근육

위팔두갈래근(biceps brachii) 위팔근(brachialis) 위팔노근(brachioradialis)
위팔세갈래근(triceps brachii) 원엎침근(pronator teres)
네모엎침근(pronator quadratus) 뒤침근(supinator)

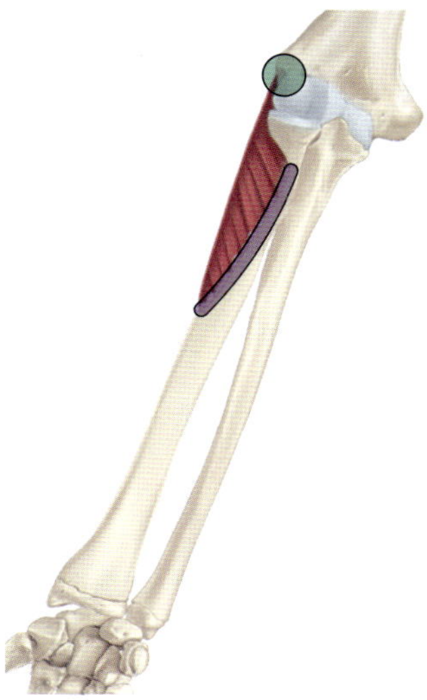

A

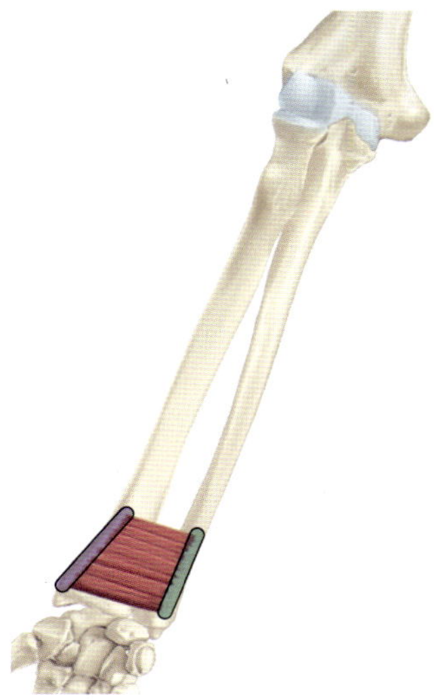

B

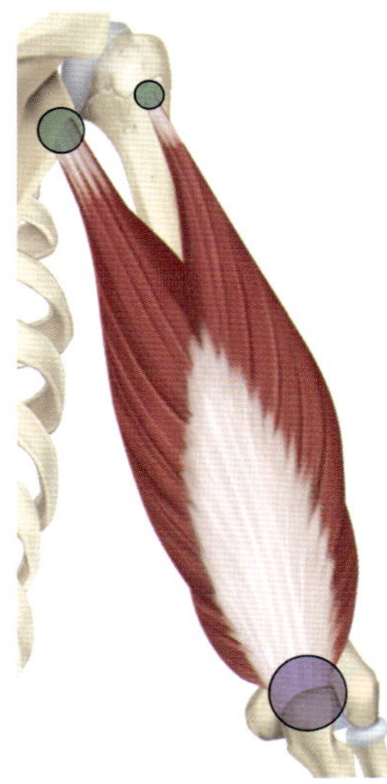

C

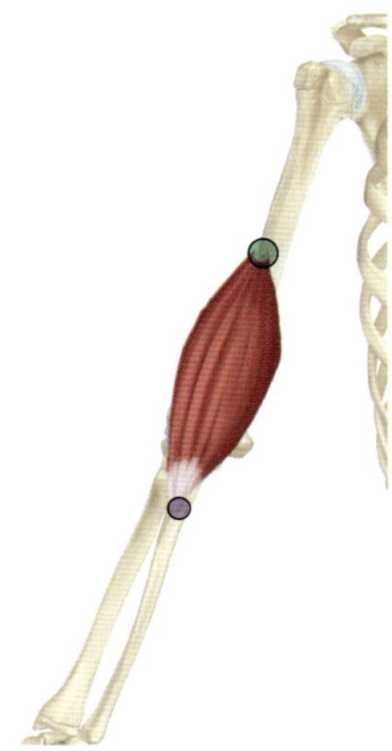

D

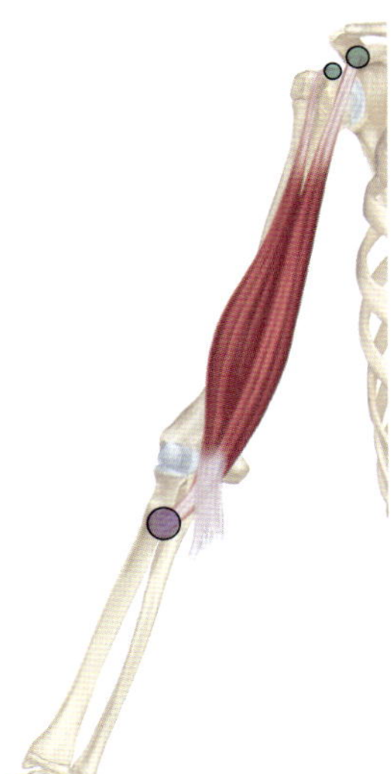

E

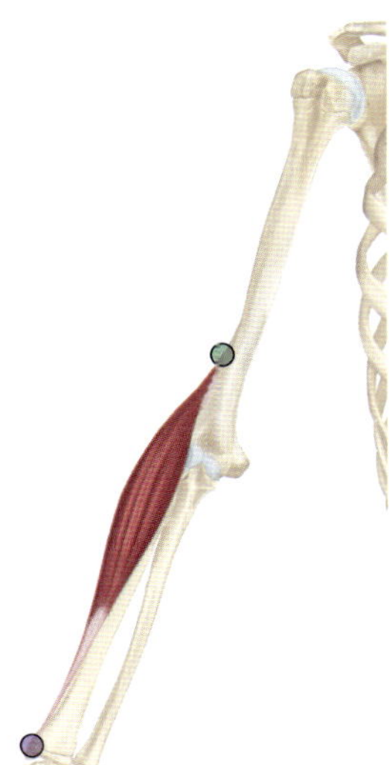

F

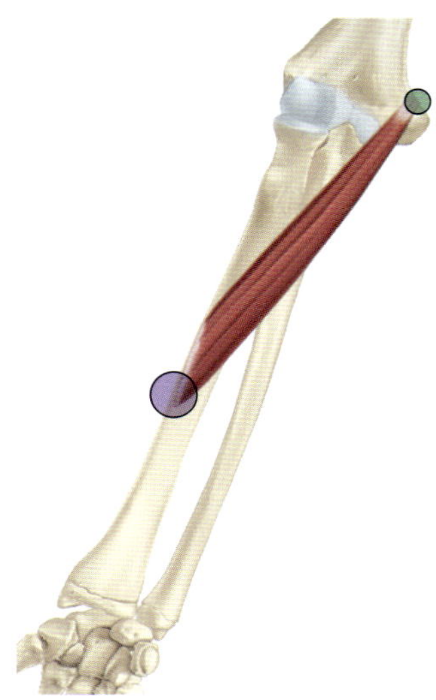

G

A. ______________________ B. ______________________ C. ______________________

D. ______________________ E. ______________________ F. ______________________

G. ______________________

Workbook 17

학과 ____________ 학번 ____________ 이름 ____________ 날짜 ____________

손목

The Wrist

각 항목의 단어를 사용하여, 각 항목의 이미지에서 가리키는 것과 일치하도록 빈칸에 해부학적 용어를 기록하시오.

1. 손목의 관절

먼쪽노자관절(distal radioulnar joint) 노자손목관절(radioulnar-carpal joint)

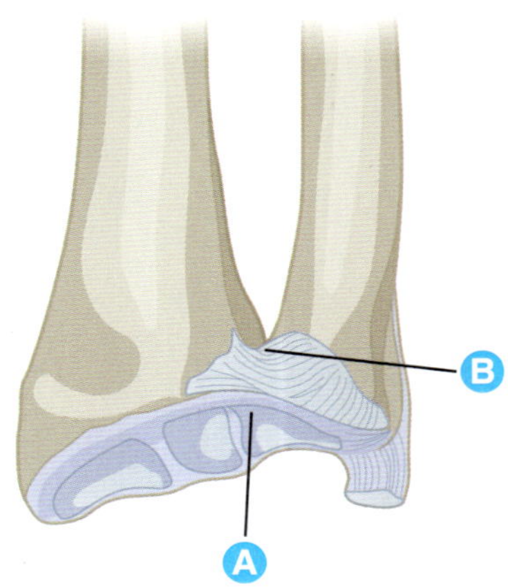

A. ____________

B. ____________

2. 손목의 동작

굽힘(flexion) 폄(extension) 노쪽편위(radial deviation) 자쪽편위(ulnar deviation)

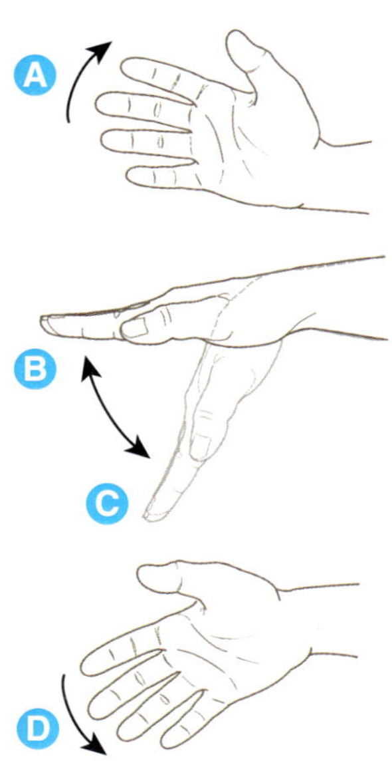

A. ____________

B. ____________

C. ____________

D. ____________

3. 손목의 근육

노쪽손목굽힘근(flexor carpi radialis) 긴손바닥근(palmaris longus)
자쪽손목굽힘근(flexor carpi ulnaris) 짧은노쪽손목폄근(extensor carpi radialis brevis)
긴노쪽손목폄근(extensor carpi radialis lcngus) 자쪽손목폄근(extensor carpi ulnaris)

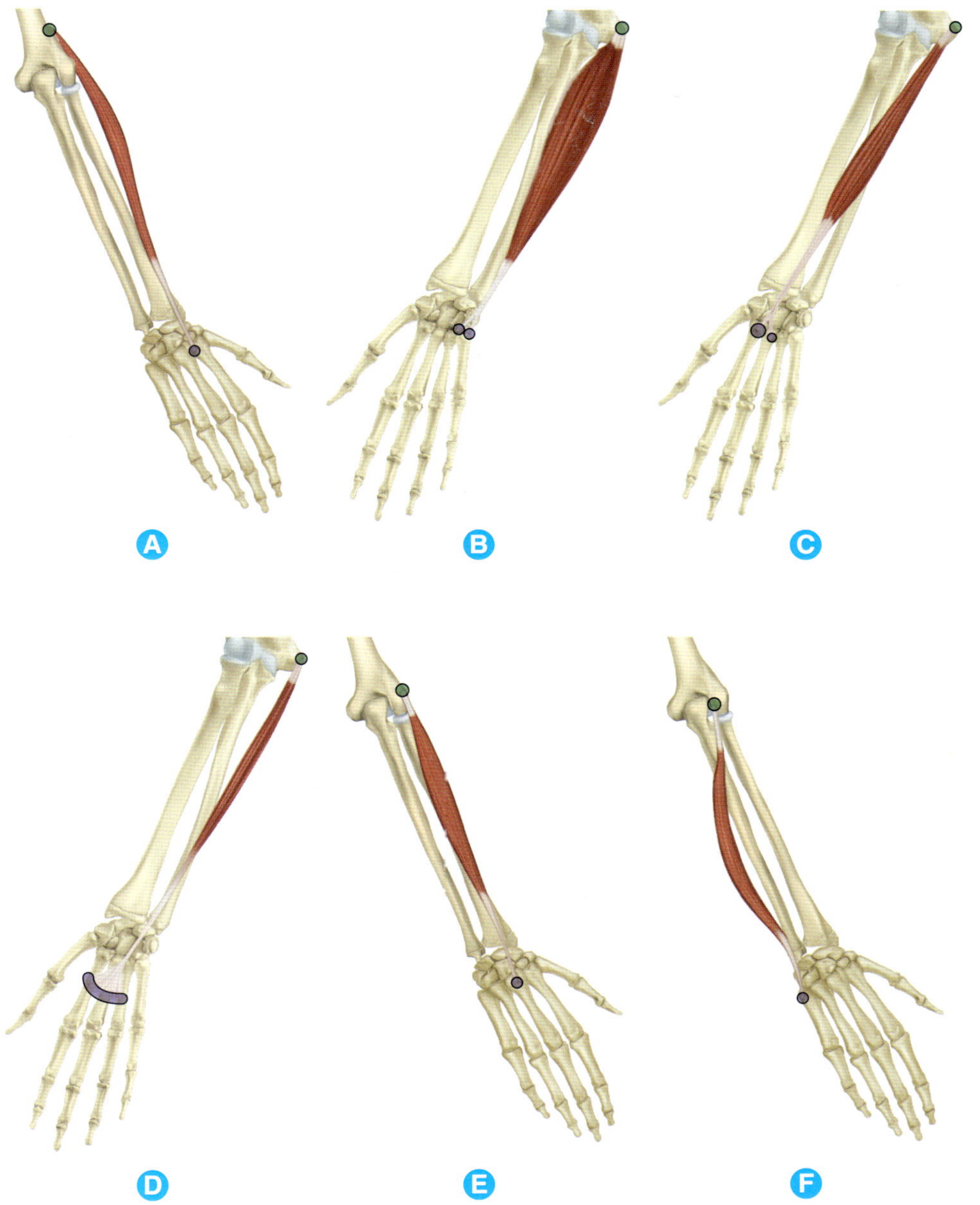

A. ______________________ B. ______________________ C. ______________________

D. ______________________ E. ______________________ F. ______________________

Workbook 18

학과 ______________ 학번 ______________ 이름 ______________ 날짜 ______________

손
The Hand

각 항목의 단어를 사용하여, 각 항목의 이미지에서 가리키는 것과 일치하도록 빈칸에 해부학적 용어를 기록하시오.

1. 손목관절

손목손허리관절(carpometacarpal joint) 손허리손가락관절(metatarsophalangeal joint)
손가락뼈사이관절(interphalangeal joint) 몸쪽손가락사이관절(proximal interphalangeal joint)
먼쪽손가락사이관절(distal interphalangeal joint)

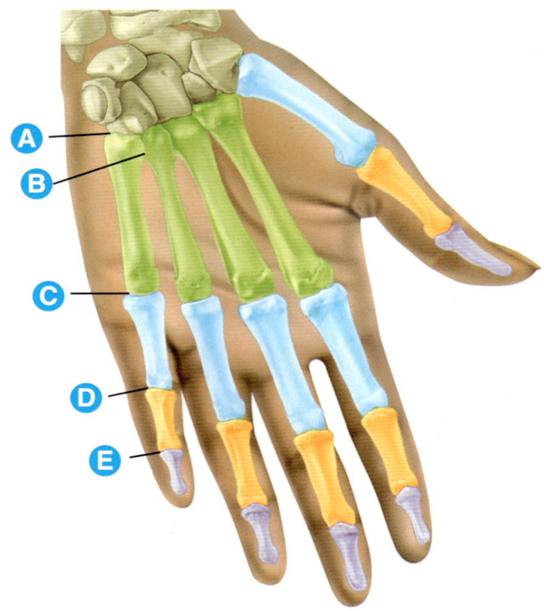

A. ______________ B. ______________ C. ______________

D. ______________ E. ______________

2. 손의 동작

굽힘(flexion) 폄(extension) 벌림(abduction)
모음(adduction) 맞섬(opposition) 재배치(물림)(reposition)

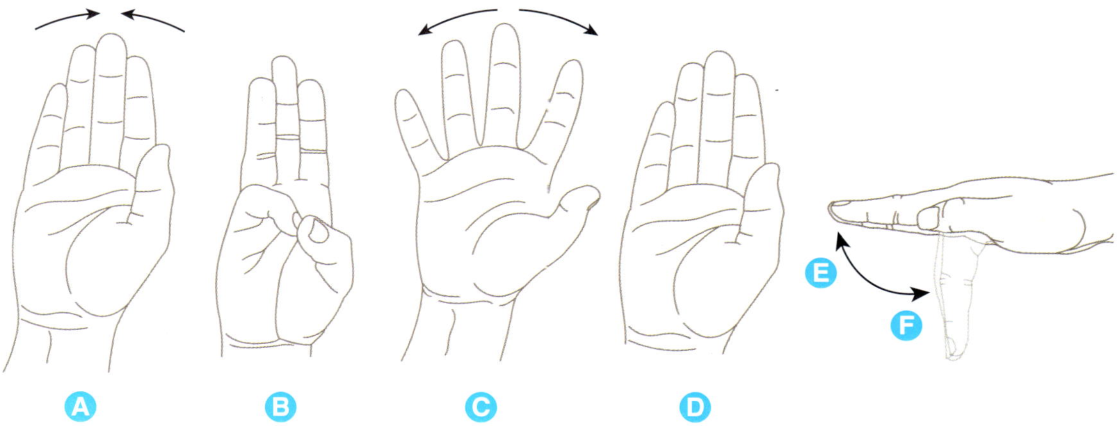

A. ________________ B. ________________ C. ________________

D. ________________ E. ________________ F. ________________

3. 손가락 굽힘 근육

짧은엄지굽힘근(flexor pollicis brevis) 긴엄지굽힘근(flexor pollicis longus)
얕은손가락굽힘근(flexor digitorum superficialis) 깊은손가락굽힘근(flexor digitorum profundus)
새끼굽힘근(flexor digiti minimi) 벌레근(lumbricals)

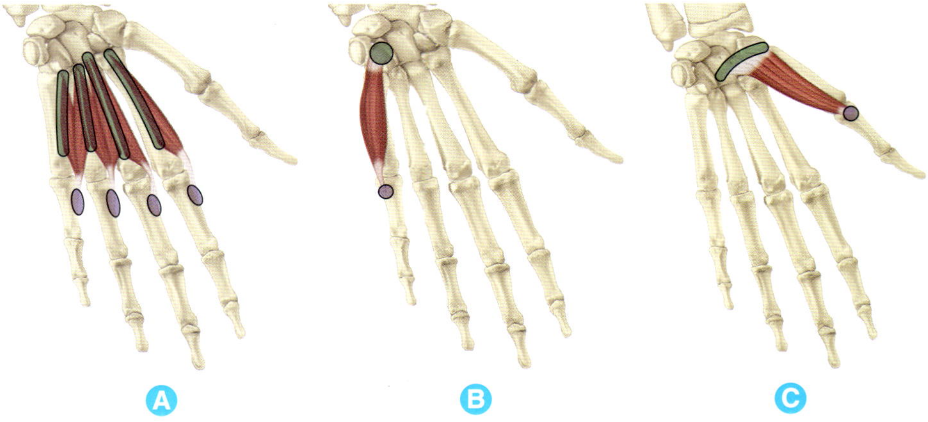

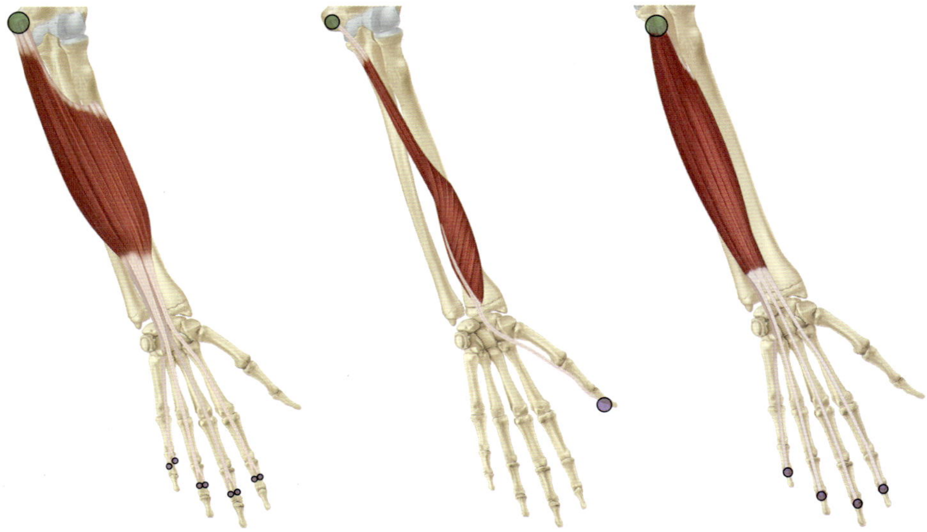

D E F

A. ______________________ B. ______________________ C. ______________________

D. ______________________ E. ______________________ F. ______________________

4. 손가락 폄 근육

짧은엄지폄근(extensor pollicis brevis) 긴엄지폄근(extensor pollicis longus)
집게폄근(extensor indicis) 손가락폄근(extensor digitorum) 새끼폄근(extensor digiti minimi)

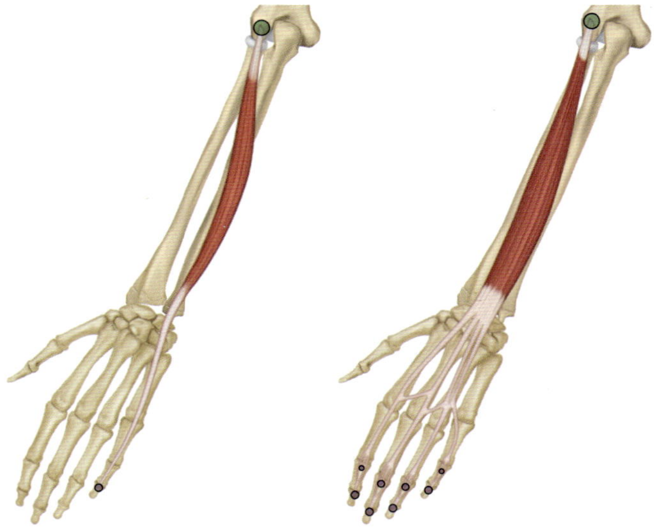

A B

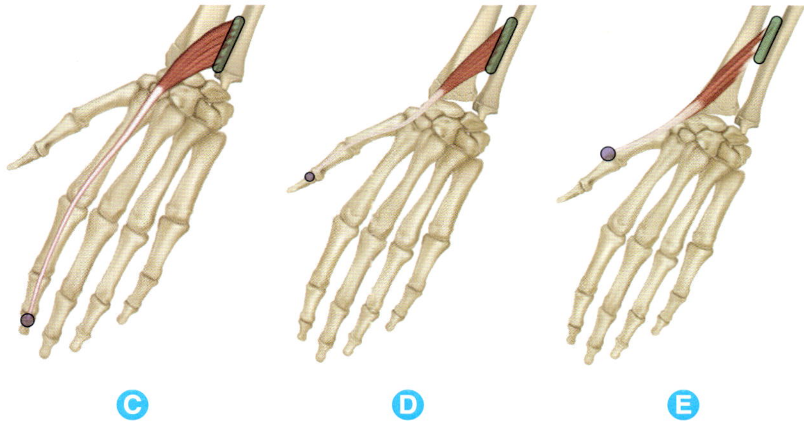

A. ______________________ B. ______________________ C. ______________________

D. ______________________ E. ______________________

5. 손가락 벌림 근육

짧은엄지벌림근(abductor pollicis brevis) 긴엄지벌림근(abductor pollicis longus)
새끼벌림근(abductor digiti minimi) 등쪽뼈사이근(dorsal interossei)

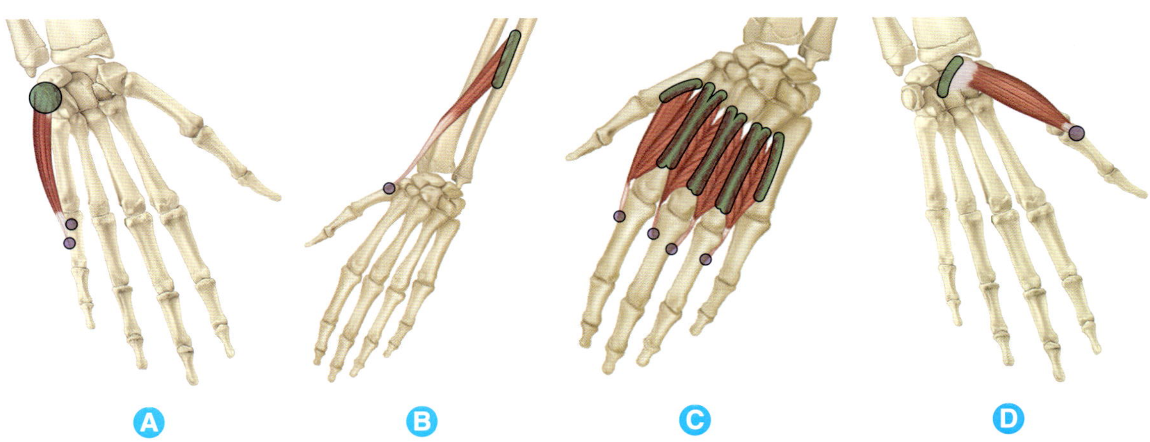

A. ______________________ B. ______________________

C. ______________________ D. ______________________

6. 손가락 벌림과 맞섬근육

엄지모음근(adductor pollicis) 손바닥쪽뼈사이근(palmar interossei)
엄지맞섬근(opponens pollicis) 새끼맞섬근(opponens digiti minimi)

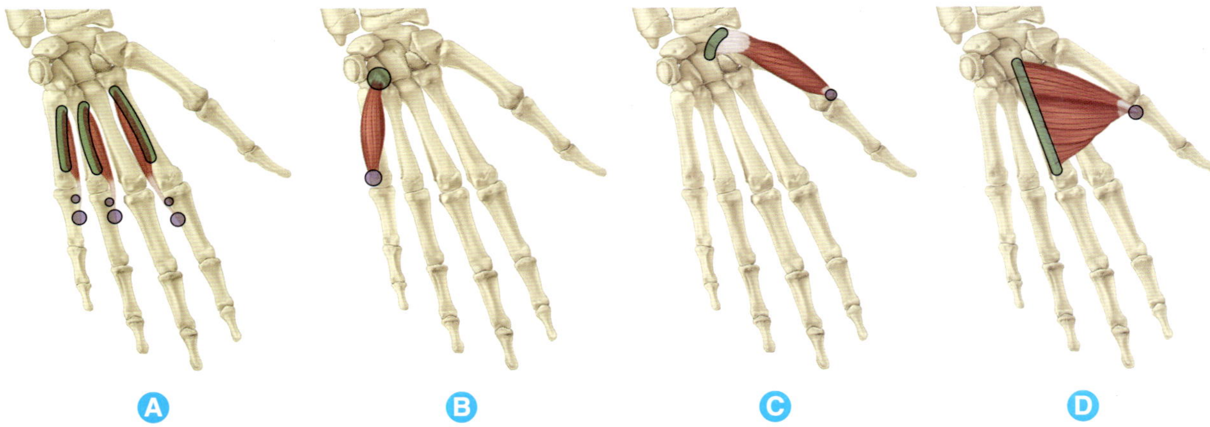

A. ______________________ B. ______________________

C. ______________________ D. ______________________

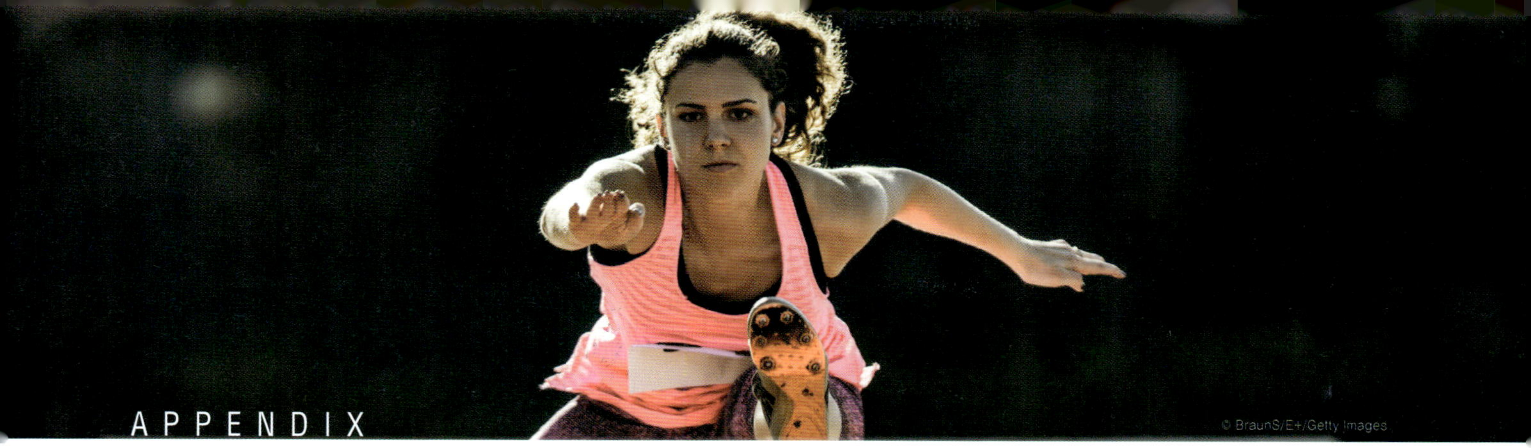

참고문헌

Bibliography

1. Agur, A. M. R. (1991). *Grant's atlas of anatomy* (9th ed.). Baltimore, MD: Williams, & Wilkins.
2. American Academy of Orthopedic Surgeons. (1991). *Athletic training and sports medicine* (2nd ed.). Rosemont, IL: AAOS.
3. Anderson, M. K., Hall, S. J., & Martin, M. (2000). *Sports injury management* (2nd ed.). Philadelphia, PA: Lippincott, Williams, & Wilkins.
4. Clarkson, H. M. (2000). *Musculoskeletal assessment: Joint range of motion and manual muscle strength* (2nd ed.). Philadelphia, PA: Lippincott, Williams, & Wilkins.
5. Ehrlich, A. & Schroeder, C. L. (2009). *Introduction to medical terminology* (2nd ed.). Clifton Park, NY: Delmar Learning.
6. Floyd, R. T. (2012). *Manual of structural kinesiology* (18th ed.). New York, NY: McGraw-Hill.
7. Hall, S. (2012). *Basic biomechanics* (6th ed.). New York, NY: McGraw-Hill.
8. Hamill, J. & Knutzen, K. M. (2009). *Biomechanical basis of human movement* (3rd ed.). Philadelphia, PA: Lippincott, Williams, & Wilkins.
9. Hamilton, N., Weimar, W., & Luttgens, K. (2012). *Kinesiology: Scienti c basis for human movement* (12th ed.) New York, NY: McGraw-Hill.
10. Houglum, P. A. & Bertoti, D. B. (2012). *Brunnstrom's clinical kinesiology* (6th ed.). Philadelphia, PA: FA Davis.
11. Hole, J. W. (1990). *Human anatomy and physiology* (5th ed.). Dubuque, IA: Wm. C. Brown Publishers.
12. Hoppenfeld, S. (1976). *Physical examination of the spine and extremities*. Norwalk, CT: Appleton & Lange.
13. Kenney, W. L., Wilmore, J. H., & Costill, D. L. (2015). *Physiology of sport and exercise*. Champaign, IL: Human Kinetics.
14. Lippert, L. S. (2011). *Clinical kinesiology and anatomy* (5th ed.). Philadelphia, PA: F.A. Davis.
15. Loudon, J. K., Manske, R. C., & Reiman, M. P. (2013). *Clinical mechanics and kinesiology*. Champaign, IL: Human Kinetics.
16. Magee, D. J. (1992). *Orthopedic physical assessment*. Philadelphia, PA: W. B. Saunders Company.
17. Marieb, E. N. (2009). *Anatomy and physiology coloring book* (9th ed.). San Francisco, CA: Pearson Benjamin Cummings.
18. Martini, F. H. & Nath, J. L. (2009). *Fundamentals of anatomy and physiology* (8th ed.). San Francisco, CA: Pearson Benjamin Cummings.
19. Muscolino, J. E. (2017). *The muscular system manual* (4th ed.). St. Louis, MO: Elsevier.
20. Norkin, C. C. & White, D. J. (2016). *Measurement of joint motion: A guide to goniometry* (5th ed.). Philadelphia, PA: FA Davis.
21. Powers, S. K. & Howley, E. T. (2012). *Exercise physiology: Theory and application to tness and performance* (8th ed.). Boston, MA: McGraw-Hill.
22. Prentice, W. E. (2009). *Arnheim's principles of athletic training: A competency based approach* (13th ed.). New York, NY: McGraw-Hill.
23. Saladin, K. S. (2012). *Anatomy & physiology: The unity of form and function* (6th ed.). New York, NY: McGraw-Hill.
24. Starkey, C. & Ryan, J. (2002). *Evaluation of orthopedic and athletic injuries* (2nd ed.). Philadelphia, PA: FA Davis.
25. Tortora, G. J. & Derrickson, B. (2012). *Principles of anatomy & physiology* (13th ed.). Hoboken, NJ: John Wiley & Sons.
26. Venes, D. (Ed.) (2017). *Taber's cyclopedic medical dictionary* (23rd ed.). Philadelphia, PA: FA Davis.

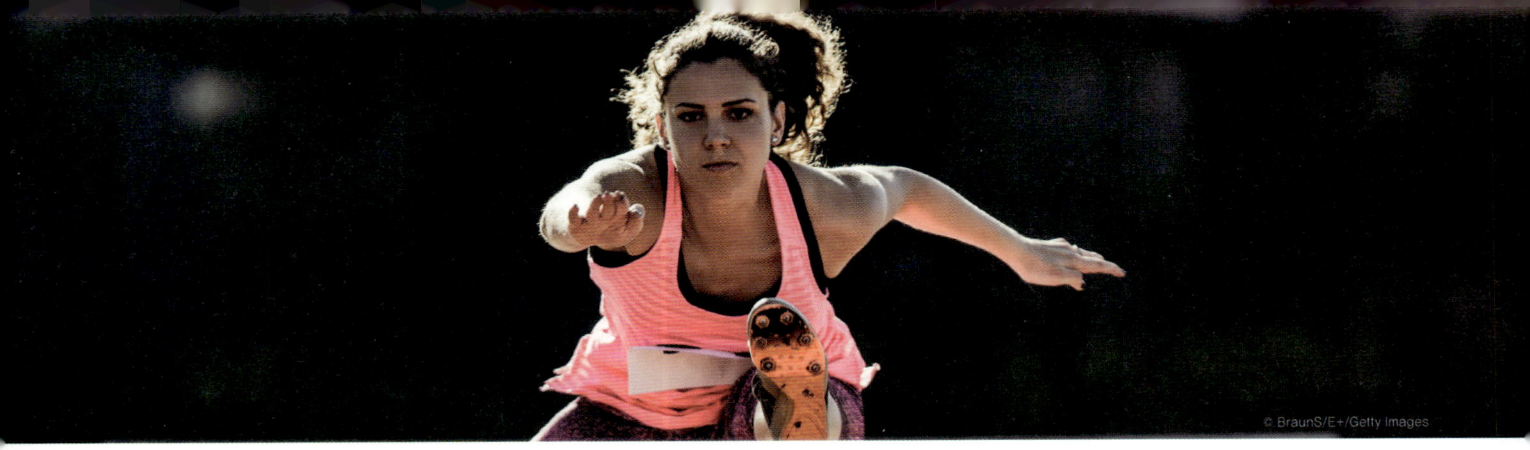

용어

Glossary

A

Abductor digiti minimi(새끼벌림근, 소지외전근) 발 또는 손의 가쪽을 따라 놓여있는 근육

Abductor pollicis brevis(짧은엄지굽힘근, 단무지외전근) 엄지두덩 근육군 중 가장 큰 근육

Abductor pollicis longus(긴엄지벌림근, 장무지외전근) 엄지에 작용하는 외인성 아래팔근

Acromioclavicular(AC) joint(견봉쇄골관절, 봉우리빗장관절) 어깨 윗부분의 관절. 봉우리(견봉; 어깨뼈의 가장 윗부분)와 빗장뼈(쇄골)간을 연결해줌

Acromioclavicular ligament(봉우리빗장인대, 견쇄인대) 이 인대는 정사방형의 밴드로 되어있고, 관절의 윗부분을 덮고 있으며, 빗장뼈의 바깥쪽 끝의 윗부분과 봉우리의 윗면의 인접한 부분 사이로 뻗어있음

Adductor brevis(짧은모음근, 단내전근) 샅굴부위(서혜부)의 두덩 안쪽에 있는 근육. 이것은 두덩뼈의 안쪽 가지에서 시작하여 두덩근선과 거친선의 몸쪽 끝으로 정지된다.

Adductor longus(긴모음근, 장내전근) 짧은모음근의 안쪽에 있는 근육. 짧은모음근의 이는곳 안쪽부분의 두덩 안쪽에서 시작된다. 이것은 샅굴부위(서혜부)를 지나 거친선의 1/3 중간부분으로 정지된다.

Adductor magnus(대내전근, 큰모음근) 넙다리에 있는 가장 큰 삼각형 근육

Adductor pollicis(엄지모음근, 무지내전근) 엄지에 작용하며, 엄지 근으로부터 손바닥을 가로질러 횡으로 지나간다; 이것은 엄지를 손의 중앙으로 모으는 작용을 한다.

Afferent(구심성) 문학적으로 "가깝게 이동"의 뜻을 가진 용어

Agonist(작용근) 때때로 주동근이라고 불리며, 주어진 동작의 주된 책임이 있는 근육 또는 근육군으로 설명됨

Amphiarthroses(반관절, 불전동관절) 약간 움직일 수 있는 관절

Anatomical kinesiology(해부학적 운동요법) 건강과 웰리스와 관련된 인체해부와 몸의 움직임에 관한 학문

Anatomical position(해부학적 자세) 특정 자세에서 신체 부분의 설명

Annular ligament(고리인대, 윤상인대) 원형의 머리를 감싸는 강한 섬유 밴드

Antagonists(대항근, 길항근) 주동근의 반대편에서 움직임을 조절하는 근육으로 동작을 천천히 하거나 멈출 때 브레이크로서 작용함

Anterior(앞, 전방, 앞쪽, 앞부분) 신체의 앞부분

Anterior and middle scalene[중사각근(중간목갈비근), 전사각근(앞목갈비근)] 목의 뒤가쪽으로 깊게 있으면서 첫 번째 갈비뼈로 정지되는 두 근육

Anterior atlanto-occipital membrane(앞고리뒤통수막, 전환추후두막) 척추의 앞쪽에 위치하며 고리뒤통수관절을 안정화시키는 막인대

Anterior compartment(앞쪽구획) 발목을 등쪽굽힘하는 근육을 포함

Anterior cruciate ligament(앞십자인대, 전십자인대) 무릎관절을 안정화시키는데 도움을 주는 4개의 중요한 인대 중 하나로 넙다리의 아랫부분 뒤쪽에서 정강뼈의 융기사이융기 앞 위쪽으로 뻗어있음. 이것의 목적은 넙다리에 비해 정강뼈가 앞으로 전위되는 것을 제한하는 것이다.

Anterior deltoid(앞어깨세모근, 전삼각근) 위팔을 감싸고 있는 큰 삼각형 근육

Anterior longitudinal ligament(앞세로인대, 전종인대) 척추의 앞쪽면을 따라 아래로 뻗어있는 인대

Anterior ramus(척수앞가지신경, 척수전신경) 척추신경의 주요가지 중 하나

Anterior talofibular ligament(앞목말종아리인대, 전거비인대) 발목의 전방측면에서 정강뼈와 목말뼈를 연결시키는 발목의 인대

Apex(무릎뼈꼭지, 슬개골첨) 무릎뼈의 좁은 먼쪽끝단

Appendicular region(부속부위) 축부위에 붙어있는 신체의 4개 사지

Articular cartilage(관절연골) 매우 적은 마찰을 가지도록 뼈를 서로 미끄러지게 하는 부드러운 백색조직

Articulations(관절) 관절 구조와 연관있는 뼈의 모양

Ascending neurons(구심성 신경세포) 구심성 신경세포라고 불리며, 중추신경계로 메시지를 전달함

Ascending tracts(오름신경로, 상행로) 말초신경 신경세포로부터 뇌로 정보를 전달하는 감각신경 섬유다발

Association tracts(연합신경로) 뇌의 각각 반구사이의 다른 부위를 연결하는 신경로

Associative or connecting neurons(연합신경세포) 사이신경세포라고 불리며, 감각신경과 운동신경을 연결하고, 오로지 중추신경계에서 발견됨

Atlanto-occipital joint(고리뒤통수관절, 환추후두관절) 고리(환추)와 뒤통수뼈 사이의 관절로 윤활관절임

Atlanto-occipital joint capsule(고리뒤통수관절주머니, 환추후두관절낭) 고리뼈라 불리는 1번 목뼈와 뒤통수뼈사이의 관절을 이루는 관절주머니

Atlantoaxial joint(고리중쇠관절, 환추관절) 1번과 2번 목뼈(고리뼈와 중쇠뼈) 사이 목의 윗부분 관절

Atlas(고리뼈, 환추) 목의 첫 번째 척추뼈

Axial region(축부위) 머리 목, 가슴과 몸통을 포함하는 신체의 주요 축

Axon(축삭돌기) 신경세포의 가늘고 긴 부분

B

Ball and socket joints(절구관절, 구형관절) 뼈의 둥근 끝부분이 다른 뼈의 강에 딱 맞게 끼워진 관절

Base(바닥, 기저) 어떤 부위의 가장 낮은 또는 몸쪽 끝; 무릎뼈의 넓은 몸쪽 부위

Biceps brachii(위팔두갈래근, 상완이두근) 긴갈래와 짧은갈래 등 두 갈래로 나뉘는 위팔의 근육

Biceps femoris(넙다리두갈래근, 대퇴이두근) 넙다리 뒤쪽의 바깥쪽에 있는 근육; 두 개의 갈래가 있어서 두 개의 기시가 있음

Bicipital ligament(위팔두갈래근인대, 상완이두인대) 위팔의 고랑에 있는 두갈래근 긴갈래근힘줄(장두근건)을 잡고 있는 인대

Bilateral(양쪽의) 신체 또는 뇌의 양쪽

Bipennate(깃근육, 우상근) 가운데 힘줄의 양쪽 사선으로 되어있는 섬유

Body motion(신체 동작) 하나의 인체분절 이상의 동시 전위

Bone cells(뼈세포, 골세포) 뼈대가 성장하고 모양을 만들고 유지시킬 책임이 있는 세포

Bone marrow(골수) 스폰지 뼈조직의 공간과 치밀뼈 조직의 통로를 차지하고 있는 연조직

Brachial plexus(팔신경얼기, 완신경총) 신경망. C5-T1 신경뿌리에 의해 형성. 13쌍의 신경이 이들 신경뿌리로부터 나옴

Brachialis(위팔근, 상완근) 팔꿈치를 굽힘시키는 위팔의 근육

Brainstem(뇌줄기) 뇌의 뒷부분

C

Calcaneofibular ligament(발꿈치종아리인대, 종비인대) 종아리뼈로부터 아래로 뻗은 좁고 둥근 인대

Calcaneus(발꿈치뼈, 종골) 발뒤꿈치 뼈라고도 불리며, 발의 뒷부분 기초를 형성. 목말뼈와 입방뼈를 연결

Cardiac muscles(심장근육, 심근) 심장벽에 있는 가로무늬근

Carpal bones(팔목,뼈 수근골) 손목을 이루는 8개의 작은 뼈

Carpometacarpal joints(손목손허리관절, 수근중수관절) 손목의 5개 관절

Cartilaginous joints(연골관절) 섬유성 관절보다 뼈 사이의 더 많은 움직임을 허용해주는 연골에 의해 형성된 관절

Caudal(꼬리, 미측) 신체의 뒷부분

Cell membrane(세포막) 세포를 보호하는 생물학적인 막

Central nervous system(중추신경계) 뇌와 척수에 의해 형성되고, 신체와 마음의 대부분 기능을 조절

Cephalic(머리쪽, 위쪽, 높은쪽, 두측) 머리 또는 신체의 머리 끝부분

Cerebellum(소뇌) 수의적 움직임을 조절하는 뇌의 부분

Cerebrum(대뇌) 중추신경계의 최상위 부위

Cervical(목의, 경추의) 목부분

Cervical plexus(목신경얼기, 경부신경총) 목의 뒤쪽 삼각형에 위치한 신경다발

Cervical vertebrae(목뼈, 경추) 목을 구성하는 7개의 작은 척추뼈

Clavicle(빗장뼈, 쇄골) 어깨뼈와 가슴뼈 사이의 지지를 제공해주는 긴 뼈

Clavicular section(큰가슴근의 빗장뼈부위, 대흉근의 쇄골부위) 빗장뼈의 1/3지점에서 사선으로 기시하여 위팔의 결절간구로 정지되는 큰가슴근의 일부분

Coccygeal(꼬리뼈, 미골) 인체 척주의 하지를 형성하는 작은 삼각형 뼈인 척추뼈로 설명

Coccygeal plexus(꼬리신경얼기, 미골신경총) 꼬리뼈 근처의 신경다발

Commissural tracts(교련로) 각 대뇌반구를 서로 연결하는 경로

Compact osseous tissue(치밀뼈조직, 치밀골조직) 원통형의 종심형 층판에 배열된 조직이고 모든 뼈에 나타남

Complex body motion(복합신체운동) 몸 전체가 전위되는 하나이상의 인체분절의 동시 전위

Complex joint motion(복합관절운동) 하나의 방향에서 단일 인체분절의 전위; 그러나 이것이 하나의 인체면과 회전축 돌림을 통해 움직임

Concentric muscular action(동심성근육수축운동) 근육 길이의 짧아짐을 야기하는 움직임; 물건을 들 때 사용

Conductivity(전도도) 전기적 에너지를 전달시키는 능력

Condyloid joints(융기관절, 과상관절) 하나의 타원형 뼈머리가 오목한 강에서 움직이며 축 돌림을 제외한 모든 움직임이 가능함

Connective tissue(결합조직) 다양한 기능을 수행하는 인체조직의 형태; 이것은 내장기관을 지지하고 연결시며, 뼈와 혈관벽을 형성하고, 뼈에 근육을 붙이고, 손상 후 다른 형태의 조직을 대체함

Contralateral(반대쪽, 맞은편쪽, 대측) 반대편에 부속됨

Convergent(수렴) 힘줄의 끝부분에서 신경다발을 합병하는 근육형태. 이들은 한쪽 끝은 넓고 다른쪽 끝은 좁아 삼각형 모

양을 만듦

Coracoacromial ligament(부리봉우리인대, 오훼견봉인대) 부리돌기와 봉우리간에 뻗어있는 강한 삼각형 밴드

Coracobrachialis(부리위팔근, 오훼완근) 어깨관절의 길고 가느다란 근육

Coracoclavicular ligament(부리빗장인대, 오훼쇄골인대) 어깨뼈의 부리돌기와 빗장뼈사이를 연결시키는 인대

Coracohumeral ligament(부리위팔인대, 오훼상완인대) 어깨관절주머니의 윗부분으로 뻗어있는 넓은 인대

Coronal plane(관상면) 인체를 배부와 등부를 나누는 가상의 면

Coxal(볼기뼈, 관골) 크고 불규칙한 뼈로 중앙, 위와 아래로 골반을 형성

Coxal joint(엉덩관절, 볼기관절) 골반의 절구와 넙다리사이의 관절

Cranial bones(뇌머리뼈, 두개골) 머리뼈의 8개 뼈: 하나의 이마뼈, 머리뼈의 정수리, 그리고 하나의 뒤통수뼈, 머리뼈의 관자, 하나의 나비뼈와 하나의 사골뼈

Cranial nerves(뇌신경) 감각기관으로부터 뇌로 정보를 제공해주는 신경

Cuboid(입방뼈) 쐐기 모양의 발뼈, 중간모에서 넓고, 가쪽에서 좁음

Cytoplasm(세포질) 각 세포를 채우고 세포막에 의해 감싸여진 두꺼운 용액

Cytoskeleton(세포뼈대) 세포가 세포의 모양과 내부 기관들을 유지하는데 도움을 주는 구조

Cytosol(세포기질) 세포의 세포질에서 수양액

D

Deep(깊은쪽, 표면아래, 심부) 인체 표면으로부터 먼

Deep posterior compartment(심층후측부위) 발목을 안쪽번짐(내번)하는 근육을 포함

Deltoid(어깨세모근, 삼각근) 팔의 가장 윗부분과 어깨의 윗부분에 위치한 삼각형 근육

Deltoid ligament(세모인대, 삼각인대) 배속빗근(내복사근)에서 목말뼈와 발꿈치뼈의 다양한 위치에 붙어있는 삼각형 인대

Dendrites(가지돌기, 수상돌기) 신경세포로부터 나온 짧은 팔과 같은 융기

Depressions(내림, 하강) 뼈의 주요면에서 안쪽으로 내려가는 오목한 면

Descending neurons(내림신경세포, 하행신경세포) 효과를 내기 위해 정보를 중추신경계에서 운동(근육 또는 선)으로 전달하는 운동신경. 그들은 때때로 원심성 신경이라고 부름

Descending tracts(내림신경로, 하행로) 중추신경계로부터 먼 방향으로 신경 충동을 운반하는 신경섬유다발

Diarthroses(가동관절) 자유롭게 움직이는 관절

DIP joints(먼쪽손가락뼈사이관절, 원위지절간관절) 두 번째와 세 번째 손가락마디간의 관절

Distal(먼쪽, 원위) 사지 또는 뼈의 이는곳 또는 닿는곳으로부터 먼쪽

Distal anterior tibiofibular ligament(먼쪽앞정강종아리인대, 원위전경비인대) 발목에서 정강뼈와 종아리뼈를 안정화시키는 앞쪽의 인대

Distal interphalangeal joints(먼쪽손가락뼈사이관절, 원위지절간관절) 두 번째와 세 번째 손가락마디간의 관절

Distal phalange(끝 마디뼈, 원위지골) 손가락 또는 발가락의 끝의 뼈

Distal posterior tibiofibular ligament(먼쪽뒤정강종아리인대, 원위후경비인대) 발목에서 정강뼈와 종아리뼈를 안정화시키는 뒤쪽 인대

Distal radial collateral ligament(먼쪽가쪽곁인대, 원위외측측부인대) 노뼈와 손배뼈를 연결하는 손목 바깥쪽을 안정화시키는 인대

Distal radioulnar joint(먼쪽노자관절, 원위요척관절) 노뼈와 자뼈의 먼쪽 관절

Distal tibiofibular joint(먼쪽정강종아리관절, 원위경비관절) 종아리뼈의 먼쪽 끝의 안쪽면이 거칠고 볼록한 면과 정강뼈의 바깥쪽면의 거칠고 오목한 면에 의해 형성된 관절

Distal ulnar collateral ligament(먼쪽안쪽곁인대, 원위내측측부인대) 자뼈의 경상돌기에서 일부 손목뼈에 부착되어 손목 안쪽을 안정화시키는 인대

Dorsal(등쪽, 배측) 구조의 등 또는 뒤쪽과 연관; 구조의 복부 또는 앞쪽의 반대

Dorsal interossei(등쪽뼈사이근, 배측골간근) 손의 안쪽선에서 검지, 중지, 약지를 벌림시키는 작용을 하는 손등의 4개 근육. 발에서 발허리뼈 사이에 있는 4개 근육

Dorsal radiocarpal ligament(등쪽노손목인대, 배측요골수근인대) 노뼈 뒤쪽의 먼쪽끝에서 손목뼈 몸쪽 열로 뻗어있는 인대

Dorsal root(후근신경, 배근신경) 척수 뒤쪽으로부터 뻗어나가고 구심성 경로인 신경세포를 포함하는 신경

Dorsiflexion(발등굽힘, 배측굴곡) 발목의 전방축에 대해 시상면 돌림으로 발목을 굽히는 발목 움직임

Downward scapular rotation(어깨뼈 아래쪽돌림, 견갑골 하방 회전) 시계방향으로 어깨뼈의 동작

E

Eccentric muscular action(원심성 근육 작용) 근육의 길이가 길어지는 동작; 물건을 내릴 때 사용

Efferent neurons(원심성 신경세포) 효과를 내기 위해 중추신경계에서 운동(근육 또는 선)으로 정보를 전달하는 운동신경

Elbow extension and fexion(팔꿈치관절 굽힘, 폄/주관절 굴곡, 신전) 팔꿈치를 펴는 동작

Elbow pronation(아래팔 엎침/아래팔 회내) 아래팔을 안쪽으로 돌리는 동작

Elevation and depression(올림, 내림/거상, 하강) 시상축에 대해 이마면에서 어깨띠가 각각 올라가고 내려가는 동작

Endomysium(근내막) 각각의 근섬유를 감싸는 결합조직

Endosteum(골내막) 긴뼈의 속질공간을 형성하는 뼈조직의 안쪽면에 있는 결합조직의 얇은 혈관막

Epimysium(근외막) 근육을 둘러싸고 있는 섬유성 탄력조직의 껍질

Epiphyses(골단) 긴뼈의 둥근 끝

Epithelial tissue(상피조직) 신체에 있는 장기와 혈관의 바깥쪽 표면

Erector spinae(척추세움근, 척추기립근) 척추와 골반부터 머리뼈 아래까지 뻗어있는 근육군과 힘줄군

Ethmoid(벌집뼈, 사골) 코의 뿌리에 있는 사각형 뼈

Eversion(가쪽번짐, 외번) 중앙선에서부터 시상축으로 이마면에서 발목이 돌림하는 동작

Excitability(흥분성) 자극에 반응하는 능력

Extensor carpi radialis brevis(짧은노쪽손목폄근, 단요측수근신근) 손목을 벌림시키고 폄시키는 작용을 하는 아래팔에 있는 근육

Extensor carpi radialis longus(긴노쪽손목폄근, 장요측수근신근) 위팔뼈의 가쪽 관절융기위능선의 먼쪽 끝부터 시작된 손목 폄근

Extensor carpi ulnaris(자쪽손목폄근, 척측수근신근) 아래팔의 자뼈(척골)쪽에 위치한 뼈대근

Extensor digiti minimi(새끼손가락폄근, 소지신근) 신체의 전완부에 위치한 근육

Extensor digitorum(손가락폄근, 지신근) 사람과 동물에 있는 전완부 후방의 근육

Extensor digitorum longus(긴발가락폄근, 장지신근) 발목의 등쪽굽힘과 발가락의 폄에 대해 바깥쪽을 자극하는 깃근육

Extensor hallucis brevis(짧은엄지폄근, 단무지신근) 앞정강근과 손가락폄근 사이에서 자극하는 얇은 근육

Extensor hallucis longus(긴엄지폄근, 장무지신근) 앞정강근과 손가락폄근 사이에서 자극하는 얇은 근육

Extensor indicis(검지손가락폄근, 시지신근) 두 번째 손가락(검지) 위에 작용하는 폄근

Extensor pollicis brevis(짧은엄지폄근, 단무지신근) 아래팔의 등쪽에 있는 뼈대근

Extensor pollicis longus(긴엄지폄근, 장무지신근) 아래팔의 등쪽에 있는 짧은엄지폄근보다 긴 뼈대근

External abdominal oblique(배바깥빗근, 외복사근) 신체의 복부 바깥쪽에 있는 넓고 얇은 표피근

External rotation(바깥돌림, 외회전) 몸의 중심에서 바깥으로 돌림

Extrinsic(외인성) 외부로부터 오거나 작동하는; 기시나 배가 작용하는 관절 부위의 바깥쪽에 있는 근육으로 설명

Extrinsic muscles(외재근) 구조의 표면에 있는 근육군

F

Facial bones(안면골) 안면을 구성하는 뼈 세트

False floating ribs(뜬갈비뼈) 척추에 붙어있지 않은 마지막 두 개의 가성 갈비

False ribs(거짓갈비뼈, 가늑골) 갈비연골에 붙어있음

Fascia(근막) 결합조직의 천

Fascicles(근육다발) 근육다발막에 둘러싸인 뼈대근 섬유다발(결합조직의 종류)

Femur(넙다리뼈, 대퇴골) 신체에서 가장 긴 뼈

Fibrocartilage(섬유연골) 척추사이원반(추간원판)과 인대와 힘줄의 닿는곳에서 현저하게 발견되는 매우 강한 조직

Fibrous joint(섬유관절) 관절이 없는 치밀결합조직에 의해 연결

Fibula(비골, 종아리뼈) 하지의 길고 얇은 바깥쪽 뼈

Fibularis brevis(짧은종아리근, 단비골근) 하지의 근육으로 발의 발바닥굽힘과 가쪽번짐에 도움

Fibularis longus(긴종아리근, 장비골근) 발목을 가쪽번짐하고 굽힘시키는 하지의 바깥쪽 부분의 안쪽 근육

Fibularis tertius(셋째종아리근, 제3비골근) 종아리뼈의 먼쪽 1/3 안쪽에서 시작하여 5번째 발허리뼈의 바닥에 정지하여 짧은종아리뼈근에 부착

Fifth metacarpal(다섯 번째 손바닥뼈, 제5중수골) 새끼손가락뼈

Fifth metatarsal(다섯 번째 발허리뼈, 제5중족골) 새끼발가락에 연결되는 발의 바깥쪽의 긴뼈

First distal phalange(첫째 끝마디 손가락뼈) 첫 번째 손가락의 끝부분 뼈

First IP joint(손가락뼈사이관절, 지절관절) 손가락의 처음과 두 번째 뼈 사이에 있는 손가락의 첫 번째 관절

First metacarpal(첫째 손허리뼈, 제1중수골) 엄지의 몸쪽 뼈

First metatarsal(첫째 발허리뼈, 제1중족골) 발허리뼈 중 가장 두껍고, 힘세며, 짧음

First TM joint(TM joint I)(제1발목발허리관절) 첫 번째 발허리뼈와 안쪽 쐐기뼈 사이의 관절

Flat bones(편평골) 머리뼈, 골반과 복장뼈처럼 넓고 평평한 판의 뼈

Flexor carpi radialis(노쪽손목굽힘근, 요측수근굴근) 손의 굽힘과 벌림 작용을 하는 전완부 근육

Flexor carpi ulnaris(자쪽손목굽힘근, 척측수근굴근) 손의 굽힘과 벌림을 하는 전완부의 표피 굽힘근

Flexor digiti minimi(짧은새끼손가락굽힘근, 단소지굴근) 다섯 번째 발허리뼈의 바닥의 발바닥 면에서 시작하여 다섯 번째 몸쪽 발가락 바닥의 발바닥으로 정지되는 근육

Flexor digitorum brevis(짧은발가락굽힘근, 단지굴근) 발의 바닥면의 중간에서 종으로 되어있는 근육

Flexor digitorum longus(긴발가락굽힘근, 장지굴근) 정강뼈를 지나 종적으로 다리뒤쪽에 있는 근육

Flexor digitorum profundus(깊은손가락굽힘근, 심지굴근) 아래팔 부위의 복부쪽에 위치한 근육으로 손에 작용하는 손의 바깥쪽 근육

Flexor digitorum superficialis(얕은손가락굽힘근, 천지굴근) 몸쪽 손가락뼈사이관절에 있는 손가락의 손허리뼈의 굽힘을 제공해주는 근육

Flexor hallucis brevis(짧은엄지굽힘근, 단무지굴근) 입방뼈의 발바닥 면과 쐐기뼈 바깥쪽으로부터 첫 번째 발가락 바닥의 발바닥으로 정지되는 근육

Flexor hallucis longus(긴엄지발가락굽힘근, 장무지굴근) 종아리뼈 몸통의 먼쪽 2/3의 뒤쪽에서 시작된 근육

Flexor pollicis brevis(짧은엄지굽힘근, 단무지굴근) 엄지를 굽힘시키는 손의 근육

Flexor pollicis longus(긴엄지굽힘근, 장무지굴근) 엄지를 굽힘시키는 아래팔과 손에 있는 근육

Fourth and fifth TM joints(제4와 5 발목발허리관절) 네 번째와 다섯 번째 발허리뼈와 입방뼈 사이의 관절

Fourth metacarpal(네번째 손바닥뼈, 제4중수골) 세 번째 손허리뼈보다 짧고 작으며 바닥은 작고 사각형

Fourth metatarsal(네번째 발허리뼈, 제4중족골) 발의 긴 뼈. 다섯 개의 발허리뼈 중 세 번째로 긴 뼈

Frontal(이마뼈, 전두골) 이마를 형성하는 머리의 뼈

Frontal axis(이마축, 전두축) 몸의 중심을 통해 좌에서 우로 지나가는 가상의 선

Frontal lobe(이마엽, 전두엽) 인간의 인지기술을 중요하게 조절하는 뇌의 부분

Frontal plane(이마면, 전두면) 인체를 배와 등쪽으로 나누는 수직 면

Fundamental position(기본자세) 손바닥을 인체 쪽으로 하기 위해 아래팔을 돌림시킨 해부학적 자세

Fusiform(방추형) 중간은 넓고 양 끝은 얇은 방추형 모양

G

Gastrocnemius(장딴지근, 비복근) 인간의 하지 뒤쪽에 있는 표면의 두갈래 근육

Gemellus inferior(아래쌍동이근, 하쌍자근) 위쪽 다리와 골반부위를 연결하는 중요한 근육

Gemellus superior(위쌍동이근, 상쌍자근) 엉덩이관절에서 작용하는 깊은볼기근육으로 골반을 안정화시킴

General layers of tissue(일반조직층) 인체에 있는 조직의 4개층은 피부, 표피세포층, 근육과 골격이 있음

Glenohumeral(GH) joint(오목위팔관절, 관절와상완관절) 어깨뼈와 위팔뼈사이의 절구관절

Gluteus maximus(큰볼기근, 대둔근) 인체내 가장 크고 강한 근육중의 하나; 척추 하부에서 넙다리로 뻗어 궁둥이를 형성함

Gluteus medius(간볼기근, 중둔근) 넓고, 두꺼운 방사형 근육으로 골반의 바깥쪽에 위치함

Gluteus minimus(작은볼기근, 소둔근) 엉덩이관절의 주요한 안쪽 돌림근

Gracilis(두덩정강근, 박근) 엉덩이 벌림에 책임이 있는 근육으로 무릎 굽힘을 보조함

H

Hamstrings(슬와부근) 넙다리의 뒤에 위치한 3개의 주요 근육으로 되어 있고 무릎의 굽힘에 주요한 책임이 있음

Head(말단 윗부분) 어떤 부위의 먼쪽 끝 또는 인체의 윗부분

Hierarchy(계층) 복잡성을 증가시키는 구조의 기초계층에 대한 용어로 인체의 구조

Hinge joints(경첩관절) 서로 동작을 허용하도록 관절면이 접히는 뼈의 관절

Hip adduction and abduction(엉덩관절 모음, 벌림/고관절 내전, 외전) 인체의 중심으로 다리를 각각 모으고 벌리는 동작

Hip extension and flexion(엉덩관절 폄, 굽힘/고관절 신전, 굴곡) 관상축으로 시상면에서 골반을 굽히거나 펴는 것

Hip external rotation and internal rotation(엉덩관절 바깥돌림, 안쪽돌림/고관절 외회전, 내회전) 종축으로 가로면에서 골반의 바깥쪽과 안쪽의 돌림

Horizontal abduction(수평벌림, 수평외전) 신체 중심에서 사지가 멀어지는 움직임

Horizontal adduction(수평모음, 수평내전) 가쪽 위치에서 전방위치로 가로면에서 발과 다리의 움직임

Humeroradial joint(위팔노관절) 노뼈머리와 위팔뼈의 작은머리사이의 관절

Humeroulnar joint(위팔자관절) 위팔뼈와 자뼈사이의 관절

Humerus(위팔뼈, 상완골) 팔꿈치와 어깨사이에 위치한 위팔의 긴뼈

Hyperextension(과다폄, 과신전) 0도 이상으로 폄

Hypodermis(피하조직) 키틴질 각질을 분비하는 표피층

I

Iliacus(엉덩근, 장골근) 엉덩뼈 오목을 채우는 평편하면서 삼각형 근육

Iliofemoral ligament(엉덩이넙다리인대, 장골대퇴인대) 엉덩관절의 앞면 긴뼈에서 넙다리로 뻗어있는 엉덩관절 인대

Iliopsoas(엉덩허리근, 장요근) 엉덩관절에서 넙다리를 굽힘시키는 기능을 하는 안쪽 엉덩관절 근육

Ilium(엉덩뼈, 장골) 엉덩뼈의 가장 위쪽의 큰 부분

Inferior(아래쪽, 하방) 머리로부터 먼쪽

Inferior nasal conchae(아래코선반, 하비갑개) 코의 조가비 쌍 중의 하나

Infraspinatus(가시아래근, 극하근) 가시아래오목의 윗부분에 있는 삼각형 근육

Innervation(신경지배) 신체의 기관 또는 부분으로 신경을 공급하는 과정

Insertion(정지점) 일반적으로 더 먼쪽에 있는 근육 닿는곳으로 더 동적이거나 가동적임

Intercostal nerves(갈비사이신경, 늑간신경) 가슴우리와 복부지역에서 신경지배구조를 가진 신경쌍

Internal abdominal oblique(배속빗근, 내복사근) 신체의 옆에 있는 근육으로 복부를 돌림시킴

Internal rotation(안쪽돌림, 내회전) 중심으로 관절을 돌림

Interneurons(중간뉴런, 개재뉴런) 중추신경계에서 주도적으로 발견되는 뉴우런으로 감각신경과 운동신경을 연결함

Interosseous membrane(뼈사이막, 골간막) 결합조직의 두껍고 치밀한 섬유성 막

Interphalangeal(IP) joints(손가락뼈사이관절, 수지절간관절) 손가락뼈사이의 경첩관절

Interspinous ligaments(가시사이인대, 극간인대) 척추의 가시돌기사이를 연결하는 얇은 막인대

Intertarsal joints(발목뼈사이관절, 족근골간관절) 발의 발목뼈의 관절

Intertransverse ligaments(가로돌기사이인대, 횡돌간인대) 척추의 가로돌기를 안정시키는 인대

Intervertebral disc(척추사이원반, 추간판) 각 척추뼈 사이에 위치한 충격을 흡수하는 구조; 바깥쪽 테두리는 거친 섬유성 연골이고 안쪽은 연골의 더 젤리 형태임

Intervertebral joints(추간관절) 축에서 엉치뼈(천골)까지 척추뼈들이 연결된 관절

Intrinsic(내인성) 작용이 기관 내부에서 자극된 것; 작동하는 부위내에 위치한(이는곳, 힘살, 닿는곳) 근육으로 설명

Intrinsic muscles(내재근) 손안에 위치한 작은 근육들

Inversion(안쪽번짐, 내번) 인체의 중심으로 시상축으로 이마면에서 발목의 돌림

Ipsilateral(같은쪽, 동측) 몸의 같은 방향으로 영향

Irregular bones(불규칙뼈) 보호와 지지를 제공하기 위한 복잡한 형태의 뼈들

Ischiofemoral ligament(궁둥넙다리인대, 좌골대퇴인대) 골반과 넙다리를 연결하는 매우 강한 섬유밴드

Isometric muscular action(등척성 근육 행동) 근육길이나 관절각의 변화없이 근육의 장력을 생성

J

Joint capsule(관절주머니, 관절낭) 활막성 관절을 둘러싸고 있는 덮개

Joint cavity(관절강) 활막성 막과 관절연골에 의해 둘러싸인 공간

Joint motion(관절운동) 단일 신체분절의 전위

K

Kinesiology(운동학) 인체움직임의 역학적인 연구

Knee extension and flexion(무릎관절 폄, 굽힘/슬관절 신전, 굴곡) 관상축에서 시상면의 무릎에서의 돌림으로 무릎을 뻗고 굽히는 독립적인 동작

L

Labrum(구순) 어깨뼈 확(와)과 엉덩관절 확의 테두리에 붙어있는 섬유연골 조직

Lacrimal(눈물뼈, 누골) 눈의 몸쪽 가장자리 부위 밑에 있는 얼굴뼈

Large motor unit(큰 운동단위) 하나의 운동신경이 1,000개 이상의 많은 수의 근섬유를 지배하는 단위

Lateral(fibular) collateral ligament(가쪽(종아리뼈쪽)곁인대, 외측(비골)측부인대) 무릎의 바깥쪽으로 뻗어있는 얇은 밴드

Lateral compartment(가쪽 구획) 발목의 가쪽번짐하는 가쪽 부분에 3개의 근육이 있음. 이들은 긴종아리근, 짧은종아리근, 제3종아리근이다.

Lateral cuneiform 외측설상골(가쪽쐐기뼈) 쐐기 모양의 발뼈르 다른 쐐기뼈 크기에서 중간정도

Lateral head(가쪽머리, 외측두) 위팔뼈의 뒤바깥쪽 아래에서 기시하여 큰결절로 정지된 위팔세갈래근의 머리

Lateral meniscus(가쪽반달, 외측반월) 무릎 안쪽의 바깥쪽면에 넓게 퍼진 섬유연골 밴드

Latissimus dorsi(넓은등근, 활배근) 등의 중간과 아래쪽을 넓게 덮고 있는 크고 납작한 근육

Levator scapula(어깨올림근, 견갑거근) 처음 4개의 목뼈 가토돌기에서 기시하여 어깨뼈 위쪽으로 정지되어 있는 목의 뒤와 옆에서 자극받는 근육

Ligaments(인대) 서로 다른 뼈를 연결시켜서 관절을 이루는 끈같은 조직

Ligamentum flavum(황인대) 척추부터 엉치뼈까지 층사이에 뻗어있는 탄력조직의 밴드 중의 하나

Linea alba(백선) 검상돌기부터 두덩결합의 복부 중앙으로 뻗어있는 하얀 섬유성 구조

Long bones(긴뼈, 장골) 근력과 움직임을 제공해주는 단단하고 치밀한 원통형 뼈

Long head(긴갈래, 장두) 다리에서 궁둥뼈결절(좌골결절)에서 시작하는 넙다리두갈래근의 머리. 팔에서 어깨뼈의 관절아래결절에서 시작된 세갈래근 중 가장 긴 머리

Longitudinal axis(세로축, 종축) 가로면을 통과해 위에서 아래로 지나가는 방향

Lower trapezius(아래등세모근, 하부승모근) 등 중간 척추에서 어깨까지 상대적으로 사선을 지나가는 어깨띠를 하강시키는 근육

Lumbar(허리, 요추) 가로막에서 엉치뼈 사이의 몸통 복부부분에 부속됨

Lumbar plexus(허리신경얼기, 요신경총) 하지의 피부와 근육에 제공되는 신경섬유다발

Lumbar vertebrae(허리뼈, 요추) 가슴우리에서 골반상이의 5개의 척추뼈

Lumbosacral joint(허리뼈관절, 요추관절) 척주에서 마지막 허리뼈와 첫 번째 엉치뼈 분절간의 인체관절

Lumbricals(벌레근, 충양근) 손허리뼈관절을 굽힘시키는 손의 심부근. 발에서 발허리뼈사이의 발바닥 안에 있는 4개의 독립된 근육군

M

Mandible(아래턱뼈, 하악골) 턱을 형성하는 얼굴에서 가장 크고 강한 뼈

Marrow cavity(골수공간) 골수와 황골수가 저장된 뼈 사이의 중앙 공간

Mastoid process(꼭지돌기, 유양돌기) 관자뼈의 뒤쪽부위에서 투사되는 피라미드 모양의 뼈

Maxillae(위턱뼈, 상악골) 턱의 윗부분을 고정시키는 뼈

Medial(tibial) collateral ligament(안쪽정강뼈곁인대, 내측경골측부인대) 정강뼈의 위와 넙다리의 아랫부분을 연결하는 인대

Medial cuneiform(안쪽쐐기뼈, 내측경상골) 발의 중간부분에 있는 첫 번째 쐐기뼈

Medial head(위팔뼈머리, 상완골머리) 위팔뼈 사이의 뒤쪽면에서 시작된 위팔세갈래근의 머리

Medial meniscus(안쪽반달, 내측반월) 무릎관절을 안쪽으로 놓게하는 섬유연골 반원밴드

Median(정중선) 인체를 좌우로 나누는 수직으로 양분하는 가상의 선

Medulla oblongata(숨뇌, 연수) 자율기능을 조절하는 능형뇌의 부분

Medullary cavity(뼈속질공간, 골수강) 골수강으로 알려진 뼈사이의 중간 공간

Metacarpophalangeal(MP) joints(손허리손가락관절, 중수지절관절) 손허리뼈의 둥근 뼈머리와 연결되어 형성되는 관절

Metatarsals(발허리뼈, 중족골) 발의 아치를 형성하는 볼록한 모양으 긴 뼈

Metatarsophalangeal(MP) joints(발허리발가락관절, 중족지절관절) 발의 발허리뼈와 발가락의 몸쪽 뼈 사이의 관절

Midbrain(중간뇌, 중뇌) 연수를 따라 뇌의 여러분야로부터 대부분의 정보를 주고받음

Middle(or intermediate) phalange(중간마디뼈) 손가락의 몸쪽과 먼쪽 사이의 손가락에 위치한 뼈

Middle cuneiform(중간쐐기뼈, 중측경상골) 발목에 있는 3개의 쐐기모양의 뼈 중 가운데 뼈

Middle deltoid(옆쪽어깨세모근, 측면삼각근) 어깨의 바깥쪽으로 덮고있는 근육으로 삼각근의 전방과 후방 사이에 위치함

Middle phalange(손가락중간마디뼈) 몸쪽과 먼쪽 손가락사이의 뼈

Middle trapezius(중부등세모근, 중부승모근) 어깨 날개를 뒤로 당겨서 어깨띠를 후인하며 몇 가지 팔의 동작동안 어깨 안정화를 제공함

Midline(정중면) 인체 또는 인체 부분의 중간선 또는 중간면

Midsagittal(정중시상면) 표본의 정확한 중앙선을 수직으로 자른면
Mixed nerve(복합신경) 감각과 운동신경 모두의 축삭을 가지고 있는 신경
Motion(동작) 기관, 관절, 사지와 인체의 특별한 부분의 움직임
Motor division(운동 분할) 말초신경계의 분할
Motor neurons(운동신경세포) 척수와 뇌 안에 위치한 뇌세포의 특별화된 종류
Motor unit(운동단위) 운동신경과 뼈대근섬유를 구성하는 단위
Motors(운동신경) 영향 또는 변화를 야기할 수 있는 기관; 이것은 모든 조율의 근육과 선을 포함
Multipennate(뭇깃근, 다우상근) 하나 또는 그 이상의 면에서 구부러진 다발로 배열된 근섬유
Muscle fibers(근육섬유, 근섬유) 근세포의 또다른 이름; 이것은 원통형이고, 하나이상의 핵을 보유
Muscular(근육의) 근육 또는 근육들과 연관
Muscular action(근육의 작용) 관절 또는 인체부분의 움직임과 관련된 근육의 움직임 또는 부분적 움직임
Muscular contraction(근육의 수축) 근육이 긴장하는 일반적으로 출산하는 동안 자궁의 수축
Muscular system(근육계) 뼈대근, 민무늬근육, 심장근육으로 구성된 기관계
Muscular tissue(근육조직) 근육과 근육의 수축능력을 발생시키는 연조직

N

Nasal(코뼈) 콧구멍에 바깥쪽으로 구멍이 난 뼈
Navicular(발배뼈, 주상골) 발의 안쪽 위쪽에 배모양의 뼈
Neck extension and flexion(목의 폄과 굽힘, 목의 신전과 굴곡) 각각 위쪽과 아래쪽 목의 움직임
Neck lateral flexion(목의 가쪽굽힘) 시상축으로 이마면을 통해 머리를 양쪽 측면으로 굽히는 동작
Neck rotation(목의 돌림) 수직축으로 가로면을 통해 머리를 양쪽 측면으로 움직임
Nerve fiber(신경섬유) 축삭의 또다른 이름으로 신경세포의 길고 얇게 분사됨
Nerve root(신경뿌리) 중추신경계에서 나가는 신경의 초기부분
Nerves(신경) 척수로부터 뻗어가서 말초신경계의 이는곳으로 가는 축삭으로 채워진 통로
Nervous tissue(신경조직) 신경계를 구성하는 주요 조직
Neuromuscular junction(신경근접합부) 운동신경과 근섬유간의 연결로 형성되는 화학적 시냅스
Neurons(뉴런) 뇌와 신경계의 기초 단위
Neurotransmitters(신경전달물질) 시냅스를 통해 신호를 전달하는 화학적 메신저
Nucleus(핵) 사물, 움직임 또는 그룹의 중심적이고 가장 중요한 부분으로 활동과 성장의 기초를 형성

O

Obturator externus(바깥폐쇄근, 외폐쇄근) 납작하고 삼각형 근육으로 골반의 앞쪽 벽의 바깥쪽 면을 덮음
Obturator internus(속폐쇄근, 내폐쇄근) 골반내에 심부로 기시되어 감싸며 넙다리머리의 뒤쪽면으로 정지되는 골반 근육
Occipital(뒤통수, 후두부) 대뇌의 뒤통수엽에 놓여있는 뼈
Occipital lobe(뒤통수엽, 후두엽) 대부분 시각겉질의 해부학적 부위를 포함하는 포유류의 뇌에 포함된 시각 처리센터
Opponens digiti minimi(새끼손가락맞섬근, 소지대립근) 짧은손바닥근(단수장근) 바로 아래에 위치한 삼각형 근육
Opponens pollicis(엄지맞섬근, 무지대립근) 엄지에 맞서는 기능을 하는 손의 작고 삼각형 근육
Organ systems(기관계) 하나 또는 두 개의 기능을 수행하는 생물학적 계로서 함께 작용하는 기관의 그룹
Organelles(세포기관) 세포내에서 특별한 기능을 수행하는 작은 세포 기관
Organs(기관) 특별한 기능을 수행하는(예: 심장, 폐, 간, 눈과 위) 인체의 인식가능한 구조
Origin(이는곳, 기시) 근육의 더 고정되고, 중심적이거나 큰 부착점
Osseous tissue(뼈조직, 골조직) 단단함의 제공에 도움을 주는 벌집모양의 안쪽물질로 된 뼈조직 형태

P

Palatine(입천장뼈, 구개골) 딱딱한 판 형태로 들어가는 위턱뼈 뒤의 뼈
Palmar interossei(손바닥쪽뼈사이근, 장측골간근) 손허리뼈와 검지, 약지, 새끼손가락에 부착된 손의 세 개의 작은 반깃근
Palmar radiocarpal ligament(손바닥쪽뼈사이근인대, 장측요수근인대) 노뼈의 먼쪽끝 위에 부착한 넓은 섬유성 밴드
Palmaris longus(긴손바닥근, 장장근) 얇고 길게 늘어졌고, 방추형의 근육으로 노쪽손목굽힘근(요측수근굴근)의 안쪽에 있음
Parallel(평행) 빠른 움직임에 사용되는 근육으로 힘줄집(건초)이 힘줄과 평행함
Parietal(마루뼈, 두정골) 머리의 위 뒤쪽을 형성하는 큰 머리뼈
Parietal lobe(마루엽, 두정엽) 감각정보 처리기능을 하는 뇌의 중요한 부분
Passageways(통로) 뼈의 안쪽으로 뻗어가거나 다른쪽을 통해 모든 방향으로 뻗어가는 터널같은 모양
Patella(무릎뼈, 슬개골) 무릎뚜껑이라고도 불리는 이것은 납작하고 둥근 삼각형 뼈로 넙다리뼈와 관절을 이루며 무릎관절의 앞쪽 관절면을 덮고 보호함
Patella tendon(무릎힘줄, 슬개건) 무릎뼈와 정강뼈사이의 연결되는 인대
Patellofemoral joint(무릎넙다리관절, 슬개대퇴관절) 무릎뼈와 넙다리에 의해 형성된 관절
Pectineus(두덩근, 치골근) 편평하고 사각형 근육으로 넙다리의 위쪽과 안쪽의 앞부분에 있음
Pectoralis major(큰가슴근, 대흉근) 빗장뼈 부분과 복장뼈 부분을 구성하고 위팔뼈에 정지된 편평한 힘줄을 덮고 있음
Pectoralis minor(작은가슴근, 소흉근) 두껍고 팬 모양근으로 인체의 가슴에 위치함
Perimysium(근육다발막, 근외막) 근섬유다발을 감싸는 결합조직 초(피복)
Periosteum(뼈막, 골막) 관절면에서 뼈를 감싸는 혈관성 결합조직의 치밀층
Peripheral nervous system(말초신경계) 모든 신경을 포함하는 신경계의 분화에서 중추신경계를 제외한 부분. 기관과 사지, 그

리고 피부와 중추신경계를 연결하는 것이 주요 역할

Phalanges(손가락뼈, 지골) 손의 손가락과 발의 발가락을 구성하는 뼈

Physiology(생리학) 기관과 그 부분의 살아있는 정상기능을 다루는 생물학의 한 분야

Piriformis(궁둥구멍근, 이상근) 큰볼기근 뒤의 엉덩이 심부에 위치한 작은 근육

Pivot joints(중쇠관절, 차축관절) 단일한 축을 중심으로 단지 들림 동작만 가능한 자유롭게 움직이는 관절

Plane joints(활주관절, 평면관절) 두 개의 뼈 사이에 형성된 인체의 구조형태로 관절이나 뼈의 면이 평평하거나 거의 평평하고 서로 미끄러지는 관절

Plantar flexion(발바닥굽힘, 저측굴곡) 다리로부터 발 끝이 멀어지는 움직임

Plantar interossei(발바닥쪽뼈사이근, 저측골간근) 발허리뼈 II–V 사이에 있는 세 개의 근육군

Plantaris(장딴지빗근, 족척근) 다리의 표피 뒤쪽의 표면근 중의 하나

Plexus(신경얼기, 신경총) 신체의 신경 또는 혈관망

Pons(다리뇌, 교뇌) 인간과 다른 두발동물에 있는 뇌간의 부분이고 안쪽에서 뇌중간, 연수 위쪽과 소뇌 앞쪽에 있음

Popliteus(슬와근, 오금근) 무릎에는 작용하지만 발목에는 작용하지 않는 하지의 뒷부분에 있는 근육 중 하나

Posterior(후부의) 위치에서 뒤쪽; 끝의 더 뒤쪽

Posterior atlanto-occipital membrane(뒤고리뒤통수막, 후환추후두막) 대공의 뒤쪽 부분의 위와 고리뼈의 뒤쪽 경계 위와 아래를 연결하는 막인대

Posterior compartment(뒤쪽구획) 발목을 발바닥굽힘시키는 근육을 포함

Posterior cruciate ligament(후방십자인대) 정강뼈의 융기사이부위의 뒤쪽과 넙다리의 안쪽 융기사이를 연결시키는 인대

Posterior deltoid(후면삼각근, 뒤쪽어깨세모근) 인체 어깨의 둥근 외형을 형성하는 근육

Posterior longitudinal ligament(후종인대) 척추체와 추간원판 바로 뒤쪽에 위치한 길고 중요한 인대

Posterior ramus(척수뒷가지신경, 척수후신경) 척수신경의 뒤쪽 분지

Posterior scalene(뒷목갈비근, 후사각근) 두 번째 갈비뼈에 정지되는 가장 작고 깊은 목갈비근

Posterior talofibular ligament(뒤목말종아리인대, 후거비인대) 긴엄지굽힘근 힘줄의 고랑에서 목말뼈 바로 바깥의 뒤쪽면에 있는 돌출결절까지 거의 수평적으로 뻗어있는 인대

Projection tracts(투사로) 높고 낮은 뇌부위와 척수센터 사이에 수직으로 뻗어있고, 대뇌와 신체의 휴식간의 정보를 제공해 줌

Projections(돌기) 뼈의 주요면으로부터 뻗어나와 "부딪침"

Pronator quadratus(네모엎침근, 방형회내근) 손의 엎침작용을 하는 아래팔의 먼쪽에 있는 네모난 모양의 근육

Pronator teres(원엎침근, 원회내근) 아래팔의 엎침을 제공해주는 아래팔 먼쪽에 있는 좁은 근육

Prone(엎드려있는) 가슴이 바닥에 있고, 등이 위를 향하도록 납작하게 누워있는 신체 위치

Protraction(내밈) 어깨를 전방으로 움직이는 동작

Proximal(몸쪽) 중앙선에 가까운

Proximal anterior tibiofibular ligament(몸쪽앞쪽정강종아리관절, 근위전경비관절) 정강종아리인대결합의 앞쪽면을 수평으로 가로지르는 인대

Proximal interphalangeal(PIP) joints(몸쪽손가락뼈사이관절, 근위지간관절) 근위라고 부르는 첫 번째와 두 번째 손가락뼈사이에 위치한 관절

Proximal phalange(손가락첫마디뼈) 손허리손가락관절 또는 발허리발가락관절에서 손의 손허리뼈 또는 발의 발허리뼈와 관절을 이루는 몸쪽뼈

Proximal posterior tibiofibular ligament(몸쪽뒤쪽정강종아리관절, 근위후경비관절) 정강종아리인대결합의 뒤쪽면에 걸쳐 수평적으로 되어있는 인대

Proximal radioulnar joint(몸쪽노자관절, 근위요척관절) 자뼈의 등근절흔과 고리인대에 의해 형성되는 노뼈머리의 둘레와 고리간의 활막성 차축관절

Proximal tibiofibular joint(몸쪽정강종아리관절, 근위경비관절) 정강뼈의 가쪽관절융기와 종아리뼈머리 사이의 전동관절

Pubiofemoral ligament(두덩넙다리인대, 치골대퇴인대) 엉덩이관절의 안쪽면 인대. 이것은 절구 테두리의 두덩뼈 부분으로부터 넙다리뼈머리 아래로 지나감

Pubis(두덩뼈, 치골) 두덩뼈라고 불리며 골반을 구성하는 뼈 중의 하나

Q

Quadratus femoris(넙다리네모근, 대퇴방형근) 엉덩이관절의 뒤쪽에 위치한 넓적하고 네모난 근육

Quadratus lumborum(허리네모근, 요방형근) 이 근육은 좋은 자세를 지지해주고, 옆으로 굽히거나 허리를 펼 때 척추 안정에 도움을 줌

Quadratus plantae(발바닥네모근, 족척방형근) 다리에서 종골의 앞쪽에서 긴발가락근의 힘줄까지 뻗어있는 발의 근육

Quadriceps tendon(넙다리네갈래근힘줄, 대퇴사두건) 무릎뼈의 위쪽 끝에서 무릎 폄을 연결해주는 힘줄

R

Radial collateral ligament(외측측부인대, 요측) 팔꿈치의 노뼈쪽에 있는 인대

Radial deviation(노쪽굴곡, 요측변위) 노뼈쪽으로 손목을 측면으로 굽힘; 또는 엄지손가락 쪽으로 손목을 굽히는 동작

Radiocarpal joint(손목관절, 요수근관절) 노뼈의 먼쪽끝과 손목뼈의 몸쪽 사이의 관절

Radioulnar-carpal joint(노자손목관절, 요척수근관절) 노뼈의 먼쪽과 손배뼈, 반달뼈와 세모뼈뿐만 아니라 관절을 잡아주는 연조직 구조간의 관절에 의해 형성되는 활막성 관절

Radius(노뼈, 요골) 아래팔의 두 개의 큰 뼈 중의 하나. 다른 하나는 자뼈(척골)

Rectus femoris(넙다리곧은근, 대퇴직근) 넓적다리 앞쪽의 중앙을 수직으로 지나가는 표피근. 이것은 엉덩이와 무릎 모두를 지나가며 두 개의 관절과 연관된 근육으로 무릎과 엉덩이 둘 다 작용함. 이것은 위앞엉덩뼈가시(전상장골극)에서 기시하여 무릎뼈힘줄을 지나 정강뼈거친면(경골조면)에 정지됨

Red bone marrow(적색골수) 적혈구, 백혈구, 거대세포의 발달단

계를 포함하는 간질에 있는 골수형태; 이것은 태아가 사는동안 그리고 태어날 때 뼈대에 존재함. 출산 5년 후에 점증적으로 긴뼈(장골)에서 황색골수로 대체됨

Reflex(반사작용) "응급한 상황에서" 빠르고 불수의적인 반응

Retraction(들임, 후인) 등에서 어깨뼈를 움츠리게 하는 동작

Rhomboideus major(큰마름근, 대능형근) 작은마름근 아래에 비스듬이 있는 어깨띠를 후인시키는 근육

Rhomboideus minor(작은마름근, 소능형근) 승모근 아래의 두 개 근육 위에 있는 어깨띠 후인근

Right and left lateral flexion(좌우가쪽굽힘) 시상축에서 관상면으로 몸통을 양 옆으로 굽히는 동작

Right and left rotation(좌우돌림) 종축에서 가로면으로 몸통을 좌우로 돌림

Rotation(돌림) 몸의 중심선에서 오른쪽 또는 왼쪽 옆으로 신체분절을 돌림

Round ligament(원형인대, 원인대) 엉덩관절의 안쪽에서 발견되는 인대

S

Sacral(엉치의, 천골의) 엉치뼈와 연관있거나 근처에 놓여있는

Sacral plexus(엉치신경얼기, 천골신경총) 4, 5번 허리뼈와 1~3번 엉치신경에 의해 형성되는 신경다발; 골반부위와 하지에 공급됨

Sacrum(엉덩뼈, 천골) 5개의 척추가 합쳐져서 형성된 삼각형 뼈로 골반의 뒷부분을 형성

Saddle joints(안장관절, 안관절) 뼈의 끝부분이 만곡 모양을 가진 관절로 안장과 유사함

Sagittal axis(시상축) 이마면을 통해 앞뒤로 지나가는 축

Sagittal plane(시상면) 인체를 좌우 부분으로 나누는 해부학적 면; 이 면은 인체의 중심에 있고, 중앙선으로부터 둘로 나누거나 중간선에서 떨어져서 다른 부분으로 나눌 수 있음

Sartorius muscle(넙다리빗근, 봉곤근) 인체에서 가장 긴 근육으로 위앞엉덩뼈가시에서 기시되어 엉덩이를 가로지르고, 넙다리에 사선으로 가로지르고 안쪽면에서 안쪽 정강뼈 융기 바로 아래로 정지됨

Scapulothoracic articulation(어깨가슴우리관절, 견갑흉곽관절) 가슴우리 뒤쪽의 볼록한 면과 어깨뼈 앞쪽의 오목한 면에 의해 형성

Second metacarpal(제2손허리뼈) 가장 큰 바닥을 가진 가장 긴 손허리뼈

Second metatarsal(제2발허리뼈) 뒤쪽으로 연장되고 3개의 쐐기뼈에 의해 형성된 오목한 곳에 고정되는 가장 긴 발허리뼈

Second TM joint(제2발목발허리관절) 두 번째 발허리뼈와 중간 쐐기뼈사이의 관절

Semimembranosus(반막근, 반막양근) 넙다리의 뒤쪽에 있는 납작하고 긴 근육으로 막성 힘줄로 기시되기 때문에 반막양근으로 부름

Semispinalis capitis(머리반가시근, 두반극근) 목의 뒤에 위치하고, 척추의 양쪽에 위치한 길고 얇은 근육

Semispinalis cervicis(목반가시근, 경반극근) 가시돌기와 위쪽 5~6개의 척추의 가로돌기사이에 형성되는 가로돌기가시근군

Semitendinosus(반힘줄근, 반건양근) 반막양근의 표면 넙다리뒤쪽의 안쪽에 있는 장대모양의 근육

Sensory division(구심성 신경계) 구심성 분열이라고 불리며 전기적 신호를 말초 기관에서 중추신경계로 전달함

Sensory neurons(감각신경세포) 기관의 환경으로부터 내적 전기적 신호로 전환하는 책임을 가진 신경계 내의 신경세포

Sensory receptors(감각신경수용체) 내적이든 외적이든 환경에서 신체적 자극에 반응하는 구조

Serratus anterior(앞톱니근, 전거근) 가슴의 측면에서 처음부터 여덟 번째 갈비뼈의 표면에서 기시되어 어깨뼈의 안쪽경계의 안쪽으로 정지된 근육

Sesamoid bones(종자뼈) 힘줄과 근육내에 박혀있는 뼈

Short bones(짧은뼈, 단골) 그들의 길이, 넓이 깊이가 비슷한 지지와 안정성을 제공

Short head(짧은갈래, 장두) 팔에서 팔꿈치관절에서 굽힘근과 뒤침근. 다리에서 거친선에서 기시된 넙다리두갈래근의 머리

Shoulder extension and flexion(어깨 폄과 굽힘, 어깨 신전과 굴곡) 이마축의 시상면에서 어깨의 반대되는 움직임

Simple body motion(단순신체운동) 인체의 전체 전위없이 하나이상의 신체분절 이상의 동시 전위

Simple joint motion(단순관절운동) 하나의 신체 면과 축 돌림 내에 하나의 방향에서 단일한 신체분절의 전위

Skeletal(뼈대, 골격) 뼈와 관련있거나 기능

Skeletal muscles(뼈대근육, 골격근) 체성 신경계의 자발적 조절하에 있는 직선의 근육조직; 힘을 적용시키고 뼈대의 뼈를 움직임

Skin(피부) 사람이나 동물의 몸을 자연스럽게 바깥을 덮는 조직의 얇은 층

Small motor unts(작은 운동 단위) 하나의 운동신경이 적은수의 근섬유를 지배하는 단위

Smooth muscles(민무늬근육, 평활근) 불수의근이라고 불리며, 현미경 확대하의 횡단 줄무늬가 보이지 않음

Soleus(가자미근) 하지의 뒤쪽에 있는 힘센 근육. 이것은 무릎 바로 아래에서 발뒤꿈치까지 뻗어있고, 걷거나 서있을 때 작용함

Sphenoid(나비뼈, 접형골) 신경머리뼈의 하나의 뼈. 앞쪽을 향한 머리뼈 가운데에서 자극받고, 뒤통수뼈의 기저부분의 앞에 있음

Spinal cord(척수) 뇌간에 있는 연수로부터 척주의 허리뼈까지 뻗은 신경조직으로 만들어진 길고 얇은 관구조

Spinal nerves(척수신경) 척수와 신체간의 운동신호와 감각신호, 그리고 자율신호를 운반하는 혼합 신경

Splenius capitis(머리널판근, 두판상근) 목과 가슴우리위쪽의 척추로부터 머리뼈 바닥으로 당기는 근육. 머리를 흔드는 것같은 동작에 사용

Splenius cervicis(목널판근, 경판상근) T3-T6 척추의 가시돌기로부터 기시되고 C1-C3 척추의 횡돌기로 정지된 두판상판근보다 척추를 낮추는 근육

Spongy osseous tissue(해면뼈조직) 뼈에서 이 조직은 잔기둥으로 배열되고, 스폰지같은 뼈의 격자를 형성하며 상호연결됨

Stabilizers(안정화 근육) 다양한 면에서 움직임동안 인체와 사지를 안정화시키는 작용을 하는 근육

Sternoclavicular(SC) joint(목장빗장관절, 흉쇄관절) 빗장뼈와 복장뼈사이의 연결

Sternoclavicular ligament(목장빗장인대, 흉쇄인대) 빗장뼈의 끝에 있는 복장뼈의 뒤쪽면에서 복장뼈자루의 뒤쪽 위로 뻗어있는 인대

Sternocleidomastoid(목빗근, 흉쇄유돌근) 복장뼈자루와 빗장뼈 몸쪽에서 시작된 전방측면의 목을 통해 뻗어있는 근육. 이것은 관자뼈의 꼭지돌기로 정지됨

Structural joint classifications(구조적 관절의 분류) 관절을 구성하는 재질과 관절에서의 강의 존재에 따른 섬유성, 연골성, 활막성 관절로 나누는 분류

Subcostal nerve(갈비밑신경, 늑하신경) 12번째 가슴우리신경의 전방분열인 이 신경은 크며, 12번째 갈비뼈의 하방 경계를 따라 뻗어있고, 첫 번째 요추신경가지와 상호작용하고 허리갈비뼈활 바깥쪽 아래를 지나감

Subscapularis(어깨밑근, 견갑하근) 어깨뼈밑오목(견갑하와)을 채우는 삼각형 근육으로 위팔뼈의 작은 결절과 어깨관절주머니의 앞으로 정지됨

Subtalar joint(목말밑관절, 거골하관절) 목말발꿈치관절(거종골관절)으로 알려져 있으며, 발의 목말과 발꿈치뼈사이 관절임

Superficial(표면의) 인체표면에 가까운 상대적인 용어

Superior(위의) 어떤 종류의 체계나 나무구조체계에서 다른 것보다 더 높은 개별 또는 위치를 나타냄

Superior, middle, and inferior glenohumeral ligaments(오목위팔위, 관절 상완/중간/ 아래인대) 45도와 60도 벌림에서 전방안정화를 제공함

Supination(뒤침, 회외) 아래팔과 손을 손바닥이 위를 향하도록 돌림

Supinator(뒤침근, 회외근) 아래팔의 뒤쪽에서 노뼈의 1/3을 감싸는 넓은 근육

Supine(등을 바닥에 대고 반듯이 누운자세) 얼굴과 몸통을 위를 향하게 해서 편평하게 누워있는 자세

Supraspinatus(가시위근, 극상근) 어깨뼈의 가시위오목(극상와) 위쪽부터 위팔뼈의 큰돌기(대전자)로 뻗어있는 등 위쪽의 상대적으로 작은 근육

Sutural bone(봉합뼈) 머리뼈 골화의 일반적인 중심에 덧붙여 불규칙한 독립뼈

Synapse(연접, 시냅스) 신경계에서 시냅스는 목표의 다른 뉴런으로 전기적 또는 화학적 신호를 전달하도록 뉴런(또는 신경세포)을 허용하는 구조

Synaptic bulb(연접팽대, 시냅스 팽대) 신경전달물질로 채워진 연접수포를 담은 구조

Synaptic cleft(연접틈새, 시냅스 간극) 신경 충동이 신경전달물질에 의해 전달되는 신경연접에서 신경간의 공간

Synaptic knob(연접꼭지, 시냅스 꼭지) 연접틈새로도 알려져있는, 신경 축삭의 많은 끝부분의 하나

Synarthroses(섬유관절, 부동관절) 정상상태에서 매우 적은 또는 움직임이 없는 관절

Synergists(협력근) 동작에서 주동근을 돕는 근육

Synovial fluid(윤활액) 관절강내에서 조성된 구조로 부산물을 씻고 관절이 닳을 수 있는 마찰을 줄여주는 미끄러운 윤활제

Synovial joints(윤활관절) 가동관절로도 알려져 있으며, 큰 움직임을 허용하고, 관절된 뼈의 골막 전체를 감싸는 섬유성 주머니를 가진 뼈로 되어있음

Synovial membrane(윤활막, 활막) 활막성 관절주머니와 힘줄집(건초)의 안쪽면에 있는 특수한 결합조직

T

Talocrural joint(목말종아리관절, 거퇴관절) 목말뼈와 다리부위(정강뼈와 종아리뼈) 사이의 관절

Talus(목말뼈, 거골) 발목관절의 아랫부분을 구성하는 뼈(하지의 정강뼈와 종아리뼈는 발목관절의 윗부분을 구성함)

Tarsals(발목뼈, 족근골) 하지의 뼈(정강뼈와 종아리뼈)와 발허리뼈 사이에 위치해 발에서 7개 관절의 그룹을 형성함

Tarsometatarsal(TM) joints(발목발허리관절) 발목의 두 번째 열과 발허리뼈사이에 위치한 발에 있는 평면관절

Temporal(관자뼈, 측두뼈) 머리뼈의 측면에 형성되고 턱을 부착하는 머리뼈

Temporal lobe(관자엽, 측두엽) 소리를 처리하는 뇌 부위; 언어를 듣고 말하고 이해하는 시스템이 위치함

Tendons(힘줄, 건) 근육과 뼈를 연결하고 장력에 버티는 능력을 가진 섬유성 결합조직의 질긴 밴드

Tensor fasciae latae(넙다리근막긴장근, 대퇴근막장근) 엉덩이를 벌림하는 두 근육 중 하나로 넙다리의 앞옆쪽에 있음. 이 근육은 골반뼈의 위앞엉덩뼈가시에서 시작됨. 이는 장경밴드를 통해 정지함

Teres major(큰원근, 대원근) 어깨뼈의 가쪽에 있는 근육으로 겨드랑이를 통해 뻗어있음

Teres minor(작은원근, 소원근) 큰원근의 기시 바로 위의 어깨뼈 가쪽 경계에서 시작하는 근육

Terminal arborization(축삭의 종말가지) 신경섬유의 끝에서 나온 짧은 가지 군

Terminal end fiber(축삭의 종말섬유) 축삭 종말가지 각각의 가지

Thalamus(시상) 뇌의 적절한 위치에 있으며 감각 정보를 받고 중계하기 때문에 "감각 통로"라고 불리는 기관

Third metacarpal(손허리뼈, 제3중수골) 세 번째 손허리뼈(중간 손가락의 손허리뼈)이 두 번째보다 약간 작음

Third metatarsal(발허리뼈, 제3중족골) 두 번째로 긴 발허리뼈

Thoracic(가슴의, 흉곽의) 가슴 앞쪽

Thoracic vertebrae(등뼈, 흉추) 몸통 위쪽에 있는 척추뼈를 형성하는 12개의 작은 뼈들

Tibia(정강뼈, 경골) 하지의 주요한 뼈로 일반적으로 정강이로 더 알려진 부위를 형성함

Tibialis anterior(앞정강근, 전경골근) 발의 발목을 가로질러 정강뼈의 몸쪽으로부터 수직으로 지나가는 근육

Tibialis posterior(뒤정강근, 후경골근) 모든 다리근육에서 가장 가운데 있으며, 다리의 심부 후방부위에 위치함

Tibiofemoral joint(정강넙다리관절, 경대퇴골관절) 신체에서 가장 큰 관절로 정강뼈 몸쪽과 넙다리 먼쪽부위가 관절을 이룸

Tissue(조직) 동물이나 식물을 만드는 특별화된 세포로 구성된 그것들을 만드는 물질의 뚜렷한 종류

Toe abduction and adduction(발가락 벌림과 모음) 시상축의 이마면에서 발가락을 벌리고 모으는 것

Toe extension and flexion(발가락 폄과 굽힘, 발가락 신전과 굴곡) 이마축의 시상면에서 발가락을 뻗고 굽히는 것

Tracts(신경로) 어떤 기능을 수행하기 위해 함께 작용하는 인체

부위 또는 기관의 계

Transverse ligament(가로인대, 횡인대) 다른 것들과 달리 이 인대는 두 개의 뼈를 연결하지 않음. 대신에 결절사이고랑의 양쪽에 부착됨

Transverse plane(가로면, 수평면) 신체를 위와 아래로 나누는 가상의 면. 이것은 관상면과 시상면의 직각을 이룸

Trapezius(등세모근, 승모근) 목 바깥쪽의 굽힘근으로 각 부분이 다른 기능을 하기 때문에 일반적으로 세부분(위, 중간, 아래)으로 나뉨

Triangular(삼각형의) 한쪽끝은 넓고 반대편은 좁은 근육으로 설명

Triceps brachii(위팔세갈래근, 상완삼두근) 상지 뒤쪽의 큰 근육. 이것은 특히 팔꿈치관절을 폄시킴

Triceps surae(종아리 세갈래근) 하나는 장딴지, 나머지는 가자미근과 장딴지근에 부착되는 근육

True ribs(참갈비뼈, 진늑골) 앞쪽의 복장뼈에 부착되는 처음 7개 갈비뼈

Trunk extension and flexion(몸통의 폄과 굽힘, 몸통의 신전과 굴곡) 이마축의 시상면에서 몸통을 펴고 굽히는 움직임

U

Ulna(척골, 자뼈) 팔꿈치부터 새끼손가락까지 부착된 아래팔부위에서 발견되는 긴 뼈로 아래팔의 안쪽에 있음. 이것은 아래팔부위의 또다른 긴 뼈인 노뼈와 평행하고 둘 중에 더 크고 길다

Ulnar collateral ligament(안쪽곁인대, 내측측부인대) 팔꿈치의 안쪽을 안정화시키는 인대. 이것은 위팔뼈의 안쪽위관절융기에서 자뼈의 안쪽부분에 부착됨

Ulnar deviation(자쪽치우침, 척골측편위) 자뼈쪽으로 또는 중심선쪽으로 옆으로 굽힘

Unilateral(한쪽만의) 기관, 신체 또는 다른 구조의 한쪽면과 관련있거나 영향을 주는 쪽

Unipennate(반우상근, 반깃근) 사선으로 배열되고 한쪽에만 가시처럼 힘줄이 정지된 근섬유

Upper trapezius(위쪽 등세모근, 상부 승모근) 뒤통수뼈부터 척추의 복장뼈아래와 어깨뼈의 바깥쪽으로 수직으로 뻗어있는 큰 양쪽의 근육. 어깨뼈를 움직이고 팔을 지지함

Upward scapular rotation(어깨뼈의 위쪽돌림, 견갑골의 상방회전) 시계반대 방향으로 어깨뼈를 돌림

V

Vastus intermedius(중간넓은근, 중간광근) 넙다리네갈래근의 가장 크고 파워가 크며 넙다리의 바깥쪽에 위치함

Vastus lateralis(가쪽넓은근, 외측광근) 넙다리네갈래근을 형성하는 근육의 하나로 넙다리 내에 위치하며 무릎을 폄시킴

Vastus medialis(안쪽넓은근, 내측광근) 무릎을 폄시키는 넙다리의 안쪽에 위치한 폄근

Ventral(배쪽, 복측) 동물이나 식물의 아래쪽과 연관됨; 복부

Ventral root(〈척수신경의〉 앞뿌리, 전근) 전방뿌리라고 불리며 척수신경의 원심성 운동신경뿌리. 먼쪽 끝에서 혼합 척수신경을 형성하는 등쪽 뿌리와 만남

Vertical axis(수직축) 해부학적 방위의 방향에서 위쪽에서 아래쪽으로 가로면을 통해 지나감

Vesicles(소포) 세포 안 또는 바깥에서 지질층에 의해 싸여진 수분 또는 세포질

Vomer(보습뼈, 서골) 오른쪽과 왼쪽의 코안을 나누는 작고 얇은 뼈

W

Wrist flexion and extension(손목 굽힘과 폄/수근 굴곡과 신전) 각각 앞쪽으로 손목을 굽히고 뒤쪽으로 펴는 동작

Y

Yellow bone marrow(황색골수) 적혈구 생성에 더 이상 관여하지 않는 지방조직으로 적혈구 생성에 필요한 정상보다 더 큰 몇 가지 상태가 형성된다면 적혈구 생성으로 돌아갈 수 있음

Z

Zygomatic(광대뼈) 인간의 머리뼈에서 이 뼈(광대뼈 또는 빰뼈)는 턱뼈와 관자뼈, 나비뼈와 이마뼈와 관절을 이루는 쌍으로 된 불규칙뼈

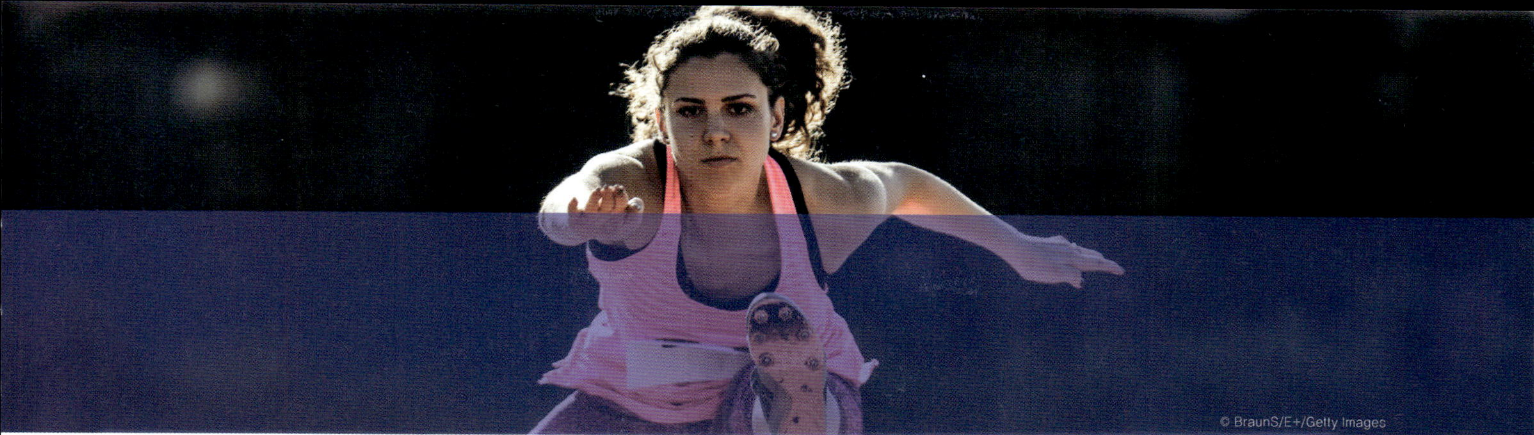

© BraunS/E+/Getty Images

찾아보기

Index

ㄴ

ㄷ

ㅁ

ㅇ

ㅈ

ㅊ

ㅋ

ㅌ

ㅍ

ㅎ